대분류	중분류	소분류	세분류	능력단위	교과목명
보건의료(06)	보건(1)	보건지원(2)	병원행정(01)	진료비심사청구(0601020111_16V2)	건강보험실무

NCS를 기반으로 한

건강보험실무

김 회 창 저

JN485304

보무각

NCS를 기반으로 한

건강보험실무

제5판 발행 2023년 6월 27일
초 판 발행 2015년 8월 05일

지은이 김회창
펴낸이 이호동
발행처 보문각
블로그 http://bomungak.blog.me/
e-mail bomungak@naver.com
주 소 서울시 서초구 바우뫼로7길 8
등록번호 302-2003-00085
전 화 02)468-0457
팩 스 02)468-0458

값 36,000원

ISBN 978-89-6220-457-5 93510

머리말

우리나라의 건강보험제도가 1977년 도입된 이래 1989년 7월 1일에 전 국민 건강보험이 실시되면서 병원에 내원하는 환자는 건강보험의 요양급여기준에 의한 수가적용을 받게 되어 병원경영의 중요성이 더욱 인식되기 시작하였다.

건강보험실무는 요양급여기준의 관리와 진료행위에 대한 산정지침을 숙지하여 신속·정확한 수가를 산정하고 심사 청구함으로써 병원경영의 효율성을 제고하는 데 있다. 따라서 합리적인 업무수행을 위해서는 요양급여기준과 요양급여비용 산정지침에 따른 전문지식을 습득하여 환자의 자격관리와 제공한 진료행위에 대한 누락이 없도록 관리되어야 한다. 또한, 오늘날 병원관리는 의료정책의 변화, 수가산정의 복잡화, 의료환경의 급격한 변화, 고객의 기대수준 향상 등으로 최신경영기법에 의한 수익창출과 의료수가의 개발 및 지속적인 서비스 향상이 요구되고 있다. 특히 우리나라의 의료수가 산정방식은 행위별수가에 의한 상대가치점수를 적용하고 있어 수가산출과 청구방법이 복잡하기 때문에 체계적인 관리가 필요하다.

본 교재는 교육부에서 국가사업으로 추진하여 시행 중인 국가직무능력표준(National Competency Standard: NCS)을 기반으로 한 산업현장에서 직무를 효율적으로 수행하기 위하여 요구되는 지식·기술·소양 등의 내용을 업무 수준별로 체계화하여 직무를 성공적으로 수행할 수 있도록 하는 데 역점을 두어 집필하였다. 또한, 해당 업무수행을 위한 필요지식을 습득 후 수행준거를 체계적으로 학습할 수 있도록 현장 실무위주로 집필하였다.

그리고 본인은 그동안 여러 병원의 경영진단 컨설팅 연구원으로 참여해오면서 건강보험관리의 문제점 등을 참고하여 환자의 자격관리와 진료행위에 대한 누락을 방지하고 병원의 수익증대에 도움이 되도록 주요사항을 삽입하였다.

본 저자는 그동안 의료기관에서 약 30년 동안 건강보험 및 원무관리에 대한 실무경험과 강의경험을 바탕으로 보건행정을 전공한 학생들이 쉽게 이해를 하고 전문지식을 습득하여

졸업 후 의료기관에서 실무에 활용할 수 있도록 교재를 집필하였다. 또한, 의료기관의 원무관리부서 및 보험심사 청구부서에 종사하는 직원과 건강보험심사 청구학원에서 직무교재로 활용할 수 있도록 심사지침 및 사례 등을 보완하여 집필하였다.

본 교재의 순서는 NCS 모듈개발에 의한 학습을 11단원으로 분류하여 맨 먼저 학습 1은 건강보험제도 이해하기, 학습 2 요양기관 이해하기, 학습 3 건강보험 자격관리 수행하기, 학습 4 의료수가 관리하기, 학습 5 급여기준 관리하기, 학습 6 진료행위료 산정하기(1), 학습7 진료행위료 산정하기(2), 학습 8 진료비명세서 작성하기, 학습 9 진료비심사 청구하기, 학습 10 DRG 수행하기, 학습 11 의료급여 수행하기의 순서로 나열하고 필요지식과 수행준거, 평가 등으로 구성하였다. 특히 진료 행위료 부문이 병원경영에 미치는 중요성을 인식하여 학습 중에서도 요양급여 기준 및 행위별 진료비 산정기준과 지침에 대하여 상세하게 이해가 쉽도록 서술하였다.

또한, 본 교재는 건강보험관리의 전문성과 수가산정 및 진료비 심사청구업무의 효율성 제고를 위하여 한 학기 수업 후 다음 학기에 실무 및 실습교육에 적극 활용할 수 있도록 각 부문별로 실무사례를 삽입하여 교재를 집필하였다. 특히 최신법령과 보험급여기준 및 고시내용을 참고하여 교재집필에 활용하였으며, 병원행정사 및 건강보험사, 보건의료정보관리사 등 자격시험에 대비할 수 있도록 하였다. 아무쪼록 이 책을 이용하시는 분들께서는 건강보험관리에 많은 도움이 되기를 바라며, 이 책의 편집을 계기로 미진한 부분은 매년 수정 · 보완하여 훌륭한 교재가 될 수 있도록 노력해 나가려고 한다.

그리고 교재집필에 자문과 도움을 주신 서울아산병원 임종진 행정부원장님, 박정미 원무차장님, 알비즈 TV(보건의료유튜브) 조형래대표님, 참조은병원 전현구본부장님, 청담병원 선정희 보험심사실장님, 병원행정 NCS 학습모듈개발 연구에 같이 참여한 각 대학 교수님께 감사드리며, 이 교재의 출판을 위해 성심성의를 다해주신 이호동사장님과 직원들에게 감사의 말씀을 전한다.

2023년 5월

저자 김회창 드림

Contents

제5장 건강보험급여기준 관리하기(0601020111_16v2.5) | 151

제6장 진료행위료 산정하기(1)(0601020111_16v2.6) | 172

제7장 진료행위료 산정하기(2)(0601020111_16v2.7) | 280

제8장 진료비청구 명세서 작성하기(0601020111_16v2.8) | 340

Contents

국가직무능력표준(NCS) 및 학습모듈의 개요

1. 국가직무능력표준(NCS)

국가직무능력표준(National Competency Standard)이란 한 개인이 "산업현장에서 직무를 수행하기 위하여 요구되는 지식 · 기술 · 소양 등의 내용을 국가가 산업부문별 · 수준별로 체계화한 것으로 산업현장의 직무를 성공적으로 수행하기 위해 필요한 능력(지식 · 기술 · 태도)을 국가차원에서 표준화한 것(자격기본법 제2조)"을 의미합니다.

2. 학습모듈의 목표

건강보험실무는 요양급여기준의 관리와 진료행위에 대한 산정지침을 숙지하여 신속 · 정확한 수가를 산정하고 심사 청구함으로써 병원경영의 효율성을 제고하는 데 있다. 따라서 합리적인 업무수행을 위해서는 건강보험 요양급여비용 산정지침에 따른 최신 전문지식을 습득하여 내원환자의 자격관리와 제공한 진료행위에 대한 누락이 없도록 진료비 심사청구업무를 원활하게 수행하여야 한다. 또한, 오늘날 병원관리는 의료정책의 변화, 수가산정의 복잡화, 의료환경의 급격한 변화, 고객의 기대수준 향상 등으로 최신경영기법에 의한 수익창출과 의료수가의 개발 및 지속적인 서비스 향상이 요구되고 있다. 특히 우리나라의 의료수가 산정방식은 상대가치점수에 의한 행위별수가제를 채택하고 있어 수가산출과 청구방법이 복잡하기 때문에 체계적인 관리가 필요하다.

■ 선수학습

건강보험론, 원무관리, 건강보험심사청구, 의학용어, 해부생리학, 병리학, 질병 및 수술분류, 의료정보관리학, 의료정보실무, 의료정보 D/B, 건강보험요양급여비용(대한병원협회)

■ 교육훈련 대상 및 이수시간(예시)

학습	교육훈련 대상 및 이수시간(hour)	
	전문대학(주 3시간)	대학교(주 3시간)
1. 건강보험제도 이해하기	3	3
2. 요양기관 이해하기	3	3
3. 건강보험 자격관리 수행하기	4	4
4. 의료수가 관리하기	4	4
5. 급여기준 관리하기	1	1
6. 진료행위료 산정하기(1)	6	6
7. 진료행위료 산정하기(2)	6	6
8. 진료비청구 명세서 작성하기	6	6
9. 진료비 심사청구하기	6	6
10. DRG 수행하기	2	2
11. 의료급여 수행하기	4	4
계	45	45

■ 분류번호(체계)

병원행정 NCS 능력단위 중 진료비심사청구하기(0601020111_16v2)를 수행하기 위해 필요한 각 단위 요소별로 학습명과 분류번호를 부여함.

1장 건강보험제도 이해하기 (0601020111_ 16v2.1)

1-1 사회보장제도

학습목표

1 | 우리나라의 사회보장제도에 대하여 설명할 수 있다.

필요 지식

1. 사회보장제도

1) 우리나라의 사회보장제도

우리나라에서 사회보장이라는 용어는「사회보장에 관한 법률」(1963.11.05. 법률 제 1437호)에서 처음 사용되었으며, 이후「산재보험법」(1963.11.05. 법률 제1438호)과「의료보험법」(1963.12.16. 법률 제1623호)이 제정되고, 1977년 7월 1일 의료보험이 실시되면서 보편적으로 사용된 것으로 볼 수 있다. 사회보장제도의 기본적 사항을 규정한「사회보장기본법」(1995.12.30. 법률 제5134호)에 의하면 우리나라의 사회보장제도는 국가의 연대성 원리를 기초로 하는 공공부조제도, 특정 동종집단의 연대성을 기초로 조직되고 운영되는 사회보험제도, 그리고 국민의 정상적인 사회생활을 위해 제공되는 사회복지서비스제도와 관련 복지제도로 구분하고 있다. 즉, 우리나라의 사회보장기본법 제2조에서 사회보장의 기본이념은 "모든 국민이 인간다운 생활을 할 수 있도록 최저생활보장과 국민 개개인이 생활의 수준을 향상시킬 수 있는 제도와 여건조성, 사회보장의 시행에 있어서 형평과 효율의 도모 및 복지사회를 실현한다."라고 되어 있으며 우리나라의 사회보장제도의 유형은 다음과 같다.

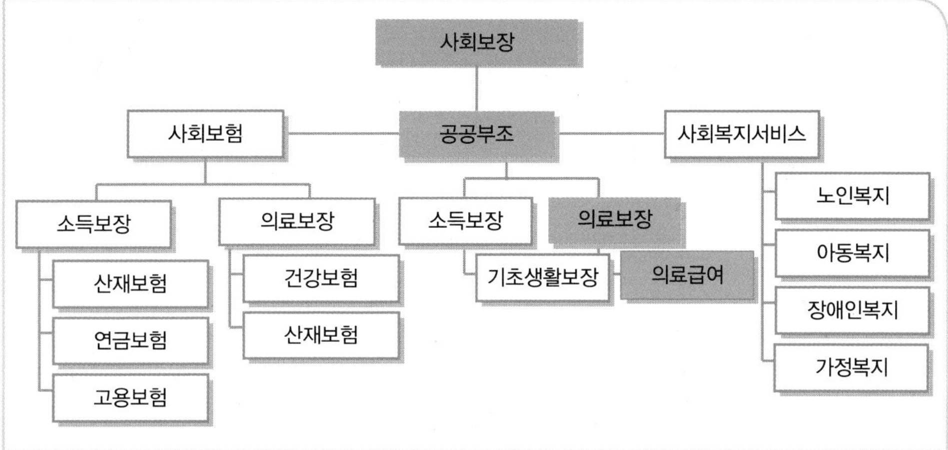

그림 1-1 ▶ 우리나라 사회보장제도(유형)

2) 사회보험과 공적보험

보험이란 우연한 사고발생에 대비하여 위협을 받는 사람들이 미리 일정한 기금을 적립해 두었다가 사고를 당한 사람들에게 일정한 손해를 보상해 주는 경제적 제도이다.

(1) 사회보험

국가가 보험의 형식으로 국민에게 발생하는 사회적 위험을 대처하는 것으로서 운영주체가 국가가 되는 강제적용 보험이다.

사회보험(Social Insurance)은 보험의 기전을 이용하여 국민들을 질병, 상해 · 폐질, 실업, 분만 등으로 인한 생활의 위협으로부터 보호하기 위하여 국가가 사회정책을 수행하기 위해서 보험의 방법과 원리를 도입하여 만든 사회경제제도로서 법에 의하여 보험가입을 의무화하며 기여금을 부과하거나 보험료를 각출하고 급여내용을 규정하여 실시하는 제도를 의미한다.

우리나라는 사회보장기본법에서 "사회보험이란 국민에게 발생하는 사회적 위험을 보험의 방식으로 대처함으로써 국민의 건강과 소득을 보장하는 제도를 말한다."라고 정의하고 있다. 현재 우리나라의 사회보험에는 건강보험, 산업재해보상보험, 국민연금, 고용보험이 있으며, 2008년 7월 1일부터 노인장기요양보험이 추가되어 5대 보험방식으로 사회보험이 운용되고 있다.

(가) 사회보험의 특징

① 재원조달을 할 때에는 사용자나 근로자가 지불한 보험료를 근거로 하며, 국가는 일부를 부담하는 형태를 취한다.

② 가입을 임의로 하지 않고 강제가입이라는 특성을 지니고 있다.

③ 정부개입이 필요한 사회문제의 해결을 위해 운용되므로 비영리적인 사업이다.

④ 사회보험은 소득재분배 기능을 한다. 그 이유는 급여수준과 소득수준은 직접적인 연관이 없고, 현재의 욕구에 따라 급여가 결정되기 때문이다.

⑤ 사회보험은 정부정책이기 때문에 입법을 통해서만 그 규정을 변경할 수 있다.

⑥ 사회적 위험에 대비하기 위한 최저소득보장제도이다.

⑦ 개인적 형평성보다는 사회적 충분성을 중시한다. 즉, 모든 가입자들에게 최저생계수준 이상을 유지하도록 급여를 제공하는 것을 말한다.

⑧ 급여는 권리이며, 자산조사가 없다.

⑨ 재정의 완전적립이 원칙적으로 불필요하다. 사전에 규정된 욕구에 따라 급여가 제공된다.

우리나라는 현재 국가가 법으로 5대 사회보험 가입을 의무화하고 있으며, 이는 질병, 장애, 노령, 사망, 실업 등 사회적 위험에 대처하는 사회안전망으로서 소득과 의료 · 재활 · 고용기회를 보장하기 위함이다. 5대 사회보험에 대한 종류와 관리운영 방식은 다음과 같다.

표 1-1 사회보험의 종류 및 운영

구분	건강보험	국민연금	노인장기보험	산재보험	고용보험
관장부처	보건복지부			고용노동부	
근거법령	국민건강 보험법	국민연금법	노인장기요양 보험법	산재보상 보험법	고용보험법
시행일	1977.7	1988.1	2008.7	1964.7	1995.7
집행기구	국민건강 보험공단	국민연금공단	국민건강 보험공단	근로복지공단	고용노동부
기본성격	질병치료	소득보장	장기요양	산재보상	실업급여
내용	의료보장/ ·건강증진	소득보장	장기요양	의료보장/ 소득보장	소득보장
대상	전 국민		65세 이상 또는 노인성질환자	상시 1인 이상 근로자	

(2) 공공부조

공공부조(Public Assistance)란 자력으로 생계를 영위할 수 없는 자들을 국가가 그들의 생활을 보호해주는 일종의 구빈제도이다. 공공부조는 국민의 권리로서 최저생활을 보장받는 제도이며, 조세에 의하여 그 재원이 조달된다. 공공부조는 노인부조, 실업부조, 연금부조, 의료급여, 생활보호와 같이 현금이나 서비스를 개인에게 제공하는 사회정책을 말한다.

우리나라는 「사회보장법」에서 "공공부조(공적부조)란 국가와 지방자치단체의 책임하에 생활유지 능력이 없거나 생활이 어려운 국민의 최저생활을 보장하고 자립을 지원하는 제도를 말한다."라고 정의하고 있다. 우리나라의 공공부조는 소득보장과 의료보장으로 구분되어 있으며 소득보장은 기초 생활보장으로, 의료보장은 의료급여의 형태로 제공되고 있다.

① 국민기초생활보장제도

국민기초생활 보장제도는 가족이나 스스로의 힘으로 생계를 유지할 능력이 없는 최저생계비 이하의 절대 빈곤층 국민에게 국가가 생계 · 교육 · 의료 · 주거 등의 급여를 통해 기본적 생활을 보장해 주고, 근로능력이 있는 자에게는 체계적인 자활지원서비스를 제공하여 자활 · 자립을 지원해 주는 제도이다.

② 의료급여제도

의료급여제도는 생활유지능력이 없거나 경제능력을 상실한 사람들을 대상으로 정부가 의료서비스를 제공하는 공공부조제도로서, 저소득층의 의료보장을 통한 건강증진과 복지향상을 목적으로 두고 있다. 의료급여제도에는 1종과 2종으로 구분하여 운영하고 있으며, 사회보험과 공공부조와의 특징을 비교하면 다음과 같다.

표 1-2 사회보험과 공공부조의 차이점

구분	사회보험	공공(적)부조
목적	사고 시 경제 및 의료보장	저소득층의 빈곤완화
자산조사	불필요	필요
지불능력	보험료 지불능력 있는 국민	보험료 지불능력이 없는 계층
재원	보험료	조세
대상	일정소득계층	저소득층
급여수준	가입자에게 급여지급	필요한 사람에게 지급
의미	사회보장의 핵심	사회보장의 보완(저소득층)

(3) 사회복지서비스

사회복지서비스란 "국가, 지방자치단체 및 민간부문의 도움이 필요한 모든 국민에게 복지, 보건의료, 교육, 고용, 주거, 문화, 환경 등의 분야에서 인간다운 생활을 보장하고 상담, 자활, 직업의 소개 및 지도, 사회복지시설의 이용 등을 제공하여 국민의 삶의 질이 향상되고 정상적인 사회생활이 가능하도록 지원하는 제도를 말한다."라고 되어 있다(「사회보장법」 제3조).

3) 사회보험과 사보험

보험은 자본주의적 경제생활의 위험에서 오는 불안을 제거하기 위하여 인류가 창안한 사회적 형태로서 개인적인 위험상황에서 경제적 · 의료적 보상을 해주는 것을 원칙으로 하고 있다. 보험은 사회보험과 사보험으로 나눌 수 있다.

① 사회보험(社會保險, Social Insurance)은 사회적으로 사회적으로 정형화된 사회적 사고에 대처하기 위하여 보험방식을 이용한 제도로서 건강보험, 연금보험, 산재보험, 고용보험 및 노인장기요양보험 등이 있다.

② 사보험(私保險)은 보험관계자의 경제적 이익을 목적으로 한 영리적 보험으로서 생명보험, 화재보험, 교육보험, 자동차보험, 암보험, 실손보험 등이 이에 해당된다.

사회보험과 사보험의 가장 큰 차이점은 사보험은 개인적 적합성을, 사회보험은 사회적 공평성을 중요시한다는 점이다.

■ 사회보험과 사보험의 차이점

가입에 있어 사회보험은 강제적인 제도이지만 사보험은 이윤추구의 자발적인 임의제도라는 것이다. 또한, 사회보험은 법적 관계로 성립되지만, 사보험은 보험자와 피보험자 간의 완전한 계약관계로 성립되며 차이점은 다음과 같다.

표 1-3 사회보험과 사보험의 차이점

구분	사회보험	사보험(민간보험)
목적	최저생계 또는 기본적 의료보장	개인적 필요에 따른 보장
보험가입	강제가입(집단보험)	임의가입(개별보험)
보험보호대상	사회적 사고에 국한	계약에 따름
부양성	국가 또는 사회부양설	없음
수급권	법적 수급권	계약적 수급권
독점/경쟁	정부 및 공공기관 독점	자유경쟁
공동부담 여부	공동부담의 원칙	본인부담 위주
재원부담	능력비례 부담	능력무관(동액 부담)
보험료부담 방식	주로 정률제	주로 정액제
보험료수준	위험률 이하의 요율	위험률 비례요율(경험률)
급여수준	균등급여	차등급여(기여비례 보상)
보험사고 대상	주로 대인보험	주로 대인 · 대물보험
성격	집단보험	개별보험

수행 내용 및 수행준거 / 사회보장제도

1 사회보장제도의 의의와 국가별 사회보장제도에 대하여 알아본다.

(1) 사회보장제도

질병 · 장애 · 노령 · 실업 · 사망 등 각종 사회적 위험으로부터 모든 국민을 보호하고 빈곤을 해소하며 국민생활의 질을 향상시키기 위하여 제공되는 사회보험, 공공부조, 사회복지서비스 및 관련 복지제도를 말한다.

(2) 각국의 사회보장제도

표 1-4 각국의 사회보장제도

구분	사회보험
뉴질랜드	• 세계에서 최초로 완비된 사회보장제도를 확립한 국가 • 1938년 완전한 사회보장법을 제정하여 영국, 호주 등에도 영향을 줌
독일	• 비스마르크에 의해 최초로 사회보험 실시 • 1883년 질병보호법, 1884년 공업재해보험법, 1889년 폐질 · 노령보험 입법, 1911년 국가보험법 성립
영국	• 1942년 베버리지 보고서를 기초로 하여 1945년부터 각종 사회보장법 제정 • 1948년부터 자본주의 사회에서 가장 완비된 사회보장제도를 갖추게 됨
미국	• 루스벨트 대통령의 뉴딜정책의 일환으로, 1935년에 사회보장법을 제정·실시 • 사회보장이라는 개념을 최초로 확립

2 우리나라의 사회보장제도와 사회보장제도의 유형에 대하여 알아본다.

「사회보장기본법」에서 "사회보험이란 국민에게 발생하는 사회적 위험을 보험의 방식으로 대처함으로써 국민의 건강과 소득을 보장하는 제도를 말한다."라고 정의하고 있다. 현재 우리나라의 사회보험에는 건강보험, 산업재해보상보험, 국민연금, 고용보험이 있으며, 2008년 7월 1일부터 노인장기요양보험이 추가되어 5대 보험방식으로 사회보험이 운용되고 있다.

3 우리나라에서 시행되고 있는 사회보험 및 사보험의 종류에 대하여 알아본다.

사회보험에는 건강보험, 연금보험, 산재보험, 고용보험 및 노인장기요양보험이 있으며, 사보험에는 자동차보험, 생명보험, 화재보험, 교육보험, 암보험, 실손보험 등이 있다.

4 사회보험과 사보험의 특성과 차이점에 대하여 정리한다.

수행 Tip!

• 보건복지부 및 국민건강보험공단 홈페이지를 검색하여 자료를 수집 활용한다.

1-2 의료보장제도

학습 목표

1 | 의료보장제도와 유형에 대하여 설명할 수 있다.

필요 지식

1. 의료보장제도

1) 의료보장제도의 개념

(1) 정의

국민의 건강권을 보호하기 위하여 요구되는 필요한 보건의료서비스를 국가나 사회가 제도적으로 제공하는 것을 말하며, 건강보험, 의료급여, 산재보험을 포괄하고 있으며 이 제도는 상대적으로 과다한 재정의 부담을 경감시킬 수 있으며, 국민의 주인의식과 참여의식을 조장할 수 있다. 또한, 사회계층 간 의료수혜의 불평등이 심화되고, 의료이용도의 소득계층별, 지역별, 성별, 직업별, 연령별차이가 사회적 불만의 한 원인으로 대두되고 보건의료서비스가 의 · 식 · 주 다음 제4의 기본적 수요로 인식됨에 따라 의료보장제도의 필요성이 나날이 높아지고 있다.

(2) 목적

의료보장(醫療保障)이란 국민의 건강유지와 증진을 목표로 예방, 치료 및 사회복귀 등과 같은 종합적인 보건의료서비스의 제공 기회를 균등하게 보장하기 위해 국가가 주도하는 공적 시책이라고 할 수 있다. 또한, 사회계층 간의 소득 재분배 효과와 사회공동체 의식 형성, 건전한 국민생활 능력의 보전, 향상 등을 구현함으로써, 사회적 불안요소를 제거하여 사회안정에 기여한다. 의료보장제도는 사회보장의 일종으로 1935년 미국 사회보장법에서 최초로 사용되었다. 의료보장제도에는 의료급여, 상병급여, 실업급여, 노령급여, 업무상재해급여, 가족급여, 출산급여, 장애급여, 유족급여 등이 있다.

2) 의료보장의 유형

OECD는 의료보장제도를 세 가지로 분류하고 있으며, 국민보건서비스방식(National Health Service: NHS)과 국민건강보험방식(National Health Insurance: NHI), 민간보험이 있다. 이 중 국민보건서비스 및 국민건강보험은 공공 사회보장제도로서 운영되는 사회보험이고, 민간보험은 영리 혹은 비영리 단체에서 운영하는 사보험방식이다. 국민보건서비스방식(NHS)으로 의료를 제공하고 있는 국가로는 영국, 스웨덴, 이탈리아 등이 있고 국민건강보험방식(NHI)을 취하고 있는 국가로는 독일, 프랑스, 일본, 한국, 대만 등이 있다.

(1) 국민보건서비스(NHS)방식

국민보건서비스(NHS)방식은 재원(財源)의 대부분을 국세 및 지방세로 조달하고 의료체계도 국가 책임하에 있는 제도로서 비버리지(Beveridge)형 의료제도라고 하며, 국민의 의료문제는 국가가 책임져야 한다는 관점에서 조세를 재원으로 모든 국민에게 국가가 직접 의료를 제공하는 의료보장방식이다. 의료기관은 일부를 제외하고는 국가에서 운영하고 있고, 대표적인 국가는 영국이며 스웨덴이나 이탈리아 등 28개국이 이와 같은 방식을 채택하고 있다. 국민보건서비스방식의 장점은 ① 소득수준에 관계없이 모든 국민에게 포괄적이고 균등한 의료를 보장하고 있으며 ② 조세제도를 통한 재원 조달로 비교적 소득재분배 효과가 강하고 ③ 관리주체가 정부이므로 의료비 증가에 대한 통제가 강하다는 것 등이다. 단점은 ① 상대적으로 낮은 의료의 질 ② 장기간 진료대기 ③ 정부의 과다한 복지비용 부담 등이다.

영국의 인두제(Capitation System)

특정의사를 주치의로 선임하기로 등록된 인원수에 따라 보수가 결정되는 제도를 인두제라고 한다. 일반주치의와 전문의를 구분하여 기능과 역할의 분업을 전제로 하므로 의료전달체계를 확립하는 데 도움이 되는 제도이다.

(2) 국민건강보험(NHI)방식

일명 비스마르크(Bismarck)형 의료제도라고 하는데, 개인의 기여를 기반으로 한 보험료를 주재원으로 하는 제도이며 사회보험의 낭비를 줄이기 위하여 수진 시에 본인 일부 부담금을 부과하는 것이 특징이라 할 수 있다.

국민건강보험(NHI) 방식은 독일의 비스마르크가 제안하였으므로 비스마르크방식이라고도 한다. 의료문제는 국민의 자기책임의식을 견지해야 한다는 관점에서 재원을 피보험자가 낸 보험료 및 일부 정부의 지원으로 마련한다. 이는 사회보험으로서의 특성을 가지며 정부는 지원 및 감독의 기능을 한다. 의료기관은 사유화되어 있으며 독일이 대표적인 국가이고, 우리나라를 포함하여 프랑스 및 일본 등 87개국이 채택한 방식으로 공적의료보험제도가 있는 나라 중 약 70% 정도가 이와 같은 방식을 취하고 있다.

국민건강보험(NHI)의 장점은 ① 조합원의 대표가 이사회를 통하여 의사결정에 참여함으로써 민주성을 기할 수 있고, ② 양질의 의료를 제공할 수 있다는 것이다. 단점은 ① 소득의 특성이 다른 가입자들에 대한 보험료 부과의 어려움, ② 의료비 증가 억제기능 취약 등이 있다. 국민보건서비스방식(NHS)와 국민건강보험방식(NHI) 특징을 비교하면 다음과 같다.

표 1-5 국민보건서비스방식(NHS)와 국민건강보험방식(NHI)특징

구분	NHS(국민보건서비스 방식)	NHI(국민건강보험방식)
적용 대상	예방 및 치료	치료 중심
재원	조세	보험료 및 일부 정부 지원
의료기관	국유화 및 일부 사유화	사유화
급여 내용	예방 및 치료	치료 중심
의료보수	1차: 인두제, 2, 3차: 봉급제	행위별수가제 및 DRG 지불제도
관리기구	국가	보험자(국민건강보험공단)
적용국가	영국, 스웨덴, 이탈리아	독일, 대한민국, 프랑스, 일본

(3) 민간의료보험제도

민간 건강보험은 주로 본인부담금에 보험금을 지급하는 보험인데, 담보 내용은 현행 건강보험 적용대상에서 제외되는 고가장비 검사, 상급 병실 이용료 등을 보상하고, 입원 시 발생하는

입원실료, 수술비 등 입원비용을 일정 한도 안에서 지급하며 또한, 통원치료비도 하루 일정액을 보상한다(예: 실손보험 등).

3) 건강보험제도

건강보험제도란 우연한 질병이나 부상으로 인한 고액의 진료비 때문에 가계가 파탄되는 것을 방지하기 위하여, 보험원리에 의거 국민들이 평소에 보험료를 내어 기금화 하였다가 보험사고가 발생할 경우에 보험급여를 해줌으로써 국민상호 간에 위험을 분담하고 의료서비스를 제공하는 사회보장제도이다.

(1) 건강보험의 필요성

① 과중한 의료비 부담의 경감

건강보험은 예측 불가능한 질병의 발생으로 인한 위험을 분산시키는 역할을 통하여 일시에 과중한 경제적 부담으로부터 가입자를 보호하는 데 그 목적이 있다.

② 국민 간 균등한 의료혜택

지역, 직업, 연령 등 계층에 따른 의료수혜의 격차가 생기면 사회적인 불만의 원인이 된다. 이러한 사회적인 불만을 예방하기 위하여 모든 국민이 골고루 의료서비스 혜택을 누릴 수 있도록 하는 건강보험이 필요하다.

③ 국민의 건강권 실현

보건의료서비스는 헌법에 보장된 국민이 마땅히 누려야 할 기본적 생존권의 하나인 건강권으로 인식되고 있다. 따라서 국민의 건강권을 실현하기 위해서는 건강보험 실시의 필요성이 더욱 커진다.

(2) 사회보험으로서의 건강보험의 특성

① 법률에 의한 강제가입

사회보험은 법적인 가입요건이 되면 본인의 의사에 관계없이 강제가입 하여야 한다. 만약 임의가입 조건이 되면 보험의 역선택 현상이 일어나 질병이 걸릴 위험이 큰 사람만 가입하여 보험료가 증가하고 보험재정이 파탄날 수 있다.

② 능력에 따른 보험료의 차등부과

사회보험인 건강보험은 소득재분배의 역할도 있으므로 보험료 부담 능력에 따라 차등 부과하는 정률 기여의 원칙을 가진다. 반면 사보험은 개인과 회사 사이에 계약의 내용, 즉, 약관에 따라 동일한 보험료를 부담한다.

③ 보험급여의 균등한 혜택

사회보험은 보험료 부담수준에 관계없이 필요에 따라 관계 법령에 의하여 균등하게 정액급여를 한다. 반면 사보험은 계약내용에 따라 차등급여를 받는다.

④ 보험료 납부의 의무성

강제가입의 실효성을 확보하기 위해 피보험자는 보험료 납부의무를 가지며, 보험료 징수의 강제성이 부여된다.

⑤ 보험료의 분담

사회보험에 있어서는 근로자 및 공무원의 경우 사용자 또는 정부와 각각 공동으로 부담한다.

수행 내용 및 수행준거 / 의료보장제도

1 의료보장제도의 유형에 대하여 알아본다.

OECD는 의료보장제도를 세 가지로 분류하고 있으며, 국민보건서비스 방식(National Health Service: NHS)과 국민건강보험방식(National Health Insurance: NHI), 민간보험이 있다.

2 국민건강보험제도의 목적과 필요성에 대하여 알아본다.

국민의 질병 · 부상에 대한 예방 · 진단 · 치료 · 재활과 출산 · 사망 및 건강 증진에 대하여 보험급여를 실시함으로써 국민건강을 향상시키고 사회보장을 증진하는 것을 목적으로 하는 사회보장제도이다.

3 우리나라 건강보험의 특성에 대하여 알아본다.

건강보험의 특성에는 ① 법률에 의한 강제가입 ② 능력에 따른 보험료의 차등부과 ③ 보험급여의 균등한 혜택 ④ 보험료 납부의 의무성 ⑤ 보험료의 분담 등이 있다.

4 미국과 일본의 의료보험제도에 대하여 알아본다.

(1) 미국의 건강보험제도는 우리나라와 같이 전 국민이 의무적으로 가입하여 능력에 따라 보험료를 부담하고 보편적으로 의료보장을 받은 것이 아니라 연방정부에서 시행하고 있는 Medicare와 주정부에서 시행하고 있는 Medicaid라는 공적부조(우리나라의 의료급여에 해당)를 제외하고는 국가 의료보험제도가 없으며, 민간보험회사(회사별)가 주관을 하고 있다.

표 1-6 미국의 공적 의료보장제도

구분	Medicare	Medicaid
운영주체	연방정부	주정부
재원	소셜시큐리티 세금 공제분 적립	주정부예산 및 연방정부지원금
자격요건	상당기간 세금 납부실적	세금 납부하지 않아도 자격해당
대상자	65세 이상 은퇴 노인 및 장애자	저소득층 임산부 등 극빈계층
성격	의료보험	의료비 보조 프로그램
비고	국민의 약 19%	국민의 약 15%

(2) 일본의 의료보험은 크게 건강보험(겐꼬호껜)과 국민건강보험(코끄민겐꼬호껜) 2가지로 구분하고 있다. 건강보험은 일반적으로 사회보험이라고 불리고 기업이나 관청에 근무하는 사람을 대상으로 한다. 국민건강보험은 일정 장소에 거주하여 납세 등의 의무를 지키고 있으면 누구라도 가입할 수 있으며, 시 · 구 · 현 등의 건강보험과에 가입신청을 한다. 질병이나 부상으로 병원이나 진료소에서 치료를 받은 경우 치료비 본인부담은 가입자 본인이나 가족 모두 의료비 총액의 30%를 부담하고 있다. 일본에 거주하는 외국인의 경우 기업 등에 근무하고 있는 사람은 건강보험에 가입할 수 있다. 또한, 자영업자나 유학생도 외국인 등록을 마치고 일정기준을 충족하면 국민건강보험에 가입할 수 있다.

수행 Tip!

• 의료보장제도에 대한 연구논문을 수집 활용한다.

1-3 국민건강보험

학습목표

1 | 우리나라의 건강보험제도의 목적과 특성에 대하여 설명할 수 있다.
2 | 건강보험의 적용체계와 운영체계를 알 수 있다.
3 | 국민건강보험공단 및 건강보험심사평가원의 업무를 구별할 수 있다.
4 | 보험급여의 종류와 급여제한사항을 열거할 수 있다.

필요 지식

1. 국민건강보험

1) 개념

(1) 국민건강보험

국민건강보험제도는 생활상의 질병 · 부상에 대한 예방 · 진단 · 치료 · 재활과 출산 · 사망 및 건강증진에 대하여 보험급여를 실시함으로써 국민보건 향상과 사회보장을 증진하는 보험의 원리를 이용하여 의료비의 지출부담을 국민건강보험 가입자 모두에게 분산시켜 국민생활의 안정을 도모하기 위한 사회보험으로서 사보험과는 다른 특성이 있다.

(2) 적용현황

1989년 7월 1일부터 전 국민의료보험이 실시되어 모든 국민이 건강보험과 의료급여에 의하여 의료보장을 받고 있다. 2022년 9월 기준 전 국민의 97.2%인 5,291만 명이 국민건강보험제도의 적용을 받고 있으며, 나머지 2.9%인 151만 명이 기초생활보장 대상자 등으로 의료급여제도에 편입되어 있다. 건강보험의 가입자는 직장가입자 및 지역가입자로 구분되며 모든 사업장의 근로자 및 사용자와 공무원 및 교직원은 직장가입자가 되며, 직장가입자 및 그 피부양자를 제외한 농어촌 주민, 도시 자영업자 등은 지역가입자가 된다.

표 1-7 의료보장 적용 현황(2022년 9월 기준)

(단위 : 천 명, %)

구분		적용인구	구성비
계		52,913	100.0
건강보험	소계	51,401	97.1
	직장	37,217	(70.3)
	지역	14,184	(26.8)
의료급여		1,512	2.9

자료: 국민건강보험공단

(3) 건강보험의 역사

우리나라의 건강보험의 발전과정을 살펴보면 1959년 보건사회부 의정국 주관 아래 "건강보험제도 도입을 위한 연구회" 발족을 그 효시로 보고 있다. 1963년 헌법이 개정되면서 국민의 인간다운 생활을 할 권리, 국가의 사회보장 증진 노력, 생활능력이 없는 국민의 국가보호 및 보건에 관한 국가의 보호가 포함되었다. 같은 해에 「사회보장에 관한 법률」, 「산업재해보상보험법」, 「의료보험법」 등이 제정되었다. 그리고 1977년부터 새로 개정된 「의료보험법」이 적용되면서 500인 이상의 사업장에 강제적용하기 시작하였으며, 또한 공 · 교 의료보험법이 제정되면서 사회보험으로서의 기본적인 요건을 갖추기 시작하였다. 1989년 7월부터는 도시지역까지 확대되면서 '전 국민 의료보험시대'가 열리게 되었다.

초기에 의료보험은 직장의료보험조합, 지역의료보험조합, 공무원 및 사립학교 교직원의료보험조합으로 분리 · 운영되었으나 1998년 공 · 교 의료보험과 지역의료보험으로 통합되었다. 2000년에는 「국민건강보험법」이 시행되면서 직장의료보험까지 완전 통합되었으며 의료보험이 건강보험으로 변천되었다. 2003년도에는 직장건강보험재정과 지역건강보험의 재정이 통합되어 실질적인 조직과 재정의 완전통합시대가 열리게 되었다. 또한, 2008년 7월부터 노인장기요양보험이 실시되고 2011년부터는 사회보험의 보험료징수가 통합되어 국민건강보험공단에서 업무를 담당하고 있다.

우리나라의 건강보험의 주요연혁은 다음과 같다.

표 1-8 우리나라 건강보험의 발전과정 및 주요 연혁

연월	내용	비고
1963.12	의료보험법 제정(300인 이상 사업장 임의적용)	산재보험법 제정
1977.7	500인 이상 사업장 근로자 의료보험 실시	
1979.1	공무원 및 사립학교 교직원 의료보험 실시	
1987.2	한방 의료보험 실시	전국
1988.1	농어촌지역 의료보험 확대 실시	지역보험
1989.7	약국의료보험실시, 도시지역의료보험 실시	전국민 의료보험
1997.12	국민의료보험법제정	
1998.10	지역의료보험과 공·교 의료보험 통합	의료보험관리공단 출범
1999.2	국민건강보험법 제정	
2000.7	국민보험관리공단과 직장의료보험조합 통합, 의약분업 실시	국민건강보험공단 출범
2003.7	직장의료보험재정과 지역의료보험재정 통합	건강보험재정 통합
2008.7	노인장기요양보험 실시	
2011.1	사회보험 보험료 징수통합	국민건강보험공단
2012.7	포괄수가제 병 · 의원급 의료기관 당연적용 (7개 질병군 입원환자)	
2015.1	간호 · 간병통합서비스 보험급여 적용	
2022.9	건강보험료 부과체계 변경	직장보험, 지역보험

2) 건강보험의 적용체계 및 운영체계

(1) 관리운영 체계

국민건강보험은 보건복지부, 국민건강보험공단, 건강보험심사평가원에 의하여 관리운영되고 있다. 보건복지부는 건강보험사업의 관장자로서 건강보험관련 정책을 결정하고 건강보험 업무 전반을 총괄하고 있다. 국민건강보험공단은 건강보험의 보험자로서 가입자 자격관리, 보험료의 부과 · 징수 및 보험급여비용 지급 등의 업무를 수행하고 있다. 그리고 건강보험심사평가원은 요양기관으로부터 청구된 요양급여 비용을 심사하고 요양급여의 적정성을 평가하고 있다. 건강보험의 적용체계와 운영체계는 다음과 같다.

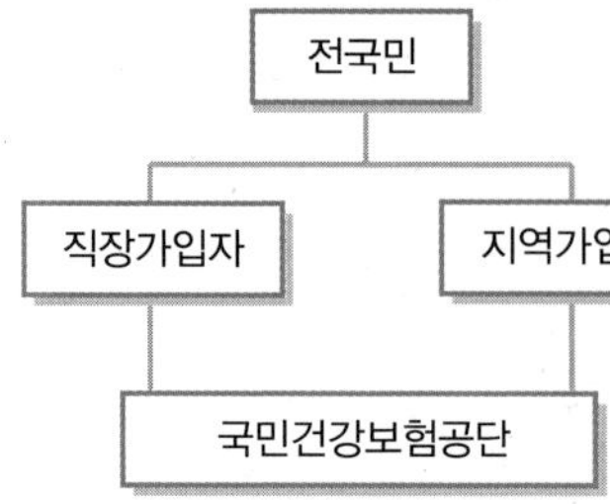

그림 1-2 ▶ 건강보험 적용체계

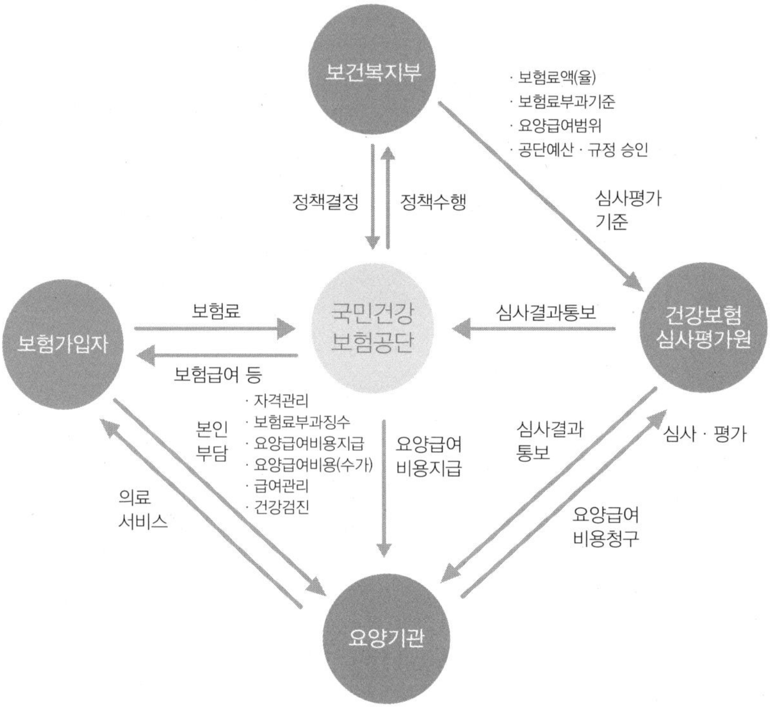

그림 1-3 ▶ 건강보험 관리운영 체계

(2) 재원조달 체계

사회보험방식에 의하여 운영되고 있는 우리나라 건강보험은 가입자 및 사용자로부터 징수한 보험료와 국고 및 건강증진기금 등 정부지원금을 그 재원으로 하고 있다. 보험료는 임금근로자가 대상인 직장가입자의 경우에는 소득비례 정률제가 적용되고 있으며, 농 · 어민과 도시자영자 등 지역가입자의 경우에는 대상범위가 광범위할 뿐 아니라, 소득의 형태가 다양하고 정확한 소득파악에 어려움이 있어 소득비례 정률제 대신 보험료부과 점수(소득, 재산, 생활 수준 등의 등급별 점수의 합)에 점수당 단가를 곱하여 산정한 금액을 적용하고 있다.

(3) 보험급여 체계

건강보험의 급여형태는 의료 그 자체를 보장하는 현물급여와 의료비의 상환제도인 현금급여 두 가지 형태가 있으며, 우리나라는 현물급여를 원칙으로 하되 현금급여를 병행하고 있다. 현물급여에는 가입자 및 피부양자의 질병 · 부상 · 출산 등에 대한 요양급여 및 건강검진이 있고, 현금급여에는 요양비, 장애인보장구 급여비 등이 있다. 가입자 또는 피부양자가 요양급여를 받는 때에는 그 진료비용의 일부를 본인이 부담하여야 하며, 그 내용은 입원의 경우 진료비 총액의 20%를 외래의 경우에는 요양기관 종별에 따라 30~60%를 차등 적용하고 있다.

3) 건강보험급여의 형태

(1) 현금급여형(환불제 또는 상환제)

건깅보험은 피보험자가 자유의사에 따라 의료기관을 이용하게 되고 진료비를 지불한 후 그 영수증을 보험자에게 제출하면, 약정한 비율의 보험급여액을 보험자로부터 상환받는 제도로서 피보험자와 보험자 간의 쌍방계약관계로서 맺어지는 형태의 보험이다. 대표적인 나라는 프랑스이다.

(2) 제3자 지불형(직접 서비스형)

피보험자가 평소에 보험료를 납부하고 필요시 요양기관에서 요양급여를 받는 방식이다. 이 형태는 보험자와 피보험자 외의 의료기관이 참여하는 제3자 지불방식을 취하게 된다. 즉, 수진자는 본인 일부 부담액만 진료기관에 납부하고 그 이외의 금액은 보험자가 부담하는 유형이다. 이 제도는 우리나라를 비롯하여 일본, 독일 등 사회보험 방식을 적용하는 나라에서 주로 사용한다.

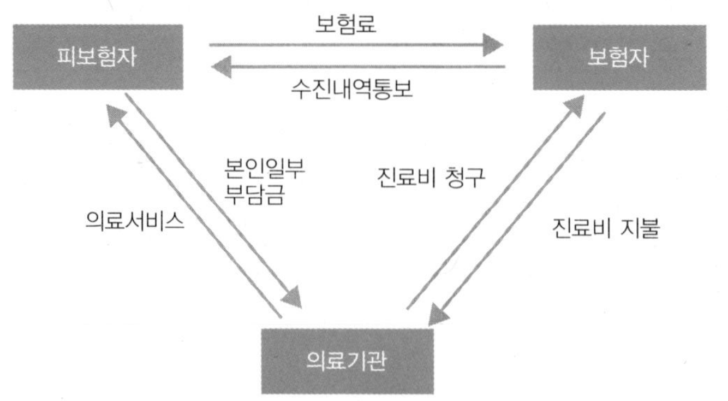

그림 1-4 ▶ 제3자 지불제형

(3) 변이형(직접형)

보험자가 의료기관을 직접소유하거나 계약하여 가입자들에게 포괄적인 의료서비스를 제공함으로써 의료비를 절감하고자 하는 유형이다. 우리나라의 경우 국민건강보험공단 일산병원이 해당되며, 미국의 건강유지기구(HMO)가 여기에 속한다.

2. 국민건강보험법

(1) 목적

이 법은 국민의 질병 · 부상에 대한 예방 · 진단 · 치료 · 재활과 출산 · 사망 및 건강증진에 대하여 보험급여를 실시함으로써 국민보건 향상과 사회보장 증진에 이바지함을 목적으로 한다.

(2) 용어정의

① "근로자"란 직업의 종류와 관계없이 근로의 대가로 보수를 받아 생활하는 사람으로서 공무원 및 교직원을 제외한 사람을 말한다.

② "사용자"란

(가) 근로자가 소속되어 있는 사업장의 사업주

(나) 공무원이 소속되어 있는 기관의 장

(다) 교직원이 소속되어 있는 사립학교를 설립 · 운영하는 자를 말한다.

③ "사업장"이란 사업소나 사무소를 말한다.

④ "공무원"이란 국가나 지방자치단체에서 상시 공무에 종사하는 사람을 말한다.

⑤ "교직원"이란 사립학교나 사립학교의 경영기관에서 근무하는 교원과 직원을 말한다.

⑥ 보험자는 건강보험사업의 주체로서 국민건강보험공단이다.

⑦ 가입자는 직장가입자 및 지역가입자로 구분하며, 사업장의 근로자와 공무원 및 교직원은 직장가입자가 되고 지역가입자는 직장가입자 및 그 피부양자를 제외한 자는 모두 지역가입자이다.

⑧ 피부양자는 직장가입자에 의하여 생계를 유지하는 자로서 보수 또는 소득이 없는 자를 말한다.

(3) 가입자 적용 대상

① 국내에 거주하는 국민은 이 법에 따른 건강보험의 가입자 또는 피부양자가 된다. 다만, 다음 각 호의 어느 하나에 해당하는 사람은 제외한다.

1. 「의료급여법」에 따라 의료급여를 받는 사람
2. 「독립유공자예우에 관한 법률」 및 「국가유공자 등 예우 및 지원에 관한 법률」에 따라 의료보호를 받는 사람. 다만, 다음 각 목의 어느 하나에 해당하는 사람은 가입자 또는 피부양자가 된다.
   가. 유공자 등 의료보호대상자 중 건강보험의 적용을 보험자에게 신청한 사람
   나. 건강보험을 적용받고 있던 사람이 유공자등 의료급여대상자로 되었으나 건강보험의 적용배제신청을 보험자에게 하지 아니한 사람

② 제1항의 피부양자는 다음의 어느 하나에 해당하는 사람 중 직장가입자에게 주로 생계를 의존하는 사람으로서 보수나 소득이 없는 사람을 말한다.

1. 직장가입자의 배우자
2. 직장가입자의 직계존속(배우자의 직계존속을 포함)
3. 직장가입자의 직계비속(배우자의 직계비속을 포함)과 그 배우자
4. 직장가입자의 형제 · 자매

③ 제2항에 따른 피부양자 자격의 인정 기준, 취득 · 상실시기 및 그 밖에 필요한 사항은 보건복부령으로 정한다.

(4) 가입자의 종류

① 가입자는 직장가입자와 지역가입자로 구분한다.

② 모든 사업장의 근로자 및 사용자와 공무원 및 교직원은 직장가입자가 된다. 다만, 다음의 어느 하나에 해당하는 사람은 제외한다.

- 고용 기간이 1개월 미만인 일용근로자
- 「병역법」에 따른 현역병 전환 복무된 사람 및 무관후보생
- 선거에 당선되어 취임하는 공무원으로서 매월 보수 또는 보수에 준하는 급료를 받지 아니 하는 사람
- 그 밖에 사업장의 특성, 고용 형태 및 사업의 종류 등을 고려하여 사업장의 근로자 및 사용자와 공무원 및 교직원

③ 지역가입자는 직장가입자와 그 피부양자를 제외한 가입자를 말한다.

④ 제2항 제4호에 따른 근로자 및 사용자는 대통령령으로 정하는 절차에 따라 직장가입자가 되거나 탈퇴할 수 있다.

(5) 사업장의 신고

사업장의 사용자는 다음 각 호의 어느 하나에 해당하게 되면 그 때부터 14일 이내에 보건복지부령으로 정하는 바에 따라 보험자에게 신고하여야 한다. 제①호에 해당되어 보험자에게 신고한 내용이 변경된 경우에도 또한 같다.

① 제6조 제2항에 따라 직장가입자가 되는 근로자 · 공무원 및 교직원을 사용하는 사업장(적용대상사업장)이 된 경우

② 휴업 · 폐업 등 보건복지부령으로 정하는 사유가 발생한 경우

(6) 자격의 취득 시기

① 가입자는 국내에 거주하게 된 날에 직장가입자 또는 지역가입자의 자격을 얻는다. 다만, 다음 각 호의 어느 하나에 해당하는 사람은 그 해당되는 날에 각각 자격을 얻는다.

- 수급권자이었던 사람은 그 대상자에서 제외된 날
- 직장가입자의 피부양자이었던 사람은 그 자격을 잃은 날
- 유공자 등 의료보호대상자이었던 사람은 그 대상자에서 제외된 날
- 제5조 제1항 제2호 "가"목에 따라 보험자에게 건강보험의 적용을 신청한 유공자 등 의료 보호대상자는 그 신청한 날

② 제1항에 따라 자격을 얻은 경우 그 직장가입자의 사용자 및 지역가입자의 세대주는 그 명세를 보건복지부령으로 정하는 바에 따라 자격을 취득한 날부터 14일 이내에 보험자에게 신고하여야 한다.

(7) 자격의 변동 시기

① 가입자는 다음의 어느 하나에 해당하게 된 날에 그 자격이 변동된다.

- 사용된 날
- 직장가입자가 다른 적용대상 사업장의 사용자로 되거나 근로자 등으로 사용된 날
- 직장가입자인 근로자 등이 그 사용관계가 끝난 날의 다음 날
- 적용대상 사업장에 제7조 제2호에 따른 사유가 발생한 날의 다음 날
- 지역가입자가 다른 세대로 전입한 날

(8) 자격의 상실 시기

① 가입자는 다음의 어느 하나에 해당하게 된 날에 그 자격을 잃는다.

자격상실 시기
1. 사망한 날의 다음 날, 2. 국적을 잃은 날의 다음 날, 3. 국내에 거주하지 아니하게 된 날의 다음 날, 4. 직장가입자의 피부양자가 된 날, 5. 수급권자가 된 날, 6. 건강보험을 적용받고 있던 사람이 유공자 등 의료급여 대상자가 되어 건강보험의 적용 배제신청을 한 날

② 제1항에 따라 자격을 잃은 경우 직장가입자의 사용자와 지역가입자의 세대주는 그 명세를 보건복지부령으로 정하는 바에 따라 자격을 잃은 날부터 14일 이내에 보험자에게 신고하여야 한다.

(9) 국민건강보험공단 및 건강보험심사평가원 업무

① 국민건강보험공단

국민건강보험공단은 보험가입자의 자격관리 및 보험료징수, 보험급여 비용지급 등을 담당하고 있으며 세부업무는 다음과 같다.

- 가입자 및 피부양자의 자격 관리
- 보험료와 그 밖에 이 법에 따른 징수금의 부과 · 징수
- 보험급여의 관리
- 가입자 및 피부양자의 건강 유지와 증진을 위하여 필요한 예방사업
- 보험급여 비용의 지급
- 자산의 관리 · 운영 및 증식사업
- 의료시설의 운영. 건강보험에 관한 교육훈련 및 홍보
- 건강보험에 관한 조사연구 및 국제협력
- 이 법에서 공단의 업무로 정하고 있는 사항
- 「국민연금법」, 「고용보험 및 산업재해보상보험의 보험료징수 등에 관한 법률」, 「임금채권보장법」 및 「석면피해구제법」에 따라 위탁받은 업무
- 그 밖에 이 법 또는 다른 법령에 따라 위탁받은 업무
- 그 밖에 건강보험과 관련하여 보건복지부장관이 필요하다고 인정한 업무 등을 담당하고 있다.

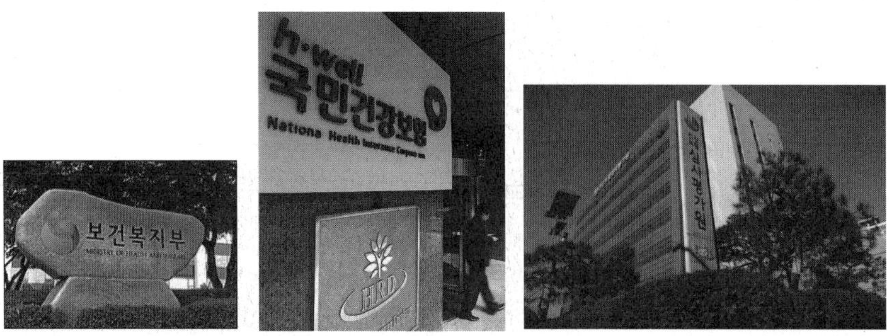

그림 1-5 ▶ 보건복지정책 및 건강보험관리 기관

② 건강보험심사평가원

건강보험심사평가원은 요양급여비용을 심사하고 요양급여의 적정성을 평가하며 세부업무와 관장기준은 다음과 같다.

- 요양급여비용의 심사
- 요양급여의 적정성 평가
- 심사기준 및 평가기준의 개발
- 제1호부터 제3호까지의 규정에 따른 업무와 관련된 조사연구 및 국제협력
- 다른 법률에 따라 지급되는 급여비용의 심사 또는 의료의 적정성 평가에 관하여 위탁받은 업무
- 그 밖에 이 법 또는 다른 법령에 따라 위탁받은 업무
- 건강보험과 관련하여 보건복지부장관이 필요하다고 인정한 업무
- 그 밖에 보험급여 비용의 심사와 보험급여의 적정성 평가 등을 담당하고 있다. 건강보험심사평가원의 업무흐름도는 다음과 같다.

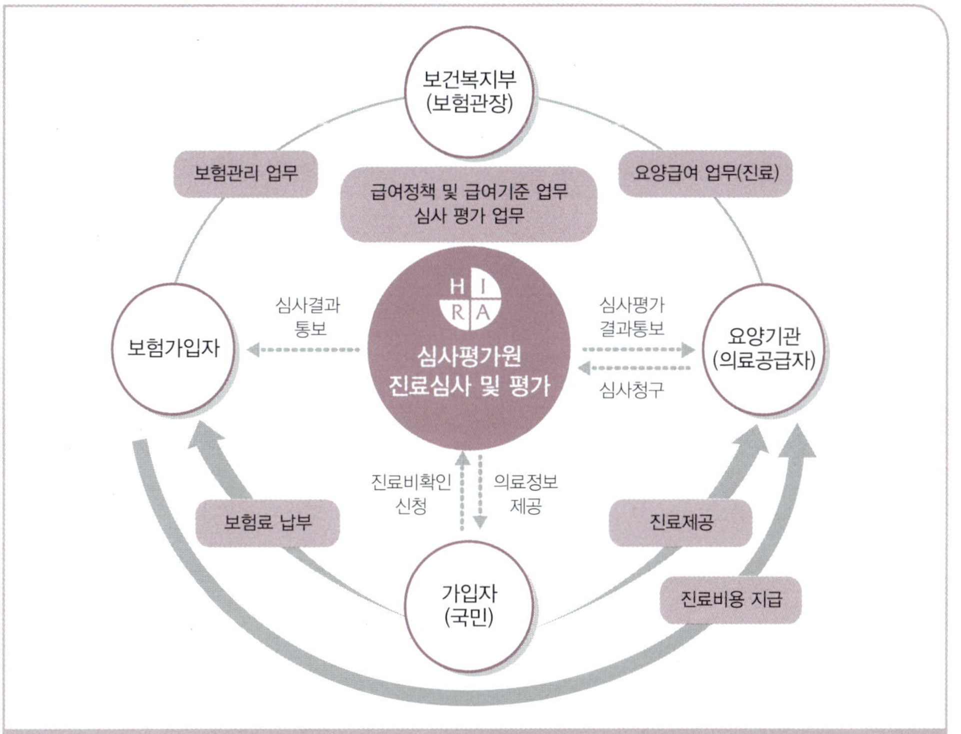

그림 1-6 ▶ 건강보험심사평가원의 업무 흐름도

3. 보험급여 및 보험료

1) 보험급여

(1) 보험급여

보험급여란 가입자 및 피부양자의 질병 · 부상에 대한 예방 · 진단 · 치료 · 재활과 출산 · 사망 및 건강증진에 대하여 법령이 정하는 바에 따라 공단이 현물 또는 현금 형태로 제공하는 서비스를 말한다. 현물급여는 가입자 및 피부양자에게 요양기관을 통하여 직접 의료서비스를 제공하는 것으로 요양급여와 건강검진이며, 현금급여에는 요양비, 본인부담금보상금, 장애인 보장구 급여비 등이 있다.

(가) 현물급여와 현금급여

① 현물급여: 요양기관(병 · 의원) 등으로부터 본인이 직접 제공받는 의료서비스 일체로 요양급여와 분만급여, 자격상실 후 계속요양급여, 건강검진 등이 있다.

② 현금급여: 질병이나 출산으로 인해 일을 중단함으로써 봉급을 받지 못하는 경우 이를 보전해 주는 것으로 가입자 및 피부양자의 신청에 의하여 공단에서 현금으로 지급되며 요양비, 본인부담보상금, 장애인보장구급여비 등이 있다.

(나) 법정급여와 부가급여

① 법정급여: 사회보험의 각 법에서, 보험자가 행할 급여로서 법률에 의하여 정해진 급여를 말하며, 요양급여, 요양비, 건강검진 등이 있다.

② 부가급여: 요양급여 외에 대통령령으로 정하는바에 따라 임신 · 출산 진료비, 장제비, 상병수당, 그 밖의 급여를 말한다.

(2) 보험급여의 종류

우리나라에서 현재 시행하고 있는 건강보험급여는 국민건강보험법에서 정하고 있는 법정급여와 대통령령에 의한 부가급여로 구분되며 다음과 같다.

표 1-9 보험급여의 종류

구분	급여종류	종별	지급대상
요양급여	법정급여	현물급여	가입자, 피부양자
건강검진	법정급여	현물급여	가입자, 피부양자
요양비	법정급여	현금급여	가입자, 피부양자
장애인보장구 급여비	법정급여	현금급여	등록된 가입자, 피부양자
본인부담상한액	법정급여	현금급여	가입자, 피부양자
임신 · 출산진료비	부가급여	현금급여	가입자, 피부양자

(가) 요양급여

① 가입자와 피부양자의 질병, 부상, 출산 등에 대하여 다음 사항의 요양급여를 실시한다.

- 진찰 · 검사
- 약제(藥劑) · 치료재료의 지급
- 처치 · 수술 및 그 밖의 치료
- 예방 · 재활
- 입원
- 간호
- 이송(移送)

② 제1항에 따른 요양급여)의 방법 · 절차 · 범위 · 상한 등의 기준은 복지부령으로 정한다.

③ 보건복지부장관은 제2항에 따라 요양급여의 기준을 정할 때 업무나 일상생활에 지장이 없는 질환, 그 밖에 복지부령으로 정하는 사항은 요양급여의 대상에서 제외할 수 있다.

(나) 건강검진

건강검진은 질병의 예방과 조기발견 및 조기치료를 위해 실시하고 있으며 국가에서 현재 시행하고 있는 건강검진은 일반건강검진, 암검진, 영유아건강검진 등이 있다.

① 공단은 가입자와 피부양자에 대하여 질병의 조기 발견과 그에 따른 요양급여를 하기 위하여 건강검진을 실시하고 있으며 건강검진의 대상 · 횟수 · 절차와 그 밖에 필요한 사항은 대통령령으로 정한다.

② 건강검진은 일반건강검진, 암검진 및 영유아건강검진으로 구분하여 실시한다.

③ 건강검진은 2년마다 1회 이상 실시하되, 사무직에 종사하지 아니하는 직장가입자에 대하여는 1년에 1회 실시한다. 다만, 암검진은 「암관리법 시행령」에서 정한 바에 따르며, 영유아건강검진은 영유아의 나이 등을 고려하여 보건복지부장관이 정하여 고시하는 바에 따라 검진주기와 검진횟수를 다르게 할 수 있다.

④ 공단은 건강검진을 실시하려면 건강검진의 실시에 관한 사항을 구분에 따라 통보하여야 한다.

1. 일반건강검진 및 암검진: 직장가입자에게 실시하는 건강검진의 경우에는 해당 사용자에게, 직장가입자의 피부양자 및 지역가입자에게 실시하는 건강검진의 경우에는 검진을 받는 사람에게 통보하여야 한다.
2. 영유아건강검진: 직장가입자의 피부양자인 영유아에게 실시하는 건강검진의 경우에는 그 직장가입자에게, 지역가입자인 영유아에게 실시하는 건강검진의 경우에는 해당 세대주에게 통보하여야 한다.

⑤ 건강검진을 실시한 검진기관은 공단에 건강검진의 결과를 통보하여야 하며, 공단은 이를 건강검진을 받은 사람에게 통보하여야 한다. 다만, 검진기관이 건강검진을 받은 사람에게 직접 통보한 경우에는 공단은 그 통보를 생략할 수 있다.

⑥ 건강검진을 실시 후 검진기관은 검진결과 통보를 건강검진을 완료한 후에 결과통보서를 작성하여 수검자에게 15일 이내에 우편, 이메일, 모바일 등으로 통보하여야 한다.

⑦ 검진기관은 건강검진을 완료한 날로부터 30일 이내에 검진비용을 국민건강보험공단에 청구하여야 한다.

⑧ 건강검진을 검진기관이 토요일 및 「관공서의 공휴일에 관한 규정」에 따른 공휴일에 검진을 실시한 경우 건강검진 상담료 및 행정비용의 30%를 가산하여 지급할 수 있다(건강검진실시기준 제14조).

표 1-10 건강검진 종류

구분	내용
1. 일반건강검진	• 직장가입자 및 지역가입자 – 만 20세 이상 지역 세대원과 직장 피부양자 – 일반건강검진 중 40세와 만 66세 연령에는 생애전환기 검사항목 추가 실시 – 의료급여수급자
2. 의료급여생애전환기검진	만 66세 연령에는 생애전환기 검진 실시
2. 암검진	암종별 특성을 고려하여 검진이 필요한 자로서 보건복지부장관이 정하여 고시하는 자(암검진의 종류는 위암, 대장암, 간암, 유방암, 자궁경부암, 폐암검진이 있음)
3. 영유아건강검진	6세 미만의 가입자 및 피부양자

(다) 부가급여

공단은 이 법에서 정한 요양급여 외에 대통령령으로 정하는 바에 따라 임신 · 출산 진료비, 장제비, 상병수당, 본인부담보상금, 그 밖의 급여를 실시할 수 있다.

(라) 요양비

① 공단은 가입자나 피부양자가 보건복지부령으로 정하는 긴급하거나 그 밖의 부득이한 사유로 요양기관과 비슷한 기능을 하는 기관으로서 보건복지부령으로 정하는 기관에서 질병 · 부상 · 출산 등에 대하여 요양을 받거나 요양기관이 아닌 장소에서 출산한 경우에는 그 요양급여에 상당하는 금액을 보건복지부령으로 정하는 바에 따라 가입자나 피부양자에게 요양비로 지급한다.

② 제①항에 따라 요양을 실시한 기관은 보건복지부장관이 정하는 요양비 명세서나 요양 명세를 적은 영수증을 요양을 받은 사람에게 내주어야 하며, 요양을 받은 사람은 그 명세서나 영수증을 공단에 제출하여야 한다.

요양비 지급사항은 법 제49조 제1항에서 "보건복지부령으로 정하는 긴급하거나 그 밖의 부득이한 사유"란 다음 각 호의 어느 하나에 해당하는 경우를 말한다.

1. 요양기관을 이용할 수 없거나 요양기관이 없는 경우
2. 만성신부전증 환자가 의사의 처방전에 따라 복막관류액 또는 자동복막투석에 사용되는 소모성 재료를 요양기관 외의 의약품 판매업소에서 구입 · 사용한 경우
3. 산소치료를 필요로 하는 환자가 의사의 산소치료 처방전에 따라 보건복지부장관이 정하여 고시하는 방법으로 가정에서 산소치료를 받는 경우
4. 제1형 당뇨병 환자가 의사의 처방전에 따라 혈당검사에 사용되는 소모성 재료를 요양기관 외의 의료기기 판매 업소에서 구입 · 사용한 경우

(마) 선별급여

요양급여를 결정함에 있어 경제성 또는 치료효과성 등이 불확실하여 그 검증을 위하여 추가적인 근거가 필요하거나, 경제성이 낮아도 가입자와 피부양자의 건강회복에 잠재적 이득이 있는 예비적인 요양급여를 선별급여라 한다. 따라서 보건복지부장관은 선별급여에 대하여 주기적으로 요양급여의 적합성을 평가하여 요양급여 여부를 결정하고, 요양급여의 기준을 조정하도록 되어 있다.

(바) 방문요양급여

가입자 또는 피부양자가 질병이나 부상으로 거동이 불편한 경우 등 보건복지부령으로 정하는 사유에 해당하는 경우에는 가입자 또는 피부양자를 직접 방문하여 제41조에 따른 요양급여를 실시할 수 있다.

(3) 비용의 일부부담 및 요양급여비용 산정

① 비용의 일부부담은 요양급여를 받는 자는 대통령령으로 정하는 바에 따라 본인이 부담한다.

② 요양급여비용은 공단의 이사장과 대통령령으로 정하는 의약계를 대표하는 사람들의 계약으로 정한다. 이 경우 계약기간은 1년으로 한다.

③ 약제 · 치료재료에 대한 요양급여비용은 요양기관의 약제 · 치료재료 구입금액 등을 고려하여 대통령령으로 정하 바에 따라 달리 산정할 수 있다.

(4) 요양급여 대상 여부의 확인

① 가입자나 피부양자는 본인일부부담금 외에 자신이 부담한 비용이 제41조 제3항에 따라 요양급여 대상에서 제외되는 비용인지 여부에 대하여 심사평가원에 확인을 요청할 수 있다.

② 제1항에 따른 확인 요청을 받은 심사평가원은 그 결과를 요청한 사람에게 알려야 한다. 이 경우 확인을 요청한 비용이 요양급여 대상에 해당되는 비용으로 확인되면 그 내용을 공단 및 관련 요양기관에 알려야 한다.

③ 제2항 후단에 따라 통보받은 요양기관은 받아야 할 금액보다 더 많이 징수한 금액을 지체 없이 확인을 요청한 사람에게 지급하여야 한다. 다만, 공단은 해당 요양기관이 과다본인부담금을 지급하지 아니하면 해당 요양기관에 지급할 요양급여비용에서 과다본인부담금을 공제하여 확인을 요청한 사람에게 지급할 수 있다.

(5) 급여의 제한

가. 국민건강보험공단은 보험급여를 받을 수 있는 사람이 다음의 경우에 어느 하나에 해당하면 보험급여를 하지 아니한다.

① 고의 또는 중대한 과실로 인한 범죄행위에 그 원인이 있거나 고의로 사고를 일

으킨 경우

② 고의 또는 중대한 과실로 공단이나 요양기관의 요양에 관한 지시에 따르지 아니한 경우

③ 고의 또는 중대한 과실로 제55조에 따른 문서와 그 밖의 물건의 제출을 거부하거나 질문 또는 진단을 기피한 경우

④ 업무 또는 공무로 생긴 질병 · 부상 · 재해로 다른 법령에 따른 보험급여나 보상 또는 보상(補償)을 받게 되는 경우

나. 공단은 보험급여를 받을 수 있는 사람이 다른 법령에 따라 국가나 지방자치단체로부터 보험급여에 상당하는 급여를 받거나 보험급여에 상당하는 비용을 지급받게 되는 경우에는 그 한도에서 보험급여를 하지 아니한다.

(6) 구상권

구상권(求償權)이란 채무(債務)를 변제해준 사람이 채무당사자에게 반환을 청구할 수 있는 권리를 말하며 「국민건강보험법」에 의한 구상권은 다음과 같다.

① 국민건강보험공단은 제3자의 행위로 보험급여사유가 생겨 가입자 또는 피부양자에게 보험급여를 한 경우에는 그 급여에 들어간 비용 한도에서 그 제3자에게 손해배상을 청구할 권리를 얻는다.

② 제①항에 따라 보험급여를 받은 사람이 제3자로부터 이미 손해배상을 받은 경우에는 공단은 그 배상액 한도에서 보험급여를 하지 아니한다.

(7) 급여의 정지

보험급여를 받을 수 있는 사람이 다음 각 호의 어느 하나에 해당하면 그 기간에는 보험급여를 하지 아니한다. 다만, 제3호 및 제4호의 경우에는 제60조에 따른 요양급여를 실시한다.

① 국외에 체류하는 경우

② 제6조 제2항 제2호에 해당하게 된 경우(「병역법」에 따른 현역병(지원에 의하지 아니하고 임용된 하사를 포함), 전환복무된 사람 및 군간부후보생

③ 교도소, 그 밖에 이에 준하는 시설에 수용 경우

(8) 급여의 확인

국민건강보험공단은 보험급여를 할 때 필요하다고 인정되면 보험급여를 받는 사람에게 문서와 그 밖의 물건을 제출하도록 요구하거나 관계인을 시켜 질문 또는 진단하게 할 수 있다.

(9) 부당이득의 징수

① 국민건강보험공단은 속임수나 그 밖의 부당한 방법으로 보험급여를 받은 사람 · 준요양기관 및 보조기기 판매업자나 보험급여 비용을 받은 요양기관에 대하여 그 보험급여나 보험급여 비용에 상당하는 금액의 전부 또는 일부를 징수한다.

② 제1항에 따라 속임수나 그 밖의 부당한 방법으로 보험급여 비용을 받은 요양기관이 의료법 및 약사법 위반하여 개설한 경우에는 해당 요양기관을 개설한 자에게 그 요양기관과 연대하여 같은 항에 따른 징수금을 납부하게 할 수 있다.

③ 사용자나 가입자의 거짓 보고나 거짓 증명, 요양기관의 거짓 진단 또는 준요양기관이나 보조기기를 판매한 자의 속임수 및 그 밖의 부당한 방법으로 보험급여가 실시된 경우 공단은 이들에게 보험급여를 받은 사람과 연대하여 제1항에 따른 징수금을 내게 할 수 있다.

(10) 현역병 등에 대한 요양급여비용의 지급

국민건강보험공단은 제54조 제3호 및 제4호에 해당하는 사람이 요양기관에서 대통령령으로 정하는 치료 등을 받은 경우 그에 따라 공단이 부담하는 비용을 법무부장관 · 국방부장관 · 행정안전부장관 또는 경찰청장으로부터 예탁받아 지급할 수 있다.

(11) 요양급여비용의 정산

국민건강보험공단은「산업재해보상보험법」제10조에 따른 근로복지공단이 이 법에 따라 요양급여를 받을 수 있는 사람에게「산업재해보상보험법」제40조에 따른 요양급여를 지급한 후 그 지급결정이 취소되어 해당 요양급여의 비용을 청구하는 경우에는 그 요양급여가 이 법에 따라 실시할 수 있는 요양급여에 상당한 것으로 인정되면 그 요양급여에 해당하는 금액을 지급할 수 있다.

2) 보험료

(1) 보험료

① 국민건강보험공단은 건강보험사업에 드는 비용에 충당하기 위하여 제77조에 따른 보험료의 납부의무자로부터 보험료를 징수한다.

② 제1항에 따른 보험료는 가입자의 자격을 취득한 날이 속하는 달의 다음 달부터 가입자의 자격을 잃은 날의 전날이 속하는 달까지 징수한다. 다만, 가입자의 자격을 매월 1일에 취득한 경우에는 그 달부터 징수한다.

③ 제1항 및 제2항에 따라 보험료를 징수할 때 가입자의 자격이 변동된 경우에는 변동된 날이 속하는 달의 보험료는 변동되기 전의 자격을 기준으로 징수한다. 다만, 가입자의 자격이 매월 1일에 변동된 경우에는 변동된 자격을 기준으로 징수한다.

(2) 보험료의 부담

① 직장가입자의 보수월액보험료는 직장가입자와 다음 각 호의 구분에 따른 자가 각각 보험료액의 100분의 50씩 부담한다. 다만, 직장가입자가 교직원으로서 사립학교에 근무하는 교원이면 보험료액은 그 직장가입자가 100분의 50을, 제3조 제2호 다목에 해당하는 사용자가 100분의 30을, 국가가 100분의 20을 각각 부담한다.

- 직장가입자가 근로자인 경우에는 제3조 제2호 가목에 해당하는 사업주
- 직장가입자가 공무원인 경우에는 그 공무원이 소속되어 있는 국가 또는 지방자치단체
- 직장가입자가 교직원(사립학교에 근무하는 교원은 제외)인 경우에는 제3조 제2호 다목에 해당하는 사용자

② 직장가입자의 소득월액보험료는 직장가입자가 부담한다.

③ 지역가입자의 보험료는 그 가입자가 속한 세대의 지역가입자 전원이 연대하여 부담한다.

④ 직장가입자가 교직원인 경우 제3조 제2호 다목에 해당하는 사용자가 부담액 전부를 부담할 수 없으면 그 부족액을 학교에 속하는 회계에서 부담하게 할 수 있다

(3) 4대 사회보험 징수통합 시행

2011년 1월부터 4대 사회보험(건강보험, 국민연금, 고용보험, 산재보험)의 보험료를 통

합징수함으로써 개별 사회보험공단(국민건강보험공단, 국민연금공단, 근로복지공단)에서 수행하던 보험료 징수업무(고지 · 수납 · 체납 업무)를 국민건강보험공단에서 일괄 처리하고 있다.

수행 내용 및 수행준거 / 국민건강보험

1 건강보험제도와 목적 및 연혁에 대하여 알아본다.

건강보험은 국민의 건강증진을 기하기 위한 사회보장제도의 일환으로 질병 · 부상에 대한 예방 · 진단 · 치료 · 재활과 출산 · 사망 및 건강증진에 대하여 현물 또는 현금으로 제공하는 보험제도로서 법률에 의한 강제, 소득에 비례한 보험료의 차등부담, 부담보험료에 관계없이 균등한 보험급여 등을 그 특성으로 한다.

2 우리나라의 건강보험 적용인구와 보험종류별 구성비를 조사해 본다.

2021년 말 기준 건강보험 적용인구는 다음과 같다.

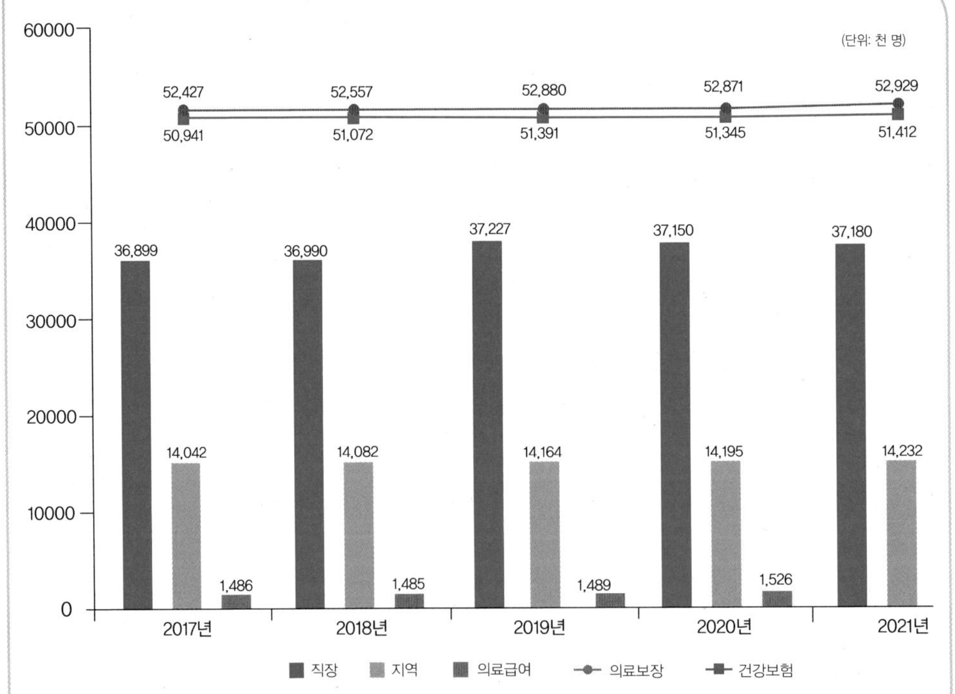

그림 1-7 ▶ 의료보장 적용인구

자료: 국민건강보험공단 건강보험통계연보(2022)

3 우리나라의 건강보험료의 산정과 부담주체 및 1인당 산정의 산식에 대하여 알아본다.

표 1-11 건강보험료의 산정과 부담주체(2023년 기준)

구분	직장근로자	공무원, 교직원	지역 (농 · 어민, 도시자영업자)
보험료 (법 69조)	보수월액 × 보험료율(7.09%)		보험료부과점수 × 부과점수당 금액(208.4원)
부담주체 (법 76조)	• 근로자와 사용자 각각 1/2씩 부담	• 공무원은 본인과 국가지방자치단체가 각각 50%씩 부담 • 사립학교교직원은 본인 50%, 학교경영자 30%, 국가 20% 부담	• 세대구성원이 연대하여 100% 부담 • 세대주가 자진납부 또는 보험자가 방문접수

▶ 1인당 보험료 산정의 산식은 아래와 같다.

1인당 보험료 = 보험료(급여비) / 연평균 적용인구 × 100

4 국민건강보험공단 및 건강보험심사평가원 주요업무를 알아본다.

(1) 국민건강보험공단은 주로

① 가입자 및 피부양자의 자격 관리 ② 보험료 징수 부과 및 징수 ③ 보험급여의 관리 ④ 건강증진 예방사업 ⑤ 보험급여 비용의 지급 등을 담당한다.

(2) 건강보험심사평가원은,

① 요양급여비용의 심사 ② 요양급여의 적정성 평가 ③ 심사기준 및 평가기준의 개발 등을 담당한다.

5 보험급여의 종류에 대하여 알아본다.

(1) 보험급여의 형태에는 ① 현물급여 ② 현금급여 ③ 법정급여 ④ 임의급여가 있다.

(2) 보험급여의 종류에는 ① 요양급여 ② 건강검진 ③ 요양비 ④ 장애인보장구 급여비 ⑤ 본인부담상한액 ⑥ 임신 · 출산진료비 등이 있다.

6 국가건강검진제도에 대하여 알아본다.

국가건강검진제도에는 일반건강검진, 암검진, 영유아검진이 있으며, 국민건강보험공단에서 주관하고 있다.

7 건강보험의 급여제한 사유 및 구상권에 대하여 이해하고 자격을 관리한다.

(1) 급여제한 사유는 고의 또는 중대한 과실로 인한 범죄행위에 그 원인이 있거나 고의로 사고를 일으킨 경우 등이다.

(2) 국민건강보험공단은 제3자의 행위로 보험급여사유가 생겨 가입자 또는 피부양자에게 보험급여를 한 경우에는 그 급여에 들어간 비용 한도에서 그 제3자에게 손해배상을 청구할 권리를 갖는다.

8 제3자의 행위로 인한 급여 통보대상 및 보험급여 제한사유 해당 시 아래 양식을 사용하여 업무를 수행한다.

국민건강보험공단에 통보 후(양식기재) 결과통보에 의하여 환자의 자격을 관리한다.

제3자의 행위로 인한 급여 통보서 (국민건강보험법 시행규칙 [별지 제25호서식])

※ 유의사항 및 작성방법은 뒤쪽을 참고하시기 바라며, 바탕색이 어두운 난은 통보인이 적지 않습니다.

(앞쪽)

접수번호	접수일	처리기간	7일

① 건강보험증 번호			
② 가입자 (세대주)	성명	주민등록번호(외국인등록번호)	
③ 진료받은 사람(수진자)	성명	주민등록번호(외국인등록번호)	
	주소		
④ 진료 구분	1. 입원　2. 외래	⑤ 진료기간	
⑥ 상병명		⑦ 상병분류기호	⑧ 상해외인코드
⑨ 가해자	성명	주민등록번호(외국인등록번호)	
⑩ 사고일시			
⑪ 요양기관	명칭	소재지	
⑫ 사고내용 (구체적으로 적습니다)			

「국민건강보험법 시행규칙」 제28조에 따라 위와 같이 건강보험급여가 적용되고 있음을 통보합니다.

년　월　일

통보인　(서명 또는 인)

전화번호(　)

수진자와의 관계　수진자의(　)

국민건강보험공단 이사장 귀하

210mm×297mm[백상지 80g/m²]

수행 Tip!

- 국민건강보험법의 주요 내용을 파악한 다음, 보건복지부 및 국민건강보험공단 홈페이지를 검색하여 자료를 수집 활용한다.

<table>
<tr><th colspan="4">□ 학습 1 학습자 자기진단 평가서</th></tr>
<tr><td>담당교수</td><td></td><td>교과목명</td><td>건강보험실무</td></tr>
<tr><td>학번(반)</td><td></td><td rowspan="2">능력단위명
(능력단위코드)
책무(Duty)</td><td rowspan="2">진료비심사청구
(0601020111_16v2)</td></tr>
<tr><td>성 명</td><td></td></tr>
<tr><td rowspan="2">평가일자</td><td rowspan="2">202X년 월 일</td><td rowspan="2">평가시기</td><td>ㅁ 수 업 전</td></tr>
<tr><td>ㅁ 수 업 후</td></tr>
</table>

* 학습자의 자가진단서 평가로서 본 교과목의 능력단위요소별 사전 지식에 대한 문항으로 학습자 확인하는 체크리스트입니다. 진단 문항별로 매우 우수(5), 우수(4), 보통(3), 미흡(2), 매우 미흡(1) 중 하나에 ✓ 표시해 주시기 바랍니다.

<table>
<tr><th colspan="7">[건강보험제도이해하기] 직무능력 평가표</th></tr>
<tr><th>평가영역</th><th>문항</th><th>매우 미흡</th><th>미흡</th><th>보통</th><th>우수</th><th>매우 우수</th></tr>
<tr><td rowspan="7">학습 1. 건강보험 제도 이해하기</td><td>1. 나는 우리나라의 사회보장제도에 대하여 설명할 수 있다.</td><td>①</td><td>②</td><td>③</td><td>④</td><td>⑤</td></tr>
<tr><td>2. 나는 의료보장제도와 유형에 대하여 설명할 수 있다.</td><td>①</td><td>②</td><td>③</td><td>④</td><td>⑤</td></tr>
<tr><td>3. 나는 우리나라의 건강보험제도의 목적과 특성에 대하여 설명할 수 있다.</td><td>①</td><td>②</td><td>③</td><td>④</td><td>⑤</td></tr>
<tr><td>4. 나는 건강보험의 적용체계와 운영체계를 알 수 있다.</td><td>①</td><td>②</td><td>③</td><td>④</td><td>⑤</td></tr>
<tr><td>5. 나는 국민건강보험공단 및 건강보험심사평가원의 업무를 구별할 수 있다.</td><td>①</td><td>②</td><td>③</td><td>④</td><td>⑤</td></tr>
<tr><td>6. 나는 보험급여의 종류와 급여제한사항을 열거할 수 있다.</td><td>①</td><td>②</td><td>③</td><td>④</td><td>⑤</td></tr>
<tr><td>합계</td><td></td><td></td><td></td><td></td><td></td></tr>
<tr><td colspan="7">○ 교육 수강생 기타 의견</td></tr>
<tr><td colspan="7"></td></tr>
</table>

2장 요양기관 이해하기 (0601020111_16v2.2)

2-1 요양기관

학습 목표

1 | 요양기관을 분류할 수 있으며, 또한 병원의 운영 주체별 분류할 수 있다.
2 | 의료기관의 개설 및 변경 현황을 신고할 수 있다.

필요 지식

1. 보건의료와 의료

(1) 보건의료와 의료

보건의료(health care)란 「보건의료기본법」 제3조에서 국민의 건강을 보호, 증진하기 위하여 국가, 지방자치단체, 보건기관 또는 보건의료인 등이 행하는 모든 활동이라고 규정하고 있으며, 의료(medical care)란 의료법이 규정하고 있는 의료인에 의해 행하여지는 진단, 치료, 간호 등의 임상활동이라 규정하고 있어 보건의료와는 서로 다른 의미이다. 또한, 의료는 "의학을 인간에게 적용하는 실천적 기술"이며 의학이란 "인간의 생명을 자연과학적으로 규명하고자 하는 학문"이라고 할 수 있다. 전통적인 의료는 신체적인 질병에 역점을 두고 개개인의 생명을 유지하며 건강을 증진시키는 데 기여하여 왔으나, 의학이 발달함에 따라 의료의 내용이 치료 위주에서 벗어나 예방과 재활 및 건강증진으로 과학화되었다.

(2) 보건의료법상 관련용어

① 보건의료

국민의 건강을 보호 · 증진하기 위하여 국가 · 지방자치단체 · 보건의료기관 또는 보건의료인 등이 행하는 모든 활동을 말한다.

② 보건의료서비스

국민의 건강을 보호 · 증진하기 위하여 보건의료인이 행하는 모든 활동을 말한다.

③ 보건의료인

"보건의료인"이라 함은 보건의료관계법령이 정하는 바에 의하여 자격 · 면허 등을 취득하거나 보건의료서비스에 종사하는 것이 허용된 자를 말하며 의료법에 의한 의료인은 보건복지부장관의 면허를 받은 의사, 치과의사, 한의사, 간호사, 조산사가 있다.

④ 의료기관

의료인이 공중 또는 특정 다수인을 위하여 의료 · 조산의 업을 하는 곳으로서 의료법상 의료기관의 종류에는 종합병원, 병원, 치과병원, 한방병원, 정신병원, 요양병원, 의원, 치과의원, 한의원 및 조산원이 있다.

⑤ 공공보건의료기관

국가 · 지방자치단체 · 기타 공공단체가 설립 운영하는 보건의료기관을 말한다.

⑥ 보건의료자원

보건의료자원이란 국민에게 보건의료서비스를 제공하기 위하여 필요한 모든 자원이라 할 수 있다. 보건의료자원에는 인적 자원(보건의료인력)과 물적 자원(보건의료시설 및 보건의료장비), 지적 자원(보건의료정보 및 보건의료기술)이 있다.

2. 요양기관 및 의료기관 분류

(1) 국민건강보험법상 요양기관

국민건강보험법상 요양기관은 ① 의료법 제3조에 의하여 개설된 의료기관(10종) ② 약사법에 의하여 등록된 약국 및 한국희귀필수의약품센터 ③ 지역보건법에 의한 보건소, 보건의료원 및 보건지소 ④ 농어촌 등 보건의료를 위한 특별조치법에 의하여 설치된 보건진료소가 있다.

(2) 약국 및 희귀필수의약품센터

① 약국

약국(藥局, pharmacy)은 약사가 수여의 목적으로 의약품의 조제업무(약국제제 포함)와 투약 및 복약지도를 행하는 장소이다. 약국은 약사법에 따라 약사가 아니면 약국을 개설할 수 없도록 규정하고 있으며, 대통령령이 정하는 시설기준에 의하여 필요한 시설을 갖추고 보건복지부령이 정하는 바에 의하여 시장 · 군수 또는 구청장에게 개설등록을 하여야 한다.

② 한국희귀필수 · 의약품센터

한국희귀필수 · 의약품센터는 사회에서 소외되기 쉬운 희귀질환자에게 진단 및 치료에 필요한 의약품을 원활하게 공급함으로써 희귀질병치료의 기회를 확충하고 나아가 삶의 질 향상을 위하여 약사법에 의거 1999년 9월 설립된 공익법인으로 식품의약품안전처 소관의 기타 공공기관이다.

(3) 지역보건법에 의한 보건기관

① 보건소

보건소(保健所)는 지역의 공중보건향상 및 건강증진을 도모하고 보건행정의 합리적인 운영과 국민보건을 향상하기 위하여 전국의 시 · 군 · 구 단위에 1개소의 보건소가 설치되어 있는 보건행정기관이다. 보건소는 의사 · 치과의사 · 한의사 · 약사에게 그 시설을 이용하게 할 수 있으며 시설 이용자나 진료를 받은 자로부터 수수료 또는 진료비를 받을 수 있다. 또한, 보건소의 업무활동을 분담시키기 위하여 각 읍 · 면에 보건지소를 두고 있다.

② 보건의료원

보건의료원은 지역보건법에 따라 보건소 중 의료법 제3조 제2항 제3호에 따른 병원의 요건을 갖춘 보건소를 보건의료원이라는 명칭으로 사용하고 있다. 보건의료원은 보건소 업무에 진료 및 입원기능을 특화한 것으로 주로 의료취약지역에 해당 지방자치단체의 장이 조례로 정하여 설치 운영하고 있다.

③ 보건진료소

보건진료소는 의사가 배치되어 있지 않고 계속하여 의사의 배치가 곤란할 것으로 예상되는 의료취약지역 안에서 보건진료원으로 하여금 의료행위를 하게 하기 위하여 시장 · 군수가 설치·운영하는 보건의료시설을 말한다.

④ 보건지소

지역보건법에 의하면 지방자치단체는 보건소의 업무수행을 위하여 필요하다고 인정하는 때에는 대통령령이 정하는 기준에 따라 당해 지방자치단체의 조례로 보건소지소를 설치할 수 있다고 되어 있으며, 보건지소를 설치할 수 있는 기준은 읍 · 면(보건소가 설치된 읍 · 면을 제외)마다 1개소이다.

(4) 의료법에 따른 의료기관의 구분

① 의원급 의료기관

의사, 치과의사 또는 한의사가 주로 외래환자를 대상으로 각각 그 의료행위를 하는 의료기관으로서 의원, 치과의원, 한의원이 있다.

② 조산원

조산원은 조산사가 조산과 임부 · 해산부 · 산욕부 및 신생아를 대상으로 보건활동과 교육 · 상담을 하는 의료기관을 말한다.

③ 병원급 의료기관

의사, 치과의사 또는 한의사가 주로 입원환자를 대상으로 의료행위를 하는 의료기관으로서 그 종류는 병원 · 치과병원 · 한방병원 · 정신병원 · 요양병원은 30개 이상의 병상(병원 · 한방병원만 해당) 또는 요양병상(요양병원만 해당하며, 장기입원이 필요한 환자를 대상으로 의료행위를 하기 위하여 설치한 병상을 말함)을 갖추어야 한다.

④ 종합병원

종합병원이라 함은 의사, 치과의사 또는 한의사가 주로 입원환자를 대상으로 의료행위를 하는 의료기관으로서 그 종류는 다음과 같다.

- 종합병원은 다음 각 호의 요건을 갖추어야 한다.
  1. 100개 이상의 병상을 갖추고 있어야 한다.
  2. 100병상 이상 300병상 이하인 경우에는 내과, 외과, 소아청소년과, 산부인과 중 3개 진료과목, 영상의학과, 마취통증의학과와 진단검사의학과 또는 병리과를 포함한 7개 이상의 진료과목을 갖추고 각 진료과목마다 전속하는 전문의를 두어야 한다.
  3. 300병상을 초과하는 경우에는 내과, 외과, 소아청소년과, 산부인과, 영상의학과, 마취통증의학과, 진단검사의학과 또는 병리과, 정신건강의학과 및 치과를 포함한 9개 이상의 진료과목을 갖추고 각 진료과목마다 전속하는 전문의를 두어야 한다.
- 종합병원은 제1항 제2호 또는 제3호에 따른 진료과목(필수진료과목) 외에 필요하면 추가로 진료과목을 설치 · 운영할 수 있다. 이 경우 필수진료과목 외의 진료과목에 대하여는 해당 의료기관에 전속하지 아니한 전문의를 둘 수 있다.

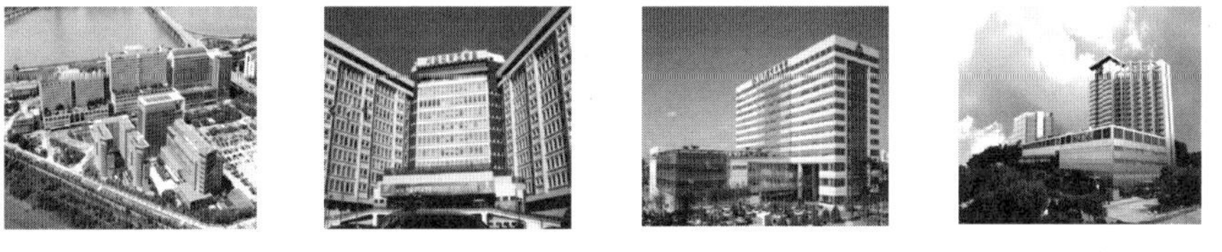

그림 2-1 ▶ 서울소재 상급종합병원

(5) 의료전달체계에 따른 구분

의료전달체계는 의료자원의 효율적 공급과 대형병원의 집중현상방지 및 의료기관 간의 균형적 발전을 도모하기 위해 시행하고 있으며, 건강보험은 1단계 및 2단계 진료체계로 운영되고 있으며, 의료급여는 1단계(1차)–2단계(2차)–3단계(3차) 진료체계로 운영되고 있다.

3. 응급의료기관

응급의료기관은 2022년 5월 말 기준 전국에 425개 기관이 지정되어 있으며, 응급의료기관 지정현황 및 응급의료에 관한 정보사항은 응급의료포털 E-Gen(http://www.e-gen.or.kr)사이트를 검색하면 자세한 정보를 알 수 있다.

4. 요양기관 현황에 대한 신고

① 요양기관은 제47조에 따라 요양급여비용을 최초로 청구하는 때에 요양기관의 시설·장비 및 인력 등에 대한 현황을 제62조에 따른 건강보험심사평가원에 신고하여야 한다.

② 요양기관은 제1항에 따라 신고한 내용(제45조에 따른 요양급여비용의 증감에 관련된 사항만 해당한다)이 변경된 경우에는 그 변경된 날부터 15일 이내에 보건복지부령으로 정하는 바에 따라 심사평가원에 신고하여야 한다.

③ 제1항 및 제2항에 따른 신고의 범위, 대상, 방법 및 절차 등에 필요한 사항은 보건복지부령으로 정한다. 현황신고서 양식은 '별지 제14호' 및 '별지 제17호' 서식을 활용한다.

▶ 수행 내용 및 수행준거 / 요양기관

1 요양기관 및 의료기관의 분류에 대하여 이해하고, 용어를 정의해 본다.

(1) 요양기관

국민건강보험법상 요양기관에는,

① 의료법 제3조에 의하여 개설된 의료기관(10종)

② 약사법에 의하여 등록된 약국 및 한국희귀필수의약품센터

③ 지역보건법에 의한 보건소, 보건의료원 및 보건지소

④ 농어촌 등 보건의료를 위한 특별조치법에 의하여 설치된 보건진료소가 있다.

(2) 의료기관

의료법상 의료기관의 종류(9종)에는 종합병원 · 병원 · 치과병원 · 요양병원 · 정신병원 · 한방병원 · 의원 · 치과의원 · 한의원 및 조산원이 있다.

2 우리나라 공공의료기관 및 민간의료기관의 유형에 대하여 알아본다.

(1) 공공의료기관: 국가 및 지방공사 등이 개설한 의료기관을 의미하며 설립주체가 국가 및 지방자치단체인 국 · 공립병원에는 국립의과대학부속병원, 국립병원, 시립병원, 지방의료원 등이 있다.

(2) 민간의료기관: 학교법인, 사단법인, 재단법인, 의료법인, 사회복지법인 등이 설립한 법인병원과 개인이 개설한 개인병원이 있다. 또한, 같은 민간의료기관에서도 병원의 성격, 관련 법률, 법인 운영형태, 세제혜택 등에서 차등화되어 있으며, 각 법인마다 관계되는 법률이 다르고, 그에 따른 관리부서가 다르게 나타나고 있다.

표 2-1 공공보건의료기관 현황

(단위: 천 명, %)

구분	공공보건 기관(A)	공공의료 기관(B)	공공보건 의료 기관(C=A+B)	민간의료 기관(D)	전체 (E=C+D)	공공/전체 (C/E)
기관 수	3,751	230	3,801	69,713	73,514	5.2%
병상 수	458	63,417	63,875	653,049	716,924	8.9%
의사 인력	3,772	12,912	16,684	140,605	157,289	10.6%

자료: 보건복지백서(2021)

3 의료기관 종별 의료기관(수) 현황을 조사해본다.

2021년 기준 전체 요양기관(98,479개소)은 의료기관 및 보건기관 74,706개소(75.86%), 약국 23,773개소(24.14%)로 구성되어 있다.

표 2-2 전국 요양기관 현황

(단위: 개소)

구분		계	의료기관 및 보건기관									약국
			상급종합병원	종합병원	병원	요양병원	정신병원	의원	치과	한방	보건기관 등	
2011년		82,948	44	275	1,375	988	–	27,837	15,257	12,585	3,508	21,079
2020년		96,742	42	319	1,515	1,582	–	33,115	18,496	14,874	3,494	23,305
2021년		**98,479**	**45**	**319**	**1,397**	**1,464**	**250**	**33,912**	**18,823**	**15,005**	**3,491**	**23,773**
증감율	전년대비	1.80	7.14	0.00	–7.79	–7.46	–	2.41	1.77	–0.09	–0.09	2.01
	연평균	1.73	0.22	1.50	0.16	4.01	–	1.99	2.12	1.77	–0.05	1.21

자료: 국민건강보험통계연보(2022)

4 요양기관의 현황에 대한 신고요령(개설 및 변경)에 대하여 알아보고 작성해본다.

(1) 신고 전 병원 내부 현황조사

병원의 현황 신고 담당부서에서는 건강보험심사평가원에 신고하기 전 업무관련 부서(총무팀, 인사팀, 구매팀, 물류팀, 간호부 등)를 방문하여 변경사항이 있는지 조사한 후 자료를 수집한다.

(2) 신고요령

① 요양기관은 제47조에 따라 요양급여비용을 최초로 청구하는 때에 요양기관의 시설 · 장비 및 인력 등에 대한 현황을 제62조에 따른 건강보험심사평가원(요양기관포털서비스)에 신고하여야 한다.

② 요양기관은 제1항에 따라 신고한 내용(제45조에 따른 요양급여비용의 증감에 관련된 사항만 해당한다)이 변경된 경우에는 그 변경된 날부터 15일 이내에 보건복지부령으로 정하는 바에 따라 건강보험심사평가원에 신고하여야 한다.

③ 제1항 및 제2항에 따른 신고의 범위, 대상, 방법 및 절차 등에 필요한 사항은 보건복지부령으로 정한다.

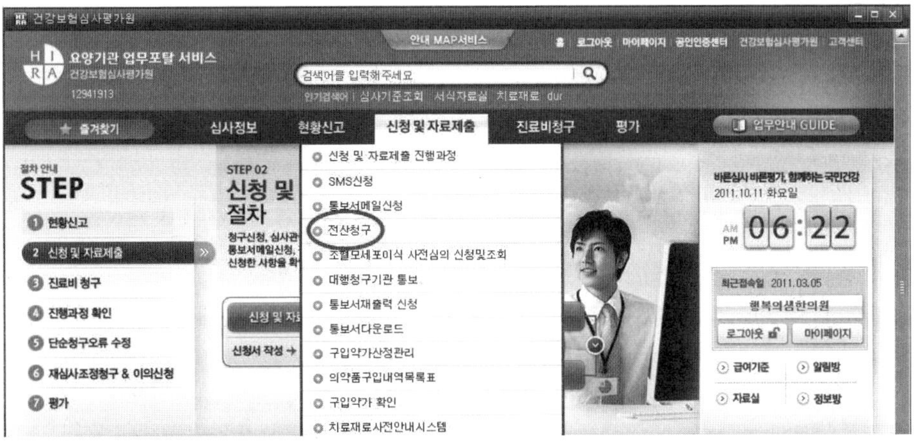

그림 2-2 ▶ 건강보험심사평가원 병원현황신고 및 자료제출 화면(건강보험 포털서비스)

수행 Tip!

- 의료법 등에서 의료기관에 대하여 개념을 이해한 다음, 보건복지부, 대한병원협회 및 각 병원의 홈페이지를 탐색하여 기초자료를 수집한다.

■ 요양기관 현황신고서 및 변경신고 서식은 다음(별지 제14호, 별지 17호)과 같다.

■ 국민건강보험법 시행규칙 [별지 제14호서식] <개정 2022. 11. 22.>

요양기관 현황신고서

※ 바탕색이 어두운 란은 신고인이 적지 않습니다.
※ 「국민건강보험법 시행규칙」 제12조제4항에 따라 본 서식의 [일반현황](①,②,⑤), [시설현황], [진료과목현황]의 사항에 대해 시장·군수·구청장에게 신고하거나 시·도지사가 허가·등록한 경우에는 건강보험심사평가원에도 제출한 것으로 간주되므로, 나머지 [일반현황](①의 사업자등록번호 또는 고유번호,③,④), [시설현황]의 세부 사항, [업무분야별 운영현황], [인원현황], [의료인 등 인원 현황]에 해당하는 내용만 기재합니다. (1쪽/3쪽)

지역코드	접수번호	접수일	처리기간	즉시
요양기관 기호		※ 표시과목		

[일 반 현 황]

①요양기관	사업자등록번호 또는 고유번호		
	명칭	개설 신고(허가)일	개설신고(허가)번호
	소재지		연락처 (전화) (팩스)
	종류 (요양병원인 경우에는 [ ]일반 [ ]장애인 의료재활시설 중 해당 구분에 "∨"표시 합니다)		
②개설자(대표자)	성명	주민등록번호	면허번호
	전문의 자격종류	전문의 자격번호	연락처 (집) (휴대전화)
	주소		전자우편주소
③요양급여비용 수령 금융기관	금융기관명	계좌번호	예금주 / ④청구S/W업체명

⑤설립 구분	01 국립	02공립				03법인										04 개인	05 군병원	06 기타
		[ ] 시도립	[ ] 시군구립	[ ] 지방의료원	[ ] 기타공립	[ ] 학교법인	[ ] 특수법인	[ ] 종교법인	[ ] 사회복지법인	[ ] 사단법인	[ ] 재단법인	[ ] 회사법인	[ ] 의료법인	[ ] 소비자생활협동조합	[ ] 사회적협동조합			

1. 종류란에는 요양기관의 해당 종류기호를 적습니다.
   [종류기호] 01종합병원 02병원 03치과병원 04한방병원 05요양병원 06정신병원 07의원 08치과의원 09한의원 10조산원 11보건소 12보건의료원 13보건지소 14보건진료소
2. 설립 구분란에는 해당 구분코드 또는 [ ]에 ∨표 합니다).
3. 입원환자 간호관리료 등급, 입원환자 식대 및 중환자실 관련 현황통보서 등은 보건복지부장관이 고시하는 바에 따라 별도로 제출합니다.

[시 설 현 황]

입원병실

구분		계(a+b+c+d+e)	일반입원실 (a) 상급 1인	상급 2인	상급 3인	상급 호스피스 1인	일반 1인	일반 2인	일반 3인	일반 4인	일반 5인	일반 6인 이상	일반 호스피스 1인	일반 호스피스 2인	일반 호스피스 3인	일반 호스피스 4인	외국인 전용
실제기준	병실																
	병상																
입원료기준	병실																
	병상																

구분		정신과 입원실 (b) 개방 상급 1인	개방 상급 2인	개방 상급 3인	개방 일반 1인	개방 일반 2인	개방 일반 3인	개방 일반 4인	개방 일반 5인	개방 일반 6인 이상	폐쇄 상급 1인	폐쇄 상급 2인	폐쇄 상급 3인	폐쇄 일반 1인	폐쇄 일반 2인	폐쇄 일반 3인	폐쇄 일반 4인	폐쇄 일반 5인	폐쇄 일반 6인 이상
실제기준	병실																		
	병상																		
입원료기준	병실																		
	병상																		

구분		중환자실 (c) 성인 일반병상	성인 격리병상 음압	성인 격리병상 비음압	소아 일반병상	소아 격리병상 음압	소아 격리병상 비음압	신생아 일반병상	신생아 격리병상 음압	신생아 격리병상 비음압	격리병실 (d) 음압공조 1인	음압공조 다인	음압기계 1인	음압기계 2인	음압기계 다인	비음압 1인	비음압 2인	비음압 다인	무균치료실 (e) 1인	무균치료실 다인	의료법 신고(허가) 총병상	
실제(입원료)기준	병실																				병실	
	병상																				병상	

특수진료실 등

구분	계	분만실	신생아실	수술실	회복실	응급실 일반병상	응급실 격리병상 음압	응급실 격리병상 비음압	인공신장실	물리치료실	강내치료실	방사선옥소	낮병동	조혈모세포처치실	혈액은행	임상검사실	모자동실	조제실	탕전실
병실														유 [ ] 무 [ ]	유 [ ] 무 [ ]	유 [ ] 무 [ ]	유 [ ] 무 [ ]	유 [ ] 무 [ ]	유(내[ ],외[ ]) 무(원외공동이용[ ],무[ ])
병상																			

1. 「의료법 시행규칙」 별표 4 또는 보건복지부장관이 별도로 정하는 시설규격에 적합하여야 합니다.
2. 입원병실에는 「의료 해외진출 및 외국인환자 유치 지원에 관한 법률」 제6조 및 제10조에 따른 외국인환자를 위한 병실·병상수와 「응급의료에 관한 법률」 제33조에 따라 응급의료기관이 응급환자를 위해 확보해야하는 예비병상을 포함하여 기록합니다.
3. 격리실은 전염성 환자, 면역이 억제된 환자 및 화상 환자 등을 수용할 수 있는 시설을 말합니다.
4. 입원병실의 병실·병상수에는 특수진료실의 병실·병상수가 포함되지 않도록 구분하여 기록합니다.
5. 실제기준 상급병실·병상수는 입원료 기준 상급병실·병상수와 동일하게 기록하고, 실제기준 일반병실·병상수는 입원료 기준 일반병실·병상수를 물리적인 인실로 구분하여 기록합니다.
6. 입원료기준 병실·병상의 인실 구분은 요양급여비용 청구 시 산정하는 입원료를 기준으로 구분하며, 6인이상 병실을 운영하는 경우는 보건복지부장관이 정하는 바에 따라 별도로 제출합니다.

「국민건강보험법 시행규칙」 제12조제1항에 따라 위와 같이 요양기관 현황을 신고합니다.

년 월 일

개설자(대표자) (서명 또는 인)

건강보험심사평가원 원장 귀하

210㎜×297㎜[백상지 80g/㎡]

2-2 병원의 이해

학습 목표

1 | 병원의 진료과목 및 서비스 내용(범위)을 설명할 수 있다.
2 | 상급종합병원 및 전문병원의 지정요건을 구별하고, 지정병원 현황을 열거할 수 있다.

필요 지식

1. 병원의 이해

(1) 병원의 정의

병원이란 지역사회 주민들의 질병이나 불의의 사고, 분만 또는 사망 등에 대하여 진료와 예방의 의료서비스를 제공하기 위한 인력, 시설 및 의료기기와 장비들의 집합체를 의미한다고 정의하고 있으며, 미국 병원협회에서는 병원을 조직화된 의료 및 전문요원, 병상을 포함한 연구시설, 의료서비스, 그리고 지속적인 간호서비스를 통하여 환자에 대한 진단과 치료를 하는 시설이라 정의하고 있는데 이는 의료의 기능을 위주로 한 개념이라 할 수 있다. 그리고 세계보건기구(WHO)에서는 "병원은 조직화된 의료 인력과 입원병상을 포함한 시설을 갖추고 계속적인 간호서비스를 포함한 진단과 치료 등의 의료서비스를 환자에게 제공하는 장소이다. 또한, 지역사회주민들에게 치료와 예방을 종합하는 완전한 보건의료를 제공하고, 가족의 건강증진은 물론 가정환경 개선의 노력까지 포함하는 보건의료를 제공하고 보건의료관계 종사자들의 훈련과 의료에 관련된 사회적 · 의학적 연구중심기관이다."라고 정의하고 있다. 따라서 이러한 개념을 종합해보면 병원은 지역사회 주민들을 위해 의료서비스를 제공하고 질병의 치료와 예방 · 의료관련자의 교육 및 의학연구를 수행하는 기관으로 정의할 수 있다.

(2) 병원의 기능

병원의 기능은 주로 의료서비스제공, 교육, 연구, 지역사회봉사 등이다.

(3) 병원조직의 특성

병원의 조직의 특성은 ① 자본집약적이면서 노동집약적인 경영체이며 ② 진료, 교육, 연구 등 다양한 사업목적을 가지고 있으며 ③ 유기적이고 복잡한 전환과정을 거쳐 서비스를 제공하는 기관이며 ④ 생산된 서비스의 품질관리나 업적평가가 용이하지 않으며 ⑤ 관리체계와 진료체계가 이원화되어 있으며 ⑥ 직종이 다양하고 전문인력의 구성이 높으며 ⑦ 직종간 이질성과 직종별 집단의 높은 응집력을 가지고 있으며 ⑧ 여성인력의 비중이 높은 등이 있다.

(4) 병원의 구성인력

병원의 직종은 일반적으로 아래와 같이 분류하지만, 병원의 조직과 기능 및 업무수행에 따라 분류를 달리하는 경우도 있다.

표 2-3 병원의 직종분류

직종	내용
의사직	전문의, 전임의, 일반의, 전공의(인턴, 레지던트) 등
간호직	간호사, 간호조무사 등
약무직	약사, 약무보조원 등
보건직 (의료기사직)	의료기사(임상병리사, 방사선사, 치과위생사, 치과기공사, 물리치료사, 작업치료사), 안경사, 응급구조사 등
사무직	일반사무(기획, 경영관리, 홍보, 총무, 인사, 원무, 보험, 예산, 회계, 재무, 경리, 물류, 구매, 자재, 검진, 사서, 부대사업 등)에 종사하는 직원
연구직	연구업무에 종사하는 직원(임상의학 연구소 등)
기술직	의료공학기사, 전기기사, 기계기사, 열관리기사, 냉동기계기사, 고압가스 화학기사, 고압가스취급 기능기사, 환경기사, 소방설비기사, 위험물 취급기능사, 정보처리기사, 산업안전기사 등은 주로 기술직으로 분류
기능직	조리원, 배선원, 미화원, 세탁원, 수선원, 승강원, 재봉사, 운전기사, 영선 및 수리보수원, 경비원, 보안원, 진료보조원 등은 주로 기능직으로 분류
기타 전문직	보건의료정보관리사, 사회복지사 등이 있지만 병원의 조직과 기능에 따라 보건직(또는 의료기사직)에 포함 또는 사무직으로 분류하고 있으며, 영양사는 보건직에 포함되거나 또는 영양직으로 별도 구분함.

(5) 보험관리부서 업무

병원의 보험관리부서와 상호 연관된 수행업무는 아래와 같다.

① 원무팀(과)

환자자격관리(건보, 의료급여, 산재, 자보 등), 외래접수 및 수납, 응급실 접수 및 수납, 외래 및 입원예약, 진료일정관리, 입퇴원 및 제증명관리, 수익 및 미수금관리, 환자통계업무, 원무행정업무 등을 수행하고 있다.

② 보험심사팀(과)

병원의 의료수가관리, 보험청구/심사, 청구미수금 관리, 진료비 지급내역 분석 및 이의신청, 직원의 보험교육 등의 업무를 수행하고 있다.

③ 건강검진실(팀)

검진접수 및 수납업무(국가검진, 학생검진, 일반검진, 종합검진, 특수검진 등), 검진예약 및 일정관리, 검사 및 결과관리, 검진프로그램개발, 건강검진료청구, 고객관리, 검진홍보 및 섭외유치, 검진 유질환자관리(사후관리), 검진결과 통계분석 등의 업무를 수행하고 있다.

(6) 병원의 진료과목

① 병원의 진료과목에는 ① 내과(Internal Medicine: IM) ② 외과(General Surgery: GS) ③ 흉부외과(Chest Surgery: CS) ④ 신경외과(Neuro Surgery: NS) ⑤ 정형외과(Orthopedic Surgery: OS) ⑥ 성형외과(Plastic Surgery: PS) ⑦ 산부인과(OBestetrics & GYnecology: OB & GY) ⑧ 소아청소년과(Pediatric and Adolescent Medicine: PED) ⑨ 안과(OPhthalmology: EYE) ⑩ 이비인후과(Ear Nose & Throat: ENT) ⑪ 피부과(Dermatology: DER) ⑫ 비뇨의학과(Urology: Uro) ⑬ 신경과(Department of Neurology: NR) ⑭ 재활의학과(Rehabilitation Medicine: RM) ⑮ 마취통증의학과(Anesthesiology & pain Medicine: AN) ⑯ 진단검사의학과(Laboratory Medicine: LM) ⑰ 병리과(Pathology: Path) ⑱ 가정의학과(Family Medicine: FM) ⑲ 핵의학과(Nuclear Medicine: NM) ⑳ 응급의학과(Emergency Medicine: EM) ㉑ 정신건강의학과(Psychiatry: PSY) ㉒ 예방의학과(Preventive Medicine: PM) ㉓ 직업환경의학과(Occupational & Environmental Medicine: OE) ㉔ 영상의학과(Radiology: RI) ㉕ 결핵과

(Tuberculosis: TB) ㉖ 방사선종양학과(Radiation Onconlogy: RT) 등 26개 진료과목이 있다.

② 대형 종합병원(상급종합병원 등)은 진료과목 설치 및 여건에 따라 내과(소화기, 순환기(심장), 호흡기, 내분비, 신장, 혈액종양, 알러지, 류마티스, 감염 및 외과 등) 및 외과 등 세부 분과별로 진료하고 있다.

(7) 전문센터 및 특수클리닉

병원의 전문 진료 및 특수질환의 치료를 위해 진료 각과와 협진체계를 구축하여 전문센터와 특수클리닉을 운영하고 있다. 운영의 효율성 요소로는 특수질환 진료에 대한 이용편리와 신속한 진료 및 치료기간 단축, 병원의 특성화사업 및 대외 경쟁력강화 기여 등이 있다. 전문센터와 특수클리닉은 병원의 규모와 기능, 진료능력, 시설 및 의료장비보유, 특수성에 따라 개설된 센터와 특수클리닉은 다르나 일반적으로 운영되는 센터와 클리닉은 아래와 같다.

① 전문센터

암, 응급의료, 건강증진, 뇌혈관 또는 뇌신경, 심장, 척추/관절, 뇌졸중, 국제진료(외국인진료), 소화기내시경, 당뇨병, 인공신장, 대장항문, 임플란트, 스포츠건강의학, 장기이식, 재활센터 등이 있다.

② 특수클리닉

당뇨, 갑상선, 고혈압, 치매, 척추, 관절, 뇌신경, 호흡기, 천식, 비만, 난청, 대장항문, 인공신장, 전립선, 여성건강, 스트레스심리상담, 요실금클리닉 등이 있다.

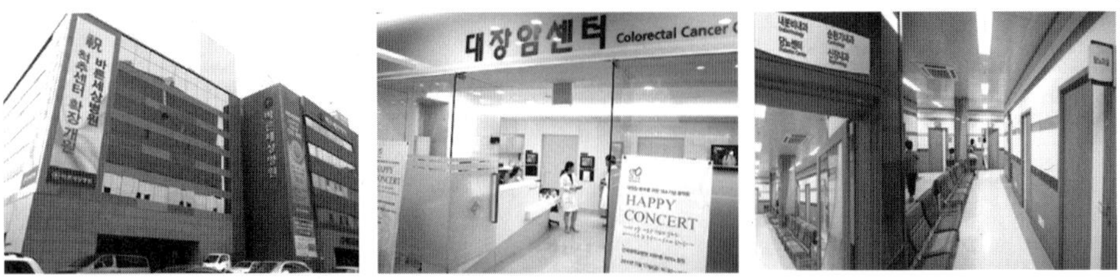

그림 2-3 ▶ 병원의 전문센터

2. 상급종합병원 및 전문병원

1) 상급종합병원

상급종합병원이란 중증질환에 대하여 난이도가 높은 의료행위를 전문적으로 행하는 종합병원으로, 보건복지부 장관이 지정하는 의료기관을 말하며, 2023년 5월 기준 전국에 총 45개 병원이 지정 운영되고 있다. 지정 기준은 진료기능, 교육기능, 인력 · 시설 · 장비, 질병군별 환자의 구성비율, 의료서비스 수준, 진료권역별 소요병상 충족도 등으로 구분하여 평가한다. 상급종합병원으로 지정되면 건강보험수가 종별가산율(30%)이 적용되게 된다.

(1) 상급종합병원 지정 요건

① 보건복지부장관은 다음 각 호의 요건을 갖춘 종합병원 중에서 중증질환에 대하여 난이도가 높은 의료행위를 전문적으로 하는 종합병원을 상급종합병원으로 지정할 수 있다.

1. 보건복지부령으로 정하는 20개 이상의 진료과목을 갖추고 각 진료과목마다 전속하는 전문의를 둘 것
2. 제77조 제1항에 따라 전문의가 되려는 자를 수련시키는 기관일 것
3. 보건복지부령으로 정하는 인력 · 시설 · 장비 등을 갖출 것
4. 질병군별 환자구성 비율이 보건복지부령으로 정하는 기준에 해당할 것

② 보건복지부장관은 제1항에 따른 지정을 하는 경우 제1항 각 호의 사항 및 전문성 등에 대하여 평가를 실시하여야 한다.

③ 보건복지부장관은 제1항에 따라 상급종합병원으로 지정받은 종합병원에 대하여 3년마다 제2항에 따른 평가를 실시하여 재지정하거나 지정을 취소할 수 있다.

④ 보건복지부장관은 제2항 및 제3항에 따른 평가업무를 관계 전문기관 또는 단체에 위탁할 수 있다.

⑤ 상급종합병원 지정 · 재지정의 기준 · 절차 및 평가업무의 위탁 절차 등에 관하여 필요한 사항은 보건복지부령으로 정한다.

■ 상급종합병원 지정기준

표 2-4 상급종합병원 지정기준

구분	지정 기준
진료기능	필수진료과목(9개)을 포함한 20개 이상 전문과목을 갖추고 진료과목마다 전속전문의 1인 이상 배치. 중앙, 권역 또는 지역응급의료센터로 지정
교육기능	레지던트 수련병원으로 지정받은 종합병원
인력	• 의사: 연평균 1일 입원환자 10인당 1인 이상 • 간호사: 연평균 1일 입원환자 2.3인당 1인 이상
시설	• 성인 · 소아 · 신생아 중환자실을 설치, 시설규격 준수하고 전담전문의 각각 1명 이상 배치 • 음압격리병실을 갖추고 시설규격 준수 • 환자의 진료 · 검사 · 질환 · 임상 등에 관한 정보교류를 위한 정보협력체계
장비	• CT, MRI, 혈관조영촬영기, 근전도검사기(EMG), 감마카메라, 심전도기록기 각 1대 이상 • 특수의료장비는 품질검사기관의 검사결과 '적합'
환자구성상태	• 전체입원환자 중 전문진료질병군 환자 21% 이상, 단순진료질병군 환자 16% 이하 • 각 질병군은 복지부장관이 고시 • 전체외래환자 중 의원중점 외래질병 환자 17% 이하
의료서비스 수준	「의료법」 제58조의3 제4항에 따른 인정 또는 조건부인증을 받은 기관

2) 전문병원

전문병원이란 「의료법」 제3조 5의 「전문병원의 지정 및 평가 등에 관한 규칙」에서 정하는 요건을 충족시키는 병원급 의료기관 중 난이도가 높은 의료행위를 하는 병원으로, 매 3년마다 엄격한 심사를 통해 선정하고 있다. 이에 지난 2011년부터 보건복지부는 의료서비스 질을 향상시키고 의료기관의 기능 재정립 및 병원의 전문화 · 특성화를 통한 중소병원의 경쟁력을 확보하는 등 의료서비스 체계를 개선하고자 전문병원제도를 운영하고 있다. 이 제도는 특정 진료과목을 특화함으로써 환자들에게 양질의 진료 서비스를 제공하겠다는 취지로, 의료기관 가운데 특정 진료과목 및 특정 질환 등에 대해 비교적 난도가 높은 진료를 시행 중인 병원을 '전문병원'으로 지정하는 제도이다. 전국 의료기관을 대상으로 신청을 받고, 심사과정을 거친 후 제1기 2011년 7월 전국 99개소의 병원급 의료기관이 전문병원으로 지정되었고, 제2기는 111개 병원, 제3기는 109개 병원, 제4기는 2021년 1월 101개 병원이 지정되어 운영되고 있다.

(1) 지정요건

① 보건복지부장관은 병원급 의료기관 중에서 특정 진료과목이나 특정 질환 등에 대하여 난이도가 높은 의료행위를 하는 병원을 전문병원으로 지정할 수 있다.

② 제1항에 따른 전문병원은 다음 각 호의 요건을 갖추어야 한다.

1. 특정 질환별 · 진료과목별 환자의 구성비율 등이 보건복지부령으로 정하는 기준에 해당할 것
2. 보건복지부령으로 정하는 수 이상의 진료과목을 갖추고 각 진료과목마다 전속하는 전문의를 둘 것

③ 보건복지부장관은 제1항에 따라 전문병원으로 지정하는 경우 제2항 각 호의 사항 및 진료의 난이도 등에 대하여 평가를 실시하여야 한다.

④ 보건복지부장관은 제1항에 따라 전문병원으로 지정받은 의료기관에 대하여 3년마다 제3항에 따른 평가를 실시하여 재지정하거나 지정을 취소할 수 있다.

⑤ 보건복지부장관은 제3항 및 제4항에 따른 평가업무를 관계 전문기관 또는 단체에 위탁할 수 있다.

⑥ 전문병원 지정 · 재지정의 기준 · 절차 및 평가업무의 위탁 절차 등에 관하여 필요한 사항은 보건복지부령으로 정한다.

■ 전문병원 지정기준

지정기준은 ① 환자구성비율 ② 진료량 ③ 병상수 ④ 필수진료과목 ⑤ 의료인력 ⑥의료질 평가 ⑦ 의료기관 인증 등 7개 항목에 대하여 서류심사와 현지조사 및 전문병원심의위원회 심의를 거쳐 최종 선정한다.

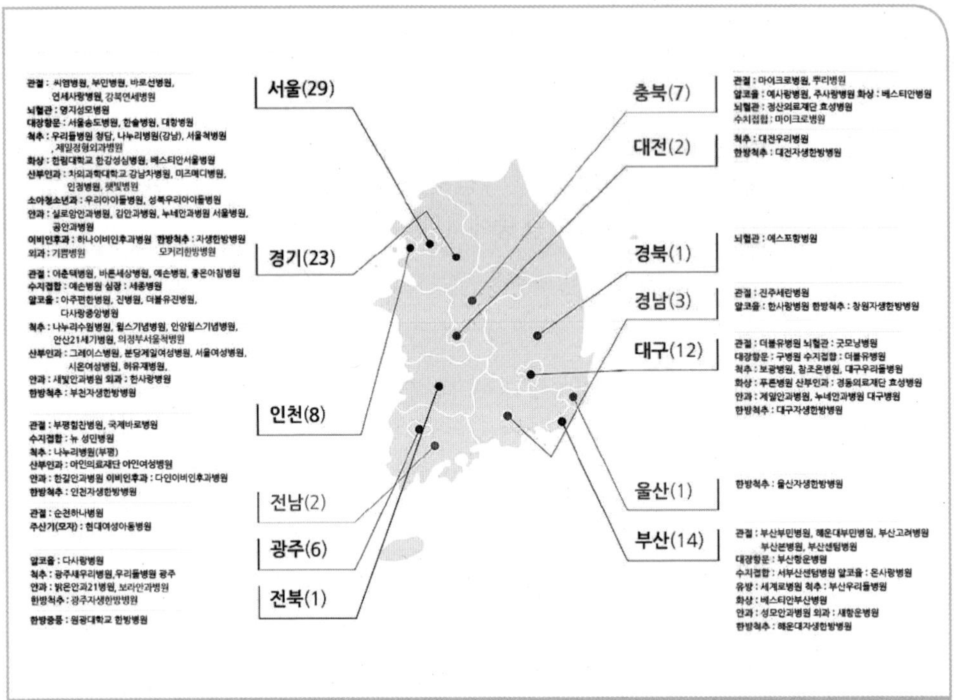

그림 2-4 ▶ 전문병원 지정 지역분포도

자료: 대한전문병원협의회(2022)

3. 병원의 의료정보 시스템

(1) 의료정보의 개념

의료정보는 환자의 진료과정에서 수집된 정보를 의미하며 이 자료들로부터 연구분석된 정보들을 의료현장에서 생성되는 모든 정보를 말한다. 의료정보란 진료정보, 건강관리정보(검진데이터), 의료지식을 정보처리기술과 네트워크를 활용하여 저장, 공유, 검색 및 전달함으로써 환자의 진료와 처방에 사용하는 모든 과정을 의미하며, 처방전달시스템(OCS), 전자의무기록시스템(EMR), 영상정보시스템(PACS), 원격의료 등과 같은 의료종합시스템 등을 모두 포괄하는 개념이다.

(2) 병원의 의료정보시스템

① 처방전달시스템

처방전달시스템(Order Communication System: OCS)은 병원의 정보시스템 중 가장 기본이 되는 시스템으로 병원에서 환자를 중심으로 의사, 간호사, 진료지원부서 간의 정확하고 신속한 의사전달과 정보전송을 전산화하는 병원정보시스템의 핵심이다. 이 시스템은 환자의 질환과 관련한 진단, 검사의뢰 및 결과보고를 중심으로 진료와 진료지원 및 원무행정부서 간에 전달되는 과정을 전산화한 것이다. OCS는 환자가 진료받는 장소에 따라 외래 OCS와 병동 OCS로 구분될 수 있다. OCS는 의사가 환자진료에 관련된 정보 및 처방을 전산에 직접 입력함으로써 온라인화된 정보시스템에 의해 의사의 처방을 자동으로 받음으로써 전산정보에 따라 업무를 처리하게 되었다, 치료의사는 자동 전달된 처방을 수행하고, 간호사는 출력된(Work List)에 의해서 간호업무를 수행하며, 검사부서는 전달된 정보에 의해서 검사를 시행하고 자동으로 검사결과가 병동에 전달되며 약사는 전달된 약 처방에 의해서 약을 조제하여 병동으로 전달하고 진료비는 자동 계산되며, 진료재료는 사용량만큼 합산되고, 자동으로 재고관리가 가능하게 되었다.

② 전자의무기록

전자의부기록(Electronic Medical Record: EMR)은 환자의 의부기독지에 포함된 의사오더와 다양한 형식으로 기술된 진료기록(문자와 이미지로 결합된 임상자료)을 전산매체에 저장하여 저장된 의료정보를 컴퓨터를 통해 사용자가 쉽게 접근하고 활용할 수 있도록 지원하는 시스템이다. 즉, 전자의무기록이란 환자의 모든 진료정보를 포함한 정보화 체계의 기반시스템이며, 의학적 의사결정 지원, 임상 및 의학연구의 원활화와 정보 접근성을 향상시키며 병원경영 및 관리의 차원에 있어 중추적인 역할을 할 뿐 아니라 표준화된 의료정보 공유를 통한 정보화 체계와 전자건강기록의 실현에 기반이 되는 시스템이라 할 수 있다. 따라서 전자의무기록(Electronic Medical Record: EMR) 또는 전자건강기록(Electronic Health Record: EHR)은 기존에 종이차트에 기록했던 인적사항, 병력, 건강상태, 진찰, 입 · 퇴원기록 등 환자의 모든 정보를 전산화하여 입력, 관리, 저장하는 형태를 말한다.

③ 영상정보시스템

영상정보시스템(Picture Archiving and Communication System: PACS)은 의료영상을 획

득, 저장, 전송, 조회하는 시스템을 의미한다. PACS는 의학용 영상 정보의 저장(Archiving), 판독(Reading) 및 검색(Viewing) 기능 등의 수행을 통합적으로 처리하는 시스템이다. 즉, PACS는 X선 · CT · MRI · PET · SPECT 등에 의해 촬영된 모든 방사선검사 결과를 디지털 이미지로 변환, 촬영과 동시에 대용량 기억장치에 저장시켜 판독 전문의가 모니터를 통해 판독할 수 있도록 해주는 시스템이다.

■▶ 수행 내용 및 수행준거 / 병원의 이해

1 병원의 개념과 기능 및 직종에 대해서 알아본다.

(1) 병원이란 지역사회 주민들의 질병이나 불의의 사고, 분만 또는 사망 등에 대하여 진료와 예방의 의료서비스를 제공하기 위한 인력. 시설 및 의료기기와 장비들의 집합체를 의미한다고 정의하고 있으며, 병원의 기능에는 ① 의료서비스기능 ② 교육기능 ③ 연구기능 ④ 지역사회봉사기능 등이 있다.

(2) 병원의 직종에는 의사직, 간호직, 약무직, 보건직(또는 의료기사직), 사무직, 기술직, 기능직 등이 있다.

2 병원의 진료과목(진료과)에 대하여 알아보고 분류해본다.

표 2-5 병원의 진료과

진료 분야	진료과
내과 분야	내과, 정신건강의학과, 신경과, 결핵과, 영상의학과, 방사선종양의학과, 가정의학과, 직업환경의학과, 병리과, 진단검사의학과, 핵의학과, 예방의학과
외과 분야	외과, 흉부외과, 신경외과, 정형외과, 성형외과, 재활의학과, 마취통증의학과, 응급의학과
산 · 소아청소년과 분야	산부인과, 소아청소년과
안 · 이비인후과 분야	안과, 이비인후과
피부 · 비뇨의학과 분야	피부과, 비뇨의학과
치과	치과
한의과	한의과

주: 건강보험 진료비청구기준에 의한 분류임.

3 상급종합병원의 지정현황을 조사해본다.

(1) 권역별 상급종합병원 현황

표 2-6 상급종합병원 지정 현황(제4기 지정기간 2021.1.1.~ 2023.12.31.)

진료권역	상급종합병원 지정 기관명(45개 기관)
서울권(14)	가톨릭대학교 서울성모병원, 강북삼성병원, 건국대학교병원, 경희대학교병원, 고려대의과대학부속 구로병원, 고려대의과대학부속병원, 삼성서울병원, 서울대학교병원, 서울아산병원, 연세대의과대학 강남세브란스병원, 이화여대목동병원, 연세대의과대학세브란스병원, 중앙대학교병원, 한양대학교병원
경기 서북부권(4)	가톨릭대학교인천성모병원, 길의료재단 길병원, 순천향대학교부속부천병원, 인하대학교의과대학부속병원
경기 남부권(4)	고려대의과대학부속 안산병원, 분당서울대학교병원, 아주대학교병원, 한림대학교성심병원
강원권(2)	강릉아산병원, 연세대학교 원주세브란스기독병원
충북권(1)	충북대학교병원
충남권(3)	단국대의과대학부속병원, 충남대학교병원, 순천향대학교부속 천안병원
전북권(2)	원광대학교의과대학병원, 전북대학교병원
전남권(3)	전남대학교병원, 조선대학교병원, 화순전남대학교병원
경북권(5)	경북대학교병원, 계명대학교동산병원, 대구가톨릭대학병원, 영남대학교병원, 경북대학교칠곡병원
경남동부권(5)	동아대학교병원, 부산대학교병원, 양산부산대학교병원, 인제대학교 부산백병원, 울산대학병원
경남서부권(2)	경상대학교병원, 성균관대 삼성창원병원

주: 지정기간 만료 후 재 지정시는 변경될 수 있음.

4 전문병원의 지정절차 및 지정현황을 조사해본다.

(1) 전문병원의 지정절차는 다음과 같다.

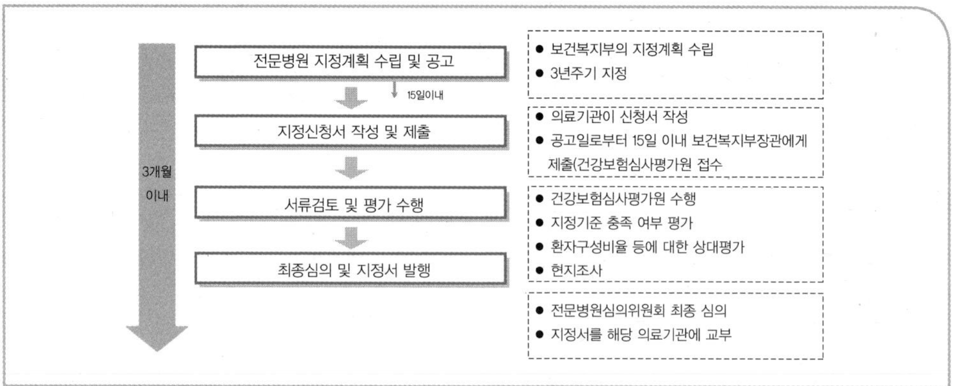

그림 2-5 ▶ 전문병원의 지정절차

(2) 전문병원의 지정분야 및 지정질환은 다음과 같다.

표 2-7 전문병원 지정분야

지정 분야	양 방	한 방
질 환(12)	관절, 뇌혈관, 대장항문, 수지접합, 심장, 알코올, 유방, 척추, 화상, 주산기(모자)	한방중풍, 한방척추
진료과목 (7)	산부인과, 소아청소년과, 신경과, 안과, 외과, 이비인후과	한방부인과

(3) 전문병원 지정 현황

2023년 5월 기준 전국에 101개 병원이 지정(제4기)되어 운영되고 있다.

5 병원의 OCS 시스템 중 원무관리업무의 환자접수 및 수납, 자격관리 업무를 수행한다.

수행 Tip!

• 의료법에서 병원에 대하여 개념을 이해한 다음, 지역소재 병원을 방문하여 현황을 조사 활용한다.

2-3 의약분업

학습 목표

1 | 의약분업 대상과 적용 예외환자를 구별할 수 있다.

필요 지식

1. 의약분업

(1) 정의

의약분업(醫藥分業)은 환자에 대한 진찰 · 처방 · 조제를 의사 · 약사 간에 직능별로 분담 · 전문화하여 불필요한 투약을 방지하여 국민보건 향상에 기여토록 하는 제도이다. 따라서 의약분업은 의사 또는 치과의사가 진단, 처방하고 약사가 의사의 처방에 따라 의약품을 조제하는 제도를 의미한다. 즉, 환자의 치료에 사용되는 의약품을 전문의료인인 의사가 환자의 증상을 진단해 가장 적합하게 처방한 후 약사 역시 처방전에 따라 전문적으로 의약품을 조제 · 판매하는 것으로 질 높은 의료서비스를 제공하기 위해 2000년 7월 1일부터 도입된 제도이다.

(2) 의약분업의 기본원칙

① 의사는 전문의약품과 일반의약품을 처방할 수 있으며, 약사는 의사의 처방전에 의하여 전문의약품과 일반의약품을 조제하여야 한다.

② 의사는 외래환자에 대하여 원외처방전을 발행하여야 하며, 약국의 약사만이 원외처방전을 조제할 수 있다.

③ 약국개설자는 의사의 처방전에 의하여 조제하는 경우를 제외하고는 전문의약품을 판매할 수 없으나, 일반의약품은 의사의 처방전에 의하지 아니하고 판매할 수 있다.

(3) 일반의약품과 전문의약품

① 일반의약품(영어로는 OTC 약품)은 의사, 치과의사의 처방에 의하지 않고 환자가 직접 선택할 수 있는 의약품으로서(약사법 제2조) 보건복지부장관이 정하여 고시하는 기준에 해당하는 의약품을 말한다.

- 오용 · 남용될 우려가 적고, 의사나 치과의사의 처방 없이 사용하더라도 안전성 및 유효성을 기대할 수 있는 의약품
- 질병 치료를 위하여 의사나 치과의사의 전문지식이 없어도 사용할 수 있는 의약품
- 의약품의 제형과 약리작용상 인체에 미치는 부작용이 비교적 적은 의약품

② 전문의약품(Prescription Only Medicine: POM, 처방약)은 일반의약품이 아닌 의사의 처방전에 따라서만 조제하여 판매할 수 의약품을 말한다.

- 약리작용 또는 적응증으로 볼 때 의사 또는 치과의사의 전문적인 진단과 지시 · 감독에 따라 사용되어야 하는 의약품
- 투여 경로의 특성상 의사 또는 치과의사의 지시 · 감독에 따라 사용되어야 하는 의약품
- 용법 · 용량을 준수하는 데 전문성이 필요하거나 혹은 환자에 따라 적절한 용법 · 용량의 설정이 필요하여 의사 또는 치과의사의 전문적인 지시 · 감독에 따라 사용되어야 하는 의약품
- 부작용이 심하여 의사 또는 치과의사의 지시 · 감독에 따라 사용되어야 하는 의약품으로서 심각한 부작용의 발현 빈도가 높거나 정상 상용량 범위 안에서 사용하더라도 부작용 발현의 빈도가 높은 의약품
- 습관성 및 의존성이 있는 의약품
- 내성(내성, Resistance)이 문제가 되는 의약품
- 약물의 상호작용이 상당한 정도로 존재하여 심각한 부작용이 발생할 수 있거나 약효의 현저한 감소를 가져올 수 있는 의약품
- 마약, 한외마약, 향정신성의약품, 독약, 극약에 해당하는 의약품
- 오남용의 우려가 있어 사회적 문제를 야기하는 의약품
- 식품의약품안전청장이 신약으로 지정하는 의약품(다만, 외국에서 유효성 · 안전성

이 충분히 입증된 경우를 제외한다)

(4) 의약분업대상

의약분업은 외래환자를 대상으로 의사의 전문적인 진단이 필요한 전문의약품에 대해서만 실시한다. 두통약, 종합감기약 등 일반의약품은 의약분업에서 제외되며 입원환자, 응급환자 및 의료기관 또는 약국이 없는 지역과 재해지역에서 진료하는 환자, 병역의무중인자, 교정시설, 소년보호시설 등에 수용된 자, 감염병예방법에 의하여 격리수용이 필요한 1급 감염병 등은 의약분업 대상에서 제외하였다.

(5) 의약분업실시대상 예외(제외)환자

① 입원환자 및 응급환자
의료기관에 입원 중인 환자, 응급의료에 관한 법률 제2조 제1항에 관련된 응급증상 및 응급증상에 준하는 증상환자

② 정신분열증, 조울증 등으로 자신 또는 타인을 해할 우려가 있는 정신질환자

③ 의료기관 또는 약국이 없는 지역 및 재해지역에서 진료하는 환자

④ 병역의무 중인 자와 교정시설, 소년보호 시설 등에 수용중인 자

⑤ 장애인 복지 법에 의한 1, 2급 장애인

⑥ 1군 감염병 등 보건복지부가 고시한 감염병, 파킨슨병, 나병, AIDS, 장기이식 후 치료를 받는 환자

⑦ 사회복지시설(노인, 아동, 장애시설 등)에 입소한 자. 단, 사회복지시설 수용자가 인근 의료기관을 내원하여 진료를 받을 경우에는 의약분업이 적용된다.

⑧ 결핵치료환자(보건소 및 결핵협회 부속의원에 한함)

⑨ 노숙자, 부랑아, 행려환자 및 농촌활동 등 사회봉사활동에서의 투약

⑩ 산업재해에 의한 진폐증환자

⑪ 「한국보훈복지의료공단법」, 국가유공자 등 예우 및 지원에 관한 법령에 의한 상이등급 1급 내지 3급 해당자 및 고엽제 후유증환자 지원 등에 관한 법령에 의하여 진료비 전액을 국가가 부담하는 환자 등이다.

(6) 의약분업 대상의약품 및 예외품목

① 대상의약품

일부예외를 제외한 국내에서 제조, 수입하는 모든 전문의약품을 의약분업대상 의약품으로한다. 건강보험대상이 아닌 의약품을 투약 받아야 하는 외래환자도 의약분업대상이다.

② 대상예외품목

대상예외 품목으로는 모든 주사용제제, 진단(검사용)의약품, 감염병예방접종약, 희귀의약품, 의료기관 조제실 제제약품, 마약, 방사선의약품, 신장투석액 및 이식정, 투약시에 기계 · 장치를 이용하거나 시술이 필요한 의약품, 검사를 위하여 필요하거나 수술 및 처치에 사용되는 의약품, 예외의약품과 함께 사용하는 의약품 등이 있다.

(7) 원외처방 및 조제

의사의 처방전발행 의사는 의약분업 대상환자에 대하여 원외처방전을 발행하여야 하며, 처방전에는 대한약전에서 정한 명칭, 일반명, 또는 제품명으로 처방할 수 있으며 알아보기 쉽도록 정자로 기재하여야 한다. 의사의 처방기간은 원칙적으로 제한이 없으므로 처방전 사용기간은 의사가 기재하며, 원외처방전 발행 시 의사는 처방전을 환자보관용 1부와 약국보관용 1부 등 2부를 환자에게 교부한다.

▶ 수행 내용 및 수행준거 / 의약분업

1 의약분업에 대하여 이해하고 예외환자를 구분하여 관리할 수 있다.

의약분업(醫藥分業)은 의사가 환자를 진찰하고 투약하고자 하는 약을 처방하여 환자로 하여금 약국의 약사로부터 처방전의 내용대로 조제받아 복용하도록 하는 제도이다. 즉, 환자의 치료에 사용되는 의약품을 전문 의료인인 의사가 환자의 증상을 진단해 가장 적합하게 처방한 후 약사 역시 처방전에 따라 전문적으로 의약품을 조제 · 판매하는 것으로 질 높은 의료서비스를 제공하기 위해 2000년 7월 1일부터 도입된 제도이다.

2 의약분업의 대상환자 및 제외환자에 대하여 이해하고 환자의 자격관리 시 수행한다.

3 일반의약품과 전문의약품의 분류에 대하여 알아본다.

(1) 일반의약품(Over-the-counter drug)은 안전성이 뛰어나기 때문에 의사의 처방전 없이 약국이 아닌 일반 소매점(대형마트와 편의점)에서도 팔 수 있도록 허용된 약을 일컬으며, 감기약, 소화제, 진통제, 해열제 등이 있다.

(2) 전문의약품(prescription only medicine: POM, 처방약)은 일반의약품이 아닌 의사의 처방전에 따라서만 조제하여 판매하는 의약품을 말한다. 따라서 심각한 부작용이 우려되거나 습관성이 있는 의약품을 주로 전문의약품으로 분류하고 있다.

4 원외 약처방전의 서식과 처방내용의 기재사항을 이해하고 고객문의 시 설명한다.

수행 Tip!

- 의약분업 및 보건의료 관련 법규에 대하여 자료를 수집 활용한다.

<table>
<tr><th colspan="4">□ 학습 2 학습자 자기진단 평가서</th></tr>
<tr><td>담당교수</td><td></td><td>교과목명</td><td>건강보험실무</td></tr>
<tr><td>학번(반)</td><td></td><td rowspan="2">능력단위명
(능력단위코드)
책무(Duty)</td><td rowspan="2">진료비심사청구
(0601020111_16v2)</td></tr>
<tr><td>성 명</td><td></td></tr>
<tr><td rowspan="2">평가일자</td><td rowspan="2">202X년 월 일</td><td rowspan="2">평가시기</td><td>□ 수 업 전</td></tr>
<tr><td>□ 수 업 후</td></tr>
</table>

※ 학습자의 자가진단서 평가로서 본 교과목의 능력단위요소별 사전 지식에 대한 문항으로 학습자 확인하는 체크리스트입니다. 진단 문항별로 매우 우수(5), 우수(4), 보통(3), 미흡(2), 매우 미흡(1) 중 하나에 ✔ 표시해 주시기 바랍니다.

<table>
<tr><th colspan="7">[요양기관 이해하기] 직무능력 평가표</th></tr>
<tr><th>평가영역</th><th>문항</th><th>매우 미흡</th><th>미흡</th><th>보통</th><th>우수</th><th>매우 우수</th></tr>
<tr><td rowspan="6">학습 2. 요양기관 이해하기</td><td>1. 나는 요양기관을 분류할 수 있으며, 또한 병원의 운영 주체별 분류할 수 있다.</td><td>①</td><td>②</td><td>③</td><td>④</td><td>⑤</td></tr>
<tr><td>2. 나는 의료기관의 개설 및 변경 현황을 신고할 수 있다.</td><td>①</td><td>②</td><td>③</td><td>④</td><td>⑤</td></tr>
<tr><td>3. 나는 병원의 진료과목 및 서비스내용(범위)을 설명할 수 있다.</td><td>①</td><td>②</td><td>③</td><td>④</td><td>⑤</td></tr>
<tr><td>4. 나는 상급종합병원 및 전문병원의 지정요건을 구별하고, 지정병원 현황을 열거할 수 있다.</td><td>①</td><td>②</td><td>③</td><td>④</td><td>⑤</td></tr>
<tr><td>5. 나는 의약분업 대상과 적용 예외환자를 구별할 수 있다.</td><td>①</td><td>②</td><td>③</td><td>④</td><td>⑤</td></tr>
<tr><td>합계</td><td></td><td></td><td></td><td></td><td></td></tr>
<tr><td colspan="7">○ 교육 수강생 기타 의견</td></tr>
<tr><td colspan="7"></td></tr>
</table>

3장 건강보험 자격관리 수행하기 (0601020111_16v2.3)

3-1 의료전달체계 및 요양급여 신청

학습목표

1 | 요양급여기준 및 의료전달체계에 의한 자격관리를 할 수 있다.
2 | 요양급여 신청절차에 의한 수진자를 안내할 수 있다.
3 | 건강보험공단에 보험급여 제한여부 등에 관한 사실을 의뢰 및 확인할 수 있다.

필요 지식

1. 의료전달체계

(1) 의료전달체계

① 의료전달체계(Health Care Delivery System)란 용어를 우리나라에서 처음으로 쓰기 시작한 것은 1970년 초반으로 이즈음에 우리나라는 4차 경제개발 5개년 계획을 세우고 있었으며 이 계획을 수립하는 과정에서 우리 정부는 국민의 건강과 보건부문에 관하여 주목하기 시작하였다. 그 후 보건의료전달체계에 관한 모형을 개발하는 등 본격적인 연구 · 검토가 활발해져, 1989년 7월 1일부터 전 국민보험을 계기로 전국적으로 의료전달체계가 시행되고 있다.

② 의료전달체계란 사회적 자원인 의료자원에 대한 국민들의 보편적 접근성을 보장하고, 의료자원의 효율적 이용을 도모하여 궁극적으로 국민의 총 의료비를 절감하기 위해 도입된 제도이다.

③ 의료전달체계는 "국민 모두에게 동등한 수준의 의료를 동등한 접근도(接近度)를 유지하면서 제공하고, 제한된 의료자원을 효율적으로 활용하여 국민의 건강증진을 도모하는 데에 중요한 의미를 갖는다."고 하였다.

(2) 의료전달체계 도입 목적 의료전달체계 도입 목적

① 의료기관의 기능구분

② 단계적 진료체계의 확립

③ 환자의뢰체계 도입 등을 통한 의료의 지속성 확보 및 적정 진료 보장

④ 의료자원의 지역 간 균형 분포 유지

⑤ 지역 내 의료충족도 개선

⑥ 의료이용의 편의도와 형평성 도모

⑦ 지역 간 의료기관의 종별 배치와 균형발전을 통한 의료공급 효율의 향상

⑧ 대형병원 이용의 집중화 현상 방지

⑨ 의료비 절감과 의료재정의 안정화 등에 있다.

(3) 의료전달체계의 필요성

① 의료기술의 향상 기술 진전에 따른 개발비 증가

② 의료인력의 전문화

③ 의료시설과 인력의 불균형적 분포

④ 제3자 지불제도의 도입 확산

⑤ 제한된 의료자원의 효율적인 제고

⑥ 의료비의 급증 등이다.

(4) 건강보험 및 의료급여 의료전달체계

의료전달체계는 의료자원의 효율적 공급과 대형병원의 집중현상방지 및 의료기관간의 균형적 발전을 도모하기 위해 시행하고 있으며, 건강보험은 1단계 및 2단계 진료체계로 의료급여는 1단계(1차) – 2단계(2차) – 3단계(3차) 진료체계로 운영되고 있다.

2. 요양급여 절차 및 신청

1) 요양급여절차

(1) 건강보험 요양급여절차

① 요양급여는 1단계 요양급여와 2단계 요양급여로 구분하며, 가입자 또는 피부양자(가입자)는 1단계 요양급여를 받은 후 2단계 요양급여를 받아야 한다.

② 제 ①항의 규정에 의한 1단계 요양급여는 「의료법」 제3조의4에 따른 상급종합병원을 제외한 요양기관에서 받는 요양급여(건강진단 또는 건강검진을 포함)를 말하며, 2단계 요양급여는 상급종합병원에서 받는 요양급여를 말한다.

③ 제1항 및 제2항의 규정에 불구하고 가입자 등이 다음 각 호의 1에 해당하는 경우에는 상급종합병원에서 1단계 요양급여를 받을 수 있다.

1. 응급의료에 관한 법률 제1호에 해당하는 응급환자인 경우
2. 분만의 경우
3. 치과에서 요양급여를 받는 경우
4. 「장애복지법」 제32조에 따른 등록 장애인 또는 단순 물리치료가 아닌 작업치료 · 운동지료 능의 재활치료가 필요하다고 인정되는 자가 재활의학과에서 요양급여를 받는 경우
5. 가정의학과에서 요양급여를 받는 경우
6. 당해 요양기관에서 근무하는 가입자가 요양급여를 받는 경우
7. 혈우병환자가 요양급여를 받는 경우

④ 가입자 등이 상급종합병원에서 2단계 요양급여를 받고자 하는 때에는 상급종합병원에서의 요양급여가 필요하다는 의사소견이 기재된 건강진단 · 건강검진결과서 또는 별지 제4호서식의 요양급여의뢰서를 건강보험증 또는 신분증명서(주민등록증, 운전면허증 및 여권)와 함께 제출하여야 한다.

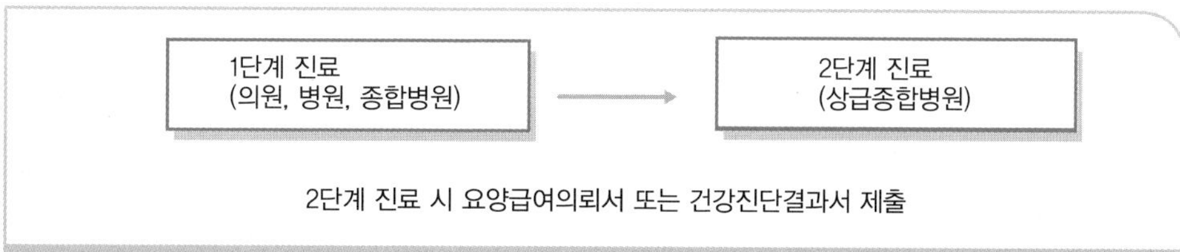

그림 3-1 ▶ 건강보험환자 요양급여절차

(2) 의료급여 요양급여절차(체계)

의료자원의 효율적 활용과 대형병원으로의 환자 집중현상 방지, 의료급여 기금의 재정안정화를 기하기 위하여 1단계 – 2단계 – 3단계체계로 운영하고 있다. 따라서 의료급여 수급권자가 의료급여를 받고자 하는 경우에는 먼저 제1차 의료급여기관, 제2차 의료급여기관, 제3차 의료급여기관의 순서로 단계적으로 이용하여야 하며, 반드시 "의료급여의뢰서(별지 제3호 서식)"를 발급받아 단계별로 제출해야 한다. 의료급여의뢰서는 그 발행일로부터 7일 이내(공휴일 제외)에 의료급여기관에 제출하여야 한다.

또한, 의료급여 수급권자는 「의료급여법 시행규칙」 제3조의 규정에 따라, 제1차 의료급여기관 → 제2차 의료급여기관 → 제3차 의료급여기관에서 단계적으로 진료를 받을 수 있다. 제1차 의료급여기관은 「의료법」에 따라 시장 · 군수 · 구청장에게 개설 신고한 의료기관, 보건소 · 보건의료원 및 보건지소, 약국이 포함되며, 제2차 의료급여기관은 「의료법」에 따라 시 · 도지사가 개설 허가한 의료기관이다. 아울러, 제3차 의료급여기관은 보건복지부장관이 지정한 상급종합병원을 말한다.

의료급여기관의 이용절차는 아래 다음과 같다.

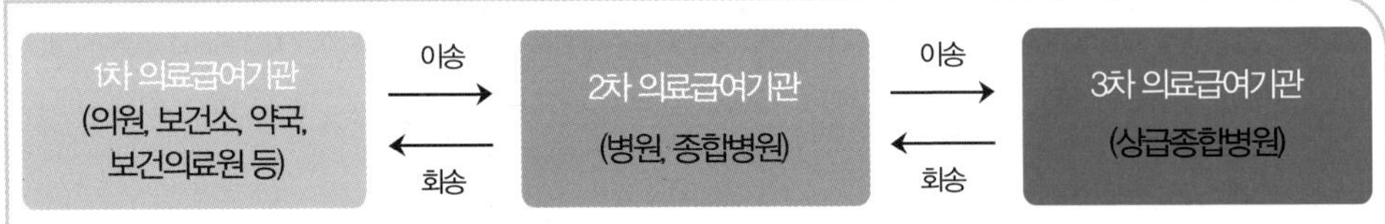

그림 3-2 ▶ 의료급여기관 이용절차

2) 요양급여 신청 및 의뢰

(1) 건강보험 요양급여 신청

① 요양급여 신청

- 가입자 등이 요양기관에 요양급여를 신청하는 때에는 건강보험증 또는 신분증명서를 제출하여야 한다. 이 경우 가입자 등이 요양급여를 신청한 날(가입자 등이 의식불명 등 자신의 귀책사유 없이 건강보험증 또는 신분증명서를 제시하지 못한 경우에는 가입자 등임이 확인된 날로 한다.)부터 14일 이내에 건강보험증 또는 신분증명서를

제출하는 경우에는 요양급여를 신청한 때에 건강보험증 또는 신분증명서를 제출한 것으로 본다.

- 제1항에도 불구하고 가입자 등이 건강보험증 또는 신분증명서를 제출하지 못하는 경우에는 가입자등 또는 요양기관은 「국민건강보험법」 제13조에 따른 국민건강보험공단에 자격확인을 요청할 수 있으며, 요청을 받은 공단은 자격이 있는지의 여부를 확인하여 이를 별지 제1호서식의 건강보험자격확인통보서에 의하거나 전화, 팩스 또는 정보통신망을 이용하여 지체 없이 해당 가입자 등 또는 요양기관에 통보하여야 한다.
- 제2항에 따라 자격확인을 통보받은 경우에는 자격확인을 요청한 때에 건강보험증 또는 신분증명서를 제출한 것으로 본다.
- 요양기관은 건강보험증 또는 신분증명서를 제출하지 못하는 가입자 등이 손쉽게 공단에 자격확인을 요청할 수 있도록 공단의 전화번호 등을 안내하거나 요양기관의 진료접수 창구에 이를 게시하여야 한다.

② 요양급여의 의뢰

- 요양기관은 가입자 등에게 적절한 요양급여를 행하기 위하여 필요한 경우에는 다른 요양기관에게 요양급여를 의뢰할 수 있다.
- 제1항의 규징에 의하여 요양급여를 의뢰받은 요양기관은 가입자 등의 상태가 호전되었을 때에는 요양급여를 의뢰한 요양기관이나 1단계 요양급여를 담당하는 요양기관으로 가입자 등을 회송할 수 있다.
- 요양기관이 제1항의 규정에 의하여 요양급여를 의뢰하는 경우에는 별지 제4호 서식에 의한 '요양급여의뢰서'를 제2항의 규정에 의하여 가입자등을 회송하는 경우에는 별지 제5호서식에 의한 '요양급여 회송서'를 가입자 등에게 발급하여야 한다. 이 경우 요양기관은 의뢰 또는 회송받은 요양기관의 요청이 있는 때에는 진료기록의 사본 등 요양급여에 관한 자료를 제공하여야 한다.

③ 건강보험 급여의 제한여부의 조회

- 요양기관은 가입자 등이 법 제53조 제1항 · 제2항 또는 법 제58조 제2항에 해당되는 것으로 판단되는 경우에도 요양급여를 실시하되, 지체 없이 별지 제2호 서식에 의한 '급여제한여부조회서'에 의하여 공단에 급여제한 여부를 조회하여야 한다.

- 제1항의 규정에 의하여 조회를 받은 공단은 7일 이내에 급여의 제한여부를 결정하여 당해 요양기관에 별지 제2호 서식에 의한 급여제한여부결정통보서로 회신하여야 하며, 회신을 받은 요양기관은 제1항의 규정에 의하여 요양급여를 개시한 날부터 소급하여 공단의 결정에 따라야 한다.
- 제2항의 규정에 불구하고 회신이 있기 전에 요양급여가 종료되거나 회신 없이 7일이 경과된 때에는 공단이 당해 요양기관에 대하여 요양급여를 인정한 것으로 본다. 다만, 공단이 7일이 경과된 후에 급여제한을 결정하여 회신한 때에는 요양기관은 회신을 받은 날부터 공단의 결정에 따라야 한다.
- 공단은 법 제53조 제1항 · 제2항 또는 법 제58조 제2항에 따라 요양급여를 제한하여야 함에도 불구하고 제3항의 규정에 의하여 요양급여를 받은 가입자 등에 대하여는 법 제57조에 따라 부당이득에 해당되는 금액을 징수한다.
- 요양기관은 법 제53조 제2항의 한도를 초과하여 요양급여를 행한 경우에는 그날부터 7일 이내에 별지 제3호 서식에 의한 '요양급여적용통보서'에 의하여 그 사실을 공단에 알려야 한다.

(2) 의료급여 요양급여신청

① 의료급여의 절차

수급권자가 의료급여를 받고자 하는 경우에는 「의료급여법」 제9조 제2항 제1호의 규정에 의한 제1차 의료급여기관에 의료급여를 신청하여야 한다. 다만, 다음 각 호 중 제1호부터 제5호까지의 어느 하나에 해당하는 경우에는 동항 제2호 또는 제3호의 규정에 의한 제2차 의료급여기관 또는 제3차 의료급여기관에 의료급여를 신청할 수 있고, 제7호부터 제11호까지의 어느 하나에 해당하는 경우에는 제2차 의료급여기관에 의료급여를 신청할 수 있다.

1. 「응급의료에 관한 법률」 제2조 제1호에 해당하는 응급환자인 경우
2. 분만의 경우
3. 영 제3조 제2항 제1호 라목에 따라 보건복지부장관이 정하여 고시하는 희귀난치성질환을 가진 자가 의료급여를 받고자 하는 경우
4. 제2차 의료급여기관 또는 제3차 의료급여기관에서 근무하는 수급권자가 그 근무하는 의료급여기관에서 의료급여를 받고자 하는 경우

5. 「장애인복지법」 제32조에 따라 등록한 장애인이 장애인 보장구를 지급받고자 하는 경우
6. 감염병의 확산 등 긴급한 사유가 있어 보건복지부장관이 정하여 고시하는 기준에 따라 의료급여를 받고자 하는 경우
7. 단순물리치료가 아닌 작업치료 · 운동치료 등의 재활치료가 필요하다고 인정되는 자가 재활의학과에서 의료급여를 받고자 하는 경우
8. 한센병환자가 의료급여를 받고자 하는 경우
9. 「장애인복지법」 제32조에 따라 등록한 장애인이 의료급여를 받고자 하는 경우
10. 「국민건강보험법 시행령」 제43조의 3제1호에 해당하는 지역의 의료급여수급권자가 의료급여를 받고자 하는 경우
11. 「국가유공자 등 예우 및 지원에 관한 법률 시행령」 제14조에 의한 상이등급을 받은 자가 의료급여를 받고자 하는 경우

(3) 산재보험 요양급여 신청

① 요양급여의 신청(산업재해보상보험법 제41조)

제40조 제1항에 따른 요양급여를 받으려는 자는 소속 사업장, 재해발생 경위, 그 재해에 대한 의학적 소견, 그 밖에 고용노동부령으로 정하는 사항을 적은 서류를 첨부하여 공단에 요양급여의 신청(별지 제2호 서식)을 하여야 한다. 이 경우 요양급여 신청의 절차와 방법은 고용노동부령으로 정한다.

② 요양급여의 신청요령

1. 요양급여를 받으려는 자는 소속 사업장, 재해발생 경위, 그 재해에 대한 의학적 소견, 그 밖에 고용노동부령으로 정하는 사항을 적은 서류를 첨부하여 공단에 요양급여의 신청을 하여야 한다. 이 경우 요양급여 신청의 절차와 방법은 고용노동부령으로 정한다.
2. 근로자를 진료한 산재보험 의료기관은 그 근로자의 재해가 업무상의 재해로 판단되면 그 근로자의 동의를 받아 요양급여의 신청을 대행할 수 있다.

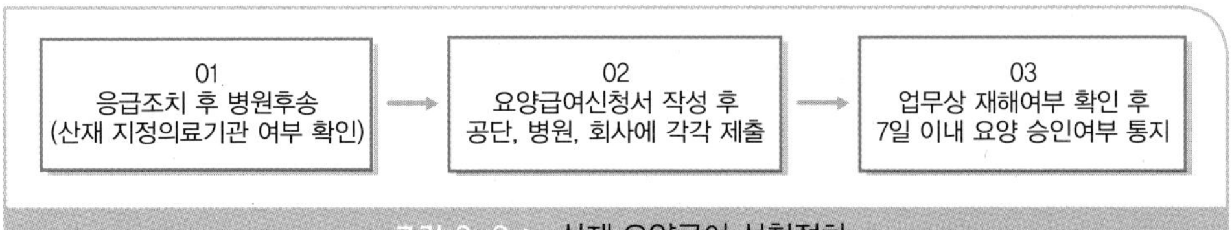

그림 3-3 ▶ 산재 요양급여 신청절차

(4) 자동차보험 진료체계

보험가입자가 자동차사고를 당하였을 경우는 별도의 진료체계(1, 2차) 없이 각 보험사의 지급보증에 의한 의료기관이 진료 후 진료비 심사위탁기관인 건강보험심사평가원으로 청구한다(자동차보험 지정병원 별도 없음).

(5) 국가보훈환자 의료지원의 신청 및 확인(국가보훈대상자 의료지원에 관한 규칙 제3조)

국가보훈대상자가 국가보훈관계 법령 중 의료지원과 관련된 규정에 따른 의료지원을 받으려는 경우에는 「한국보훈복지의료공단법」 제7조에 따른 보훈병원 또는 국가가 진료를 위탁한 의료시설(위탁병원)에 의료지원을 신청하여야 한다.

▶ 수행 내용 및 수행준거 / 의료전달체계 및 요양급여 신청

1 의료전달체계의 정의와 목적에 대하여 알아본다.

2 보험의 유형별 진료절차 및 수급절차 미이행 시 관리방법에 대하여 알아본다.

(1) 보험유형별 이용절차 및 신청

① 건강보험 및 의료급여환자

의료전달체계는 의료자원의 효율적 공급과 대형병원의 집중현상방지 및 의료기관간의 균형적 발전을 도모하기 위해 시행하고 있으며, 건강보험은 1단계 및 2단계 진료체계로, 의료급여는 1단계(1차) – 2단계(2차) – 3단계(3차) 진료체계로 운영되고 있다. 건강보험은 상급종합병원 요양급여신청 시 '요양급여의뢰서 또는 건강진단결과서'를 제출하며, 의료급여는 '의료급여의뢰서'를 제출한다.

■ 건강보험 요양급여의뢰서

<table>
<tr><td colspan="6">[별지 제4호서식] 요양급여의뢰서 (건강보험용)</td></tr>
<tr><td colspan="3">건 강 보 험 증 번 호(사 업 장 기 호)</td><td colspan="3"></td></tr>
<tr><td>가입자 또는
세 대 주</td><td>성 명</td><td></td><td>주민등록(관리)번호</td><td colspan="2"></td></tr>
<tr><td>환 자</td><td>성 명</td><td></td><td>주민등록(관리)번호</td><td colspan="2"></td></tr>
<tr><td>주 소</td><td colspan="5">(전화 :)</td></tr>
<tr><td>상 병 명</td><td colspan="3"></td><td>상병분류기호</td><td></td></tr>
<tr><td>진 료 기 간</td><td colspan="3">. . . ~ . . .</td><td>진료구분</td><td>1. 입원 2. 외래</td></tr>
<tr><td>환 자 상 태
및
진 료 소 견
(구체적으로 기술)</td><td colspan="5">(뒷면 계속)</td></tr>
<tr><td colspan="6">국민건강보험요양급여의기준에관한규칙 제6조제3항의 규정에 의하여 위와 같이 요양급여를 의뢰합니다.

년 월 일

요양기관 기 호 :
소재지 :
대표자 : [인]
담당의사 성명 : (서명 또는 인)
요양기관대표자 귀하</td></tr>
<tr><td colspan="6">주 : 1. 이 요양급여의뢰서는 요양급여를 행함에 있어 적절한 요양급여를 위하여 다른 요양기관으로 의뢰하는 경우에 담당의사로부터 무상으로 교부됩니다.
2. 환자상태 및 진료소견란에는 현증상, 검사, 투약 등 주요진료내용을 구체적으로 기재하기 바라며, 해당란이 부족한 때에는 뒷면을 활용하기 바랍니다.</td></tr>
</table>

210mm×297mm
(일반용지 60g/㎡(재활용품))

② 산재보험환자 및 자동차보험환자

■ **산재보험환자**

요양급여를 받으려는 자는 소속 사업장, 재해발생 경위, 그 재해에 대한 의학적 소견, 그 밖에 고용노동부령으로 정하는 사항을 적은 서류(요양급여 신청서)를 첨부하여 근로복지공단에 요양급여의 신청을 하여야 한다. 이 경우 요양급여 신청의 절차와 방법은 고용노동부령으로 정한다. 산재병원은 근로복지공단 직영병원(10개 기관)과 지정병원(약 5,450개)이 있다.

■ **자동차보험환자**

보험가입자가 자동차사고를 당하였을 경우는 별도의 진료체계(1, 2차)없이 각 보험사의 "지급보증"에 의한 의료기관이 진료 후 진료비 심사위탁기관인 건강보험심사평가원으로 청구하도록 되어 있다(자동차보험 지정병원 별도 없음).

③ 국가보훈환자

국가보훈대상자가 국가보훈관계 법령 중 의료지원과 관련된 규정에 따른 의료지원을 받으려는 경우에는 「한국보훈복지의료공단법」 제7조에 따른 보훈병원 또는 국가가 진료를 위탁한 의료시설(위탁병원)에 의료지원을 신청하여야 한다. 보훈병원은 서울소재 중앙보훈병원을 비롯하여 전국에 5개 보훈병원이 있다.

(2) 수급절차 미이행 시 관리

건강보험 및 의료급여의 경우 상급종합병원 요양급여 신청 시 수급절차를 미이행한 경우(요양급여의뢰서 또는 의료급여의뢰서 미제출)에는 수진자가 전액 진료비(100:100)를 부담하며 원무접수 직원은 해당코드를 입력한다.

수행 Tip!

• 병원을 방문하여 내원환자의 환자 자격관리 프로그램에 대한 최신 의료정보 시스템을 수집 활용한다.

3-2 진료비 본인부담

학습 목표

1 | 외래 및 입원환자의 본인부담률을 적용할 수 있다.

필요 지식

1. 본인부담 제도

(1) 진료비 본인부담 형태

건강보험 환자가 의료이용 시 부담하는 비용은 본인일부부담, 전액본인부담, 비급여 항목들의 금액으로 구성하고 있다. 본인일부부담제도 종류는 환자가 비용을 분담하는 방식에 따라 정률제, 정액제, 급여상한제, 급여제한제 등으로 구분하고 있다.

① 정률제(Coinsurance): 보험자가 의료비용의 일정비율만 지불하고 나머지 부분은 보험 수급자가 부담하는 방식이다. 진료비의 일부를 피보험자에게 부담시킴으로써 불필요한 의료이용을 억제하기 위한 방식으로서 우리나라는 1963년「의료보험법」제정시점부터 본인부담 정률제 방식으로 시작하였다.

② 정액제(Co-payment): 의료서비스 이용 내용과 관계없이 서비스 이용 건당 미리 정해진 일정액만 소비자가 부담하고 나머지는 보험자가 지불하는 방식으로 불필요한 값싼 의료서비스의 이용을 억제한다.

③ 정액 및 정률제: 상급종합병원의 경우 외래진료비 계산 시 진찰료는 정액제로 부담하며, 진찰료를 제외한 외래진료비는 정률제로 부담하는 경우이다.

④ 정률 정액제: 발생한 진료비 중 일정액은 환자가 부담하고, 그 금액을 초과하는 진료비에 대하여 일정비율을 적용한 금액을 추가로 부담하는 방법이다. 우리나라의 경우 건강보험환자가 시 지역의 병원급 이상의 의료기관을 이용할 때 외래본인부담금 산정방식이 해당된다.

⑤ 급여상한제(Limit): 의료보험에서 지불하는 보험급여의 최고액을 정하여 그 이하의 진료에 대해서는 의료보험의 혜택을 받게 하고, 최고액을 초과하는 비용에 대해서는 보험이 적용되지 않게 하여 서비스 이용을 부담스럽게 만드는 방법이다. 즉, 본인부담상한제는 환자가 1년 동안 부담하는 금액에 대한 상한선을 설정하고 상한선을 초과하는 진료비는 보험자가 부담하는 방식이다.

⑥ 급여제한제(Eexclusion clause): 사회보험에서는 생활에 지장이 없는 신체상의 조건 등에 대하여 고가장비를 이용하는 고급의료의 경우에 보험급여를 제한하는 방법으로 우리나라에서는 보험급여의 제한으로 국민건강보험에서 시행하고 있다. 민간보험에서는 가입 이전의 질환은 보험급여에서 제외시키는 것도 이러한 방법에 속한다.

(2) 요양급여비용 본인부담률 부담액

요양급여비용 중 본인이 부담할 비용의 부담률 및 부담액은 아래와 같다.

본인부담비용 부담률 부담액
• 가입자 또는 피부양자는 요양급여비용 중 다음의 어느 하나에 해당하는 금액(100원 미만 제외)을 부담한다. 다만, 입원진료의 경우에는 100원 미만의 금액도 부담한다. • 진료비 부담액 중 보험급여가 되지 않는 항목을 제외한 보험급여가 적용되는 항목에 대하여 본인부담액을 아래와 같이 적용된다.

① 외래진료

외래진료의 경우 및 보건복지부장관이 정하는 의료장비 · 치료재료를 이용한 진료의 경우에는 다음의 구분에 따라 계산한 금액이 적용된다.

표 3-1 외래진료 본인부담액

의료기관종별	소재지	환자구분	본인부담액
상급 종합병원	모든 지역	일반환자	진찰료 총액 + (요양급여비용 총액 − 진찰료총액) × 60/100 다만, 임신부 외래진료의 경우에는 요양급여비용 총액의 40/100, 1세 미만 영유아 외래진료의 경우에는 총액의 20/100으로 한다.

상급 종합병원	모든 지역	의약분업 예외환자	진찰료 총액 + (요양급여비용 총액 – 약값 총액 – 진찰료 총액) × 60/100 + 약값 총액×30/100 다만, 임산부 외래진료의 경우에는 (요양급여비용 총액 – 약값 총액) × 40/100 + 약값 총액 × 30/100, 1세 미만 영유아 외래진료의 경우에는 (요양급여비용 총액 – 약값 총액) × 20/100 + 약값 총액 × 21/100로 한다.
종합병원	동지역	일반환자	요양급여비용 총액 × 50/100(임신부 외래진료의 경우에는 30/100), 1세 미만 영유아 외래진료의 경우에는 15/100)
		의약분업 예외환자	(요양급여비용 총액 – 약값 총액) × 50/100 + 약값 총액 ×30/100, 1세 미만 영유아 외래진료의 경우에는 15/100) + 약값 총액 × 30/100(1세 미만 영유아의 경우에는 21/100)
	읍·면 지역	일반환자	요양급여비용 총액 × 45/100(임신부 외래진료의 경우에는 30/100, 1세 미만 영유아 외래진료의 경우에는 15/100)
		의약분업 예외환자	(요양급여비용 총액 – 약값 총액) × 45/100(임신부 외래진료의 경우에는 30/100, 1세 미만 영유아 외래진료의 경우에는 15/100) + 약값 총액 × 30/100 (1세 미만 영유아의 경우에는 21/100)
병원, 치과병원, 한방병원, 요양병원	동지역	일반환자	요양급여비용 총액 × 40/100(임신부 외래진료의 경우에는 20/100, 1세 미만 영유아 외래진료의 경우에는 10/100)
		의약분업 예외환자	(요양급여비용 총액 – 약값 총액) × 40/100(임신부 외래진료의 경우에는 20/100, 1세 미만 영유아 외래진료의 경우에는 10/100) + 약값 총액 × 30/100 (1세 미만 영유아의 경우에는 21/100)
병원, 치과병원, 한방병원, 요양병원	읍·면 지역	일반환자	요양급여비용 총액 × 35/100(임신부 외래진료의 경우에는 20/100, 1세 미만 영유아 외래진료의 경우에는 10/100)
		의약분업 예외환자	(요양급여비용 총액 – 약값 총액) × 35/100(임신부 외래진료의 경우에는 20/100, 1세 미만 영유아 외래진료의 경우에는 10/100) + 약값 총액 × 30/100 (1세 미만 영유아의 경우에는 21/100)
의원, 치과의원, 한의원, 보건의료원	모든 지역	일반환자	요양급여비용 총액 × 30/100(임신부 외래진료의 경우에는 10/100, 1세 미만 영유아 외래진료의 경우에는 5/100). 다만, 요양급여를 받는 사람이 65세 이상이면서 해당 요양급여비용 총액이 보건복지부령으로 정하는 금액을 넘지 않으면 보건복지부령으로 정하는 금액을 본인일부 부담금으로 한다.
보건소, 보건지소, 보건진료소	모든 지역	일반환자	요양급여비용 총액 × 30/100. 다만, 요양급여비용 총액이 보건복지부령으로 정하는 금액을 넘지 않으면 보건복지부령으로 정하는 금액을 본인일부부담금으로 한다.

② 입원진료

- 요양급여비용 총액(식대제외)의 100분의 20에 입원기간 중 식대의 100분의 50을 더한 금액. 다만, 상급종합병원에서 법 제43조에 따라 신고한 입원병실 중 일반입원실의 2인실 · 3인실 · 4인실 및 정신과 입원실의 2인실 · 3인실 · 4인실을 이용한 경우에는 그 입원료에 한정하여 각각 100분의 50 · 100분의 40 · 100분의 30으로 하고, 종합병원 · 병원 · 한방병원 · 요양병원 · 정신병원에서 법 제43조에 따라 신고한 입원병실 중 일반입원실의 2인실 · 3인실 및 정신과 입원실의 2인실 · 3인실을 이용한 경우에는 그 입원료에 한정하여 각각 100분의 40 · 100분의 30으로 하며, 보건복지부장관이 정하여 고시하는 격리 입원에 대해서는 그 입원료에 한정하여 100분의 10으로 한다.
- 「의료법」 제3조 제2항 제3호 라목에 따른 요양병원에서 입원진료를 받는 사람 중 입원치료보다는 요양시설이나 외래진료를 받는 것이 적합한 환자로서 보건복지부장관이 정하여 고시하는 환자군에 해당하는 경우에는 요양급여비용 총액의 100분의 40에 입원기간 중 식대의 100분의 50을 더한 금액

③ 약국 또는 한국희귀필수의약품센터의 경우

- 진료를 담당한 의사 또는 치과의사가 발행한 처방전에 따라 의약품을 조제받은 경우에는 요양급여비용 총액의 100분의 30(요양급여를 받는 사람이 65세 이상인 경우 요양급여비용 총액이 보건복지부령으로 정하는 금액을 넘지 않으면 보건복지부령으로 정하는 금액). 다만, 제1호 가목 중 보건복지부장관이 정하는 요양급여를 받은 경우는 제외한다.
- 「약사법」 제23조 제3항 제1호에 따라 의료기관이 없는 지역에서 조제하는 경우로서 진료를 담당한 의사 또는 치과의사가 발행한 처방전에 따르지 않고 의약품을 조제받은 경우에는 다음의 구분에 따라 산정한 금액
  (가) 요양급여비용 총액이 보건복지부령으로 정하는 금액을 넘는 경우에는 요양급여비용 총액의 100분의 40
  (나) 요양급여비용 총액이 보건복지부령으로 정하는 금액을 넘지 않는 경우에는 보건복지부령으로 정하는 금액
- 상급종합병원 또는 종합병원의 의사가 발행한 처방전에 따라 질병의 중증도를 고려

하여 보건복지부장관이 정하여 고시하는 질병에 대한 의약품을 조제받은 경우[읍 · 면 지역 소재 종합병원의 의사가 발행한 처방전에 따라 의약품을 조제받거나 「한국보훈복지의료공단법」에 따른 보훈병원의 의사나 「독립유공자예우에 관한 법률」, 「국가유공자 등 예우 및 지원에 관한 법률」, 「5 · 18민주유공자예우에 관한 법률」, 「참전유공자예우 및 단체설립에 관한 법률」, 「고엽제후유의증 등 환자지원 및 단체설립에 관한 법률」, 「특수임무유공자 예우 및 단체설립에 관한 법률」 및 「제대군인지원에 관한 법률」에 따라 국가보훈처장이 진료를 위탁한 상급종합병원 또는 종합병원의 의사가 해당 법률에서 정한 의료지원 대상자에게 발행한 처방전에 따라 의약품을 조제받은 경우는 제외한다.]에는 다음의 금액

(가) 상급종합병원의 의사가 발행한 처방전에 따라 의약품을 조제받은 경우: 요양급여비용 총액의 100분의 50

(나) 종합병원의 의사가 발행한 처방전에 따라 의약품을 조제받은 경우: 요양급여비용 총액의 100분의 40

④ 보건복지부장관이 정하여 고시하는 질병군

보건복지부장관이 정하여 고시하는 질병군에 대하여 입원진료를 받는 경우에는 다음 각 목의 구분에 따라 계산한 금액에 입원기간 중 식대의 100분의 50을 더한 금액을 부담한다. 이 경우 질병군 분류번호 결정 요령, 평균 입원 일수 등 해당 질병군의 본인부담액 산정에 필요한 사항은 보건복지부장관이 정하여 고시한다.

■ **다음 계산식에 따라 계산한 금액의 100분의 20**

〈질병군에 대한 본인부담액의 계산식〉

[질병군별 기준 상대가치점수 + (입원 일수 – 질병군별 평균 입원 일수) × 질병군별 일당 상대가치점수] × 제21조제1항에 따라 정해진 상대가치점수의 점수당 단가

- "가"목에도 불구하고 보건복지부장관이 정하여 고시하는 입원실을 이용한 경우에는 가목에 따라 계산한 금액에 보건복지부장관이 정하여 고시하는 입원료 계산식에 따라 계산한 금액을 더한 금액

⑤ 다음 각 목의 어느 하나에 해당하는 경우

다음 각 목의 어느 하나에 해당하는 경우에는 그 각 목에서 정하는 금액을 부담한다.

- 다음의 경우에는 입원기간 중 식대의 100분의 50
  - (가) 자연분만에 대한 요양급여
  - (나) 「모자보건법」 제2조 제4호에 따른 신생아 및 보건복지부장관이 정하는 기준에 해당하는 영유아에 대한 입원진료로서 보건복지부장관이 정하는 요양급여
  - (다) 보건복지부장관이 정하여 고시하는 결핵질환을 가진 사람에 대하여 보건복지부장관이 정하는 요양급여
  - (라) 「장기등 이식에 관한 법률」 제4조 제2호에 따른 장기등기증자(뇌사자 또는 사망한 사람만 해당한다)의 장기 등(같은 법 제4조 제1호에 따른 장기 등을 말한다) 적출에 대하여 보건복지부장관이 정하는 요양급여
- 다음의 경우에는 요양급여비용 총액의 100분의 10에 입원기간 중 식대의 100분의 50을 더한 금액
  - (가) 보건복지부장관이 정하여 고시하는 희귀난치성질환을 가진 사람에 대하여 보건복지부장관이 정하는 요양급여
  - (나) 보건복지부장관이 정하여 고시하는 고위험 임산부에 대한 입원진료로서 보건복지부장관이 정하는 요양급여
- 다음의 경우에는 본인이 부담할 비용의 부담률의 100분의 70에 해당하는 금액
  - (가) 1세 이상 6세 미만인 가입자 또는 피부양자가 상급종합병원, 종합병원, 병원, 치과병원, 한방병원, 요양병원, 의원, 치과의원, 한의원 및 보건의료원에서 외래진료를 받는 경우
  - (나) 6세 미만인 가입자 또는 피부양자가 보건소, 보건지소 및 보건진료소에서 외래진료를 받는 경우로서 요양급여비용 총액이 보건복지부령으로 정하는 금액을 넘는 경우. 다만, 요양급여비용 총액이 보건복지부령으로 정하는 금액을 넘지 않는 경우에는 제1호 나목 표에 따른 금액을 부담한다.
  - (다) 6세 미만인 가입자 또는 피부양자가 약국 또는 한국희귀필수의약품센터인 요양기관에서 처방전에 따라 의약품을 조제받는 경우

• 보건복지부장관이 정하여 고시하는 희귀난치성질환 또는 중증질환을 가진 사람, 희귀난치성질환 등 외의 질환으로 6개월 이상 치료를 받고 있거나 6개월 이상 치료가 필요한 사람 또는 18세 미만의 아동 중 희귀난치성질환자 등이 속한 세대(배우자 포함)의 소득 및 재산을 더하여 계산한 가액이 「국민기초생활 보장법」 제2조 제11호에 따른 기준 중위소득의 100분의 50 이하이고, 희귀난치성질환자 등의 1촌의 직계혈족 및 그 배우자가 없거나 부양의무자가 있어도 부양능력이 없거나 부양을 받을 수 없는 사람으로서 보건복지부령으로 정하는 바에 따라 공단의 본인부담액 경감 인정 신청을 하여 그 경감 인정을 받은 사람에 대한 요양급여의 경우에는 다음의 구분에 따라 계산한 금액. 이 경우 소득인정액 산정의 기준이 되는 세대의 범위, 소득 및 재산의 범위, 소득인정액 산정방법 등 소득인정액의 산정에 필요한 사항 및 부양의무자가 부양능력이 없거나 부양을 받을 수 없는 경우의 구체적인 기준은 보건복지부령으로 정한다.

(가) 희귀난치성질환을 가진 사람인 경우에는 입원기간 중 식대의 100분의 20

(나) 희귀난치성질환 외의 질환으로 6개월 이상 치료를 받고 있거나 6개월 이상 치료가 필요한 사람 또는 18세 미만의 아동인 경우에는 다음 표에 해당하는 금액에 입원기간 중 식대의 100분의 20을 더한 금액. 다만, 가목 또는 나목 1)에도 해당하는 경우에는 입원기간 중 식대의 100분의 20만을 부담한다.

(다) 희귀난치성질환을 가진 사람 중 만 65세 이상인 사람이 틀니 요양급여를 받는 경우에는 해당 요양급여비용 총액의 100분의 5

(라) 희귀난치성질환 등 외의 질환으로 6개월 이상 치료를 받고 있거나 6개월 이상 치료가 필요한 사람 중 만 65세 이상인 사람이 틀니 요양급여를 받는 경우에는 해당 요양급여비용 총액의 100분의 15

(마) 희귀난치성질환 등을 가진 사람 중 65세 이상인 사람이 치과임플란트 요양급여를 받는 경우에는 해당 요양급여비용 총액의 100분의 10

(바) 희귀난치성질환 등 외의 질환으로 6개월 이상 치료를 받고 있거나 6개월 이상 치료가 필요한 사람 중 65세 이상인 사람이 치과임플란트 요양급여를 받는 경우에는 해당 요양급여비용 총액의 100분의 20

- 보건복지부장관이 정하여 고시하는 중증질환자에 대하여 보건복지부장관이 정하는 요양급여(라목에 해당하는 사람에 대한 요양급여는 제외)의 경우에는 요양급여비용 총액의 100분의 5에 입원기간 중 식대의 100분의 50을 더한 금액
- 만 65세 이상 노인이 틀니 요양급여를 받는 경우에는 그 요양급여비용 총액의 100분의 50
- 만 65세 이상인 사람이 치과임플란트 요양급여를 받는 경우에는 해당 요양급여비용 총액의 100분의 30
- 제왕절개분만을 위한 입원진료에 대하여 요양급여[라목8)에 해당하는 사람에 대한 요양급여는 제외한다]를 받는 경우에는 요양급여비용 총액의 100분의 5에 입원기간 중 식대의 100분의 50을 더한 금액
- 15세 이하 아동의 입원진료에 대하여 보건복지부장관이 정하는 요양급여[가목2) 및 라목에 해당하는 사람에 대한 요양급여는 제외한다]를 받는 경우에는 해당 요양급여비용 총액의 100분의 5에 입원기간 중 식대의 100분의 50을 더한 금액
- 18세 이하 아동의 치아홈메우기 외래진료 또는 16세 이상 18세 이하 아동의 치아홈메우기 입원진료에 대하여 보건복지부장관이 정하는 요양급여를 받는 경우에는 해당 요양급여비용 총액의 100분의 10
- 보건복지부장관이 정하여 고시하는 난임진료(인공수정 및 체외수정시술을 포함)에 대하여 보건복지부장관이 정하는 요양급여를 받는 경우에는 해당 요양급여비용 총액의 100분의 30
- 다음의 경우에는 본인일부 부담금은 없는 것으로 한다.
  (가) 일반건강검진 결과에 따라 보건복지부장관이 정하여 고시하는 질환이나 질병에 대하여 추가적인 진료 또는 검사의 필요성이 인정되는 사람이 그 질환이나 질병에 대하여 일반건강검진을 받은 날이 속하는 연도의 다음 연도 1월 31일까지 보건복지부장관이 정하여 고시하는 요양급여(의원 및 병원만 해당하되, 결핵에 대한 진료 또는 검사의 경우에는 종합병원 및 상급종합병원도 해당)를 받는 경우
  (나) 「의료법」 제34조에 따른 원격의료에 대하여 보건복지부장관이 정하여 고시하는 요양급여를 받는 경우

(다) 요양급여를 의뢰받은 요양기관이 환자의 상태가 호전됨에 따라 요양급여를 의뢰한 요양기관 등으로 환자를 회송(回送)하는 경우로서 해당 환자가 회송과 관련하여 보건복지부장관이 정하여 고시하는 요양급여를 받는 경우

• 보건복지부장관이 정하여 고시하는 항목에 대해 정신건강의학과 외래진료를 받은 경우에는 표에 따라 계산한 금액에 제1호 나목에 따라 계산한 금액을 더한 금액. 다만, 6세 미만의 경우에는 본인이 부담할 비용의 부담률의 100분의 70에 해당하는 금액으로 하고, 65세 이상인 경우에는 요양급여비용 총액이 보건복지부령으로 정하는 금액을 넘지 않으면 보건복지부령으로 정하는 금액으로 한다.

• 보건복지부장관이 정하여 고시하는 조산아(早産兒)와 저체중 출생아의 외래진료(출생일부터 5년이 되는 날까지의 외래진료)에 대한 요양급여로서 보건복지부장관이 정하는 요양급여의 경우에는 요양급여비용 총액의 100분의 5를 부담한다.

⑥ 법 제41조의4 및 이 영 제18조의4에 따른 선별급여 항목의 경우에는 요양급여비용의 100분의 100의 범위에서 보건복지부장관이 정하여 고시하는 금액을 부담한다.

⑦ 「의료법」 제3조 제2항 제3호 라목에 따른 요양병원 및 같은 호 마목에 따른 정신병원 외의 요양기관에서 입원진료를 받는 경우로서 법 제43조에 따라 신고한 입원병실 중 일반입원실에 16일 이상 연속하여 입원하는 환자의 경우에는 요양급여비용 총액 중 입원료에 한정하여 다음 표의 구분에 따라 계산한 금액을 부담한다. 다만, 제21조 제3항 제2호에 따라 보건복지부장관이 정하여 고시하는 질병군에 대하여 입원진료를 받는 경우 및 질병 또는 환자 특성상 16일 이상 장기입원이 불가피한 경우로 보건복지부장관이 정하여 고시하는 경우는 제외한다.

⑧ 요양급여비용의 100분의 100의 범위항목

다음 각 목의 어느 하나에 해당하는 경우에는 보건복지부령으로 정하는 항목의 요양급여비용의 100분의 100의 범위에서 보건복지부령으로 정하는 금액을 부담한다.

가. 법 제53조 제3항에 따라 급여가 제한되는 경우

나. 법 제54조 제3호 및 제4호에 따라 급여가 정지되는 경우

다. 법 제109조 제10항에 따라 공단이 보험급여를 하지 않는 경우

라. 「학교폭력 예방 및 대책에 관한 법률」 제2조 제1호에 따른 학교폭력 중 학생 간의 폭행에 의한 경우

마. 보험재정에 상당한 부담을 준다고 인정되는 경우

바. 그 밖에 보건복지부령으로 정하는 경우

⑨ 외래진료 등 요양급여비용 총액조건 및 본인부담액

65세 이상인 가입자 및 피부양자가 의원, 치과의원, 한의원 및 보건의료원에서 요양급여를 받는 경우의 본인부담액은 다음과 같다.

표 3-2 외래진료 등의 요양급여비용 총액에 관한 조건 및 본인부담액

기관 종류	요양급여비용 총액에 관한 조건	본인부담액
의원 · 치과의원(의약분업 예외지역은 제외한다), 및 보건의료원 (한방과는 제외한다)	요양급여비용 총액이 15,000원을 넘지 않는 경우	1,500원
	요양급여비용 총액이 15,000원을 넘고 20,000원을 넘지 않는 경우	요양급여비용 총액 X 10/100
	요양급여비용 총액이 20,000원을 넘고 25,000원을 넘지 않는 경우	요양급여비용 총액 X 20/100

(3) 요양급여비용 본인부담항목 및 부담률(100분의 100항목)

요양급여비용의 본인부담 항목으로서 요양급여비용의 본인부담률 100분의 100항목(전액본인부담)은 아래와 같다(제16조 관련).

- 다음에 해당하는 경우에는 그에 든 비용 총액

(가) 가입자 또는 피부양자가 「국민건강보험 요양급여의 기준에 관한 규칙」 제2조에 따른 요양급여의 절차에 따르지 않고 요양기관을 이용한 경우

(나) 「병역법」에 따른 현역병(지원에 의하지 않고 임용된 하사를 포함), 전환복무된 사람 또는 무관후보생으로 군에 복무 중인 가입자 또는 피부양자 및 교도소 또는 그 밖에 이에 준하는 시설에 수용되어 있는 가입자 또는 피부양자가 요양기관을 이용한 경우

(다) 법 제53조 제3항 및 제4항에 따라 가입자 또는 피부양자가 보험료 체납으로 급여제한을 받은 기간에 요양기관을 이용한 경우

(라) 「학교폭력 예방 및 대책에 관한 법률」 제2조 제1호에 따른 학교폭력 중 학생 간의 폭행에 의한 부상 또는 질병으로 요양기관을 이용한 경우

(마) 「의료법」 제3조 제2항 제3호 라목의 요양병원 중 「장애인복지법」 제58조 제1항 제4호의 장애인 의료재활시설을 제외한 요양병원에서 입원진료를 받는 가입자 또는 피부양자가 「국민건강보험 요양급여의 기준에 관한 규칙」 제6조 제1항에 따라 요양급여를 의뢰하지 않고 다른 요양기관에서 진료를 받는 경우

(바) 법 제109조 제10항에 따라 보험급여를 하지 않는 기간에 요양기관을 이용한 경우

• 다음에 해당하는 경우에는 보건복지부장관이 정하여 고시하는 공단이 부담하는 요양급여비용의 상한금액을 초과하는 비용

(가) 요양급여의 필요성이 의학적으로 인정되는 약제 · 치료재료로서 해당 약제 · 치료재료의 상한금액이 대체 가능한 약제 · 치료재료의 상한금액의 2배 이상인 경우

(나) 약제 · 치료재료에 대한 요양급여비용이 연간 200억 원 이상 들어 보험재정에 상당한 부담을 줄 우려가 있는 약제 · 치료재료의 경우

• 다음의 어느 하나에 해당하는 보험급여 항목의 경우에는 해당 보험급여 항목의 성격, 유형 및 빈도 등을 고려하여 보건복지부장관이 정하여 고시하는 비용

(가) 보건복지부장관이 정하여 고시하는 고가의 의료장비 또는 의료용품 등을 사용하는 보험급여 항목으로서 해당 항목의 요양급여 비용이 보험재정에상당한 부담을 준다고 인정되는 경우

(나) 대체가능한 다른 요양급여 항목에 비하여 상대적으로 보험급여 비용이 높아 보험재정에 상당한 부담을 준다고 인정되는 경우

(다) 혈액성분 채집술을 위한 혈액 제공 적합성 검사에서 부적합으로 판정되어 혈액성분 채집술을 하지 않은 경우 든 검사비용

(라) 요양기관의 과실이 없는 상태에서 가입자 또는 피부양자가 기피하여 준비된 혈액을 폐기하였을 경우의 혈액비용과 미리 채혈한 자기혈소판을 수혈하지 못한 경우 이에 든 비용

(마) 「응급의료에 관한 법률」에 따라 요양기관의 구급차를 이용하여 이송되었을 경우의 이송처치료 및 응급의료수가 기준에서 정한 응급의료관리료 산정 대상이 아닌 환자의 응급의료관리료

(바) 영 별표 2 제2호에 따라 보건복지부장관이 정하여 고시하는 질병군에 대한 입원 진료의 경우에는 가목에 해당하는 비용 및 사목 중 이송처치료에 해당하는 비용

(사) 「호스피스 · 완화의료 및 임종과정에 있는 환자의 연명의료결정에 관한 법률」 제28조에 따라 호스피스전문기관으로 지정된 요양기관에서 호스피스 · 완화의료의 입원진료를 받는 경우에는 가목에 해당하는 비용 및 사목 중 이송처치료에 해당하는 비용

(4) 요양급여비용 중 본인부담 상한액

건강보험 가입자가 입원치료를 받으면 진료비의 20%를, 외래진료의 경우는 비용의 30~60%를 그리고 약제비는 30%만을 본인이 부담하면 된다.

① 본인부담상한제란 고액 중증질환자의 의료비 부담을 덜어주기 위한 제도로 환자가 부담한 연간(1.1~12.31) 본인부담 진료비 총액이 보건복지부가 고시한 개인별 소득수준에 따른 본인부담상한액을 초과하는 경우 초과금액(비급여, 선별급여 제외)은 건강보험공단에서 부담하는 제도를 말한다.

② 요양급여비용 중 가입자 또는 피부양자 본인이 부담하는 금액의 상한은 지역가입자의 세대별 보험료 부담수준 또는 직장가입자의 개인별 보험료 부담수준에 따라 그 금액을 달리한다. 이 경우 상한액기준보험료의 구체적인 산정 기준 · 방법 등에 필요한 사항은 보건복지부장관이 정하여 고시한다.

(5) 본인부담금환급금

본인부담금환급금이란 요양기관이 건강보험 가입자 및 피부양자에게 요양급여를 실시하고 청구한 진료비를 심사평가원에서 심사한 결과 가입자 및 피부양자가 병 · 의원에 납부한 본인부담금이 법정본인부담금보다 과다하게 납부되었다고 결정될 경우 과다 납부한 본인부담 금액을 요양기관에 지급할 진료비에서 공제하여 가입자 및 피부양자에게 되돌려주는 제도이다.

신청은 가까운 공단지사에 방문, 전화, 인터넷, 우편 또는 팩스로 가능하며, 신청 후 7일 이내에 은행 계좌로 입금하여 드리고 있다.

(6) 요양급여비용 계산서 · 영수증의 발급 및 보존

① 요양기관이 요양급여를 실시한 때에는 가입자 등에게 다음 각 호의 구분에 의한 계산서 · 영수증을 발급하여야 한다. 다만, 요양기관 중 종합병원 · 병원 · 치과병원 · 한방병원 및 요양병원을 제외한 요양기관이 외래진료를 한 경우에는 별지 제12호 서식의 간이 외래 진료비계산서 · 영수증을 발급할 수 있다.

1. 입원 및 외래진료의 경우 : 별지 제6호 서식 또는 별지 제7호 서식의 진료비 계산서 · 영수증
2. 약국 및 한국희귀필수의약품센터의 경우 : 별지 제10호 서식 또는 별지 제11호 서식의 약제비 계산서 · 영수증

② 요양기관은 가입자 등이 제1항의 규정에 의한 계산서 · 영수증에 대하여 세부산정내역을 요구하는 경우에는 이를 제공하여야 한다.

③ 요양기관이 요양급여를 행한 경우에는 제1항의 규정에 의한 계산서 · 영수증 부본을 당해 요양급여가 종료된 날부터 5년간 보존하여야 한다. 다만, 요양기관이 별지 제13호 서식에 의한 본인부담금수납대장을 작성하여 보존하는 경우에는 이를 계산서 · 영수증 부본에 갈음한다.

수행 내용 및 수행준거 / 진료비 본인부담

1 진료비본인부담의 형태(분담방법)에 대하여 알아본다.

진료비 본인부담 형태에는 정률제, 정액제, 정액 및 정률제, 급여상한제, 급여제한제 등으로 구분하고 있다.

2 건강보험급여 유형별 본인 및 보험자 진료비 부담률과 진료비청구의 심사지급기관에 대하여 알아보고 적용한다.

건강보험급여 유형별 본인 및 보험자 진료비 부담률을 요약하면 아래와 같다.

(1) 건강보험급여 유형별 본인 및 보험자 진료비 부담률

표 3-3 건강보험급여 유형별 본인 및 보험자 진료비 부담률

(단위 : %)

구분	기관	진료비 부담률 (비급여제외 급여부분)		소재지 및 환자구분
		본인부담율	보험자 부담율	
외래	의원, 보건기관	30	70	모든 지역
	병원	40	60	동지역 일반환자
	종합병원	50	50	동지역 일반환자
	상급종합병원	진찰료전액 + 60	40	모든 지역 일반환자
입원	모든 의료기관	20	80	
지급기관	국민건강보험공단			
심사기관	건강보험심사평가원			

주: 단 임산부는 별도고시한 본인부담률 적용함.

(2) CT, MRI 또는 PET 촬영 시 특수촬영에 대한 본인부담율

1. 건강보험 진료 시 본인부담금은 입원, 외래 및 요양기관 종류(의원, 병원, 종합병원, 상급종합병원)에 따라 다르다.
   ① 입원 진료 시 진료, 수술, 투약 등을 모두 포함한 진료비 총액의 20%(식대 50%, CT/MRI/PET 등: 외래 본인부담율과 같음)를 부담하며, 만 15세 이하 아동의 경우 진료비 총액의 5%, 출생 28일 이내 신생아의 경우에는 본인부담이 면제된다.
   ② 외래 진료 시는 병원 종별 및 소재지에 따라 30~60%를 부담하고 있으며, 만 6세 미만 소아의 경우 성인이 부담하는 금액의 70%를 부담토록 정하고 있다.
   ③ 건강보험 산정특례대상은 ❶ 중증질환자 산정특례대상 외래, 입원 본인부담금 5%, ❷ 희귀난치성질환 산정특례대상 외래, 입원 본인부담금10%를 부담한다.
2. 의료급여 수급자의 경우는 다음과 같다.
   ① 입원은 1종 수급권자는 CT, MRI 또는 PET 본인부담금 "0", 2종 수급권자는 CT, MRI 또는 PET 총액의 10%를 부담한다.
   ② 외래의 경우에는 1종 수급권자는 CT, MRI 또는 PET 총액의 5%, 2종 수급권자는 CT, MRI 또는 PET 총액의 15%를 부담한다.

(3) 임산부 외래진료 본인부담

임산부가 외래진료 시는 상급종합병원은 40%, 종합병원 30%, 병원 20%, 의원 10%를 적용한다.

3 건강보험 환자의 만 15세 이하 아동의 진료, 자연분만, 제왕절개분만의 본인부담률 적용에 대하여 알아보고 수행한다.

(1) 만 15세 이하 아동의 입원진료 5%, 자연분만은 본인부담 면제, 제왕절개분만은 5%를 부담한다.

(2) 만 15세 이하 아동, 자연분만, 제왕절개분만 시 식대는 50%를 부담한다.

4 건강보험 요양급여비용 본인부담항목의 부담률 100분의 100항목(전액 본인부담)에 대하여 알아본다.

5 본인부담 상한제 및 본인부담금환급금 제도에 대하여 알아본다.

(1) 본인부담상한제란 고액 중증질환자의 의료비 부담을 덜어주기 위한 제도로 환자가 부담한 연간(1.1~12.31) 본인부담 진료비 총액이 개인별 소득수준에 따른 본인부담상한액을 넘는 경우, 그 넘는 금액을 환자에게 돌려주는 제도를 말한다(단, 비급여 및 선별급여는 제외).

(2) 본인부담금환급금은 요양기관이 건강보험 가입자 및 피부양자에게 요양급여를 실시하고 청구한 진료비를 심사평가원에서 심사한 결과 가입자 및 피부양자가 병 · 의원에 납부한 본인부담금이 법정본인부담금보다 과다하게 납부되었다고 결정될 경우 과다 납부한 본인부담 금액을 요양기관에 지급할 진료비에서 공제하여 가입자 및 피부양자에게 되돌려주는 제도이다.

6 진료비 계산서 · 영수증 및 약제비 계산서 · 영수증 서식의 이해와 진료비항목별 내역을 알아본다.

■ 진료비 계산서 · 영수증

■ 국민건강보험 요양급여의 기준에 관한 규칙 [별지 제6호서식] <개정 2020. 4. 3.>

[ ]외래 [ ]입원 ([ ]퇴원[ ]중간) 진료비 계산서 · 영수증

환자등록번호	환자 성명	진료기간	야간(공휴일)진료
		. . .부터 . . .까지	[ ] 야간 [ ] 공휴일

진료과목	질병군(DRG)번호	병실	환자구분	영수증번호(연월-일련번호)

항목			급여: 일부 본인부담 - 본인부담금	급여: 일부 본인부담 - 공단부담금	급여: 전액 본인부담	비급여: 선택진료료	비급여: 선택진료료 외
기본항목	진 찰 료						
	입 원 료	1인실					
		2·3인실					
		4인실 이상					
	식대						
	투약 및 조제료	행위료					
		약품비					
	주사료	행위료					
		약품비					
	마취료						
	처치 및 수술료						
	검사료						
	영상진단료						
	방사선치료료						
	치료재료대						
	재활 및 물리치료료						
	정신요법료						
	전혈 및 혈액성분제제료						
선택항목	CT 진단료						
	MRI 진단료						
	PET 진단료						
	초음파 진단료						
	보철·교정료						
「국민건강보험법」 제41조의4에 따른 요양급여							
65세 이상 등 정액							
정액수가(요양병원)							
정액수가(완화의료)							
질병군 포괄수가							
합계			①	②	③	④	⑤
상한액 초과금			⑥	-			

금액산정내용		
⑦ 진료비 총액 (①+②+③+④+⑤)		
⑧ 환자부담 총액 ((①-⑥)+③+④+⑤)		
⑨ 이미 납부한 금액		
⑩ 납부할 금액 (⑧-⑨)		
⑪ 납부한 금액	카드	
	현금영수증	
	현금	
	합계	
납부하지 않은 금액 (⑩-⑪)		
현금영수증( )		
신분확인번호		
현금영수증 승인번호		

* 요양기관 임의활용공간

선택진료 신청	[ ] 유 [ ] 무

요양기관 종류	[ ] 의원급·보건기관 [ ] 병원급 [ ] 종합병원 [ ] 상급종합병원		
사업자등록번호		상호	
전화번호			
사업장 소재지		대표자	[인]

년 월 일

항목별 설명

1. 일부 본인부담: 일반적으로 다음과 같이 본인부담률을 적용하나, 요양기관 지역, 요양기관의 종별, 환자 자격, 「국민건강보험법」 제41조의4에 따른 요양급여 여부, 병실종류 등에 따라 달라질 수 있습니다.
   - 외래 본인부담률: 요양기관 종별에 따라 30% ~ 60%(의료급여는 수급권자 종별 및 의료급여기관 유형 등에 따라 0원 ~ 2500원, 0% ~ 15%) 등
   - 입원 본인부담률: 20%(의료급여는 수급권자 종별 및 의료급여기관 유형 등에 따라 0% ~ 10%) 등

   ※ 식대: 50%(의료급여는 20%)
   CT · MRI · PET: 외래 본인부담률(의료급여는 입원 본인부담률과 동일)
   「국민건강보험법」 제41조의4에 따른 요양급여(선별급여): 보건복지부장관이 고시한 항목별 본인부담률

   ※ 상급종합병원 입원료: 2인실 50%, 3인실 40%, 4인실 30% / 치과병원을 제외한 병원급 의료기관 입원료: 2인실 40%, 3인실 30%
2. 전액 본인부담: 「국민건강보험법 시행규칙」 별표 6 또는 「의료급여법 시행규칙」 별표 1의2에 따라 적용되는 항목으로 건강보험(의료급여)에서 금액을 정하고 있으나 진료비 전액을 환자 본인이 부담합니다.
3. 상한액 초과금: 본인부담액 상한제에 따라 같은 의료기관에서 연간 500만원(2015년부터는 「국민건강보험법 시행령」 별표 3 제2호에 따라 산정한 본인부담상한액의 최고 금액, 환자가 내는 보험료 등에 따라 다를 수 있음) 이상 본인부담금이 발생한 경우 공단이 부담하는 초과분 중 사전 정산하는 금액을 말합니다.

   ※ 전액 본인부담 및 「국민건강보험법」 제41조의4에 따른 요양급여의 본인부담금 등은 본인부담 상한액 산정시 제외합니다.
4. "질병군 포괄수가"란 「국민건강보험법 시행령」 제21조제3항제2호 및 「국민건강보험 요양급여의 기준에 관한 규칙」 제8조제3항에 따라 보건복지부장관이 고시한 질병군 입원진료에 대하여 해당 입원진료와 관련되는 여러 의료행위를 하나의 행위로 정하여 요양급여비용을 결정한 것을 말합니다. 다만, 해당 질병군의 입원진료와 관련되는 의료행위라도 비급여대상이나 이송처치료 등 포괄수가에서 제외되는 항목은 위 표의 기본항목 및 선택항목란에 합산하여 표기됩니다.

일반사항 안내

1. 이 계산서·영수증에 대한 세부내용은 요양기관에 요구하여 제공받을 수 있습니다.
2. 「국민건강보험법」 제48조 또는 「의료급여법」 제11조의3에 따라 환자가 전액 부담한 비용과 비급여로 부담한 비용의 타당성 여부를 건강보험심사평가원(☏1644-2000, 홈페이지: www.hira.or.kr)에 확인 요청하실 수 있습니다.
3. 계산서·영수증은 「소득세법」에 따른 의료비 공제신청 또는 「조세특례제한법」에 따른 현금영수증 공제신청(현금영수증 승인번호가 적힌 경우만 해당합니다)에 사용할 수 있습니다. 다만, 지출증빙용으로 발급된 "현금영수증(지출증빙)"은 공제신청에 사용할 수 없습니다.
   (현금영수증 문의 126 인터넷 홈페이지: http://현금영수증.kr)

7 「국민건강보험 요양급여의 기준에 관한 규칙 제7조 개정에 따라, 「진료비 세부산정내역 서식 등에 관한 기준」 고시를 제정하여 2018년 3월부터 시행하기로 한 진료비 세부산정내역 표준서식에 대하여 알아보고 환자요청 시 제공한다.

진료비 세부산정내역[별지 제1호 서식]

5

환자등록번호	환자성명	진료기간	병실	환자구분	비고

<table>
<tr><th rowspan="3">항목</th><th rowspan="3">일자</th><th rowspan="3">코드</th><th rowspan="3">명칭</th><th rowspan="3">금액</th><th rowspan="3">횟수</th><th rowspan="3">일수</th><th rowspan="3">총액</th><th colspan="3">급여</th><th rowspan="3">비급여</th></tr>
<tr><th colspan="2">일부본인부담</th><th rowspan="2">전액
본인부담</th></tr>
<tr><th>본인부담금</th><th>공단부담금</th></tr>
<tr><td></td><td></td><td></td><td></td><td></td><td></td><td></td><td></td><td></td><td></td><td></td><td></td></tr>
<tr><td></td><td></td><td></td><td></td><td></td><td></td><td></td><td></td><td></td><td></td><td></td><td></td></tr>
<tr><td colspan="2">계</td><td></td><td></td><td></td><td></td><td></td><td></td><td></td><td></td><td></td><td></td></tr>
<tr><td colspan="2">끝수처리
조정금액</td><td></td><td></td><td></td><td></td><td></td><td></td><td></td><td></td><td></td><td></td></tr>
<tr><td colspan="2">합계</td><td></td><td></td><td></td><td></td><td></td><td></td><td></td><td></td><td></td><td></td></tr>
</table>

신청인 (환자와의 관계 :) 의 요청에 따라
진료비 계산서 · 영수증 세부산정내역을 발급합니다.

년 월 일

요양기관 명칭		대표자	[인]

수행 Tip!

- 국민건강보험공단 및 건강보험심사평가원 홈페이지를 검색하여 관련 자료를 수집 활용한다.

3-3 산정특례제도

학습목표

1 | 산정특례환자의 자격관리와 본인부담률을 적용할 수 있다.

필요 지식

1. 본인일부 부담금 산정특례제도

(1) 산정특례제도

본인부담금 산정특례제도란 건강보험에서는 희귀질환 및 중증난치성질환 또는 암 등 중증환자의 고액진료비가 발생하는 대상을 보건복지부 고시로서「본인일부부담금 산정특례에 관한 기준」으로 정하여 본인부담금을 경감하는 제도이다. 이 제도는 지속적으로 확대되고 있으며, 보건복지부고시에 의한 본인부담금 산정특례에 관한 기준은 아래와 같다.

(2) 산정특례 대상

① 외래진료

「국민건강보험법 시행령」 제19조 제1항 [별표 2] 제1호 가목에 의한 요양급여(당일 발행한 처방전으로 약국 또는 한국희귀필수의약품센터인 요양기관에서 의약품을 조제받는 경우도 포함)로 외래진료의 경우에도 요양급여비용 총액의 100분의 20에 해당하는 금액을 부담하는 대상은 [별표 1]과 같다.

② 가정간호 산정

「의료법」 제33조 및 같은 법 시행규칙 제24조에 의한 가정간호에 대한 요양급여 시에도 영 제19조 제1항 [별표 2] 제1호 가목 및 제3호에 의하여 요양급여비용 총액의 100분의 20(등록 암환자 · 중증화상환자는 100분의 5 및 희귀질환, 중증난치성질환자는 100분의 10)에 해당하는 금액을 부담하는 대상은 [별표 2]와 같다.

③ 고가특수의료장비

영 제19조 제1항 [별표 2] 제1호 나목에 의하여 입원진료의 경우에도 외래진료의 본인일부 부담금 산정방법에 따라 산정한 금액을 본인이 부담하는 고가의료장비는 다음 각호와 같다. 다만, 제4조 및 제5조에 의한 본인일부 부담금 산정특례대상자는 제외한다.

1. 전산화단층영상진단(CT)
2. 자기공명영상진단(MRI)
3. 양전자단층촬영(PET)

④ 중증질환자

영 제19조 제1항 [별표 2] 제3호 마목에 의한 요양급여(당일 발행한 처방전으로 약국 또는 한국희귀필수의약품센터인 요양기관에서 의약품을 조제받는 경우도 포함)로 외래 또는 입원진료(질병군 입원진료 포함)시 요양급여비용총액의 100분의 5에 해당하는 금액을 부담하는 대상은 [별표 3]과 같다.

⑤ 희귀질환 및 중증난치성질환자

「국민건강보험법 시행령」 제19조제1항 [별표 2] 제3호 나목 2)에 의한 요양급여(당일 발행한 처방전으로 약국 또는 한국희귀필수의약품센터인 요양기관에서 의약품을 조제받는 경우도 포함)로 외래 또는 입원진료(질병군 입원진료를 포함) 시 요양급여비용총액의 100분의 10 또는 영 [별표 2] 제2호 가목의 산식에 따라 계산한 금액의 100분의 10에 해당하는 금액을 부담하는 대상은 [별표 4]와 같다.

⑥ 희귀질환 및 중증난치성질환자

치매질환에 대하여 외래 및 입원진료에 대하여 산정특례(국민건강보험공단신청 및 승인후)를 적용한다.

⑦ 약국 요양급여비용 총액의 본인부담률

「국민건강보험법 시행령」 제19조제1항 [별표 2] 제1호 다목 3)에 따라 상급종합병원 외래진료 시에는 약국 요양급여비용 총액의 100분의 50, 종합병원 외래진료 시에는 약국 요양급여비용 총액의 100분의 40에 해당하는 금액을 부담하는 질병은 [별표 5]와 같다.

▣ 산정특례 대상자 본인부담(요약)

- 암 · 희귀질환, 중증난치질환 등록자: 등록일부터 5년간 암은 총 진료비의 5%, 희귀질환 및 중증난치질환은 총 진료비의 10%
- 뇌혈관질환자 및 심장질환자: 산정특례 적용 기준에 해당하는 경우 최대 30일 동안 총 진료비의 5%
- 결핵 등록자: 결핵 치료기간 동안 총 진료비의 0%
- 중증화상 등록자: 등록일로부터 1년간 총진료비의 5%
- 중증외상: 손상중증도점수(ISS) 15점 이상에 해당하는 중증외상환자가 「응급의료에 관한 법률」 제30조의2에 따른 권역외상센터에 입원하여 진료를 받은 경우 최대 30일 동안 총 진료비의 5%

(4) 산정특례 등록 및 재등록 신청

① 산정특례 등록 신청

- 제4조, 제5조 및 제5조의2의 산정특례 대상에 해당하여 등록을 하려는 자는 요양기관에서 확인한 별지 제1호 서식의 건강보험(암) 산정특례 등록 신청서, 별지 제2호 서식의 건강보험(희귀, 중증 난치, 중증치매) 산정특례 등록신청서, 별지 제3호 서식의 건강보험(결핵, 중증화상) 산정특례 등록신청서를 국민건강보험공단 또는 요양기관에 제출하여야 한다. 이때 등록신청일은 별지 제1호 서식의 건강보험(암) 산정특례 등록산청서, 별지 제2호 서식의 건강보험(희귀, 중증난치, 중증치매) 산정특례 등록신청서, 별지 제3호 서식의 건강보험(결핵, 중증화상) 산정특례 등록신청서를 공단에 제출된 때로 한다.
- 제5조의 산정특례 대상자 중 극희귀질환자, 상세불명 희귀질환자 및 기타염색체이상질환자는 공단 이사장이 사전에 승인한 요양기관을 통하여 공단에 신청을 하여야 한다.
- 산정특례는 진단확진일로부터 30일 이내 신청 시 확진일로부터 소급하여 적용하고, 30일 이후에 신청 시 신청일부터 적용한다.

② 산정특례 재등록

- 암환자로 등록된 자, 제5조의 산정특례 등록 대상자가 산정특례 적용 종료 시점에 다음에 해당하는 경우, 재등록을 신청할 수 있다.
- 별지 제1호 서식의 건강보험(암) 산정특례 등록신청서에 따라 등록한 암환자가 특례기간 종료시점에 잔존암, 전이암이 있거나, 추가로 재발이 확인되는 경우로서 암조직의 제거 · 소멸을 목적으로 수술, 방사선 · 호르몬 등의 항암치료 중인 경우이거나, 항암제를 계속 투여 중인 경우
- 별지 제2호 서식의 건강보험(희귀, 중증난치, 중증치매) 산정특례 등록신청서에 따라 등록한 희귀질환자 및 중증난치질환자가 특례기간 종료시점에 등록된 희귀질환자 및 중증난치질환자의 잔존이 확인되는 경우로서 해당 질환으로 계속 치료 중인 경우
- 별지 제2호 서식의 건강보험(희귀, 중증난치, 중증치매) 산정특례 등록신청서에 따라 등록한 상세불명희귀질환자 및 기타염색체이상질환자가 특례기간 종료시점에 질병관리본부 희귀질환 전문 위원회로부터 임상 경과 검토 결과 재등록 대상자로 판정받은 경우

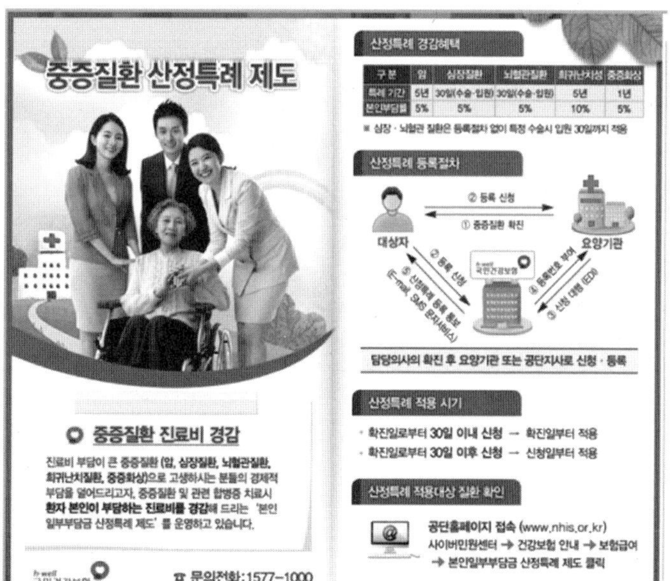
중증질환 산정특례 제도
중증질환 진료비 경감
진료비 부담이 큰 중증질환 (암, 심장질환, 뇌혈관질환, 희귀난치질환, 중증화상)으로 고생하시는 분들의 경제적 부담을 덜어드리고자, 중증질환 및 관련 합병증 치료시 환자 본인이 부담하는 진료비를 경감해 드리는 '본인일부부담금 산정특례 제도' 를 운영하고 있습니다.
국민건강보험
☎ 문의전화:1577-1000
산정특례 경감혜택
구 분 | 암 | 심장질환 | 뇌혈관질환 | 희귀난치성 | 중증화상
특례 기간 | 5년 | 30일(수술·입원) | 30일(수술·입원) | 5년 | 1년
본인부담률 | 5% | 5% | 5% | 10% | 5%
※ 심장 · 뇌혈관 질환은 등록절차 없이 특정 수술시 입원 30일까지 적용
산정특례 등록절차
② 등록 신청
① 중증질환 확진
대상자
요양기관
② 등록 신청
⑤ 산정특례 등록 통보 (E-mail, SMS 문자서비스)
④ 등록번호 부여
③ 신청 대행 (EDI)
담당의사의 확진 후 요양기관 또는 공단지사로 신청 · 등록
산정특례 적용 시기
· 확진일로부터 30일 이내 신청 → 확진일부터 적용
· 확진일로부터 30일 이후 신청 → 신청일부터 적용
산정특례 적용대상 질환 확인
공단홈페이지 접속 (www.nhis.or.kr)
사이버민원센터 → 건강보험 안내 → 보험급여 → 본인일부부담금 산정특례 제도 클릭

그림 3-4 ▶ 산정특례제도 및 등록절차

[별표 1] 외래 진료 시 산정특례 대상

– 요양급여비용 총액의 100분의 20을 본인일부 부담

구분	대상	특정기호
1	미등록 암환자가 해당 상병(C00~C97, D00~D09, D32~D33, D37~D48)으로 진료를 받은 당일	V027

[별표 2] 가정간호 산정특례 대상

– 요양급여비용 총액의 100분의 20(등록 암환자, 중증화상환자는 100분의 5 및 희귀난치성질환자는 100분의 10)을 본인일부 부담

구분	대상	특정기호
1	등록 암환자 · 희귀난치성질환자 · 중증화상환자를 제외한 환자가 가정간호를 받은 경우(등록 암환자 · 희귀난치성질환자 · 중증화상환자가 타상병만으로 가정간호를 받은 경우 포함)	V008
2	등록 암환자가 등록일로부터 5년간 해당 상병(C00~C97, D00~D09, D32~D33, D37~D48)으로 가정간호를 받은 경우	V194
3	등록 희귀난치성질환자가 등록일로부터 5년간 고시에서 정한 해당 상병으로 가정간호를 받은 경우	V231
4	등록 중증화상환자가 등록일로부터 1년간 고시에서 정한 해당 상병으로 가정간호를 받는 경우	V251
5	별표 5에 의거 등록한 결핵환자가 특례기간 동안 결핵질환으로 가정간호를 받는 경우	V274
6	별표 4의 구분 제8호에 의거 등록한 치매질환자가 등록일로부터 5년간 해당 상병으로 가정간호를 받은 경우	V801
	별표 4의 구분 제9호에 의거 등록한 치매질환자가 제10조 제1항에 의거 해당 상병으로 가정간호를 받은 경우	V811

[별표 3] 중증질환자 산정특례 대상

– 외래 또는 입원진료(질병군 입원진료 및 고가의료 장비사용 포함) 시 요양급여비용 총액의 100분의 5 본인일부 부담

<table>
<tr><th>구분</th><th colspan="2">대상</th><th>특정기호</th></tr>
<tr><td>1</td><td colspan="2">[별지] 서식에 따라 등록한 암환자가 등록일로부터 5년간 해당 상병(C00~C97, D00~D09, D32~D33, D37~D48)으로 진료를 받은 경우</td><td>V193</td></tr>
<tr><td>2</td><td colspan="2">[별첨 1]에 해당하는 상병의 뇌혈관질환자가 해당 상병의 치료를 위하여 [별첨 1]에 해당하는 수술 또는 약제투여를 받은 경우 최대 30일</td><td>V191</td></tr>
<tr><td></td><td colspan="2">[별첨 1]에서 I60~I62에 해당하는 상병의 중증 뇌출혈환자가 급성기에 입원하여 진료를 받은 경우 최대 30일
* [별첨 1]에 해당하는 수술 또는 약제투여를 받지 않은 경우</td><td>V268</td></tr>
<tr><td>3</td><td colspan="2">[별첨 2]에 해당하는 상병의 심장질환자가 해당 상병의 치료를 위하여 [별첨 2]에 해당하는 수술 또는 약제투여를 받은 경우 최대 30일
* 단, [별첨 2]에 해당하는 상병 중 복잡 선천성 심기형질환자 또는 [별첨 2]에 해당하는 수술 중 심장이식술을 받은 경우 최대 60일</td><td>V192</td></tr>
<tr><td rowspan="4">4</td><td rowspan="4">[별지] 서식에 따라 등록한 중증화상환자가등록일로부터1년간[별첨 3]에 해당하는 상병의 진료를 받는 경우
* 단, 등록기간 종료 후 진료담당의사의 의학적 판단하에 등록기간을 6개월 연장할 수 있음</td><td>2도(T20.2, T21.2, T22.2, T23.2, T24.2, T25.2, T30.2)이면서 체표면적 20% 이상(T31.2~T31.9)인 경우</td><td>V247</td></tr>
<tr><td>3도(T20.3, T21.3, T22.3, T23.3, T24.3, T25.3, T30.3)이면서 체표면적 10%이상인 경우(T31.11,T31.21~T31.22,T31.31~T31.33,T31.41~T31.44,T31.51~T31.55,T31.61~T31.66,T31.71~T31.77,T31.81~T31.88,T31.91~T31.99)</td><td>V248</td></tr>
<tr><td>기능 및 일상생활에 중요한 영향을 주는 안면부, 수부, 족부, 성기 및 회음부 화상은 2도 이상, 눈 및 각막 등 안구 화상(T20.2~T20.3, T21.2~T21.3, T23.2~T23.3, T25.2~T25.3, T26.0~T26.4)인 경우</td><td>V249</td></tr>
<tr><td>흡입, 내부장기 화상(T27.0~T27.3, T28.0~T28.3)인 경우</td><td>V250</td></tr>
</table>

[별표 4] 희귀난치성질환자 산정특례 대상

– 외래 또는 입원진료(질병군 입원진료 및 고가의료장비사용 포함) 시 요양급여비용총액의 100분의 10을 본인일부 부담([별지] 서식에 따라 등록한 환자가 등록일로부터 5년간 해당 상병으로 진료를 받은 경우 – 단, 결핵은 등록일로부터 2년간 해당상병으로 진

료를 받은 경우로 하며, 상세불명 희귀질환은 등록일로부터 1년간 해당 임상 소견으로 진료를 받은 경우로 함.

[별표 5] 약국 요양급여비용총액의 본인부담률 산정특례 대상

(1) 상급종합병원 외래진료 시 발급받은 처방전에 따라 약국에서 조제받는 경우 약국 요양급여비용총액의 100분의 50, 종합병원 외래진료 시 발급받은 처방전에 따라 약국에서 조제받는 경우 약국 요양급여비용 총액의 100분의 40을 본인일부 부담

(2) 다만, E11.2 E11.9 상병에 해당되더라도 인슐린을 처방(인슐린 단독요법 또는 인슐린과 경구용 치료제의 병용 요법)받거나 투여중인 경우에는 약국 요양급여비용총액의 본인부담률 산정특례 대상에서 제외한다.

▶ 수행 내용 및 수행준거 / 산정특례제도

1 본인일부부담금 산정특례제도에 대하여 알아보고 실행한다.

건강보험에서는 희귀질환 및 중증난치성질환 또는 암 등 중증환자의 고액진료비가 발생하는 대상을 보건복지부고시로서 「본인일부 부담금 산정특례에 관한 기준」으로 정하여 본인부담금을 경감하는 제도를 말한다.

산정특례 등록을 위해서는 요양기관의 담당의사에게 '건강보험 산정특례 등록신청서'를 발급받아 가까운 건강보험공단으로 환자나 환자 보호자가 등록 신청하는 것을 원칙으로 하고 있으며, 요양기관에서 환자의 동의를 받아 등록신청을 대행하여 산정특례 적용을 받을 수 있도록 해드리는 경우도 있다.

2 산정특례대상자 중 빈도수가 높은 본인부담률에 대하여 알아보고 적용한다.

① 외래진료 미등록 암환자 20% ② 등록 암환자 5년간 5% ③ 중증질환자(뇌혈관, 심장질환, 중증화상) 외래 또는 입원진료 5% ④ 희귀질환 및 중증난치성환자 5년간 10% 등이 있다.

3 산정특례제도의 특례기간 및 본인부담, 신청절차, 범위에 대하여 요약정리 해본다.

	구분	암	심장/뇌혈관질환	희귀질환 및 중증 난치성질환	결핵	중증 화상
1	특례기간	5년	• 입원해 1회 수술당 최고 30일 • 심기형환자/심장이식술 60일	5년	• 일반결핵 2년 • 다제내성 5년	1년
2	본인부담	5%	5%	10%		5%
3	신청절차	① 직접신청: 담당의사가 확진하여 발행한 "건강보험산정특례등록신청서"를 건강보험에 제출 ② 병원신청: 확진 후 "건강보험산정특례등록신청서"를 작성하여 공단/병의원에 제출(EDI로 대행) ③ 심장/뇌혈관질환의 경우는 별도의 등록절차 없음(병원의 요양급여 청구만으로 혜택 가능)				
4	특례적용	① 확진(판정)일로부터 30일(토, 일, 공휴일 포함) 이내에 신청할 경우: 확진일부터 적용 ② 확진(판정)일로부터 30일(토, 일, 공휴일 포함)이후에 신청할 경우: 신청일부터 적용				
5	적용범위	외래 또는 입원진료(질병관련 입원, CT/MRI/PET), 약국 포함				
6	새등록	1. 암: 특례기간 5년 종료시점에 잔존암/전이암이 있거나, 재발되어 항암치료 중인 경우 → 종료 1개월 전부터 신청 가능 2. 희귀질환 및 중증난치성질환: 특례기간 5년 종료 시점에 해당질환으로 계속 치료 중인 경우 → 종료 3개월 전부터 신청 가능				

4 산정특례대상자의 등록신청서 및 작성요령에 대하여 알아보고 안내한다.

(1) 산정특례대상 신청서 및 작성요령

① 건강보험 (암) 산정특례 등록 신청서

건강보험 산정특례 등록 신청서 (별지 1 앞면)

(ㅁ 암　ㅁ 희귀난치　ㅁ 중증화상　ㅁ 결핵　ㅁ 기타)　※ 해당란에 ∨표기

산정특례등록번호	※ 공단기재사항	접수일자	※ 공단기재사항	
건강보험증번호		가입자(세대주)		
수 진 자 (주민등록번호)	(－)	등록결과 통보방법	ㅁ 문자서비스(SMS) ㅁ E-mail ※ 해당란에 ∨표기	
E-mail			휴대전화	
주 소			자택전화	

요양기관 확인란

진료과목		구분	입원/외래	진단확진일	. .
진단명					
상병기호			특정기호		

〔최종 진단 방법〕 ※ 해당란에 ∨표기　※ 중복 체크 가능

ㅁ 암	ㅁ 희귀난치 ㅁ중증화상 ㅁ결핵
ㅁ ① 검사 ㅁ Sono ㅁ CT ㅁ MRI ㅁ기타( ) ② 조직검사 없는 진단적 수술 ㅁ ③ 특수 생화학적 또는 면역학적검사 ㅁ ④ 세포학적 또는 혈액학적 검사 ㅁ ⑤ 전이부위의 조직학적 검사 ㅁ ⑥ 원발부위의 조직학적 생검 ㅁ ⑦ 기타( )	ㅁ ① 영상검사 ㅁ Sono ㅁ CT ㅁ MRI ㅁ 기타( ) ㅁ ② 특수 생화학/면역학적검사, 도말/배양검사 등 ㅁ ③ 유전학적 검사 ㅁ ④ 조직학적 검사 ㅁ ⑤ 임상적 소견으로 최종 진단 시 기재 [ ] ⑥ 기타(검사)

위의 기록한 사항이 사실임을 확약함

년　월　일

요양기관명(기호) :　( )

담당의사(면허번호) :　( ) (서명 또는 인)

상기와 같이 건강보험 산정특례 등록을 신청합니다.

신청일　년　월　일

신청인 :　(서명 또는 인)　전화번호 ( )

수진자와의 관계 ( )

국민건강보험공단 이사장 귀하

주: 건강보험(희귀, 중증난치, 중증치매) 산정특례 등록 신청서 및 건강보험(결핵, 중증화상) 산정특례 등록 신청서 양식 별도 있음.

5 산정특례대상자가 의료기관 방문 시 OCS 화면을 활용 자격관리와 사례별 본인부담률을 적용한다.

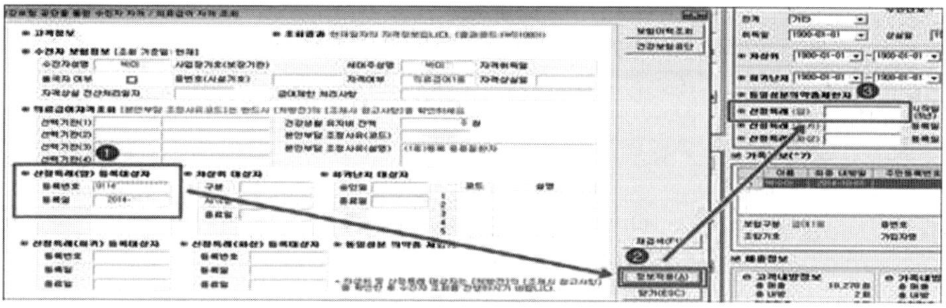

그림 3-5 ▶ 국민건강보험 산정특례 수진자 조회 화면

6 암환자 및 희귀난치성질환자의 산정특례 재등록 방법을 알아본다.

(1) 등록한 암환자가 특례기간(5년) 종료시점에 잔존암, 전이암이 있거나, 추가로 재발이 확인되는 경우로서 암조직의 제거 · 소멸을 목적으로 수술, 방사선 · 호르몬 등의 항암치료 중인 경우이거나, 항암제를 계속 투여 중인 경우 신청서식에 의거 재등록을 신청한다.

(2) 희귀난치질환 산정특례 적용기간(5년) 종료시점에 등록된 희귀난치성질환의 잔존이 확인되는 경우로서 해당 질환으로 계속 치료 중인 경우 신청서식에 의거 재등록을 신청한다(종료일 3달 전부터 재등록 신청 가능).

(3) 재등록 특례적용기간은 산정특례 적용 시작일부터 5년을 다시 산정특례 적용한다(단, 일반결(V246)의 경우는 산정특례 적용기간은 2년임).

(4) 재등록 방법 – 질병별 검사항목 따라 검사 ⇨ 담당의사 확진(검사기준에 적합한 경우) ⇨ "산정특례 등록 신청서" 공단 또는 병 · 의원(EDI대행)

(5) 재등록 대상자의 기존 등록상병 확인방법은 건강보험공단 홈페이지(http;//medi.nhis.or.kr)에서 확인(요양기관 정보마당 → 산정특례 자격확인 → 재등록대상자 → 상병확인)이 가능하다.

수행 Tip!

• 건강보험심사평가원 홈페이지를 검색하여 산정특례에 관한 자료를 수집 활용한다.

□ 학습 3 학습자 자기진단 평가서			
담당교수		교과목명	건강보험실무
학번(반)		능력단위명 (능력단위코드) 책무(Duty)	진료비심사청구 (0601020111_16v2)
성 명			
평가일자	202X년 월 일	평가시기	□ 수 업 전 □ 수 업 후

* 학습자의 자가진단서 평가로서 본 교과목의 능력단위요소별 사전 지식에 대한 문항으로 학습자 확인하는 체크리스트입니다. 진단 문항별로 매우 우수(5), 우수(4), 보통(3), 미흡(2), 매우 미흡(1) 중 하나에 ✔ 표시해 주시기 바랍니다.

[건강보험자격관리 수행하기] 직무능력 평가표						
평가영역	문항	매우 미흡	미흡	보통	우수	매우 우수
학습 3. 건강보험 자격관리 수행하기	1. 나는 요양급여기준 및 의료전달체계에 의한 자격관리를 할 수 있다.	①	②	③	④	⑤
	2. 나는 요양급여 신청절차에 의한 수진자를 안내할 수 있다.	①	②	③	④	⑤
	3. 나는 건강보험공단에 보험급여 제한여부 등에 관한 사실을 의뢰 및 확인할 수 있다.	①	②	③	④	⑤
	4. 나는 외래 및 입원환자의 본인부담률을 적용할 수 있다.	①	②	③	④	⑤
	5. 나는 산정특례환자의 자격관리와 본인부담률을 적용할 수 있다.	①	②	③	④	⑤
	합계					

○ 교육 수강생 기타 의견

4장 의료수가 관리하기 (0601020111_16v2.4)

4-1 의료수가제도

학습 목표

1 | 우라나라의 의료수가 제도와 종류에 대하여 알 수 있다.
2 | 상대가치점수 및 종별가산율을 적용하여 수가를 산정할 수 있다.
3 | 보험유형별 의료수가와 본인부담(률)을 적용하여 관리할 수 있다.

필요 지식

1. 의료수가제도

1) 의료수가의 개념

(1) 의료수가

의료수가(醫療酬價)는 환자가 의료기관에 내는 본인부담금과 건강보험공단에서 의료기관에 지급하는 급여비의 합계를 의미한다. 즉, 의료수가란 요양급여비용으로 의료행위에 대한 대가로 지불하는 비용으로서 건강보험공단과 환자가 의사나 약사 등의 의료서비스 제공자에게 의료행위에 대해 제공하는 비용을 말한다. 일반적으로 치료원가와 의사 · 간호사 등 보건의료인의 인건비와 전기료 등 의료기관 운영에 따른 부대비용을 합친 금액을 기준으로 결정된다. 의료수가는 = 상대가치점수 × 환산지수로 산출된다.

의료수가 결정과 인상은 환자에게 제공되는 서비스의 정도, 서비스 제공자의 소득, 물가상승률 같은 경제지표 등을 토대로 건강보험정책심의위원회(건정심)에서 진행한다. 이처럼 수가 인상은 건정심에서 심의해 최종 결정되지만, 수가인상률은 각 가입자단체와 건강보험공단이 협상을 통해 결정한다. 의료수가는 병원경영에 지대한 영향을 미치는 반면, 사용자들에게는 건강보험료 인상으로 연결되고, 건강보험공단은 건강보험재정 부담으로 연결되는 만큼 각 단체 간 치열한 협상이 진행되며 이 때문에 매년 수가 결정 과정은 순탄치 않다.

(2) 의료수가의 종류 및 고시기관

우리나라의 의료수가를 적용하는 방법은 크게 건강보험수가와 산업재해보상보험수가, 자동차보험수가 및 일반수가로 분류할 수 있다. 이들 수가는 기본적으로 보건복지부장관이 고시하는 건강보험수가에 근간을 두고 행위료 가산율 및 대상을 조정하여 적용하는 형태를 취하고 있다.

의료수가의 종류 및 고시기관은 다음과 같다.

표 4-1 의료수가의 종류 및 고시기관

수가종류	고시기관	비고
건강보험수가	보건복지부	행위별수가, 포괄수가제
의료급여수가	보건복지부	
산재보험수가	고용노동부	
자동차보험수가	국토교통부	
일반수가	병원(홈페이지 게시)	상급병실료 등 비급여수가

2) 우리나라의 의료수가

(1) 건강보험수가

① 행위별 수가제(Fee-For-Service: FFS)

건강보험의 행위별수가제(fee-for-service)는 의료기관에서 의료인이 제공한 의료서비스(행위, 약제, 치료재료 등)에 대해 서비스별로 가격(수가)을 정하여 사용량과 가격에 대해 진료비를 지불하는 제도로 우리나라는 1977년 의료보험 도입 당시부터 채택하고 있다. 따라서 진료에 소요되는 약제 또는 재료비를 별도로 산정하고 의료인이 제공한 진료의 개별행위마다 일정한 값을 정하여 의료비를 지급하는 성과불제도이다. 즉, 의사들이 환자에게 제공한 각각의 진료서비스나 진료재료, 약제에 대하여 진료비를 지불하는 방식이다. 이 수가제도는 의학기술의 발달, 첨단 과학을 응용한 고급의료서비스 개발에 기여한 바가 크지만 총 의료비 증가 현상을 초래하고 있으며 장 · 단점은 아래와 같다.

(가) 장점

의료공급자가 진료행위 및 서비스항목, 소요재료, 의약품별로 가격을 정하는 제도이기 때문에 의료를 이용하는 환자 측이나 의료서비스를 공급하는 의사 측에서 절대적으로 요구하는 다음 사항들을 실현할 수 있다. ① 환자에게 양질의 의료서비스 제공이 가능하며 ② 신의료기술 및 신약개발에 기여하고 ③ 의료의 연구개발에 동기가 부여되고 ④ 환자와 의료인 간에 신뢰가 조성된다.

(나) 단점

진료비가 진료의 양에 비례하기 때문에 환자에게 많은 진료를 제공할수록 의사 또는 의료기관의 수입이 증가하게 되어 ① 과잉진료와 과잉검사를 초래할 수 있으며 ② 의료서비스의 양을 필요 이상으로 증가시켜 진료비용을 상승시킬 수 있으며 ③ 지나친 신 의료기술 등의 개발로 국민의료비 증가가 우려되고 ④ 환자에게는 의료기관을 상대로 의료서비스 가격의 적정성을 확인하기가 어렵기 때문에 진료비 부당 청구의 가능성이 내재하고 있으며 ⑤ 의료기관의 시설과 장비에 과잉투자를 야기시킬 수 있으며 ⑥ 진료수가 및 약가 등의 세분화에 따른 진료비 청구업무가 매우 복잡하다.

■ **요양병원형 일당정액수가제**

고령화 및 생활수준 향상에 따라 노인성 및 만성질환 위주의 장기요양 의료서비스 수요가 증대됨에 따라, 장기요양 입원환자의 특성을 고려한 요양병원형 일당정액수가제를 2008년 1월부터 도입하여 시행하고 있다.

② 포괄수가제(Diagnosis Related Groups: K-DRG)

진단명기준 환자군이라 번역되는 DRG는 입원환자의 특성 및 진료의 특성에 의해 임상적인 진료내용과 자원의 소모량이 유사하도록 분류한 질병군으로서, 분류체계는 주진단명 및 기타진단명, 수술처치명, 연령, 성별, 진료결과 등에 따라 진료내용이 유사한 질병군으로 분류되는데, 이때 하나의 입원환자 분류군을 DRG라고 부른다. 즉, DRG는 입원환자에게 미리 정해진 일정액을 지불하는 제도(진단명 기준 포괄수가제)로서 제공된 의료서비스의 단위당 가격과 서비스의 양에 따라 진료비를 보상해주는 제도이다.

DRG는 한 가지 치료행위가 기준이 아니고 환자가 어떤 질병의 진료를 위하여 입원하였는가에 따라 질병군(환자군)별로 미리 책정된 일정액의 진료비를 지급하는 제도로 환자가 병원에서 어떤 치료를 받든지 입원일수와 질병의 중증도에 따라 미리 정해진 진료비를 요양기관에 지불하는 제도이다. 행위별수가제가 개별 진료행위의 수가를 모두 합해 총진료비를 산출하는 반면, 포괄수가제는 진료비 총액이 미리 책정되어 있는 점이 다르다. 우리나라는 1997년 시범사업을 거쳐 2003년 9월부터 4개 진료과(외과, 이비인후과, 안과, 산부인과) 7개 질병군의 입원환자에 대해 요양기관이 행위별수가제 또는 포괄수가제 중에서 선택하는 방식으로 시행되어 오다가 2012년 7월 1일부터 병원 및 의원, 2013년 7월 1일부터는 종합병원 및 상급종합병원으로 확대 시행되고 있다. 즉, DRG는 질병 단위별로 진료비를 결정하는 방식으로 진료를 시작한 날부터 종료 시까지를 진료기간으로 하는 것을 말하며, 실제 입원기간에 사용된 의료서비스의 양과 질에 관계없이 해당 진단명 기준별로 지불하기로 결정된 액수만큼 진료비가 지불되는 제도로서 장 · 단점은 아래와 같다.

(가) 장점

- 행위별수가제에서 발생할 수 있는 과잉진료와 의료서비스의 오남용 등에 따른 진료량 증대 유인 억제 및 이에 따른 의료비 절감효과가 있다(과잉진료방지와 의료서비스 오남용 억제).
- 행위별수가제의 문제로 지적되어 왔던 의료기관의 진료비 청구방법이 매우 간편해지고 진료비 청구심사가 불필요하거나 간소화되므로 의료기관 및 보험자의 행정비용이 절감되는 효과가 있다(진료비 청구 및 심사의 간소화).
- 진료비 계산방식이 간단명료하여 환자들의 퇴원 시 진료비를 둘러싼 마찰을 감소시킬 수 있으며, 투명성을 제고할 수 있다(진료비 계산서의 투명).
- 미리 정해진 수가에 의해서 진료비가 책정되기 때문에 의료인과 보험자 간에 마찰을 해소할 수 있다(의료인과 보험자간 마찰 해소).
- 진료 및 관리의 생산성 향상만이 이익증대를 보장하므로 의료공급자 수준에서 경영과 진료 제공의 효율화를 위한 의식전환(예: Critical Pathway)과 재원일수 단축과 생산성의 증가를 가져올 수 있다(경영과 진료의 효율화).

(나) 단점

- 의료서비스 제공을 최소화하려는 경향이 있어 환자와의 마찰이 예상되고 의료의 질적인 저하가 우려될 수 있다.
- DRG 코드는 질병의 중증도 조작에 따라 의료기관이 허위 및 부당청구할 우려가 있다.
- 진료효과 면에서는 우수하나 비용이 많이 드는 신기술이나 진료방식의 채택이 억제되어 새로운 의료기술의 개발이나 임상연구 분야의 발전에 장애(저해)가 될 수 있다.

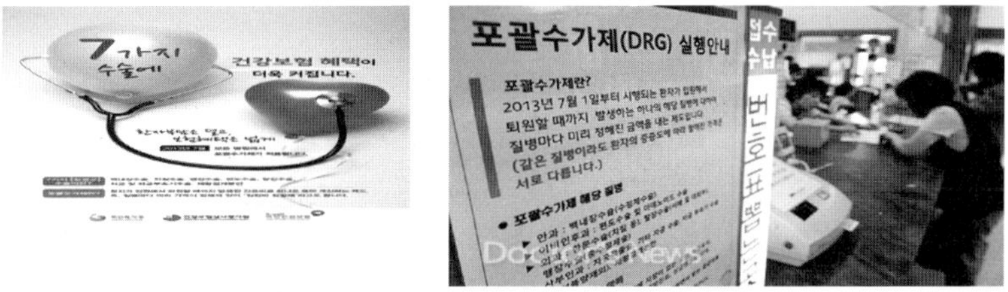

그림 4-1 ▶ DRG 사업 홍보

(2) DRG 대상 질병군

대상 질병군은 4개 진료과 7개 질병군으로서 다음과 같이 실시되고 있다.

① 안과: 안과계 질환을 주진난으로 수정체 수술을 받은 자

② 이비인후과: 이비인후과계 질환을 주진단으로 편도와 아데노이드 수술을 받은 자, 기타 다른 수술을 함께 받은 경우는 제외

③ 외과: 소화기계 질환을 주진단으로 항문 또는 항문주위 수술을 받은 자/서혜부 및 대퇴부 탈장수술을 받은 자/충수절제술을 받은 자

④ 산부인과: 악성종양 제외한

- 여성 생식기계 질환을 주진단으로 자궁 또는 자궁부속기 수술을 받은 자
- 분만을 주진단으로 제왕절개 분만한 자

⑤ 수정체 수술, 기타 항문수술, 서혜 및 대퇴부 탈장수술 질병군은 수술을 받고 6시간 미만 관찰 후 귀가 또는 이송하는 경우에도 질병군 대상으로 적용한다. 단, 차상위 본인부담경감 대상자는 제외한다. 혈우병 환자, HIV 감염자는 질병군 적용 대상에서 제외한다. 단, 입원이 30일을 초과한 경우 그 초과 진료분은 행위별로 청구한다. 입원환자

에게 미리 정해진 일정액을 지불하는 제도(진단명 기준 포괄수가제)로 제공된 의료서비스의 단위당 가격과 서비스의 양에 따라 진료비를 보상해주는 제도

표 4-2 DRG 진료과 및 대상 질병군

진료과(목)	대상 질병군	비고
안과	수정체 수술(소절개, 대절개, 양안, 단안)	
이비인후과	편도 및 아데노이드 절제술(연령)	
외과	충수절제술(복잡한 주진단, 복강경)	
	서혜 및 대퇴부 탈장수술(연령, 복강경, 편측, 양측)	
	항문수술(원형자동문합기 이용, 복수, 주요, 기타)	
산부인과	자궁적출 및 기타 자궁 및 자궁부속기 수술(복강경)	악성종양 제외
	제왕절개분만(단태아, 다태아)	질식분만 제외

(3) 질병군별 금액 산정시 점수당 단가

질병군별 금액 산정시 점수당 단가는 「질병군 행위 및 약제 · 치료재료 구성비율」에 따른 행위부분 점수와 매년 상한금액 변화를 적용한 약제 · 치료재료 금액을 점수당 단가로 나눈 점수를 합한 점수에 적용한다.

〈산 식〉

질병군별 금액 = {질병군별 행위 점수 + (약제 · 치료재료 금액 ÷ 점수당 단가)} × 점수당 단가

(4) 신포괄지불제도

신포괄수가제는 행위별수가제와 포괄수가제가 합쳐진 한국형 포괄수가제를 의미하며, 정액방식의 포괄수가제에 현행 행위별 수가방식을 접목한 지불제도를 말한다. 신포괄수가제는 행위별수가제와 일부 질병군(7개 질병군)에만 적용하는 기존 포괄수가제도를 개선하기 위해 개발된 대안적 모델인 '신포괄수가제'는, 포괄적 보상(기준 수가 + 일당수가)과 행위별 보상방식이 혼합 · 적용된 지불제도이다. 즉, 행위별수가제와 기존 7개 질병군 포괄수가제 방식(DRG)을 개선하기 위해 개발된 모델이다.

① 대상기관 및 질병군 시범사업

- 시범사업은 2009년 4월 국민건강보험공단 일산병원에서 처음 시작된 이후 2012년 7월 1일부터 서울특별시 서울의료원 등 지역거점 공공병원과 적십자병원을 대상으로 실시하고 있다.
- 또한 건강보험심사평가원은 급성기병원 및 종합병원 중 일정요건을 갖춘 요양기관에 대하여 공모를 거쳐 2018년 8월부터 시범사업을 확대 실시하고 있다.
- 시범사업에 적용되는 질병군은 559개이며, 연령에 따라 세분하면 665개(665개 연령세분질병군을 합병증 및 동반상병에 따라 다시 세분하면 1,752개) 질병군이다.

2. 의료수가의 종류

(1) 건강보험수가

국민건강보험법 및 보건복지부고시(요양급여비용)에 의해 의료기관에서 의료인이 제공한 의료 서비스(행위, 약제, 치료재료 등)에 대해 서비스 별로 가격(수가)을 정하여 사용량과 가격에 의해 진료비를 지불하는 제도로 우리나라는 건강보험 도입 당시부터 적용하고 있다. 따라서 상대가치점수 × 환산지수와 의료기관 종별가산율로 산출된다.

(2) 의료급여수가

의료급여법 및 보건복지부고시(요양급여비용)에 의해 의료기관에서 의료인이 제공한 의료 서비스(행위, 약제, 치료재료 등)에 대해 서비스 별로 가격(수가)을 정하여 사용량과 가격에 의해 적용되는 수가를 말한다.

(3) 산재보험수가

고용노동부장관이 고시하는 수가로서 일반사업장 근로자의 업무와 관련된 질병이나 부상으로 인하여 진료 받는 경우에 산정하는 수가이다. 산재수가는 건강보험수가를 기반으로 하되 행위료가산율을 별도로 산정하며, 건강보험에서 비급여 인정되는 보조기, 치과보철료, 제증명발급료 등에 대하여는 별도의 급여수가를 고시하고 있으며 또한, 초음파, MRI 등 특수촬영은 급여범위가 건강보험보다 확대되어 있다.

(4) 자동차보험수가

국토교통부장관의 고시에 의하여 자동차사고 피해자에게 적용하는 수가이며, 의료기관에서는 가해자가 가입한 손해보험회사나 자동차공제조합으로부터 진료비를 수령한다. 자보수가는 산재수가와 마찬가지로 건강보험수가를 기반으로 하되 행위료가산율을 별도로 산정하며, 건강보험에서 비급여 인정되는 보조기, 치과보철료, 제증명발급료 등에 대하여는 별도의 급여수가를 고시하고 있으며 또한, 초음파, MRI 등 특수촬영은 급여범위가 건강보험보다 확대되어 있다.

(5) 일반수가

병원이 자체적으로 임의로 결정한 수가로서 보험급여가 적용되지 아니하는 비급여 등의 수가를 의미하며, 상급종합병원 1인실료, 종합병원의 상급병실차액, 종합검진료, 미용목적 성형수술료, 제증명료 등이 있다.

(6) 외국인 진료수가

국내 보험이 없는 외국인에 대하여 진찰료, 입원료, 행위, 약제, 치료재료 등에 대하여 의료수가를 책정하여 적용하고 있는 수가를 말하며, 의료기관 종별로 수가는 상이하다.

3. 우리나라의 진료비 지불방식

(1) 우리나라의 진료비 지불유형 및 적용범위

우리나라의 진료비 지불유형 및 적용범위는 다음과 같다.

표 4-3 진료비 지불유형 및 적용범위

유형		적용 범위
행위별수가제		입원과 외래진료(행위, 치료재료, 약제별 산정)
포괄수가제(DRG)	질병군정액제	4개 진료과 7개 질병군 입원진료
	일당정액제	요양병원 입원환자
일당 진료비		의료급여환자의 정신건강의학과 입원진료
방문당 진료비		• 수진자가 보건기관을 방문하여 진료를 받는 경우 • 진료 요청에 의해서 의료인력이 환자 가정을 방문하여 진료를 행하는 경우

(2) 건강보험 진료비 지불방식

피보험자가 평소에 보험료를 납부하고 필요시 요양기관에서 요양급여를 받는 방식이다. 이 형태는 보험자와 피보험자 이 외에 의료기관이 참여하는 제3자 지불방식(직접 서비스형)을 취하게 된다. 즉, 수진자는 본인일부 부담액만 진료기관에 납부하고 그 이외의 금액은 보험자가 부담하는 유형이다. 이 제도는 우리나라를 비롯하여 일본, 독일 등 사회보험 방식을 적용하는 나라에서 주로 사용한다.

4. 상대가치점수 및 환산지수

(1) 상대가치점수

요양급여에 소요되는 시간, 노력 등 업무량, 인력 · 시설 · 장비 등 자원의 양과 요양급여의 위험도를 고려하여 산정한 요양급여의 가치를 각 항목 간에 상대적 점수로 나타낸 것이다(「국민건강보험법 시행령」 제24조). 상대가치점수는 의료행위 간 가치를 상대적으로 비교하여 화폐단위가 아닌 '점수'로 표현한 것으로 약 5,500개의 표준의료행위가 있다.

① 상대가치의 구성요소

구성요소는 업무량 상대가치, 진료비용 상대가치 및 위험도 상대가치로 구성된다.

② 상대가치점수에 의한 건강보험 수가산정요령

건강보험수가는 상대가치점수에 유형별 점수당 단가(환산지수)를 곱하여 산출한다. 점수당 단가(환산지수)는 공단의 이사장과 요양급여비용 협의회의 위원장간의 계약으로 정하고, 계약기간은 1년으로 한다.

(2) 환산지수

환산지수(換算指數)란 어떤 단위나 척도로 된 것을 다른 단위나 척도로 고쳐서 헤아릴 때에 변환의 기준이 되는 수치로서 요양기관이 가입자인 환자에게 제공하는 의료행위에 대한 보상 방법으로 상대가치 단위 점수당 비용(원가)을 나타내는 개념을 의미한다. 따라서 환산지수는 상대가치점수 1점당 단가로서 국민건강보험공단의 이사장과 대통령령이 정하는 의약계를 대표하는 자와의 계약으로 정하고 있으며, 계약 미체결 시는 건강보험정책심의위원회(건정심)에서 결정하고 있다.

(3) 건강보험 요양급여비용의 내역

요양급여비용의 내역은 「국민건강보험법」 제45조 제4항과 동법 시행령 제21조 제2항에 의거 보건복지부장관이 정하여 고시하는 "요양급여의 상대가치점수"의 아래 요양기관 유형별 분류에 따른 점수당 단가로 산정한다.

(4) 진료행위별 분류항목 및 번호

진료행위별 보험수가의 분류항목에는 (가)항목: 기본진료료, (나)/(누)항목: 검사료, (다)항목: 영상진단 및 방사선치료료, (라)항목: 투약 및 조제료, (마)항목: 주사료, (바)항목: 마취료, (사)항목: 이학요법료, (아)항목: 정신요법료, (자)항목: 처치 및 수술료, (차)항목: 치과 등으로 구성되어 있다.

5. 의료수가계약 및 산정기준

(1) 의료수가계약

「국민건강보험법」 제42조에 의거 요양급여비용의 산정은 계약으로 정하도록 하고 있으며, 요양급여의 범위 · 방법 · 절차 · 상한 등 요양급여의 기준은 보건복지부령으로 정하도록 하고 있다. 「국민건강보험법 시행령」 제24조에 따라 계약체결에 의한 상대가치점수, 약제 · 치료재료(협상대상 의약품 및 상대가치점수가 적용되는 약제 · 치료재료는 제외)에 대한 비용은 보건복지부장관이 고시하도록 규정하고 있다. 「국민건강보험법」 제45조에 따라 계약기간은 1년이다.

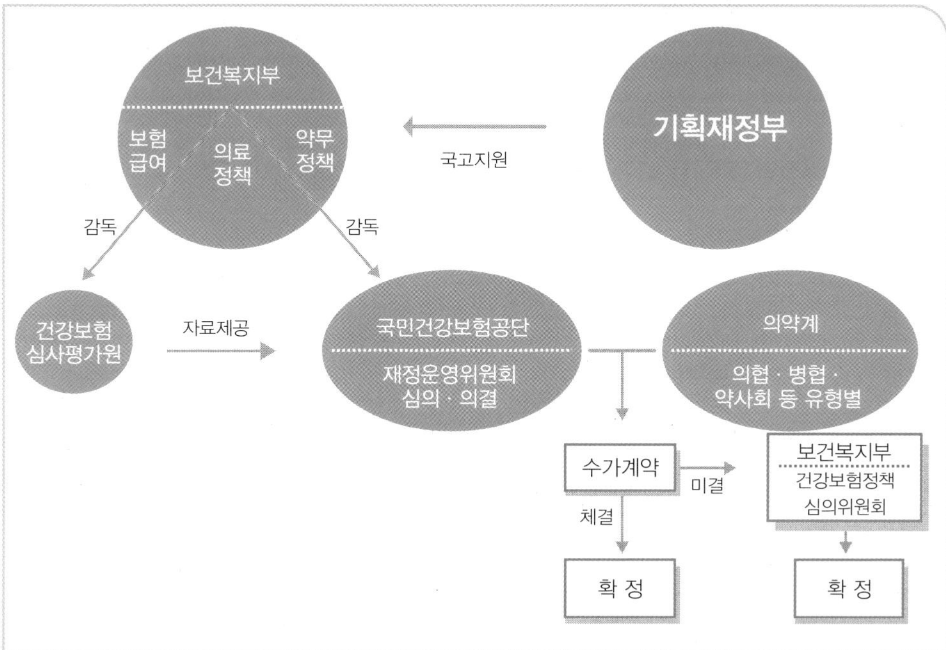

그림 4-2 ▶ 수가계약의 절차와 이해당사자

(2) 의료수가 산정방식 및 산정기준

① 의료수가 산정방식

의료수가산정기준은 각 진료행위의 난이도, 시술소요시간 및 사용빈도 등이며, 각 진료행위에 진료금액이 정해져 있고 총 진료비는 제공된 진료행위의 각 금액을 합산하여 산정한다. 우리나라에서는 건강보험수가에 적정이윤을 인정해 주고 있으나 약가와 재료대에 대해서는 이윤을 최대한 억제하고 있다. 특히 재료대는 특정재료대의 실구입가로 산정되는 것을 제외하고 기본진료비에 포함되고 있으며 수가산정 방식은 다음과 같다.

표 4-4 의료수가 산정방식

구분	수가	약가 / 재료	비고
산정대상	진료기술행위	약품 및 진료재료	
산정기준	난이도, 소요시간, 사용빈도	소요량	
산정가격	원가 + 적정이윤	원가	

② 건강보험수가 산정기준

건강보험의 수가산정 기준(내역)에는 ① 국민건강보험법 ② 요양급여 규칙 ③ 진료수가 기준 및 행위(상대가치점수) ④ 약가기준액표 ⑤ 진료재료대 ⑥ 수입약품 ⑦ 유권해석 ⑧ 진료 분과위원회지침 ⑨ 진료비심사지침 ⑩ 운영위원회 지침 ⑪ 심사사례 등이 있다.

③ 진료수가의 의료기관 종별 가산율 적용

진료수가의 의료기관 종별 가산율이 적용되는 항목과 미적용되는 항목은 다음과 같다.

표 4-5 의료기관 종별 가산율적용과 미적용 항목

구분	종별가산율	항목명
행위수가	종별 가산율 적용	• 검사료, 방사선료, 마취료, 처치 및 수술료 • 캐스트료, 이학요법료, 정신요법료 • 조제료, 주사행위료, 치과처치 및 수술료
행위수가	종별가산율 미적용	• 진찰료, 입원료, 응급의료관리료, 가정간호방문료 • 혈액료 • 약제비, 치료재료비 • 바이러스 혈청검사, Infusion Pump 사용료 • Full PACS료, C-Arm형 영상증폭장치 이용료
약품 및 재료수가	종별가산율 미적용	약제비(실구입가 및 상한가), 치료재료비는 실구입가로 인정

④ 의료보장별 진료비 산정기준

의료보장별 진료비 산정근거와 종별가산율 적용은 다음과 같다.

표 4-6 의료보장별 진료비 산정근거

구분	건강보험	의료급여	산재보험	자동차보험
산정 근거	보건복지부고시	보건복지부고시	고용노동부고시	국토교통부고시
행위료종별가산율(기술료)	• 상급종합병원: 30% • 종합병원: 25% • 병원: 20% • 의원: 15%	• 3차의료급여기관: 22% • 종합병원: 18% • 병원: 15% • 의원: 11%	• 상급종합병원: 45% • 종합병원: 37% • 병원: 21% • 의원: 15%	산재와 동일
약가	실구입가 또는 상한가	좌동	좌동	좌동
특정 재료대	실구입가	좌동	좌동	좌동

⑤ 요양급여비용 본인부담률 및 부담액

건강보험의 요양급여비용 중 본인이 부담할 비용의 부담률 및 부담액은 학습 3 건강보험 자격관리 수행하기 3-2 진료비 본인부담률에 명시한 바와 같다.

6. 의료수가관리

(1) 신규수가 개설 및 수가변경

① 신규수가를 개설할 경우는 내부결재(품의)를 득한 후 해당부서에 수가코드 및 수가, 보험사항(인정기준) 등을 통보해야 한다.

② 특정재료 및 약품의 경우에도 해당위원회(구매 및 약사)를 심의를 거쳐 내부결재(품의)를 득한 후 해당부서로 수가코드 및 수가, 보험사항(인정기준) 등을 통보해야 한다.

(2) 수가관리

① 병원의 의료수가관리는 병원의 경영과 진료수익 관리에 매우 중요한 역할을 하고 있다. 따라서 의료수가위원회, 수가관리 전담부서 및 전담자 · 수가 신설 및 변경, 비급여수가 운영 등 수가관리에 신중을 기하여야 한다.

② 매년 정기적으로 1~2회 수가발생 해당부서를 방문하여 수가를 점검 · 확인하고, 신설 및 변경사항이 있는지 협의하며, 수가코드집을 정리(관리)하여야 한다.

수행 내용 및 수행준거 / 의료수가제도

1 의료수가의 개념을 이해하고 수가종류에 대하여 알아본다.

(1) 의료수가란 요양급여비용으로 의료행위에 대한 대가로 지불하는 비용을 말하며, 수가종류(유형)에는 건강보험수가, 의료급여수가, 산재보험수가, 자동차보험수가, 일반수가, 외국인진료수가 등이 있다.

(2) 보험수가 적용에 대한 용어는 다음과 같다.

표 4-7 보험급여 적용 구분

구분	보험급여(보험수가)	비급여	전액본인부담
기준	보험인정 항목	보험급여가 되지 않아 전액 본인부담항목	
수가적용	건강보험	일반	건강보험수가 또는 실구입가
본인부담	요양기관종별 부담률	일반수가로 전액부담	건강보험수가 100% 또는 실구입가 전액부담

2 행위별수가제와 DRG(진단명기준포괄수가제)의 장 · 단점에 대하여 알아본다.

3 상대가치점수 및 환산지수의 정의를 하고 수가항목을 '예'를 들어 산정해본다.

(1) 상대가치점수

요양급여에 소요되는 시간 노력 등 업무량, 인력 시설 · 장비 등 자원의 양과 요양급여의 위험도를 고려하여 산정한 요양급여의 가치를 각 항목 간에 상대적 점수로 나타낸 것이다.

(2) 환산지수

환산지수는 상대가치점수 1점당 단가로서 공단의 이사장과 대통령령이 정하는 의약계를 대표하는 자와의 1년 단위계약으로 정하고 있다.

(3) 건강보험 수가산정 '예'

상대가치점수에 점수당 단가(환산지수)를 곱하여 수가를 의료기관 종별로 산출하여본다.

표 4-8 수가산정 실례(일반처치 또는 수술 후 처치/단순처치 자-2-1-가-(1))

종별	산정방법	금액	종별가산율	종별가산율 적용 후 금액(원)
병원	(68.08점 X 79.7원)	5,483	20%	6,580
종합병원	(68.08점 X 79.7원)	5,483	25%	6,854
상급종합병원	(68.08점 X 79.7원)	5,483	30%	7,128

주: 수가 산출 : (상대가치점수 × 점수당 단가 환산지수)에서 의료기관 종별가산율 적용

4 상대가치점수와 구성요소에 대하여 알아본다.

(1) 상대가치점수는 요양급여에 소요되는 시간 노력 등 업무량, 인력 시설 · 장비 등 자원의 양과 요양급여의 위험도를 고려하여 산정한 요양급여의 가치를 각 항목 간에 상대적 점수로 나타낸 것이다.

(2) 구성요소에는 업무량, 진료비용, 위험도 등의 상대가치가 있다.

5 수가계약 및 절차에 대하여 알아본다.

2000년 7월 1일부터 시행된 「국민건강보험법」 제42조에 의거 요양급여비용의 산정은 계약으로 정하도록 하고, 요양급여의 범위 · 방법 · 절차 · 상한 등 요양급여의 기준은 보건복지부령으로 정하도록 하고 있다. 또한, 동 법시행령 제21조에 따라 계약 체결의 대상은 각 요양급여의 상대가치 점수의 점수당 단가로 하되, 요양급여의 상대가치점수, 약제 · 치료재료(협상대상 의약품 및 상대가치점수가 적용되는 약제 · 치료재료는 제외)에 대한 비용은 보건복지부장관이 고시하도록 규정하고 있으며, 「국민건강보험법」 제45조에 따라 계약기간은 1년이다.

6 우리나라의 건강보험 진료비 지불방식과 건강보험환자의 외래 및 입원진료 시 본인부담률에 대하여 알아본다.

우리나라의 진료비 지불방식은 제3자 지불제이다.

표 4-9 건강보험급여 유형별 본인 및 보험자 진료비 부담률

구분	기관	진료비 본인부담률(%) (비급여제외 급여부분)	소재지 및 환자구분
외래	의원, 보건기관	30	모든 지역
	병원	40	동지역 일반환자
	종합병원	50	동지역 일반환자
	상급종합병원	진찰료전액 + 60	모든 지역 일반환자
입원	모든 의료기관	20	

7 우리나라 DRG 제도에서 환자가 전액 부담하는 항목에 대하여 알아본다.

(1) 단순피로 등 일상생활에 지장이 없는 질환, 미용목적, 본인희망의 건강검진 등 예방진료, 상급병실료 차액, 초음파(보험급여대상 제외) 등이 있다.

(2) 응급진료를 위하여 앰블런스를 이용하면서 받는 응급의료 이송처치료, 각종 수술 후 통증관리를 위한 자가통증조절법(PCA, 무통주사)에 소요된 비용 등이 있다.

8 행위별수가제와 DRG, 신포괄수가제를 비교해본다.

표 4-10 행위별수가제와 DRG, 신포괄수가제 비교

구분	행위별수가제(FFS)	포괄수가제(DRG)	소재지 및 환자구분
		포괄수가제	신포괄수가제
정의	제공된 의료서비스의 단위당 가격과 서비스의 양에 따라 진료비를 보상해주는 제도	입원환자에게 미리 정해진 일정액을 지불하는 제도(진단명 기준 포괄수가제)	
내용	실제로 제공된 의료서비스 항목 단가 및 제공횟수만큼 진료비 계산 • 총진료비 = 점수당 단가 × Σ 행위별 상대가치점수	질병군별로 사전에 정해진 진료건당 진료비 지불	질병군별 사전에 정해진 건당 기준수가 + 사전에 정해진 진료일당수가 + 행위별 수가(의사행위료, 고가의 약제, 치료재료)의 합
지불단위	개개 서비스	진료건당	진료건당+개개 서비스 합
지불액 결정	치료 후	진단 후	치료 후
시행년도	1979년부터	2002년 현재	2009년 시범사업

9 병원의 진료 각 부서를 방문하여 해당부서 의료수가에 대하여 점검(수가코드 및 수가명, 수가, 보험 적용사항 등)하고 개선 및 보완한다.

10 의료수가의 관리 및 신설에 대하여 알아보고 병원의 운영실태를 조사해본다.

(1) 병원의 의료수가관리는 병원의 경영에 매우 중요하다. 수가관리는 주로 병원의 보험심사과 또는 원무과에서 담당을 하지만, 새로운 신규사업, 진료과 개설, 전문센터 및 클리닉개설, 고가 특수 장비구입 등이 있을 경우에는 기획실에서 사전 투자에 대한 분석을 해야 한다.

(2) 신규 보험수가를 신설할 경우에는 수가코드와 해당 수가명을 관련부서로 통보한다.

(3) 비급여수가를 신설할 경우에는 소요내역(인력, 장비, 난이도, 시간, 재료 등) 및 타병원운영수가, 환자부담 등을 면밀하게 분석하여 수가를 산정 결재를 득한 후 신설 운영한다.

(4) 수가담당 부서에서는 매년 최소 1회 이상 일반수가(병원의 관행수가)에 대해서는 검토 · 분석 후 조정하는 것이 효율적이다(가급적 보험수가가 조정되는 1월 또는 2월부터 적용하는 것이 병원관리에 효율적이다).

매년 정기적 일반수가(비급여) 조정검토가 필요한 수가
상급병실료, 각종 진단서발급료, 예방접종비, 신체검사비, 종합건강진단수가(프로그램 운영별), 미용목적 성형수술료, 보조기, 초음파 검사비(보험급여부분 제외 부위별), 진정내시경료(보험급여 부분 제외), 산재 및 자동차보험 비급여 운영수가 항목, 치과비급여, 기타 비급여 항목 등

(5) 병원의 의료수가위원회를 구성하고 수가관리 전담자를 임명하며, 수가 코드집을 제작하여 활용한다.

수행 Tip!

• 병원의 의료수가 및 관리 요령에 대하여 자료를 수집한 후 활용한다.

4-2 비급여수가 관리

학습 목표

1 | 비급여수가에 대한 개념을 이해하고 관리할 수 있다.

필요 지식

1. 비급여 진료수가

1) 비급여의 개념 및 분류

(1) 비급여

비급여(非給與)란 요양급여에서 제외되는 범위는 질병, 부상의 치료목적이 아니거나, 업무 또는 일상생활에 지장이 없는 질환, 기타 보험급여의 원리에 부합하지 않는 것으로서 보험급여가 되지 않고 전액 환자가 부담하는 것을 의미한다. 비급여 대상의 항목에는 행위 · 약제 및 치료재료 등이 있다.

(2) 비급여 진료비용 등의 고지 및 표시

「의료법」 및 「의료법 시행규칙」에 의한 비급여 진료비용의 고시 및 표시사항은 다음과 같다.

① 의료기관 개설자는 "「국민건강보험법」 제41조 제3항"에 따라 요양급여의 대상에서 제외되는 사항 또는 "「의료급여법」 제7조 제3항"에 따라 의료급여의 대상에서 제외되는 사항의 비용(비급여 진료비용)을 환자 또는 환자의 보호자가 쉽게 알 수 있도록 보건복지부령으로 정하는 바에 따라 고지하여야 한다.

② 의료기관 개설자는 보건복지부령으로 정하는 바에 따라 의료기관이 환자로부터 징수하는 진료기록부 사본 · 진단서 등 제증명수수료의 비용을 접수창구 등 환자 및 환자의 보호자가 쉽게 볼 수 있는 장소에 게시하여야 한다.

③ 의료기관 개설자는 제1항 및 제2항에서 고지 · 게시한 금액을 초과하여 징수할 수 없다.

④ 인터넷 홈페이지를 운영하는 병원급 의료기관은 제1항 및 제2항의 사항을 제1항 및 제2항의 방법 외에 이용자가 알아보기 쉽도록 인터넷 홈페이지에 따로 표시하여야 한다.

(3) 비급여의 분류

① 법적 비급여

「국민건강보험법」 제41조 제3항, 「의료급여법」 제7조 제3항 및 「국민건강보험 요양급여의 기준에 관한규칙」 별표 2(제9조 제1항 관련)에서 규정된 비급여 대상을 의미한다.

② 한시적 비급여

보험재정의 부담을 초래하는 경우와 대체 가능한 경우 및 비용 효과적 측면에서 고가인 경우, 건강보험제도의 여건상 요양급여로 인정하기 어려운 경우 등이 있다.

(4) 비급여의 유형

비급여의 유형에는 치료적 비급여와 제도 비급여 및 선택 비급여로 크게 3종류로 분류할 수 있다.

① 치료적 비급여는 질병의 진단 · 치료 등을 목적으로 하지만, 보건복지부에서 비급여로 정하여 고시한 항목(등재 비급여)으로 다빈치로봇수술, 체외충격파치료(근골격계질환) 등이 있으며, 건강보험 급여항목이지만 급여기준(적응증, 개수 등)에 따라 비급여로 적용되고 있는 항목(기준비급여)으로는 초음파검사료, MRI 진단료, 진정내시경검사 환자관리료 등이 해당된다.

② 제도 비급여는 제도적 규정에 따라 비급여로 정한 경우로 상급병실료 차액과 진단서 발급료(제증명수수료)가 해당된다.

③ 선택 비급여는 일상생활에 지장이 없는 질환의 치료나 신체적 필수 기능개선을 직접 목적으로 하지 않는 진료로서 미용목적 성형수술, 라식 · 라섹수술, 골드크라운(금니)가 해당된다.

2) 비급여 대상

(1) 국민건강보험 요양급여의 기준에 관한 규칙 [별표 2]에 의한 비급여 대상은 아래와 같다.

① 단순한 피로 또는 권태

② 주근깨 · 다모(多毛) · 무모(無毛) · 백모증(白毛症) · 딸기코(주사비) · 점(모반) · 사마귀 · 여드름 · 노화현상으로 인한 탈모 등 피부질환

③ 발기부전(Impotence) · 불감증 또는 생식기 선천성기형 등의 비뇨생식기 질환

④ 단순 코골음

⑤ 질병을 동반하지 아니한 단순포경(Phimosis)

⑥ 검열반 등 안과질환

⑦ 기타 ①목 내지 ⑥목에 상당하는 질환으로서 보건복지부장관이 정하여 고시하는 질환

(2) 다음 각목의 진료로서 신체의 필수 기능개선 목적이 아닌 경우에 실시 또는 사용되는 행위 · 약제 및 치료재료

① 쌍꺼풀수술(이중검수술), 코성형수술(융비술), 유방확대 · 축소술, 지방흡인술, 주름살제거술 등 미용목적의 성형수술과 그로 인한 후유증치료

② 사시교정, 안와격리증의 교정 등 시각계 수술로서 시력개선의 목적이 아닌 외모개선 목적의 수술

③ 치과교정. 다만, 선천성 기형으로 저하된 씹는 기능 및 발음 기능을 개선하기 위한 치과교정으로서 보건복지부장관이 정하여 고시하는 경우는 제외한다.

④ 씹는 기능 및 발음 기능의 개선 목적이 아닌 외모개선 목적의 턱얼굴(악안면) 교정술

⑤ 관절운동 제한이 없는 반흔구축성형술 등 외모개선 목적의 반흔제거술

⑥ 안경, 콘텍트렌즈 등을 대체하기 위한 시력교정술

⑦ 질병 치료가 아닌 단순히 키 성장을 목적으로 하는 진료

⑧ 그 밖에 가목부터 사목까지에 상당하는 외모개선 목적의 진료로서 보건복지부장관이 정하여 고시하는 진료

(3) 다음 각목의 예방진료로서 질병 · 부상의 진료를 직접 목적으로 하지 아니하는 경우에 실시 또는 사용되는 행위 · 약제 및 치료재료

① 본인의 희망에 의한 건강검진(법 제47조의 규정에 의하여 공단이 가입자 등에게 실시하는 건강검진 제외)

② 예방접종(파상풍 혈청주사 등 치료목적으로 사용하는 예방주사 제외)

③ 구취제거, 치아 착색물질 제거, 치아 교정 및 보철을 위한 치석제거 및 구강보건증

진 차원에서 정기적으로 실시하는 치석제거(단, 치석제거(스켈링)는 만 19세 이상 후속처치 없이 치석 제거만으로 치료가 종료되는 환자는 연 1회 보험급여 대상임)

④ 불소부분도포, 치면열구전색(치아홈메우기) 등 치아우식증(충치) 예방을 위한 진료. 다만, 18세 이하인 사람의 치아 중 치아우식증(충치)이 생기지 않은 순수 건전치아인 제1큰어금니 또는 제2큰어금니에 대한 치면열구전색(치아홈메우기)은 제외한다.

⑤ 멀미 예방, 금연 등을 위한 진료

⑥ 유전성 질환 등 태아의 이상 유무를 진단하기 위한 세포유전학적 검사

⑦ 장애인 진단서 등 각종 증명서 발급을 목적으로 하는 진료

⑧ 기타 ①목 내지 ⑤목에 상당하는 예방진료로서 보건복지부장관이 정하여 고시하는 예방진료

(4) 보험급여시책상 요양급여로 인정하기 어려운 경우 및 그밖에 건강보험급여원리에 부합하지 아니하는 경우로서 다음 각목에서 정하는 비용 · 행위 · 약제 및 치료재료

① 가입자 등이 다음 각 항목 중 어느 하나의 요건을 갖춘 요양기관에서 1개의 입원실에 1인 이하가 입원할 수 있는 병상(상급병상)을 이용함에 따라 제8조에 따라 고시한 요양급여 대상인 입원료 외에 추가로 부담하는 입원실 이용비용. 다만, 상급종합병원의 상급병상 중 1인실 병상을 이용하는 경우에는 입원료를 포함한 입원실 이용비용 전액(다만, 격리치료 대상인 환자가 1인실에 입원하는 경우 등 보건복지부장관이 정하여 고시하는 불가피한 경우는 제외한다)

요양기관 구분	비용
「의료법」 제3조 제2항 제1호에 따른 의원급 의료기관	제8조에 따라 고시한 요양급여대상인 입원료(이하 "입원료"라 한다) 외에 추가로 부담하는 입원실 이용 비용
「의료법」 제3조 제2항 제3호나목에 따른 치과병원	
「의료법」 제3조 제2항 제3호가목에 따른 병원 중 진료과목에 소아청소년과 또는 산부인과를 둔 병원으로서 보건복지부장관이 정하여 고시하는 요건을 갖춘 병원(이하 "아동 · 분만병원"이라 한다)	
상급종합병원	입원실 이용 비용 전액
「의료법」 제3조 제2항 제3호에 따른 병원급 의료기관(치과병원 및 아동 · 분만병원은 제외한다)	

(가) 의료법령에 따라 허가를 받거나 신고한 병상 중 입원실 이용비용을 입원료만으로 산정하는 일반병상을 다음의 구분에 따라 운영하는 경우. 다만, 규칙 제12조 제1항 또는 제2항에 따라 제출한 요양기관 현황신고서 또는 요양기관 현황 변경신고서 상의 격리병실, 무균치료실, 특수진료실 및 중환자실과 「의료법」 제27조 제3항 제2호에 따른 외국인 환자를 위한 전용 병실 및 병동의 병상은 일반병상 및 상급병상의 계산에서 제외한다.

㉮ 의료법령에 따라 신고한 병상이 10병상을 초과하는 「의료법」 제3조 제2항 제1호의 의원급 의료기관, 같은 항 제3호 나목의 치과병원, 같은 법 제3조의5 제1항에 따른 지정을 받은 산부인과 또는 주산기(周産期) 전문병원 및 아동·분만병원: 일반병상을 총 병상의 2분의 1 이상 확보할 것

㉯ 「의료법」 제3조 제2항 제3호에 따른 병원급 의료기관(치과병원 및 아동·분만병원을 제외한다): 일반병상을 총 병상의 5분의 3 이상 확보할 것

㉰ 「의료법」 제3조 제2항 제3호 마목의 종합병원 및 같은 법 제3조의4 제1항에 따른 지정을 받은 상급종합병원: 일반병상을 총 병상의 5분의 4 이상 확보할 것

(나) 의료법령에 의하여 신고한 병상이 10병상 이하인 경우

② ①의 목에도 불구하고 다음 각 항목에 해당하는 경우에는 다음의 구분에 따른 비용

(가) 가입자 등이 「의료법」 제3조 제2항 제3호 라목에 따른 요양병원(「정신보건법」 제3조 제3호에 따른 정신의료기관 중 정신병원, 「장애인복지법」 제58조 제1항 제4호에 따른 장애인 의료재활시설로서 「의료법」 제3조의2의 요건을 갖춘 의료기관은 제외한다. 이하 같다) 중 입원실 이용비용을 입원료만으로 산정하는 일반병상(규칙 제12조제1항 또는 제2항에 따라 제출한 요양기관 현황신고서 또는 요양기관 현황 변경신고서 상의 격리병실, 무균치료실, 특수진료실 및 중환자실과 「의료법」 제27조 제3항 제2호에 따른 외국인 환자를 위한 전용 병실 및 병동의 병상은 제외한다)을 50퍼센트 이상 확보하여 운영하는 요양병원에서 1개의 입원실에 5인 이하가 입원할 수 있는 병상을 이용하는 경우: 제8조 제4항 전단에 따라 고시한 입원료 외에 추가로 부담하는 입원실 이용 비용

(나) 가입자 등이 ①의목(가)에서 정한 요건을 갖춘 상급종합병원, 종합병원, 병원 중 「호스피스·완화의료 및 임종과정에 있는 환자의 연명의료결정에 관한 법률」

제25조에 따라 호스피스전문기관으로 지정된 요양기관에서 1인실 병상을 이용하여 같은 법 제28조에 따른 호스피스 · 완화의료를 받는 경우(격리치료 대상인 환자가 1인실에 입원하는 경우, 임종실을 이용하는 경우 등 보건복지부장관이 정하여 고시하는 불가피한 경우는 제외한다): 제8조 제4항 전단에 따라 고시한 호스피스 · 완화의료 입원실의 입원료 중 4인실 입원료 외에 추가로 부담하는 입원실 이용 비용

③ 선별급여를 받는 사람이 요양급여비용 외에 추가로 부담하는 비용

④ 법 제51조에 따라 장애인에게 보험급여를 실시하는 보장구를 제외한 보조기 · 보청기 · 안경 또는 콘택트렌즈 등 보장구. 다만, 보청기 중 보험급여의 적용을 받게 될 수술과 관련된 치료재료인 보건복지부장관이 정하여 고시하는 보청기는 제외한다.

⑤ 친자 확인을 위한 진단

⑥ 치과의 보철(보철재료 및 기공료 등을 포함한다) 및 치과임플란트를 목적으로 실시한 부가수술(골이식수술 등을 포함한다). 다만, 보건복지부장관이 정하여 고시하는 65세 이상인 사람의 틀니 및 치과임플란트는 제외한다.

⑦ 이 규칙 제8조의 규정에 의하여 보건복지부장관이 고시한 약제에 관한 급여목록표에서 정한 일반의약품으로서 「약사법」 제23조에 따른 조제에 의하지 아니하고 지급하는 약제

⑧ 「장기 등 이식에 관한 법률」에 따른 장기이식을 위하여 다른 의료기관에서 채취한 골수 등 장기의 운반에 소요되는 비용

⑨ 「마약류 관리에 관한 법률」 제40조에 따른 마약류중독자의 치료보호에 소요되는 비용

⑩ 이 규칙 제11조 제1항 또는 제13조 제1항에 따라 요양급여 대상 또는 비급여 대상으로 결정 · 고시되기 전까지의 행위 · 치료재료(「신의료기술평가에 관한 규칙」 제2조 제2항에 따른 평가 유예 신의료기술을 포함하되, 같은 규칙 제3조 제3항에 따라 서류를 송부받은 경우와 같은 규칙 제3조의4에 따른 신의료기술평가 결과 안전성 · 유효성을 인정받지 못한 경우에는 제외한다). 다만, 제11조 제9항 또는 제13조 제1항 후단의 규정에 따라 소급하여 요양급여 대상으로 적용되는 행위 · 치료재료(「신의료기술평가에 관한 규칙」 제2조 제2항에 따른 평가 유예 신의료기술을 포함한다)

는 제외한다.

⑪「신의료기술평가에 관한 규칙」 제3조 제10항 제2호에 따른 제한적 의료기술

⑫「의료기기법 시행규칙」 제32조 제1항 제6호에 따른 의료기기를 장기이식 또는 조직이식에 사용하는 의료행위

⑬ 그 밖에 요양급여를 함에 있어서 비용효과성 등 진료상의 경제성이 불분명하여 보건복지부장관이 정하여 고시하는 검사 · 처치 · 수술 기타의 치료 또는 치료재료

(5) 보건복지부장관이 정하여 고시하는 질병군에 대한 입원진료의 경우에는 제(1)호 내지 제(4)호(제4호 하목을 제외한다), 제(7)호에 해당되는 행위 · 약제 및 치료재료. 다만, 제(2)호 ⑦목, 제(3)호 ⑦목, 제4호 ⑫목은 다음 각목에서 정하는 경우에 한한다.

① 보건복지부장관이 정하여 고시하는 행위 및 치료재료

② 질병군 진료 외의 목적으로 투여된 약제

③ 호스피스 · 완화의료 입원진료의 경우에는 제(1)호부터 제(3)호까지, 제(4)호 (나)목 (2) · ⑫목에 해당되는 행위 · 약제 및 치료재료. 다만, 제2호사목, 제(3)호 ⑧목 및 제4호 ⑫목은 보건복지부장관이 정하여 고시하는 행위 및 치료재료에 한정한다.

(6) 건강보험제도의 여건상 요양급여로 인정하기 어려운 경우

① 보건복지부장관이 정하여 고시하는 한방물리요법

② 한약첩약 및 기상한의서의 처방 등을 근거로 한 한방생약제제

(7) 약사법령에 따라 허가를 받거나 신고한 범위를 벗어나 약제를 처방 · 투여하려는 자가 보건복지부장관이 정하여 고시하는 절차에 따라 의학적 근거 등을 입증하여 비급여로 사용할 수 있는 경우. 다만, 제5조 제3항에 따라 중증환자에게 처방 · 투여하는 약제 중 보건복지부장관이 정하여 고시하는 약제는 건강보험심사평가원장의 공고에 따른다.

4-3 신의료기술평가 및 신규재료 · 약제급여신청

학습목표

1 | 비급여수가에 대한 개념을 이해하고 관리할 수 있다.
2 | 신규 재료 및 약제의 보험급여를 신청하고 관리할 수 있다.

필요 지식

1. 신의료기술 신청 및 평가

(1) 신의료기술의 개념 및 의의

우리나라는 전 국민 건강보험제도를 운영하고 있으므로 모든 의료기술은「국민건강보험법」에 따라 요양급여목록에 등재되어야 환자에게 시술 비용을 청구할 수 있으며, 요양급여목록에 등재되지 아니한 의료기술은 연구목적 등으로 환자의 동의를 받아 시술은 가능하나 비용을 청구하는 것은 금지되어 있다. 현 의료법상 신의료기술평가 대상은 새로 개발된 의료기술이거나 평가받은 기술(기존기술)이더라도 사용대상 방법 등이 변경된 경우 중 보건복지부장관이 평가가 필요하다고 인정한 기술로 한정하고 있다. 따라서 모든 신의료기술에 대하여 신의료기술평가가 법적 강제사항은 아니라 할 수 있으나 신청건 대부분이 해당기술의 국민건강보험 적용을 위한「신의료기술 등의 요양급여 결정신청」을 통해 안전성 · 유효성을 인정받아야 한다. 요양급여목록에 등재되지 아니한 의료기술을 시술하고 비용을 받는 경우「국민건강보험법령」에 따라 요양기관 업무정지 및 과징금 처분(국민건강보험 요양급여의 기준에 관한 규칙 제10조 제3항)을 규정하여, 모든 의료기관이 국민건강보험 요양기관인 우리나라에서 결국 신의료기술평가를 받지 않거나 혹은 평가 중에 의료기관이 환자에게 실시하고 비용을 징수할 경우에는 행정처분을 부과함으로써 부당의료행위에 대하여 법적 제제를 가할 수 있다. 다만, 예외적으로 치료목적이 아닌 미용(주근깨, 성형수술) 목적의 시술과 안전성과 유효성을 검증하기 어려운 일부 시술(치과의 보철 등)은 신의료기술평가와 관계없이 시술과 비용청구가 가능하다.

(2) 목적 및 관련법률

「의료법」 제53조부터 제55조까지의 규정에 따른 신의료기술평가의 대상, 절차와 신의료기술평가위원회의 구성 · 운영 등에 관하여 위임된 사항과 그 시행에 필요한 사항을 규정하는 것을 목적으로 하며 「신의료기술평가에 관한 규칙」에 의한다.

(3) 신의료기술평가의 대상

① 「의료법」 제53조에 따른 신의료기술평가의 대상은 다음 각 호와 같다.

1. 안전성 · 유효성이 평가되지 아니한 의료기술로서 보건복지부장관이 평가가 필요하다고 인정한 의료기술
2. 신의료기술로 평가받은 의료기술의 사용목적, 사용대상 및 시술방법 등을 변경한 경우로서 보건복지부장관이 평가가 필요하다고 인정한 의료기술

② 보건복지부장관은 제1항에도 불구하고 「의료기기법 시행규칙」 제9조 제2항 제6호에 따른 임상시험에 관한 자료를 첨부하여 제조허가 또는 수입허가를 받은 의료기기(이하 "특정 의료기기")를 사용하는 의료기술로서 다음 각 호의 요건을 모두 충족하는 의료기술(이하 "평가 유예 신의료기술"이라 한다)의 경우에는 그 의료기술을 환자에게 최초로 실시한 날부터 1년이 되는 날까지 신의료기술평가를 유예할 수 있다. 다만, 그 특정 의료기기가 기존의 평가 유예 신의료기술에 사용되는 특정 의료기기와 구조 · 원리 · 성능 · 사용목적 및 사용방법 등이 본질적으로 동등하다고 인정되는 경우 또는 특정 의료기기를 사용한 의료기술에 대하여 이미 신의료기술평가가 실시된 경우에는 그러하지 아니하다.

1. 제3조 제5항 제1호에 해당하는 의료기술과 특정 의료기기를 사용하는 의료기술을 비교한 환자를 대상으로 한 임상문헌이 있을 것. 다만, 비교할 만한 대체 기술이 없는 의료기술이거나 희귀질환 대상인 의료기술 등 비교연구가 불가능한 경우는 제외한다.
2. 해당 의료기기의 사용목적(대상질환 또는 적응증을 포함)이 특정될 것

(4) 신의료기술평가의 절차

① 신의료기술평가 또는 신의료기술평가의 유예를 신청하려는 자는「국민건강보험 요양급여의 기준에 관한 규칙」제9조의2 제1항에 따른 요양급여대상 · 비급여대상 여부 확인을 거쳐 별지 제1호 서식 또는 별지 제2호 서식의 신청서를 보건복지부장관에게 제출하여야 한다. 다만, 신의료기술의 평가를 신청하려는 자가「의료기기법 시행규칙」제64조에 따라 식품의약품안전처장 또는 의료기기정보기술센터의 장에게 제9조에 따라 업무를 위탁받은 기관에 제조허가 등에 관한 자료를 제공해줄 것을 요청한 경우로서 요양급여대상 · 비급여대상 여부 확인 신청을 한 경우에는 요양급여대상 · 비급여대상 확인을 거친 것으로 본다.

② 보건복지부장관은 제1항에 따른 신청이 없더라도 필요하면 직권으로 신의료기술평가를 할 수 있다.

③ 보건복지부장관은 제1항에 따라 신의료기술평가의 유예 신청을 받은 경우에는 제2조 제2항의 요건을 충족하는지의 여부를 확인하고, 정당한 사유가 없는 한 신청일부터 30일 이내에 신청인과 건강보험심사평가원의 장에게 그 결과를 통보하여야 한다. 이 경우 보건복지부장관은 신청된 의료기술이 제2조 제2항의 요건을 모두 충족하는 경우에는 해당 의료기술의 사용목적, 사용대상 및 시술방법 등을 고시하여야 한다.

④ 보건복지부장관은 제1항에 따른 신의료기술평가 신청을 받거나 제2항에 따른 직권평가의 필요가 있는 의료기술을 평가위원회의 심의에 부쳐야 한다.

⑤ 평가위원회는 제4항에 따라 심의에 부쳐진 의료기술이 다음 각 호의 어느 하나에 해당하는 경우에는 평가 대상이 아닌 것으로 의결하고 그 결과를 보건복지부장관에게 보고하여야 한다.

1. 「국민건강보험법」제41조 제2항에 따른 요양급여대상 또는 같은 법 제41조 제4항에 따른 비급여대상과 같거나 유사하다고 인정되는 경우
2. 해당 의료기술의 안전성 · 유효성을 평가하기에 연구결과가 부족한 경우

⑥ 평가위원회는 평가 대상인 신의료기술의 평가방법을 결정하고, 제7조에 따른 분야별 전문평가위원회(이하 "전문위원회") 소속 위원으로 소위원회를 구성하여 안전성 · 유효성에 관한 검토를 하게 하여야 한다.

⑦ 제6항에 따라 검토를 한 소위원회는 그 검토결과를 평가위원회에 제출하여야 한다.

⑧ 평가위원회는 소위원회로부터 제출받은 신의료기술의 안전성 · 유효성에 관한 검토내용을 반영하여 심의한 후 평가 대상인 의료기술을 다음 각 호의 구분에 따라 의결하고 그 결과를 보건복지부장관에게 보고하여야 한다.

1. 안전성 · 유효성이 있는 의료기술: 안전성 · 유효성이 인정되어 임상에서 사용 가능한 의료기술
2. 제한적 의료기술: 안전성이 확보된 의료기술로서 다음 각 목의 어느 하나에 해당하는 질환 또는 질병의 치료 · 검사를 위하여 신속히 임상에 도입할 필요가 있어 보건복지부장관이 따로 정하여 고시하는 조건을 충족하는 경우에만 임상에서 사용 가능한 의료기술
   가. 대체 의료기술이 없는 질환이나 질병
   나. 희귀질환
   다. 말기 또는 중증 상태의 만성질환
   라. 그 밖에 가목부터 다목까지의 질환 또는 질병과 유사한 것으로서 보건복지부장관이 정하는 질환이나 질병
3. 연구단계 의료기술: 안전성 또는 유효성이 확인되지 아니한 의료기술

⑨ 제1항부터 제8항까지에서 규정한 사항 외에 신의료기술평가의 절차, 방법 및 기준과 소위원회의 구성 · 운영 등에 관하여 필요한 사항은 보건복지부장관이 정하여 고시한다.

(5) 평가 유예 신의료기술의 평가 절차

① 특정 의료기기의 제조업자 · 수입업자는 제2조 제2항에 따라 신의료기술평가가 유예된 경우 평가 유예 신의료기술을 환자에게 최초로 실시한 날부터 1년 이내에 법 제53조에 따라 신의료기술평가를 신청하여야 한다.

② 보건복지부장관은 특정 의료기기의 제조업자 · 수입업자가 제1항에 따라 신의료기술평가를 신청하지 아니하는 경우에는 제3조 제2항에 따라 직권으로 신의료기술평가를 할 수 있다.

(6) 평가결과의 통보

① 보건복지부장관은 신청서를 접수한 날부터 90일 이내에 해당 의료기술의 평가 대상 여부를 신청인에게 통보하여야 한다.

② 보건복지부장관은 해당 의료기술이 평가 대상인 경우 신청서를 접수한 날부터 280일(해당 의료기술이 체외진단 검사 또는 유전자 검사인 경우에는 140일) 이내에 해당 의료기술의 안전성 · 유효성에 대한 평가결과를 신청인과 건강보험심사평가원의 장에게 통보하여야 하고, 해당 의료기술의 안전성 · 유효성에 대한 평가결과, 사용목적, 사용대상 및 시술방법 등을 고시하여야 한다.

③ 제2항에 따른 체외진단 검사 또는 유전자 검사의 평가결과 통보 기간에도 불구하고 추가적 검토를 필요로 하는 등 불가피한 사유가 있는 때에는 1회에 한하여 140일의 범위에서 그 통보 기간을 연장할 수 있다. 이 경우 보건복지부장관은 그 연장사유 및 연장기간 등을 신청인에게 미리 알려야 한다.

2. 신규 행위 · 치료재료 및 약제의 요양급여 신청 및 결정

(1) 개요

보험급여가 되지 않는 새로운 치료행위 시술 및 치료재료(약품 및 치료재료)가 있을 경우에는 「국민건강보험요양급여 기준에 관한 규칙」 제10조 및 제11조에 의한 신청은 요양기관, 의약관련 단체 또는 치료재료의 제조업자 · 수입업자는 「국민건강보험법」 제41조의3 제1항에 따른 행위 · 치료재료에 대한 요양급여대상 여부의 결정신청을 하려는 경우에는 별도 고시한 구분에 따른 보건복지부장관에게 신청(별지 제14호 서식의 요양급여행위평가신청서, 별지 제16호 서식의 치료재료평가 신청서)하여 요양급여 여부를 확인받도록 한다.

또한, 약제 요양급여의 결정신청은 「약사법」에 따른 제조업자 · 수입업자 등 보건복지부령으로 정하는 자는 법 제41조의3 제2항에 따라 요양급여대상 여부의 결정신청을 하려면 약제평가신청서(별지 제17호 서식)에 해당 서류를 첨부하여 건강보험심사평가원장에게 해당 약제의 경제성, 요양급여의 적정성 및 기준 등에 관한 평가신청을 한다.

(2) 행위 · 치료재료의 요양급여 신청 및 결정

▣ 신청

① 요양기관, 의약관련 단체 또는 치료재료의 제조업자 · 수입업자는 법 제41조의3 제1항에 따른 행위 · 치료재료에 대한 요양급여대상 여부의 결정신청을 하려는 경우에는 다음 각 호의 구분에 따른 날부터 30일 이내에 보건복지부장관에게 신청하여야 한다.

1. 행위의 경우에는 「의료법」 제53조에 따른 신의료기술평가결과 안전성 · 유효성 등을 고시한 이후 가입자 등에게 최초로 실시한 날. 다만, 「신의료기술평가에 관한 규칙」 제2조 제2항에 따른 평가 유예 신의료기술의 경우 같은 규칙 제3조 제3항에 따른 평가 유예 고시를 한 이후 가입자 등에게 최초로 실시한 날
2. 치료재료의 경우에는 다음 각 목에서 정한 날
   가. 「약사법」 또는 「의료기기법」에 따른 품목허가 · 인증 또는 품목신고 대상인 치료재료인 경우에는 식품의약품안전처장으로부터 품목허가 · 인증을 받거나 품목신고를 한 날. 다만, 품목허가 · 인증 또는 품목신고 대상이 아닌 치료재료의 경우에는 해당 치료재료를 가입자 등에게 최초로 사용한 날
   나. 「인체조직안전 및 관리 등에 관한 법률」 제3조 제1호에 따른 인체조직(이하 "인체조직"이라 한다)의 경우에는 식품의약품안전처장으로부터 조직은행 설립허가를 받은 날. 다만, 다음의 어느 하나의 경우에는 그 해당하는 날
      1) 수입인체조직의 경우에는 식품의약품안전처장이 정하는 바에 따라 안전성에 문제가 없다는 통지를 받은 날
      2) 조직은행 설립허가 당시의 취급품목이 변경된 경우에는 식품의약품안전처장이 그 변경사실을 확인한 날
   다. 가목 및 나목에도 불구하고 신의료기술평가 대상이 되는 치료재료의 경우에는 신의료기술평가 결과 안전성 · 유효성 등을 고시한 이후 또는 평가 유예 신의료기술의 경우 평가 유예 고시를 한 이후 해당 치료재료를 가입자 등에게 최초로 사용한 날
   라. 가목 및 나목에도 불구하고 제9조의2에 따른 요양급여대상 · 비급여대상 여부 확인 신청을 한 경우에는 그 결과를 통보받은 날

3. 제1항 제2호 가목의 경우: 별지 제16호 서식의 치료재료평가 신청서
   가. 제조(수입) 허가증 · 인증서 · 신고증 사본
   나. 판매예정가 산출근거 및 내역에 관한 자료
   다. 비용효과에 관한 자료
   라. 국내외의 사용현황에 관한 자료(최초 사용연도 · 사용기관명 및 사용건수 등을 포함한다)
   마. 구성 및 부품내역에 관한 자료 및 제품설명서
   바. 국내외의 연구논문 등 기타 참고자료
   사. 제1항 제2호 다목에 해당하는 경우 신의료기술의 안전성 · 유효성 등의 평가결과 고시 또는 평가 유예 고시
   아. 임상적 유용성, 기술 혁신성 등을 증명할 수 있는 평가 근거 자료
4. 제1항 제2호 나목의 경우: 별지 제16호의2 서식의 인체조직평가신청서
   가. 조직은행설립허가증 사본. 다만, 수입인체조직의 경우에는 식품의약품안전처장이 정하는 바에 따라 안전성에 문제가 없다는 사실을 증명하는 서류를 함께 첨부하여야 한다.
   나. 인체조직가격 산출근거 및 내역에 관한 자료
   다. 비용효과에 관한 자료
   라. 국내외의 사용현황에 관한 자료(최초 사용연도, 사용기관명 및 사용건수 등을 포함한다)
   마. 인체조직에 대한 설명서
   바. 국내외의 연구논문 등 기타 참고자료
   사. 제1항 제2호 다목에 해당하는 경우 신의료기술의 안전성 · 유효성 등의 평가결과 고시 또는 평가 유예 고시

② 제1항에 따른 결정신청은 그 결정을 신청하려는 자가 다음 각 호의 구분에 따른 평가신청서에 해당 각 목의 서류를 첨부하여 건강보험심사평가원장에게 요양급여대상여부의 평가신청을 함으로써 이를 갈음한다.

가. 신의료기술의 안전성 · 유효성 등의 평가결과 고시 또는 평가 유예 고시

나. 상대가치점수의 산출근거 및 내역에 관한 자료

다. 비용효과에 관한 자료

라. 국내외의 실시현황에 관한 자료

마. 소요장비 · 소요재료 · 약제의 제조(수입) 허가증 · 인증서 · 신고증 및 관련 자료

바. 국내외의 연구논문 등 기타 참고자료

▣ 행위 · 치료재료에 대한 요양급여의 결정

① 요양급여대상 여부의 결정신청을 받은 보건복지부장관은 정당한 사유가 없는 한 결정신청일부터 100일 이내에 법 제4조에 따른 건강보험정책심의위원회의 심의를 거쳐 요양급여대상 또는 비급여대상의 해당여부를 결정하여 고시해야 한다. 이 경우 요양급여대상으로 결정한 행위 · 치료재료에 대해서는 규정에 따른 요양급여의 상대가치 점수 또는 치료재료의 상한금액을 함께 정하여 고시해야 한다.

② 보건복지부장관은 행위 · 치료재료의 경제성 및 급여의 적정성에 대하여 제7항에 따른 전문평가위원회의 평가를 거쳐, 행위 · 치료재료의 요양급여대상 여부를 결정한다. 이 경우 보건복지부장관은 해당 행위 · 치료재료를 선별급여로 지정하려는 때에는 전문평가위원회의 평가 외에 급여평가위원회의 평가를 거치도록 할 수 있다.

③ 건강보험심사평가원장은 제2항에 따라 전문평가위원회에서 치료재료에 대하여 평가한 경우에 평가가 끝난 날부터 15일 이내에 신청인에게 서면 또는 전자문서로 통보해야 한다.

④ 제3항에 따른 통보를 받은 신청인은 통보받은 날부터 30일 이내에 재평가 또는 독립적 검토를 거친 재평가를 건강보험심사평가원장에게 신청할 수 있다. 이 경우 재평가(독립적 검토를 거친 재평가는 제외한다)는 다음 각 호의 어느 하나에 해당하는 경우에 신청할 수 있다.

(3) 약제 요양급여의 신청 및 결정

▣ 신청

① 법 제41조의3 제2항에서 "「약사법」에 따른 제조업자 · 수입업자 등 보건복지부령으로 정하는 자"를 말한다.

② 요양급여대상 여부의 결정신청을 하려는 자는 별지 제17호 서식의 약제평가신청서에 다음 각 호의 구분에 따른 해당 서류를 첨부하여 건강보험심사평가원장에게 해당 약제

의 경제성, 요양급여의 적정성 및 기준 등에 관한 평가신청을 함으로써 이를 갈음한다.

1. 제1항 제1호부터 제3호까지의 규정에 따른 약제의 제조업자 · 위탁제조판매업자 · 수입자의 경우
   가. 제조(수입)품목 허가증(신고서) 사본 또는 「의약품 등의 안전에 관한 규칙」 제12조의2에 따른 식품의약품안전처장의 안전성 · 유효성 검토결과 통보서(보건복지부장관이 따로 공고하는 약제만 해당한다)(품목허가를 받거나 품목신고를 한 약제만 해당한다.)
   나. 판매예정가 산출근거 및 내역에 관한 자료
   다. 비용과 효과에 대한 자료(동일하거나 유사한 약제와의 장점 · 단점 및 판매가의 비교 등을 포함한다.)
   라. 국내외의 사용현황에 관한 자료(개발국, 허가국가, 최초허가연도, 국내 사용건수 및 금액 등을 포함한다.)
   마. 해당 약제의 예상 사용량, 요양급여비용의 예상 청구금액 및 그 근거에 관한 자료
   바. 국내외의 연구논문 등 기타 참고자료
2. 제1항 제4호에 따른 한국희귀의약품센터의 장의 경우
   가. 식품의약품안전처장의 인정에 관한 서류
   나. 판매예정가 산출근거 및 내역에 관한 자료

▣ 약제에 대한 요양급여의 결정

약제에 대한 평가를 신청 받은 건강보험심사평가원장은 150일의 심의를 거쳐 평가하고 평가가 끝난 날부터 15일 이내에 신청인에게 서면 또는 전자문서로 통보하여야 한다.

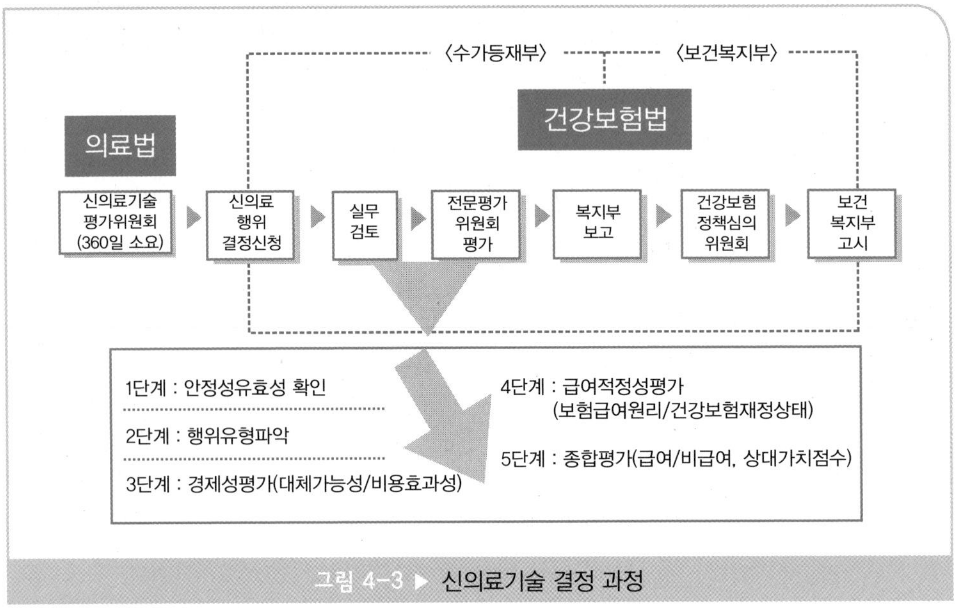

그림 4-3 ▶ 신의료기술 결정 과정

수행 내용 및 수행준거 / 비급여수가관리 및 신의료기술 신청

1 비급여의 개념에 대해서 이해하고 정의해 본다.

요양급여에서 제외되는 범위는 질병, 부상의 치료목적이 아니거나, 업무 또는 일상생활에 지장이 없는 질환, 기타 보험급여의 원리에 부합하지 않는 것으로서 보험급여가 되지 않고 전액 환자가 부담하는 것을 의미한다.

2 비급여의 분류에 대한 자료를 수집하여 정리한다.

(1) 법적 비급여 및 한시적 비급여

표 4-11 법적 비급여 및 한시적 비급여

구분		내용	예
비급여	법적 비급여	•「국민건강보험법」 제41조제3항, 「의료급여법」 제7조 제3항 및 「국민건강보험 요양급여의 기준에 관한규칙」 별표2(제9조제1항 관련)에서 규정된 "비급여대상"을 의미 •「국민건강보험 시행규칙」 제10조(요양급여비용의 본인부담)에 의거 별도로 고시된 항목	• 상급병실료(1인실) • 예방접종 • 종합검진 • 미용목적성형술, 진단서료, 선택진료비 등

	한시적 비급여	• 보험재정의 부담을 초래하는 경우 • 대체 가능 및 비용효과적 측면에서 고가인 경우 • 건강보험제도의 여건상 요양급여로 인정하기 어려운 경우	• 광중합형 복합레진 • 한방물리요법 등

(2) 전액본인부담(100 : 100)

구분	내용	예
100:100 (전액본인부담)	보건복지부고시에 의하여 환자가 건강보험수가의 전액을 본인이 부담해야 하는 진료비	• 건강보험 및 의료급여환자 수급절차 미이행진료비 • 응급증상진료대상이 아닌 응급의료관리료 • 보건복지부장관이 고시한(보험인정기준 초과 등의 사유) 약제 등

3 병원에서 빈도 높은 비급여 대상(행위)에 대하여 조사하고 종류를 나열해본다.

상급종합병원 및 종합병원 상급병실료(1인실 병실차액), 진단서발급료, 종합건강진단(종류별), 미용목적성형술, 마약중독증, 유전자검사, 시력교정술(라식수술), 일상생활에 지장이 없는 피부 및 비뇨기 질환, 초음파(건강보험적용기준 외), MRI 및 PET(건강보험적용기준 외), 진정내시경료(보험적용기준 외), 치아교정 및 치과 보철, 임플란트수술 등이 있다.

4 기타 비급여종류 및 질의회신 사례 등을 조사하고 파악해본다.

(1) 약제 보험인정기준 및 전액본인부담 사례

구분	보험인정기준	비고
인사돌	치주염, 치은염 환자 중 당뇨, 임산부, 전신질환자와 치은박리소파술 경우(1일 6정 4주간만 인정)	기준외 투여 시 전액 본인부담
단백 아미노산제	경구로 영양공급이 불충분하여 대수술, 중증전신화상 등 비경구적으로 영양공급이 필요한 경우만 인정	인정기준외 투여 시 전액 본인부담
알부민 주사	만성 저단백증으로 급성합병증을 치료 시 혈중 알부민 검사치가 3.0 이하인 경우만 인정(Shock, 화상, 만성간질환 및 신질환, 복수 등)	인정기준 외 저알부민혈증 진료상 필요한 경우는 전액 본인부담

(2) 건강보험 기타 비급여 및 전액본인부담(사례)

(1) 기타 비급여 및 전액본인부담 항목
(1) 진정(수면)내시경료: 보험기준 외 (2) 캡슐내시경검사(Capsule Endoscopy): 보험인정기준 외 (3) MRI 및 PET 보험인정기준 외 검사료 (4) 교육상담료(보험인정기준 외) (5) 인공치은 (6) 양수검사 (7) 유전자 돌연변이검사 (8) 후각기능검사 (9) 중성자선 치료 (10) 알레르겐 면역요법 및 약물탈감작요법 (10) 언어치료 (11) 지방흡입기 이용 액취증수술 (12) 다빈치 로봇 수술 (13) 코골이 장치 (14) 이갈이 장치 (15) 한방 향기요법 (16) 출생후 폴라로이드 촬영 (17) 기억력검사 (18) 언어능력검사 (19) 미각검사 (20) 초음파검사(보험인정기준 외) (21) 안치료 (22) Cast Walker (23) 보조기 (24) 입원환자용 소모품 세트(물병, 체온계, 타월, 수저, 슬리퍼), (25) 의무기록복사(실비부담) 등

주: 진정(수면)내시경은 4대중증질환(암,심장질환,뇌혈관질환,희귀난치성질환)의 검사와 치료 시술시는 2017.2.1.일부터 건강보험급여대상임.

5 진료 각 부서를 방문하여 비급여 대상 진료 및 수가에 대하여 현황을 조사 분석하여 문제점을 개선한다.

진료 각 부서의 비급여 진료(대상)사항을 파악하고 분석하여 문제점이 있으면 개선, 보완한다.

6 비급여수가의 관리방법을 이해하고 관리한다.

(1) 병원의 비급여수가 현황을 파악하고 접수창구 등 환자 및 환자의 보호자가 쉽게 볼 수 있는 장소에 게시하여야 한다.

(2) 인터넷 홈페이지를 운영하는 병원급 의료기관은 이용자가 알아보기 쉽도록 인터넷 홈페이지에 따로 표시하여야 한다.

7 건강보험심사평가원 홈페이지 및 모바일 앱을 통해 상급종합병원, 종합병원, 치과병원, 한방병원, 전문병원의 비급여 진료비를 공개내역에 대하여 알아본다.

「의료법」(제45조, 제63조, 시행규칙 제42조의 2)에 의하여 비급여 진료비 공개내역 대상 항목은 2023년 1월 기준 다음과 같이 총 672항목이다. 자료제출 방법은 건강보험심사평가원 시스템을 통한 제출 – 요양기관 업무포털서비스(biz.hira.or.kr) → 로그인 → 모니터링 → 비급여 진료비용 송수신시스템(신) → '요양기관 정보 등록' 후 '정기등록' 이용으로 제출하여야 한다.

8 신의료기술의 신청과 관리방법에 대해서 알아보고, 행위가 있을 경우 신청서에 작성 질의한다.

신의료기술 신청은 보험수가에 등재되지 아니한 행위, 약제, 재료 등에 대하여 신청(신청권자 ; 의료기관, 제조업체, 수입회사 등)하는 것을 말한다.

(1) 행위 · 치료재료의 요양급여 신청은 요양기관, 의약관련 단체 또는 치료재료의 제조업자 · 수입업자는 요양급여대상 여부의 결정신청을 하려는 경우에는 30일 이내에 보건복지부장관에게 신청하여야 한다.

요양급여대상 여부의 결정신청을 받은 보건복지부장관은 정당한 사유가 없는 한 결정신청일부터 100일 이내에 법 제4조에 따른 건강보험정책심의위원회의 심의를 거쳐 요양급여대상 또는 비급여대상에의 해당여부를 결정하여 고시해야 한다.

(2) 약제 요양급여대상 여부의 결정신청을 하려는 자는 별지 제17호 서식의 약제평가신청서에 다음 각 호의 구분에 따른 해당 서류를 첨부하여 건강보험심사평가원장에게 해당 약제의 경제성, 요양급여의 적정성 및 기준 등에 관한 평가신청을 한다.

약제에 대한 평가를 신청받은 건강보험심사평가원장은 150일의 심의를 거쳐 평가하고 평가가 끝난 날부터 15일 이내에 신청인에게 서면 또는 전자문서로 통보하여야 한다.

수행 Tip!

- 병원의 비급여 운영 및 신의료기술 신청에 대한 자료를 조사하여 활용한다.

□ 학습 4 학습자 자기진단 평가서			
담당교수		교과목명	건강보험실무
학번(반)		능력단위명 (능력단위코드) 책무(Duty)	진료비심사청구 (0601020111_16v2)
성 명			
평가일자	202X년 월 일	평가시기	ㅁ 수 업 전 ㅁ 수 업 후

* 학습자의 자가진단서 평가로서 본 교과목의 능력단위요소별 사전 지식에 대한 문항으로 학습자 확인하는 체크리스트입니다. 진단 문항별로 매우 우수(5), 우수(4), 보통(3), 미흡(2), 매우 미흡(1) 중 하나에 ✓ 표시해 주시기 바랍니다.

[의료수가 관리하기] 직무능력 평가표						
평가영역	문항	매우 미흡	미흡	보통	우수	매우 우수
학습 4. 의료수가 관리하기	1. 나는 우리나라의 의료수가제도 및 종류에 대하여 알 수 있다.	①	②	③	④	⑤
	2. 나는 상대가치점수 및 환산지수와 종별가산율을 적용하여 수가를 산정할 수 있다.	①	②	③	④	⑤
	3. 나는 보험유형별 의료수가와 본인부담(률)을 적용하여 관리할 수 있다.	①	②	③	④	⑤
	4. 나는 비급여 수가에 대한 개념을 이해하고 관리할 수 있다.	①	②	③	④	⑤
	5. 나는 신의료기술 및 신규재료 · 약제 보험급여를 신청 할 수 있다.	①	②	③	④	⑤
	합계					

○ 교육 수강생 기타 의견

5장 건강보험급여기준 관리하기 (0601020111_16v2.5)

5-1 건강보험 요양급여기준

학습 목표

1 | 요양급여기준의 적용기준 및 방법에 대하여 알 수 있다.

필요 지식

1. 건강보험 요양급여

1. 요양급여의 적용기준 및 방법

요양급여의 적용기준 및 방법(제5조 제1항 관련)은 보건복지부고시에 의거 다음과 같다.

(1) 요양급여의 일반원칙

① 요양급여는 가입자 등의 연령 · 성별 · 직업 및 심신상태 등의 특성을 고려하여 진료의 필요가 있다고 인정되는 경우에 정확한 진단을 토대로 하여 환자의 건강증진을 위하여 의학적으로 인정되는 범위 안에서 최적의 방법으로 실시하여야 한다.

② 요양급여를 담당하는 의료인은 의학적 윤리를 견지하여 환자에게 심리적 건강효과를 주도록 노력하여야 하며, 요양상 필요한 사항이나 예방의학 및 공중보건에 관한 지식을 환자 또는 보호자에게 이해하기 쉽도록 적절하게 설명하고 지도하여야 한다.

③ 요양급여는 경제적으로 비용효과적인 방법으로 행하여야 한다.

④ 요양기관은 가입자 등의 요양급여에 필요한 적정한 인력 · 시설 및 장비를 유지하여야

한다. 이 경우 보건복지부장관은 인력 · 시설 및 장비의 적정기준을 정하여 고시할 수 있다.

⑤ 위의 ④의 규정에 불구하고 가입자 등에 대한 최적의 요양급여를 실시하기 위하여 필요한 경우, 보건복지부장관이 정하여 고시하는 바에 따라 다른 기관에 검사를 위탁하거나, 당해 요양기관에 소속되지 아니한 전문성이 뛰어난 의료인을 초빙하거나, 다른 요양기관에서 보유하고 있는 양질의 시설 · 인력 및 장비를 공동 활용할 수 있다.

⑥ 요양기관은 요양급여에 필요한 약제 · 치료재료를 직접 구입하여 가입자 등에게 지급하여야 한다. 다만, 다음의 1에 해당하는 경우에는 그러하지 아니하다.

1. 「약사법」 제23조 제1항 본문에 따라 의사 또는 치과의사가 직접 약제를 조제할 수 없는 경우
2. 「약사법」 제23조제4항에 따라 의사 또는 치과의사가 직접 약제를 조제할 수 있는 경우 중 보건복지부장관이 정하는 경우

⑦ 개설자가 동일한 요양기관은 동일가입자 등의 동일상병에 대하여 같은 날 외래로 요양급여를 중복하여 실시하여서는 아니 된다. 이 경우 요양급여 중복의 범위는 보건복지부장관이 정하여 고시한다.

⑧ 「의료급여법」에 따라 의료급여를 받는 자가 건강보험의 가입자 또는 피부양자로 자격이 변동된 경우 제5조 제2항에 따라 요양급여의 기간 또는 인정개수 등을 정하고 있는 행위 · 약제 및 치료재료에 대하여는 건강보험의 요양급여 내용과 의료급여의 수급 내용을 연계하여 적용한다.

(2) 진찰 · 검사, 처치 · 수술 기타의 치료

① 각종 검사를 포함한 진단 및 치료행위는 진료상 필요하다고 인정되는 경우에 한하여야 하며 연구의 목적으로 하여서는 아니 된다.

② 영 제21조 제3항 제2호에 따라 보건복지부장관이 정하여 고시하는 질병군에 대한 입원진료의 경우 그 입원진료 기간 동안 행하는 것이 의학적으로 타당한 검사 · 처치 등의 진료행위는 당해 입원진료에 포함하여 행하여야 한다.

(3) 약제의 지급

▣ 처방 · 조제

① 영양공급 · 안정 · 운동 그 밖에 요양상 주의를 함으로써 치료효과를 얻을 수 있다고 인정되는 경우에는 의약품을 처방 · 투여하여서는 아니 되며, 이에 관하여 적절하게 설명하고 지도하여야 한다.

② 의약품은 약사법령에 의하여 허가 또는 신고된 사항(효능 · 효과 및 용법 · 용량 등)의 범위 안에서 환자의 증상 등에 따라 필요 · 적절하게 처방 · 투여하여야 한다. 다만, 안전성 · 유효성 등에 관한 사항이 정하여져 있는 의약품 중 진료상 반드시 필요하다고 보건복지부장관이 정하여 고시하는 의약품의 경우에는 허가 또는 신고된 사항의 범위를 초과하여 처방 · 투여할 수 있으며, 중증환자에게 처방 · 투여하는 약제로서 보건복지부장관이 정하여 고시하는 약제의 경우에는 건강보험심사평가원장이 공고한 범위 안에서 처방 · 투여할 수 있다.

③ 요양기관은 중증환자에 대한 약제의 처방 · 투여 시 해당약제 및 처방 · 투여의 범위가 (2)의 허용범위에는 해당하지 아니하나 해당환자의 치료를 위하여 특히 필요한 경우에는 건강보험심사평가원장에게 해당약제의 품목명 및 처방 · 투여의 범위 등에 관한 사료를 세출한 후 건강보험심사평가원장이 중증질환심의위원회의 심의를 거쳐 인정하는 범위 안에서 처방 · 투여할 수 있다.

④ 제10조의2 제3항의 규정에 의하여 식품의약품안전처장이 긴급한 도입이 필요하다고 인정한 품목의 경우에는 식품의약품안전처장이 인정한 범위 안에서 처방 · 투여하여야 한다.

⑤ 항생제 · 스테로이드제제 등 오남용의 폐해가 우려되는 의약품은 환자의 병력 · 투약력 등을 고려하여 신중하게 처방 · 투여하여야 한다.

⑥ 진료상 2품목 이상의 의약품을 병용하여 처방 · 투여하는 경우에는 1품목의 처방 · 투여로는 치료효과를 기대하기 어렵다고 의학적으로 인정되는 경우에 한한다.

약제 요양급여의 결정신청

약제의 제조업자 · 위탁제조판매업자 · 수입자는 제8조 제2항에 따라 급여목록표로 고시되지 아니한 새로운 약제에 대하여 보건복지부장관에게 요양급여 대상 여부의 결정을 신청할 수 있다.

▣ 주사

① 주사는 경구투약을 할 수 없는 경우, 경구투약시 위장장애 등의 부작용을 일으킬 염려가 있는 경우, 경구투약으로 치료효과를 기대할 수 없는 경우 또는 응급환자에게 신속한 치료효과를 기대할 필요가 있는 경우에 한한다.

② 동일 효능의 내복약과 주사제는 병용하여 처방 · 투여하여서는 아니 된다. 다만, 경구투약만으로는 치료효과를 기대할 수 없는 불가피한 경우에 한하여 병용하여 처방 · 투여할 수 있다.

③ 혼합주사는 치료효과를 높일 수 있다고 의학적으로 인정되는 경우에 한한다.

④ 당류제제 · 전해질제제 · 복합아미노산제제 · 혈액대용제 · 혈액 및 혈액성분제제의 주사는 의학적으로 특히 필요하다고 인정되는 경우에 한한다.

(4) 치료재료의 지급

치료재료는 약사법 기타 다른 관계법령에 의하여 허가 · 신고 또는 인정된 사항(효능 · 효과 및 사용방법)의 범위 안에서 환자의 증상에 따라 의학적 판단에 의하여 필요 · 적절하게 사용한다. 다만, 안전성 · 유효성 등에 관한 사항이 정하여져 있는 치료재료 중 진료에 반드시 필요하다고 보건복지부장관이 정하여 고시하는 치료재료의 경우에는 허가 · 신고 또는 인정된 사항(효능 · 효과 및 사용방법)의 범위를 초과하여 사용할 수 있다.

▣ 치료재료의 개념

건강보험 적용대상자의 진료에 사용되는 재료로서 관련규정과 절차에 따라 보건복지부장관이 인정 · 고시한 품목으로 식품안전처장 또는 관계법령에 의하여 허가 및 신고를 피한 소모성재료를 의미한다.

▣ 치료재료의 종류

① 의료기기법에 의한 의료기기(인공관절, 인공수정체, 인공심장판막, 인공심장박동기, CT, MRI, PET, 체외충격파쇄석기(ESWL) 등

② 약사법에 의한 의약 외품(거즈, 붕대, 탄력붕대, 봉합사 등)

③ 인체조직안전 및 관리 등에 관한 법률에 의한 인체조직(뼈, 건, 피부, 연골, 인조혈관 등)

④ 배터리, 디스켓 등 공산품

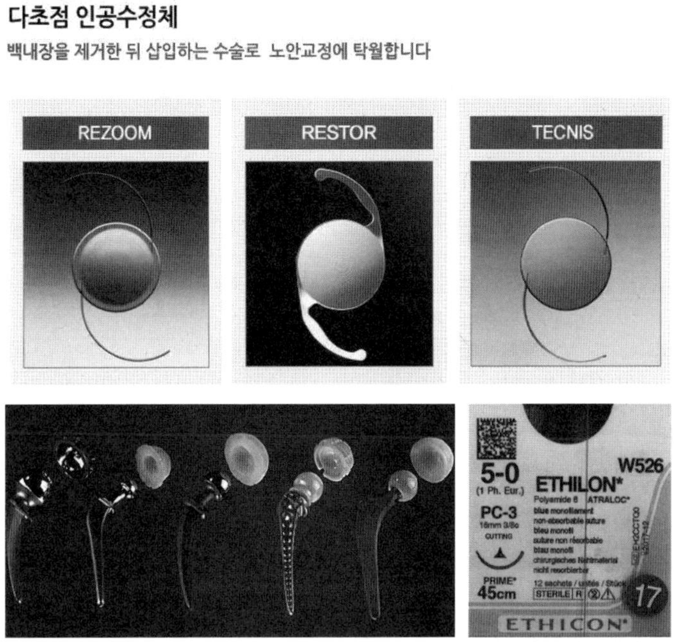

그림 5-1 ▶치료재료

▣ 치료재료비용 산정

상한금액 내 실구입가로 산정하는 방법과 급여기준고시로 정액수가로 산정하는 방법(관절경, 복강경수술 시 치료재료비용 등), 행위수가로 산정하는 방법(혈액투석 재료대, 체외충격파쇄석술 재료대 등)이 있다.

▣ 비급여 대상 진료에 사용되는 치료재료는 보험급여가 되지 않는다.

(5) 예방 · 재활

재활 및 물리치료(이학요법)는 약물투여 또는 처치 및 수술 등에 의하여 치료효과를 얻기 곤란한 경우로서 재활 및 물리치료(이학요법)가 보다 효과가 있다고 인정되는 경우에 행한다.

(6) 입원

① 입원은 진료상 필요하다고 인정되는 경우에 한하며 단순한 피로회복 · 통원불편 등을 이유로 입원지시를 하여서는 아니 된다.

② 퇴원은 의학적 타당성과 퇴원계획의 충분성 등을 신중하게 고려하여 적절한 시기에 행하여져야 한다.

③ 입원환자에 대한 식사는 환자의 치료에 적합한 수준에서 의료법령 및 식품위생법령에서 정하는 기준에 맞게 위생적인 방법으로 제공하여야 한다.

(7) 가정간호

가정간호는 진료상 퇴원 후 계속적인 치료와 관리가 필요한 경우에 의사 또는 한의사의 진단과 처방에 의하여 가정전문간호사가 실시하여야 한다.

(8) 의료장비

① 요양기관은 「의료기기법」 제2조 제1항에 따른 의료기기를 사용할 경우 같은 법 제6조와 제14조에 따라 식품의약품안전청장의 제조 또는 수입 허가를 받거나 신고한 것에 한하여 그 허가 또는 신고 된 범위에서 사용하여야 한다.

② 요양기관은 진단용 방사선 발생장치를 사용할 경우 「의료법」 제37조 제1항과 「진단용 방사선 발생장치의 안전관리에 관한 규칙」 제3조에 따라 시장 · 군수 · 구청장(자치구의 구청장을 말한다.)에게 신고한 것에 한하여 사용하여야 하며, 「의료법」 제37조 제2항과 「진단용 방사선 발생장치의 안전관리에 관한 규칙」 제4조 및 제8조에 따라 검사를 받지 아니하거나 검사결과 부적합 판정을 받은 진단용 방사선 발생장치를 사용하여서는 아니 된다.

③ 요양기관은 치료용 방사선 발생장치를 사용할 경우 「원자력법」 제65조에 따라 교육과학기술부장관의 사용허가를 받거나 신고 후 사용하여야 하며, 같은 법 제67조 및 제73조에 따른 검사를 받지 아니하거나 검사결과 부적합 판정을 받은 치료용 방사선 발생장치를 사용하여서는 아니 된다.

④ 요양기관은 특수의료장비를 사용할 경우 「의료법」 제38조제1항과 「특수의료장비의 설치 및 운영에 관한 규칙」 제2조에 따라 특별시장 · 광역시장 · 도지사 또는 특별자치도

지사에게 등록한 것만을 사용하여야 하며, 「의료법」 제38조 제2항 · 제3항과 「특수의료장비의 설치 및 운영에 관한 규칙」 제5조 및 제7조에 따라 검사를 받지 아니하거나 검사결과 부적합 판정을 받은 특수의료장비를 사용하여서는 아니 된다.

⑤ 요양기관은 그 밖에 다른 법령에서 정하고 있는 의료장비를 사용할 경우 해당 법령에서 정하고 있는 의료장비의 사용기준에 맞게 사용하여야 한다.

⑥ "①"목부터 "④"목까지의 규정에도 불구하고 안전성 · 유효성 등에 관한 사항이 정하여져 있는 의료장비 중 진료에 반드시 필요하다고 보건복지부장관이 정하여 고시하는 의료장비의 경우에는 관계 법령상의 허가 또는 신고된 범위를 초과하여 사용할 수 있다.

⑦ 「국민건강보험법 시행규칙」 제12조 제1항 및 제2항에 따라 의료장비의 현황을 신고 받은 건강보험심사평가원장은 해당 의료장비의 제조 · 수입업체, 품목, 제조연월 등 의료장비의 품질 관리 및 이력 관리에 필요한 사항을 식별 부호화하여 관리할 수 있다. 이 경우 식별부호화의 방법 및 절차에 필요한 사항은 보건복지부장관이 정하여 고시한다.

▶ 수행 내용 및 수행준거 / 건강보험 요양급여기준

1 요양급여의 일반원칙에 대하여 알아보고 관련 업무를 수행한다.

요양급여는 가입자 등의 연령 · 성별 · 직업 및 심신상태 등의 특성을 고려하여 진료의 필요가 있다고 인정되는 경우에 정확한 진단을 토대로 하여 환자의 건강증진을 위하여 의학적으로 인정되는 범위 안에서 최적의 방법으로 실시하여야 한다.

2 요양급여 적용기준 및 방법에 대하여 알아본다.

3 건강보험 약제 및 주사료 산정기준(지침)에 대하여 주요내용을 살펴본다.

(1) 의약품은 약사법령에 의하여 허가 또는 신고된 사항(효능 · 효과 및 용법 · 용량 등)의 범위 안에서 환자의 증상 등에 따라 필요 · 적절하게 처방 · 투여하여야 한다.

(2) 투약은 진료상 2품목 이상의 의약품을 병용하여 처방 · 투여하는 경우에는 1품목의 처방 · 투여로는 치료효과를 기대하기 어렵다고 의학적으로 인정되는 경우에 한한다.

(3) 주사는 경구투약을 할 수 없는 경우, 경구투약시 위장장애 등의 부작용을 일으킬 염려가 있는 경우, 경구투약으로 치료효과를 기대할 수 없는 경우 또는 응급환자에게 신속한 치료효과를 기대할 필요가 있는 경우에 한한다.

4 재활 및 물리치료의 경우 보험적용기준을 알아본다.

재활 및 물리치료(이학요법)는 약물투여 또는 처치 및 수술 등에 의하여 치료효과를 얻기 곤란한 경우로서 재활 및 물리치료(이학요법)가 보다 효과가 있다고 인정되는 경우에 행한다.

5 치료재료 사용의 건강보험 적용기준과 수가산정방법 알아보고 수행한다.

치료재료대의 보험급여는 보건복지부고시 및 심사기준에 의하여 보험급여가 되는 재료는 상한금액 내 실구입가로 산정하는 방법과 급여기준고시로 정액수가로 산정하는 방법이 있다.

수행 Tip!

- 건강보험심사평가원을 검색하여 건강보험 요양급여 적용기준에 대한 자료를 수집 활용한다.

5-2 건강보험 행위급여기준

학습 목표

1 | 건강보험행위급여의 일반원칙 및 기준에 대하여 알 수 있다.
2 | 진료행위에 대한 요양기관 종별 가산율을 적용할 수 있다.
3 | 상대가치점수에 점수당 단가(환산지수)를 곱하여 수가를 산출할 수 있다.
4 | 진료행위별 분류항목에 대하여 열거할 수 있다.

필요 지식

1. 건강보험 행위급여

1) 행위급여의 일반원칙 및 기준

(1) 요양기관이 국민건강보험법령의 규정에 의한 요양급여를 실시하고 행위에 대한 비용을 산정할 때에는 제2부 각 장에 분류된 분류항목의 상대가치점수에 「국민건강보험법」에 따라 정하여진 점수당 단가를 곱하여 10원 미만은 4사5입한 금액으로 산정한다. 다만, 요양기관종별 가산율에 의하여 산출된 금액에 대하여는 원 미만을 4사5입한다.

(2) 각종 가감률에 의하여 산출된 금액에 대하여는 1호와 동일한 방법으로 산정하되 상대가치점수에 가감률을 곱하여 총 점수(소수점 이하 셋째 자리에서 4사5입)를 산출하고, 각종 가감률이 복합 적용될 경우에는 가감률을 모두 합한 총 가감률을 상대가치점수에 곱하여 총 점수(소수점 이하 셋째 자리에서 4사5입)를 산출한다. 이 경우 가감률이 중복 적용될 경우에는 중복 가산하지 아니한다.

(3) 행위급여 목록 · 상대가치점수 및 산정지침의 각 장에 분류되지 아니한 진찰 · 처치 · 수술 및 기타의 치료에 대한 요양급여를 실시한 경우에 우선적으로 행위의 내용 · 성격과 상대가치 점수가 가장 유사한 분류 항목에 준용하여 산정하여야 한다.

(4) (상급종합병원, 종합병원, 병원, 요양병원(의과), 의원, 보건의료원(의과), 의과 진료과목이 있는 한방병원 · 정신병원, 치과병원인 요양기관은 기본진료료 내지 제9장 및 처치 및 수술료, 입원환자식대에 분류된 분류항목과 치과처치 및 수술료에 분류된 분류항목 중 고정장치의 제거, 악간고정술, 치간고정술, 순열수술 후 보호장치, 상고정장치술, 구강내소염수술, 구강외소염수술, 구강내열상봉합술, 구강외열상봉합술, 협순소대성형술, 악골수염수술, 악골내고정용 금속제거술에 한하여 산정한다.

(5) 치과병원, 치과의원, 보건의료원(치과), 치과 진료과목이 있는 상급종합병원 · 종합병원 · 병원 · 요양병원 · 한방병원, 정신병원인 요양기관은 제2부 제1장 내지 제10장과 제16장 및 제17장에 분류된 분류항목에 한하여 산정한다.

(6) (국립병원 한방진료부, 한방병원, 한의원, 보건의료원(한방과), 한방 진료과목이 있는 상급종합병원 · 종합병원 · 병원 · 요양병원 · 치과병원, 정신병원인 요양기관은 제2부 제1장, 제4장, 제13장, 제14장 및 제17장에 분류된 분류항목에 한하여 산정한다.

(7) 약국 및 한국희귀필수의약품센터인 요양기관은 제2부 제15장에 분류된 분류항목에 한하여 산정한다.

(8) 조산원인 요양기관은 다음 분류항목에 한하여 산정한다.

㉮ 행위급여 목록 · 상대가치점수 및 산정지침의 조산료 및 입원환자 식대에 분류된 분류항목

㉯ 처치 및 수술료에 분류된 분류항목 중 자궁내장치삽입술 및 자궁내장치 제거료

㉰ 기타 보건복지부장관이 불가피하다고 인정하는 경우

(9) 보건소, 보건지소, 보건진료소인 요양기관은 다음 분류항목에 한하여 산정한다.

㉮ 행위급여 목록 · 상대가치점수 및 산정지침의 보건기관 진료수가에 분류된 분류항목

㉯ 처치 및 수술료에 분류된 정관절제술 또는 결찰술, 난관결찰술, 자궁내장치삽입술, 자궁내 장치제거료

㉰ 기타 장관이 불가피하다고 인정하는 경우

(10) 의료법 제35조에 의한 사업장부속 요양기관은 다음 분류항목에 한하여 산정한다.

㉮ 행위급여 목록 · 상대가치점수 및 산정지침에서 진찰료 중 재진진찰료, 의약품관리료

㉯ 투약 및 조제료 산정지침 중 퇴장방지의약품 사용장려비

㉰ 주사료, 처치 및 수술료, 치과처치 및 수술료, 한방검사료, 한방시술 및 처치료, 전

혈 및 혈액성분제제료에 분류된 분류항목

퇴장방지의약품
퇴장방지의약품이란 꼭 필요한 환자군이 있는데도 경제성이 없어 생산이나 수입이 어려운 약제들이 시장에서 없어지지 않도록 원가를 보전해주는 제도를 말한다. 따라서 '사용장려비용 지급의약품'과 '사용장려비용 및 생산원가보존의약품'으로 지정된 품목을 의사가 처방할 경우 약값의 10%를 추가로 제공(약제비 청구를 할 때 약품가격의 10%를 더 가산하여 청구)된다.

2) 요양기관 종별가산율

(1) 종별가산율이란?

종별 가산율이란 요양기관 종별에 따라 투자비용 및 인력 운용에 대한 보상 차원에서 행위료에 대해 차별적으로 계산할 수 있도록 운영하는 제도이다. 종별 가산율은 행위요양급여비용에만 적용되는 것으로 약가 및 재료대에는 적용되지 않는다.

(2) 종별가산율 계산방법

종별 가산율을 이용한 진료비 계산은 모든 행위 분류항목에 대한 소정점수에 점수당 단가를 곱한 금액을 모두 합산한 금액에 요양기관의 종별에 따라 다음 비율을 가산한다.

단, 약국, 조산원, 보건소, 보건지소, 보건진료소, 정신요양병원, 사업장부속 요양기관(소속직원, 종업원, 기타 구성원 또는 그 가족의 건강관리를 위하여 개설신고 또는 허가받은 기관) 등은 종별 가산율을 적용하지 않는다.

(3) 종별가산율 적용

1. 행위급여 목록 · 상대가치점수 및 산정지침 중 검사료 내지 처치 및 수술료, 한방검사료, 한방시술 및 처치료, 응급의료수가에 분류된 분류항목에 대하여는 소정점수에 점수당 단가를 곱한 금액을 모두 합산한 금액에 요양기관의 종별에 따라 다음 각 호의 비율을 가산한다.

(1) 다음 각 항의 요양기관은 30%

① 상급종합병원으로 인정받은 종합병원

② 상급종합병원에 설치된 치과대학 부속 치과병원

③ 상급종합병원에 설치된 한의과대학 부속 한방병원

④ 상급종합병원에 설치된 특수전문병원

(2) 다음 각 항의 요양기관은 25%

① 상급종합병원을 제외한 종합병원

② 상급종합병원에 설치된 경우를 제외한 치과대학 부속 치과병원

③ 상급종합병원에 설치된 경우를 제외한 한의과대학 부속 한방병원

④ 국립병원 한방진료부

(3) 다음 각 항의 요양기관은 20%

① 병원

② 위 "(1)-②" 또는 "(2)-②"에 해당되지 아니하는 치과병원

③ 위 "(1)~③" 또는 (2)의 ③"에 해당되지 아니하는 한방병원

④ 요양병원

⑤ 정신병원

(4) 다음 각 항의 요양기관은 15%

① 의원 ② 치과의원 ③ 한의원 ④ 보건의료원

(5) 다음 각 항의 요양기관은 종별가산율을 적용하지 아니한다.

① 약국 및 한국희귀필수의약품센터 ② 조산원 보건소 보건지소 보건진료소

③ 「의료법」 제35조에 의한 부속 의료기관

2. 위 1의 규정에도 불구하고 아래 항목에 대해서는 요양기관 종별가산율을 적용하지 아니한다.

〈종별 가산율 적용 예외 항목〉

① 바이러스 혈청검사(나-476, C4760)

② 각 장의 산정지침 또는 분류 항목의 "주"에서 별도로 산정할 수 있도록 규정한 약제비, 치료재료대 등

③ 영상저장 및 전송시스템(Full PACS)을 이용한 처리비용, C-Arm형 영상증폭장치 이용료(다-101, G0400)

④ 생혈(마-103, X3010), 교환(마-104, X4000), 조혈모세포의 이식 준비-냉동

처리 및 보관(마–105–다–(1), X5020), 기증제대혈제제 비용(마 – 105–라–(3)–가, X5137), 자가수혈채혈료(마–106–가, X6001 내지 X6008), 연성신요관경하 요관협착확장술"주"(자–319–3"주", R3196), 연성신요관경하결석제거술 "주3"(자–321–3"주3", R3429)

⑤ 퇴장방지의약품 사용장려비

⑥ 검체검사위탁에 관한 기준에서 정한 수탁기관으로 위탁하는 경우의 검사료 및 위탁검사관리료

⑦ Infusion Pump 사용료(KK057, KK058, KK158, Q2662)

⑧ 마취통증의학과 전문의 초빙료(L7990, L7991)

⑨ 응급의료수가 중 응급 기본진료료

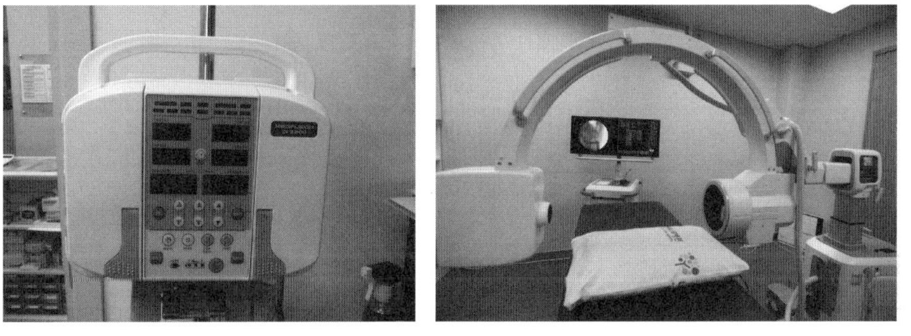

그림 5–2 ▶ Infusion Pump 및 C–Arm형 영상증폭장치

3. 위 "1–(2)"항의 종별 가산율을 적용받은 종합병원이 의료법 제3조의 3 기준에 부적합한 경우에는 3월 이내의 범위 내에서 기간을 정하여 시정하도록 하고 동 시정기간 내에 시정하지 아니한 때에는 시정기간 종료 익일부터는 위 "1–다"항의 종별 가산율을 적용한다.

3) 차등수가

(1) 차등수가란?

차등수가제는 의원급 의료기관을 대상으로 의사 1인당 1일 진찰횟수 및 약국의 약사 1인당 1일 평균 조제건수에 따라 진찰료 또는 조제료를 차등지급하는 제도를 말한다.

(2) 차등수가 적용

치과의원, 한의원, 보건의료원, 약국 및 한국희귀필수의약품센터의 경우에는 의사, 치과의사, 한의사, 약사 1인당 1일 진찰횟수, 약국 및 한국희귀필수의약품센터의 경우에는 조제건수에 따라서 요양기관에 진찰료와 조제료 등(조제료, 약국관리료, 조제기본료, 복약지도료)을 아래와 같이 차등지급한다. 다만, 의료급여 환자 또는 기타 보건복지부장관이 별도로 정하는 경우에는 차등수가 적용대상에서 제외할 수 있다.

㉮ 75건 이하: 100% ㉯ 75건을 초과하여 100건까지: 90%

㉰ 100건을 초과하여 150건까지: 75% ㉱ 150건을 초과한 건: 50%

① 약국 및 한국희귀필수의약품센터의 약사 1인당 1일 조제건수(의약분업 예외 지역에서는 직접 조제건수 포함)를 기준으로 조제료 등에 대하여 다음과 같이 차등지급한다.

㉮ 75건 이하: 100% ㉯ 75건을 초과하여 100건까지: 90%

㉰ 100건을 초과하여 150건까지: 75% ㉱ 150건을 초과한 건: 50%

② 차등 지급되는 진찰료(약국 및 한국희귀필수의약품센터의 경우에는 조제료 등을 말한다.)는 차등지수에 1개월(또는 1주일)간 총 진찰료를 승하여 산출하되 10원 미만은 4사5입한 금액으로 산출하며 차등지수는 의사, 치과의사, 한의사, 약사 1인당 1일 평균 진찰횟수(약사의 경우에는 조제건수)를 n으로 할 때에 다음과 같이 산정하되 소수점 여덟째 자리에서 4사5입한다.

③ 의사, 치과의사, 한의사 1인당 1일 평균 진찰횟수, 약사 1인당 1일 평균 조제건수는 내원환자의 순서 및 초 · 재진을 구분하지 아니하고 1개월(또는 1주일)간 총 진찰(조제)횟수의 합을 구하고 이를 해당 요양기관이 「국민건강보험법 시행규칙」 제12조 제3항 및 제4항의 규정에 의하여 통보한 의사, 치과의사, 한의사가 진료한 총일수, 약국 및 한국희귀필수의약품센터의 약사가 조제한 총 일수로 나누어서 계산하되 소수점 첫째 자리에서 절사하여 산정한다.

④ 진료(조제)일수는 1개월(또는 1주일) 동안 의사(약사)가 실제 진료(조제)한 날수를 말한다.

차등수가 적용 제외
1. 평일 18시~익일 09시, 토요일 및 공휴일은 전일 제외 2. 의료급여 환자는 차등수가 적용을 받지 않음

4) 예외규정

① 「의료법」 제35조에 의한 사업장부속 요양기관은 해당 산정항목에 대하여 공휴·야간 가산 등 각종 가산을 산정하지 아니한다.

② 공무원 및 교직원의 공무상 질병 또는 부상에 대한 요양급여에 소요된 비용의 산정은 「산업재해보상보험법」 제37조 제5항의 규정에 의한 기준에 의한다.

2. 상대가치점수

(1) 정의

요양급여에 소요되는 시간 노력 등 업무량, 인력 시설·장비 등 자원의 양과 요양급여의 위험도를 고려하여 산정한 요양급여의 가치를 각 항목 간에 상대적 점수로 나타낸 것이다(「국민건강보험법시행령」 제24조). 상대가치점수는 의료행위 간 가치를 상대적으로 비교하여 화폐단위가 아닌 '점수'로 표현한 것이며, 의료행위 건강보험수가는 매년 보건복지부 장관이 정하여 고시하는 건강보험요양급여비용인 점수당 단가(환산지수)를 곱한 비용이다(환산지수는 공단의 이사장과 대통령령이 정하는 의약계를 대표하는 자와의 계약으로 정하고 있으며, 계약 미체결 시는 건정심에서 결정하고 있다).

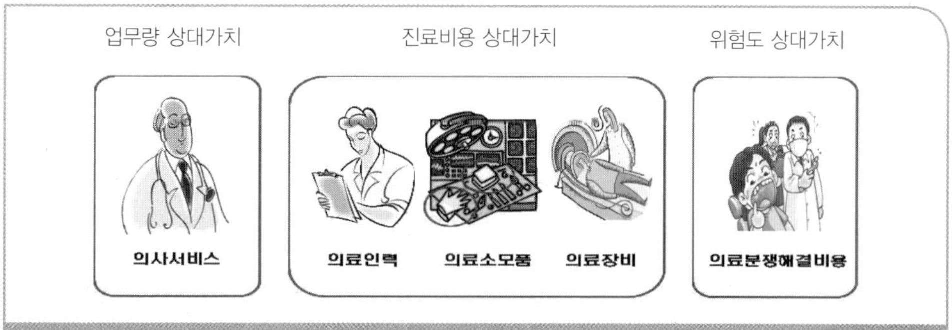

그림 5-3 ▶ 상대가치의 구성요소

(2) 상대가치의 구성요소

구성요소는 다음과 같이 업무량 상대가치, 진료비용 상대가치 및 위험도 상대가치로 구성된다.

① 업무량 상대가치는 주시술자(의사)의 전문적인 노력에 대한 보상으로 시간과 강도를 고려한 상대가치이다.

② 진료비용 상대가치는 주시술자를 제외한 의사, 간호사 등 임상인력의 임금, 진료에 사용되는 시설과 의료장비 및 의료소모품 등을 고려한 상대가치이다.

③ 위험도 상대가치는 의료사고와 관련된 분쟁해결비용을 고려한 상대가치이다.

(3) 상대가치점수 수가산정요령

건강보험수가는 상대가치점수에 점수당 단가(환산지수)를 곱하여 산출한다.

점수당 단가(환산지수)는 공단의 이사장과 요양급여비용 협의회의 위원장간의 계약으로 정하고, 계약기간은 1년으로 한다. 계약은 그 계약기간 만료일의 75일 전까지 체결하여야 하며, 그 기한 내에 계약이 체결되지 아니하는 경우 보건복지부장관이 심의위원회의 의결을 거쳐 정하는 금액을 요양급여비용으로 한다. 보건복지부장관은 계약이 체결된 경우 지체 없이 고시하여야 한다.

3. 행위급여목록 및 수가 산정지침

(1) 요양급여비용의 내역 및 분류번호

① 건강보험 요양급여비용의 내역

요양급여비용의 내역은 「국민건강보험법」 제45조 제4항과 동법 시행령 제21조 제2항에 의하여 보건복지부장관이 정하여 고시하는 "요양급여의 상대가치점수"의 아래 유형별 분류에 따른 점수당 단가로 하며 내역은 다음과 같다.

표 5-1 유형별 분류에 따른 점수당 단가

유형별 분류	점수당 단가
「의료법」 제3조 제2항 제3호에 따른 의료기관 중 병원, 요양병원 및 종합병원	79.7원
「의료법」 제3조 제2항 제1호에 따른 의료기관 중 의원	92.1원
「의료법」 제3조 제2항 제1호 및 같은 항 제3호에 따른 의료기관 중 치과의원 및 치과병원	93.0원
「의료법」 제3조 제2항 제1호 및 같은 항 제3호에 따른 의료기관 중 한의원 및 한방병원	95.4원
「의료법」 제3조 제2항 제2호에 따른 조산원	151.9원
「약사법」 제2조 제3호에 따른 약국 및 같은 법 제 91조에 따른 한국희귀필수의약품센터	97.6원
「지역보건법」에 따른 보건소 · 보건의료원 및 보건지소와 「농어촌 등 보건의료를 위한 특별조치법」에 따라 설치된 보건진료소	91.0원

주: 2023년 1월 1일 시행 기준이며, 보건복지부 고시에 의하여 점수당 단가는 매년 변동될 수 있음.

② 진료행위별 분류항목 및 번호

진료행위별 보험수가의 분류항목 및 번호는 다음과 같다.

표 5-2 진료행위별 분류항목 및 번호

분류번호(항목)	구분	세부 행위료
(가)항목	기본진료료	진찰료, 입원료 가정간호방문료
나)항목/(누)항목	검사료	검체검사료, 병리검사료, 기능검사료, 내시경, 천자
(다)항목	영상진단 및 방사선치료료	단순영상진단료, 특수영상진단료, 핵의학, 방사선치료료
(라)항목	투약 및 조제료	투약 및 조제료
(마)항목	주사료	주사료, 채혈 및 수혈료
(바)항목	마취료	마취료, 치과마취료, 신경차단술료, 신경파괴술료
(사)항목	이학요법료	기본물리치료료, 단순/전문재활치료료, 이학요법료
(아)항목	정신요법료	정신요법료
(자)항목	처치 및 수술료	처치 및 수술료, 캐스트료
(차)항목	치과	치아질환처치, 수술후 처치, 구강외과, 치주질환, 보철물

(카)항목	조산료	조산료
(타)항목	보건기관 진료수가	보건기관(보건진료소, 보건지소, 보건소) 진료비
(한)항목	한방검사	한방검사료
(하)항목	한방시술 및 처치료	한방시술료, 처치료, 정신요법료
(약)항목	약국약제비	약국약제비(관리료, 조제기본료, 복약지도료, 조제료)
(파)항목	혈액, 식대	전혈 및 혈액성분제제료, 입원환자식대
(찬)항목	치과보철	레진상 완전틀니, 임시 레진상 완전틀니
(고)(노) (도)(모) (보)(소) (오)(조) (초)(헌) (허) 항목	행위 비급여 목록	검사료(검체, 병리, 기능, 내시경, 천자 및 생검), 영상진단 및 방사선치료, 주사료, 마취료, 이학요법료, 처치 및 수술료, 치과, 수술료, 한방

수행 내용 및 수행준거/ 건강보험 행위급여기준

1 건강보험 행위급여의 일반원칙에 대하여 알아본다.

「국민건강보험법령」의 규정에 의한 요양급여를 실시하고 행위에 대한 비용을 산정할 때에는 분류항목의 상대가치점수에 「국민건강보험법」에 따라 정하여진 점수당 단가를 곱하여 10원 미만은 4사5입한 금액으로 산정한다.

2 진료행위에 대한 요양기관 종별가산율 적용기준을 이해하고 사례를 실습한다.

(1) 건강보험의 경우에는 진료행위에 대한 종별가산율은 상급종합병원 30%, 종합병원 25%, 병원 20%, 의원 15%를 적용한다.

(2) 진찰료, 입원료, 가정간호방문료, 응급의료관리료 등은 요양기관 종별가산율을 적용하지 아니하고 보건복지부에서 의료기관 종별 고시한 수가를 적용한다.

(3) 약품 및 주사료, 치료재료비용은 종별 가산율을 적용하지 아니하고 실구입가 또는 상한가 이내, 급여기준고시 정액수가 등으로 산정기준에 의거 적용한다.

3 상대가치점수와 구성요소에 대하여 알아본다.

(1) 상대가치점수는 요양급여에 소요되는 시간 노력 등 업무량, 인력 시설 · 장비 등 자원

의 양과 요양급여의 위험도를 고려하여 산정한 요양급여의 가치를 각 항목 간에 상대적 점수로 나타낸 것이다.

(2) 구성요소에는 업무량, 진료비용, 위험도 등의 상대가치가 있다.

4 상대가치점수에 점수당 단가(환산지수)를 곱하여 수가를 의료기관 종별로 산출하여본다.

상대가치점수 및 환산지수 기준 수가산정 실례는 다음과 같다.

표 5-3 인공관절치환술/고관절 자-71-(1)

종별	산정방법 (상대가치점수/ 환산지수)	단가(원)	종별가산율	수가(원)
병원	(8,025.22점 × 79.7원)	639,610	20%	767,532
종합병원	(8,025.22점 × 79.7원)	639,610	25%	799,512
상급종합병원	(8,025.22점 × 79.7원)	639,610	30%	831,493

주: 수가 산출공식: (상대가치점수 × 점수당 단가 환산지수)에서 종별가산율 적용

5 의료수가 적용에서 종별가산율을 적용하지 아니한 요양기관의 경우를 알아본다.

① 약국 및 한국희귀필수의약품센터

② 조산원, 보건소, 보건지소, 보건진료소

③ 의료법 제35조에 의한 부속 의료기관이다.

6 요양기관 종별가산율을 적용하지 아니한 행위에 대하여 이해하고 관리한다.

요양기관 종별가산율을 적용하지 아니한 행위료에는 ① 바이러스 혈청검사 ② 약제비, 치료재료대 등 ③ 영상저장 및 전송시스템(FullPACS)을 이용한 처리비용, C-Arm형 영상증폭장치 이용료 ④ 생혈, 교환, 조혈모세포의 이식 준비-냉동 처리 및 보관, 자가수혈채혈료 ⑤ 퇴장방지의약품 사용장려비 ⑥ 가정간호 기본방문료, 가정간호 교통비 ⑦ 위탁검사료 및 위탁검사관리료 ⑧ Infusion Pump 사용료 ⑨ 마취통증의학과 전문의 초빙료 등이 있다.

7 진료행위별 분류항목 및 분류번호, 세부 행위료에 대하여 이해한다.

표 5-4 진료행위별 분류항목 및 분류번호

분류번호 (항목)	구분	실례
(가)항목	기본진료료(진찰료, 입원료)	가-1-(가) 외래환자 초진 진찰료
(나)항목/(누)항목	검사료	나-1 요일반검사(4종)
(다)항목	영상진단 및 방사선치료료	다-121 흉부(직접)촬영
(라)항목	투약 및 조제료	라-1-(가)-(3) 퇴원환자 조제료 3일분
(마)항목	주사료	마-1 피하 또는 근육내주사(IM)
(바)항목	마취료	마-2-(1) 전신마취(기관내삽관 폐쇄순환)
(사)항목	이학요법료(물리치료, 재활치료)	사-106 단순운동치료(1일당)
(아)항목	정신요법료	아-1-다 개인정신치료(심층분석요법)
(자)항목	처치 및 수술료	자-251 위절개술(Gastrotomy)

8 의원 및 약국의 경우 차등수가 적용기준을 이해하고 관리한다.

차등수가 적용은 병원급 이상과 의원(양방)은 해당되지 않으며, 치과의원, 한의원, 보건의료원, 약국 및 한국희귀필수의약품센터의 경우에는 치과의사, 한의사, 약사 1인당 1일 진찰횟수, 약국 및 한국희귀의 약품센터의 경우에는 조제건수에 따라서 요양기관에 진찰료와 조제료 등(조제료, 약국관리료, 조제기본료, 복약지도료)을 아래와 같이 차등 지급한다. 또한, 평일 18시~익일 09시, 토요일 및 공휴일은 전일 제외되며, 의료급여 환자는 차등수가 적용을 받지 않는다.

의원 및 약국의 차등수가 적용(진찰료 및 조제료)	
㉮ 75건 이하: 100%	㉯ 75건을 초과하여 100건까지: 90%
㉰ 100건을 초과하여 150건까지: 75%	㉱ 150건을 초과한 건: 50%를 적용한다.

수행 Tip!

- 건강보험 요양급여비용의 진료행위 산정기준 및 지침을 이해한 다음, 건강보험 심사평가원 홈페이지를 탐색하여 자료를 수집 활용한다.

□ 학습 5 학습자 자기진단 평가서			
담당교수		교과목명	건강보험실무
학번(반)		능력단위명 (능력단위코드) 책무(Duty)	진료비심사청구 (0601020111_16v2)
성 명			
평가일자	202X년 월 일	평가시기	ㅁ 수 업 전 ㅁ 수 업 후

※ 학습자의 자가진단서 평가로서 본 교과목의 능력단위요소별 사전 지식에 대한 문항으로 학습자 확인하는 체크리스트입니다. 진단 문항별로 매우 우수(5), 우수(4), 보통(3), 미흡(2), 매우 미흡(1) 중 하나에 ✓ 표시해 주시기 바랍니다.

[보험급여기준 관리하기] 직무능력 평가표						
평가영역	문항	매우 미흡	미흡	보통	우수	매우 우수
학습 5. 보험급여 기준 관리하기	1. 나는 요양급여기준의 적용기준 및 방법에 대하여 알 수 있다.	①	②	③	④	⑤
	2. 나는 건강보험행위급여의 일반원칙 및 기준에 대하여 알 수 있다.	①	②	③	④	⑤
	3. 나는 진료행위에 대한 요양기관 종별가산율 적용할 수 있다.	①	②	③	④	⑤
	4. 나는 상대가치점수에 점수당 단가(환산지수)를 곱하여 수가를 산출할 수 있다.	①	②	③	④	⑤
	5. 나는 진료행위별 분류항목에 대하여 열거할 수 있다.	①	②	③	④	⑤
	합계					

○ 교육 수강생 기타 의견

6장 진료행위료 산정하기(1) (0601020111_16v2.6)

6-1 기본진료료

학습 목표

1 | 기본진료료(진찰료, 입원료 등)를 산정기준과 지침에 의거 산정할 수 있다.

필요 지식

1. 기본진료료

1) 진찰료

진찰료(診察料, a consultation fee)는 의사가 문진과 시진, 청진, 타진, 촉진 등의 방법으로 환자의 병이나 증상을 살피는 것을 진찰이라고 하며, 진찰을 받게 되면 진찰료가 발생한다. 진찰료는 초진료와 재진료로 구분된다.

초진이란 해당상병으로 동일 의료기관의 동일 진료과목 의사에게 최초로 진료를 받은 경우를 말하며, 재진이란 해당상병의 치료가 종결되지 아니하여 동일 의료기관, 동일 진료과목 의사에게 계속 진료를 받는 경우를 의미한다. 즉, 질병으로 처음 방문한 경우에는 초진, 초진 이후 완치되지 않아 같은 병원의 같은 진료과에서 다시 내원하는 경우에는 재진에 해당된다.

1 진찰료 산정지침

(1) 진찰료는 외래에서 환자를 진찰한 경우에 처방전의 발행과는 관계없이 산정하며 초진환자를 진찰하였을 경우에는 초진진찰료, 재진환자를 진찰하였을 경우에는 재진진찰

료를 산정한다.

① 진찰료(구성요소)는 기본진찰료와 외래관리료(진찰료에서 기본진찰료를 제외한 점수)의 소정점수를 합하여 산정한다.

② 초진환자란 해당 상병으로 동일 의료기관의 동일 진료과목 의사에게 진료받은 경험이 없는 환자를 말한다.

③ 재진환자란 해당 상병으로 동일 의료기관의 동일 진료과목 의사에게 계속 진료받고 있는 환자를 말한다.

④ 해당상병으로 치료가 종결되지 아니하여 계속 내원하는 경우 내원 간격에 상관없이 재진환자로 본다. 또한, 완치여부가 불분명하여 치료의 종결여부가 명확하지 아니한 경우, 90일 이내에 내원 시 재진환자로 본다.

⑤ 해당 상병의 치료가 종결된 후 동일 상병이 재발하여 진료를 받기 위해서 내원한 경우에는 초진환자로 본다. 다만, 치료종결 후 30일 이내에 내원한 경우에는 재진환자로 본다.

⑥ 치료의 종결이라 함은 해당 상병의 치료를 위한 내원이 종결되었거나, 투약이 종결되었을 때로 본다.

⑦ 진찰료 중 기본진찰료는 병원관리 및 진찰권 발급 등, 외래관리료는 외래환자의 처방 등에 소요되는 비용을 포함한다.

(2) 다음의 경우는 진찰료를 1회만 산정한다.

① 동일의사가 동시에 2가지 이상의 상병에 대하여 진찰을 한 경우

② 하나의 상병에 대한 진료를 계속 중에 다른 상병이 발생하여 동일 의사가 동시에 진찰을 한 경우(재진진찰료)

③ 동일한 상병에 대하여 2인 이상의 의사가 동일한 날에 진찰을 한 경우

(3) 2개 이상의 진료과목이 설치되어 있고 해당과의 전문의가 상근하는 요양기관에서 동일 환자의 다른 상병에 대하여 전문과목이 다른 의사가 각각 진찰한 경우에는 진찰료를 각각 산정할 수 있다.

(4) 진료담당의가 검사, 방사선진단 등을 처방지시하였으나 요양기관의 사정에 의하여 진료 당일에 검사, 방사선 진단 등을 실시하지 못한 경우에는 검사, 방사선 진단을 실시한 당일의 진찰료는 산정하지 아니한다.

(5) 의료기관의 의사 또는 치과의사가 작성 · 교부한 처방전에 따라 요양기관인 약국 및 한국희귀 · 필수의약품센터에서 조제받은 주사제를 투여받기 위해서 당해 요양기관에 당일에 재내원하는 경우에는 진찰료를 별도 산정하지 아니한다.

(6) 응급실 진찰료 산정방법은 아래와 같다.
응급실의 진료의사가 환자상태를 종합적으로 파악하고 다른 진료과목 · 전문분야 전문의에게 진료를 요청하여 해당 전문의가 응급환자를 직접 진료한 경우에는 진료과목(전문분야)별로 진찰료를 각각 산정한다(진료 전문의 기재). 다만, 응급실 내원 후 진료 상 계속적인 치료를 위해 같은 날 외래에서 다시 진료를 받은 경우에 진찰료는 1회만 산정한다.

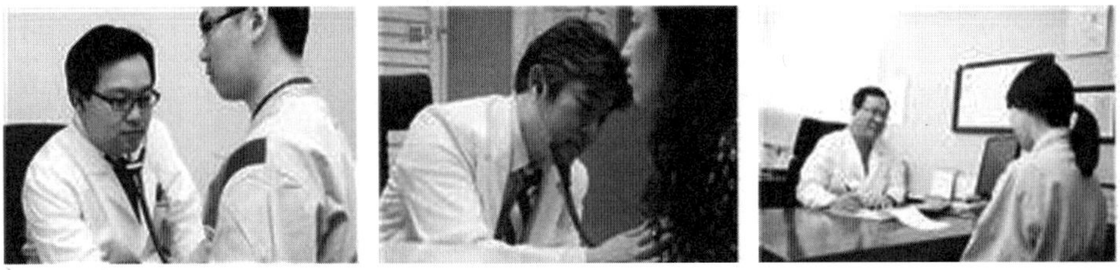

그림 6-1 ▶ 진찰

2 진찰료 산정 분류 및 산정기준

(1) 초진 진찰료(New Patient)

① 만 1세 미만의 소아에 대하여는 26.45점, 만 1세 이상 만 6세 미만의 소아에 대하여는 10.89점을 가산한다.

② 치과에서 장애인으로 등록되어 있는 뇌병변 장애인 또는 지적장애인에 대하여는 9.03점을 가산한다.

③ 평일 18시(토요일은 13시)~익일 09시 또는 관공서의 공휴일에 관한 규정에 의한 공휴일에는 진찰료 중 기본진찰료(초진) 소정점수의 30%를 가산한다.

④ 토요일 09시 후~13시 전의 진료 시에는 의원급 요양기관(보건의료원 포함)에 한하여 기본진찰료(초진) 소정점수의 30%를 별도 산정한다.

⑤ 의원급 및 병원급(종합병원 이상은 제외) 요양 기관에서 만 6세 미만의 소아에 대하여

20시~익일 07시에는 진찰료 중 기본 진찰료(초진) 소정점수의 100%를 가산한다.

(2) 재진 진찰료(Established Patient)

① 만 1세 미만의 소아에 대하여는 16.67점, 만 1세 이상 만 6세 미만의 소아에 대하여는 6.86점을 가산한다.

② 치과에서 장애인으로 등록되어 있는 뇌병변 장애인 또는 지적장애인에 대하여는 9.03점을 가산한다.

③ 평일 18시(토요일은 13시)~익일 09시 또는 관공서의 공휴일에 관한 규정에 의한 공휴일에는 진찰료 중 기본진찰료(재진) 소정점수의 30%를 가산한다.

④ 토요일 09시 후~13시 전의 진료 시에는 의원급 요양기관(보건의료원 포함)에 한하여 기본진찰료(재진) 소정점수의 30%를 별도 산정한다.

⑤ 의원급 및 병원급(종합병원 이상은 제외) 요양 기관에서 만 6세 미만의 소아에 대하여 20시~익일 07시에는 진찰료 중 기본 진찰료(재진) 소정점수의 100%를 가산한다.

⑥ 물리치료, 주사 등을 일시에 처방 지시하여 의사의 진찰행위 없이 매일 또는 반복하여 내원하여 물리치료, 주사 등을 시술받은 경우 또는 주사제를 처방한 당일이 아닌 다른 날에 의사의 진찰 없이 주사를 실시한 경우에는 49.09점을 산정한다.

⑦ 환자가 직접 내원하지 아니하고 환자 가족이 내원하여 진료담당의사와 상담한 후 약제 또는 처방전만을 수령 또는 발급하는 경우에는 재진진찰료 소정점수의 50%를 산정한다.

⑧ 「사회복지사업법」에 따른 사회복지시설(「노인장기요양보험법」에 따른 장기요양기관을 포함) 내에서 의료기관 소속 촉탁의 또는 협약의료기관 의사가 시설입소자(사회복지시설에서 숙식하는 자를 뜻함)에게 원외처방전을 교부한 경우에는 진찰료 중 외래관리료 소정점수를 산정한다.

3 요양기관별 진찰료 및 분류번호와 진료비 청구

(1) 요양기관별 진찰료

진찰료는 의원(한의원, 치과의원), 병원(요양, 한방, 치과병원), 종합병원, 상급종합병원 등 보건복지부 고시된 수가를 산정한다(요양기관별 진찰료가 다름).

(2) 분류번호

외래환자 진찰료는 초진진찰료(분류번호 가-1-가)와 재진진찰료(분류번호 가-1-나)로 분류된다.

(3) 외래 진찰료 본인부담 및 진료비 청구

① 진찰료의 본인부담률(동지역 일반환자)은 의원는 30%, 병원은 40%, 종합병원은 50%를 환자 본인이 부담하고, 상급종합병원은 진찰료 전액을 환자가 부담한다.

② 진료비 명세서 작성 시 진찰료는 가산율이 적용되지 않는 (Ⅰ)란에 기재한다.

4 진찰료산정 질의회신에 대한 고시내용 및 유권해석(사례)

(1) 관공서 공휴일에 관한 규정에 의한 공휴일에 대체공휴일 포함여부

대체공휴일 진찰료 가산 적용여부 (보건복지부 보험급여과 행정해석 2014-2928호)
"관공서의 공휴일에 관한 규정"에서 말하는 '공휴일'은 제2조에 따른 공휴일 및 제3조에 따른 대체공휴일을 포함하는 개념으로 판단됨. 따라서 "건강보험 행위 급여 · 비급여 목록표 및 급여 상대가치점수"에서 규정하는 '관공서의 공휴일에 관한 규정'에 의한 공휴일에는 대체공휴일이 포함됨

(2) 검사의 결과만을 알기 위해 내원한 경우 진찰료 산정여부

검사의 결과만 알기 위해 내원한 경우 진찰료 산정
방사선 촬영 및 각종 검사의 결과만을 알기 위하여 익일 이후 내원한 경우에도 재진진찰료를 산정할 수 있음

(3) 응급실 진찰료 산정방법

응급실 진찰료 산정방법(보건복지부고시, 제 2013-36호)
응급실의 진료의사가 환자상태를 종합적으로 파악하고 다른 진료과목 · 전문분야 전문의에 진료를 요청하여 해당 전문의가 응급환자를 직접 진료한 경우에는 진료과목(전문분야)별 진찰료를 각각 산정함(진료 전문의 기재). 다만, 응급실 내원 후 진료상 계속적인 치료를 위해 같은 날 외래에서 다시 진료를 받은 경우에 진찰료는 1회만 산정함.

(4) 응급실 진료의사가 동일상병의 환자에 대하여 다른 진료과목 전문의에게 진료를 요청한 경우 진찰료 산정방법

진찰료 각각 산정방법 여부(보험급여과 2013-925호, 2013.3.5.)

- 현행 「건강보험 행위 급여 · 비급여 목록표 및 급여상대가치점수」 제1편 제2부 제1장 기본진료료 [산정지침] 1. 진찰료-나(3)항에 의거 "동일한 상병에 대하여 2인 이상의 의사가 동일한 날에 진찰 시 진찰료를 1회 산정"하도록 정해져 있습니다.
- 2013년 3월 1일부터 필수의료서비스 개선 항목 중 응급의료서비스 개선을 위하여 위 규정에도 불구하고 '응급실의 진료의사가 환자상태를 종합적으로 파악하고 다른 진료과목 · 전문분야 전문의 에게 진료를 요청하여 해당 전문의가 응급환자를 직접 진료한 경우에는 진료과목(전문분야)별로 진 찰료를 각각 산정'토록 요양급여의 적용기준 및 방법에 관한 세부사항이 개정되었습니다.
- 이는 응급실에서의 진찰은 위급한 상태로 내원하는 응급환자에 대하여 환자 상태를 종합적으로 파악하고, 즉시 필요한 응급처치를 받지 아니하면 생명을 보존할 수 없거나 심신에 중대한 위해가 발생할 가능성이 있어 신속하고 적절한 응급의료가 제공되어야 할 필요성 및 응급의료에 관한 법률 시행규칙의 개정에 따라 당직전문의 배치기준의 변경을 고려한 것으로,
- 「건강보험 행위 급여 · 비급여 목록표 및 급여 상대가치점수」 제1편 제2부 제1장 기본진료료 [산정지침] 1. 진찰료-나(3)항에도 불구하고 응급실 진료의사가 응급환자의 특별한 문제에 대한 평가 및 진단을 위해 다른 진료과목 · 전문 분야 전문의에게 진료 요청하여 해당전문의가 진료한 경우에 진료과목(전문분야)별로 진찰료를 각각 산정토록 한 것임을 알려드립니다.

(5) 건강검진 실시 당일 진료 시 진찰료 산정

건강검진 실시 당일 진료 시 진찰료 산정방법(고시 제 2017-224호)

- 「국민건강보험법」 제52조에 의거 가입자 및 피부양자에게 실시하는 건강검진 당일 동일 요양기관에서 건강검진과는 별도로 질환에 대한 진찰이 이루어져 진찰 이 외에 의사의 처방(약제 처방전 발급, 「건강보험 행위 급여 · 비급여 목록표 및 급여 상대가치점수」에 의하여 산정가능한 진료행위)이 발생한 경우 해당 진찰료는 다음과 같이 산정함.

-다 음-

「건강보험 행위 급여 · 비급여 목록표 및 급여 상대가치점수」 제1편 제2부 제1장 기본진료료
[산정지침]

① 진찰료 '가'에 의거 초진(또는 재진) 진찰료의 50%를 산정하며, 코드는 다음과 같이 기재함. 진찰료 산정 사유에 대하여는 진료기록부에 기록하고, 「요양급여비용 청구방법, 심사청구서 · 명세서서식 및 작성요령」에 의하여 작성 · 청구토록 함.

(가) 일반건강검진(생애전환기 건강검진 포함) 시 질환에 대한 진찰이 이루어진 경우: 산정코드 세 번째 자리에 일반건강검진은 3, 생애전환기 건강검진은 4로 기재

(나) 암검진 시 질환에 대한 진찰이 이루어진 경우: 산정코드 세 번째 자리에 5로 기재

(다) 영유아 건강검진 시 질환에 대한 진찰이 이루어진 경우: 산정코드 세 번째 자리 2로 기재

② 상기 '1'항에도 불구하고 건강보험 행위 급여 · 비급여 목록표 및 급여 상대가치점수 제1편 제2부 제1장 기본진료료[산정지침]에 의거 2개 이상의 진료과목이 설치되어 있고 해당 과의 전문의가 상근하는 요양기관에서 건강검진 당일 검진실시 의사와 전문과목 및 전문분야가 다른 진료 담당의사가 건강검진과는 별도로 질환에 대하여 진료한 경우에 한하여 초진(또는 재진) 진찰료를 산정할 수 있음.
③ 또한, 건강검진을 실시한 요양기관에서 동일 의사에게 검진 결과에 대해 다른 날 설명하는 것은 검진결과 상담에 해당되어 진찰료를 별도 산정할 수 없으나, 검진결과 이상소견에 대해 단계적 정밀검사 또는 별도의 진료가 이루어진 경우에는 재진진찰료를 산정함.

(6) 건강검진 당일 진찰료 산정

건강검진 당일 진찰료 산정방법(보험급여과-1132호, 2012.4.30.)

- 건강검진 실시 당일 동일 요양기관에서 건강검진과는 별도로, 공휴일 또는 야간가산 적용시간에 질환에 대한 진찰이 이루어져 진찰 이 외에 의사의 처방이 발생한 경우 공휴일 · 야간가산은 인정함 (2012.4.1일 진료분부터 적용).
  - 다만, 현행 진찰료 야간가산의 적용기준(고시 제2006-9호, '06. 2. 1시행)에서 정한 야간가산 적용시간에 내원한 경우는 진료개시 시간을 기준으로 야간가산 적용하고,
  - 야간가산 적용시간 외 시간에 내원한 경우는 환자가 요양기관에 도착한 시간을 기준으로 야간가산 적용

(7) 「노인장기요양보험법」에 의거 시설급여를 제공하는 장기요양기관 내에서 의료기관 소속 촉탁의 또는 협약의료기관 의사가 시설입소자에게 원외처방전을 교부한 경우에는 진찰료 중 외래관리료 소정점수를 산정한다.

2) 입원료

입원료(入院料, Hospital Charges)는 환자가 병실에 입원하였을 때 산정되는 비용으로서 의학관리료, 간호관리료, 병원관리료로 구성된다. 의학관리료는 의사의 회진과 질병의 치료 및 상담, 의무기록과 진료계획 작성 등의 모든 비용을 의미하며, 간호관리료는 간호사의 간호와 상담, 간호기록지의 작성 및 환자의 진료를 보조하는 행위 등의 비용이고, 병원관리료는 환자복과 침구 등의 세탁비용과 비품 및 시설관리 등에 대한 비용이다.

1 입원료 산정지침

입원료(Inpatient Care)는 일반실 입원료 · 무균치료실 입원료 · 낮병동 입원료 · 신생아 입원료 · 중환자실 입원료 · 격리실 입원료 · 납차폐특수치료실 입원료 등으로 구분된다.

① 입원료 등의 소정점수(구성요소)에는 입원환자 의학관리료(40%), 입원환자 간호관리료(25%), 입원환자 병원관리료(35%)가 포함되어 있으며, 요양기관의 종별에 따라 산정한다.
② 입원료 등을 산정하기 위해서는「국민건강보험법」제43조 및 동법 시행규칙 제12조에 따라 요양기관의 병실 및 병상 현황을 신고하여야 한다.
③ 무균치료실입원료, 낮병동입원료, 신생아입원료, 중환자실입원료, 격리실입원료, 납차폐특수치료실입원료 등 특수병실 입원료를 산정할 수 있는 경우는 다음과 같으며, 특수병실 입원료를 산정하는 경우에는 입원료 등을 중복하여 산정하지 아니한다.
④ 의료기관에서 건강보험환자가 입원 시 입원보증금은 받을 수 없다.

(1) 일반실 입원료 및 가산

① 일반실에 입원한 경우에 입원료를 산정한다.
② 내과질환자, 정신질환자, 만 8세 미만의 소아환자에 대하여는 소정점수의 30%를 가산한다.
③ 강내치료를 위하여 밀봉소선원치료실에 입원한 경우에는 3일 이내의 기간 동안 소정점수의 100%를 가산한다.

(2) 무균치료실 입원료(Aseptic Room Patient Care)

조혈모세포이식환자를 조혈모세포이식의 요양급여에 관한 기준 제3조 제2항 제1호의 기준에 적합한 무균치료실에 격리하여 치료한 경우 산정한다.
① 무균치료실의 청정도 유지를 위한 세균 검사 및 기타 소모품의 비용은 소정점수에 포함되어 있으므로 별도 산정하지 아니한다.

(3) 낮병동 입원료(Day Care)

낮벼동이란 입원과 퇴원이 24시간 이내 이루어진 경우를 말하는 것으로 1일의 입원료를 산정하고 진료비는 입원부담률에 의하여 산정하는 것을 말한다. 즉, 응급실, 수술실, 재활치료실 등에서 처치, 수술, 재활치료 등을 받고 연속하여 6시간 이상 관찰 후 당일 귀가 또는 퇴원하는 경우 산정하는 것을 말한다. 낮병동 입원료 산정대상은 다음과 같다.
① 분만 후 당일 귀가 또는 이송하여 입원료를 산정하지 아니한 경우

② 지역응급의료기관, 응급의료시설, 응급의료기관이 아닌 종합병원 응급실, 수술실 등에서 처치 수술 등을 받고 6시간 이상 관찰 후 귀가 또는 이송하여 입원료를 산정하지 아니한 경우

③ 정신건강의학과의 "낮병동"에서 6시간 이상 진료를 받고 당일 귀가한 경우

④ 낮병동 입원료를 산정하는 당일 외래 또는 지역응급의료기관, 응급의료시설, 응급의료기관이 아닌 종합병원 응급실에서 진찰을 행한 경우에는 진찰료를 함께 산정할 수 있다. 다만, 예정된 수술의 경우, 또는 정신건강의학과의 "낮병동"에서 매일 반복하여 진료를 받는 경우에는 진찰료를 산정하지 아니한다.

⑤ 낮병동 입원료를 산정하는 당일에는 본인 일부부담금은 입원진료 본인일부 부담률에 따라 산정한다.

낮병동 입원환자 다른 상병으로 다른 전문과목 또는 전문분야에서 외래진료 받은 경우 수가산정 (보건복지부고시 제2014-141호, 2014.8.29.)

기본진료료 [산정지침] 2. 입원료 다-(2)의 (가)에 해당하는 경우 산정하는 가-6 낮병동 입원료는 입원으로 간주하여 적용 산정하되 입원료 체감제는 적용하지 아니함. 또한, 진료중인 환자가 같은 날에 다른 상병으로 다른 전문과목 또는 전문분야에서 외래진료를 받은 경우 소정 진찰료는 별도 산정하되, 진찰료를 포함한 모든 진료비용은 월간 입원 요양급여비용명세서에 포함하여 일괄 작성 청구함.

(4) 신생아 입원료(Neonatal Care)

① 신생아를 신생아실(신생알 입원료) 또는 질병이 없는 신생아를 모자동실에서 진료, 간호한 경우 산정한다(신생아제대처치, 기저귀 교환, 혈압, 맥박, 호흡측정, 목욕 등의 비용과 기저귀 비용이 포함되어 있으므로 그 비용을 별도 산정하지 아니한다).

② 모자동실 입원료는 질병이 없는 신생아를 모자동실에서 진료 · 간호한 경우에 산정한다.

③ 신생아 모유수유 관리료는 상기 ①, ②를 산정하는 신생아에게 모유수유를 한 경우에 산정한다.

■ **보육기**(Incubator for Neonate)

질병이 있는 신생아를 보육기에서 진료한 경우에는 입원료와 함께 보육기료는 1일당으로 산정한다.

신생아 보육기 인정기준
① 저체중아의 2,100g 도달 시까지 ② 광선요법(phototherapy) 치료 목적 시 ③ 고위험 산모에서 태어나 출생아의 경과에 따라 사례별로 인정

(5) 집중치료실 입원료(Sub-ICU Patient Care)

① 뇌졸중 집중치료실 입원료(Stroke Unit)는 급성기 뇌졸중환자를 뇌졸중 집중치료실에서 치료 및 지속적으로 관찰한 경우 산정한다(뇌졸중 집중치료실에 1인 이상의 전담의를 두는 경우에는 353.68점을 별도 산정한다)

② 고위험임산부 집중치료실 입원료는 임신기간 중 또는 출산 후에 고위험 임산부로 진단된 임산부를 별도로 마련된 고위험임산부 집중치료실에서 치료 및 지속적으로 관찰한 경우 산정한다.

③ 고위험임산부 집중관리료는 6시간 미만 및 6시간 이상으로 구분하여 1일당 산정한다.

(6) 중환자실 입원료(ICU Patient Care)

중환자실의 시설 · 장비를 갖춘 중환자실(ICU)이 설치된 상급종합병원, 종합병원, 병원에서 지극히 심각한 질환이나 손상을 입어 집중적인 치료 및 간호가 필요한 성인 또는 소아환자(성인 또는 소아 중환자실 입원료) 또는 신생아(신생아 중환자실 입원료)를 중환자실에서 진료한 경우 산정한다.

분류번호	코드	분류	기준 및 산정지침
가-9	AJ001 (19001)	중환자실 입원료 ICU Patient Care	가. 중환자실 1Unit당 1인 이상의 전담의를 두는 경우에는 272.06점1)을 별도 산정한다. 다만, 상급종합병원, 종합병원은 353.68점을 별도 산정한다. 나. 중환자실 1Unit당 1인 이상의 전문의를 포함하여 전담의를 두는 경우에는 421.71점을 별도 산정한다. 다만, 상급종합병원, 종합병원은 548.22점을 별도 산정한다. 다. 소아중환자실은 별도의 Unit으로 운영하는 소아중환자실에서 만 18세 미만 소아청소년을 입원 치료한 경우에 산정한다.

(7) 격리실 입원료(Isolation Room Patient care)

격리실 입원이란 면역이 저하되어 타인으로부터 감염될 우려가 있거나 전염력이 강한 질환이 있어 타인에게 전염시킬 우려가 있는 환자를 격리할 수 있는 입원실에 입원하는 것을 말한다. 다음 각 호의 1에 해당하는 경우. 다만, 당해 전염성 환자만을 수용하는 요양기관에서는 입원료로 산정한다.

① 면역이 억제된 환자를 보호하기 위하여 일반 환자와 격리하여 치료한 경우

② 일반 환자를 보호하기 위하여 전염력이 강한 전염성 환자를 일반환자와 격리하여 치료한 경우

③ 3도 이상으로 36% 범위 이상의 화상환자를 진료에 반드시 필요하여 격리하여 치료한 경우

④ 기타 보건복지부장관이 반드시 격리가 필요하다고 인정하여 고시하는 경우

■ **격리실 입원료 산정기준에 대한 세부산정 기준은 다음과 같다.**

- 격리실 입원료는 의료기관 종별(상급종합병원, 종합병원, 병원, 의원)에 따라 산정한다.
- 음압격리실을 설치한 경우에는 음압격리실 입원료를 의료기관 종별(상급종합병원, 종합병원, 병원, 의원)에 따라 산정한다.
- 결핵상병으로 일반격리실에서 치료목적으로 마스크를 사용한 경우에는 1인용, 2인용, 다인용으로 구분하여 별도 산정한다.
- 음압격리실 산정대상 상병으로 음압격리실에서 치료목적으로 마스크를 사용한 경우에는 1인용, 다인용으로 구분하여 별도 산정한다.

(8) 중환자실 내 격리관리료 및 응급실 1인 병상 격리관리료

① 중환자실 내 격리관리(일반격리관리료 및 음압격리관리료)를 실시한 경우 산정한다.

② 응급실에 내원하여 KTAS(한국 응급환자 중증도분류기준)에 따라 중증도분류가 이루어진 환자 중 감염병이 의심되어 진료상 격리가 필요한 경우에 산정하되, 음압격리관리료의 경우 공기감염 예방이 반드시 필요한 감염병이 의심되는 경우에만 산정 가능하다(요양기관의 병실 및 병상 현황신고가 이루어진 응급실 내의 격리병상을 배정받아 진료받은 경우 1회에 한하여 산정).

(9) 납차폐특수치료실 입원료

방사선옥소를 이용한 개봉선원치료를 위하여 원자력안전법령에 의한 시설을 갖춘 요양기관에서 납으로 차폐된 특수치료실에서 관리하는 경우 산정한다.

2 입원료 산정방법(Lead-Shielded Room Patient Care)

입원료는 1일당으로 아래와 같이 산정하며 입원일수는 단입법(퇴원일-입원일 포함)으로 계산한다.

① 1일이라 함은 12시(정오)부터 다음 날 12시(정오)까지를 의미한다.

② 0시~06시 사이에 입원하거나 18시~24시 사이에 퇴원하는 경우는 입원료 소정점수의 50%를 별도로 산정한다.

③ 6~12시 사이에 입원하거나 12~18시 사이에 퇴원하는 경우에는 동기간의 입원료는 별도 산정하지 아니한다.

④ 입원일과 퇴원이 24시간 이내에 이루어진 경우에는 전체 입원시간이 6시간 이상인 경우에 한하여 1일의 입원료를 산정한다.

⑤ 입원료(가-2 입원료, 가-9 중환자실입원료, 가-10 격리실입원료)는 입원 1일째부터 15일째까지는 해당입원료(점수)의 100%를 산정하고, 입원 16일째부터 30일째까지는 해당점수의 90%를 산정한다.

⑥ 입원료(가-2 입원료, 가-9 중환자실입원료, 가-10 격리실입원료)는 입원 31일째부터는 해당점수의 85%를 산정한다.

⑦ 입원료는 기본입원료 및 5인실입원료, 4인실입원료, 3인실입원료, 2인실입원료가 있으며 수가가 요양기관 종별 과 병실별로 상이하다.

■ **보험 유형별 입원료 체감제 비교**

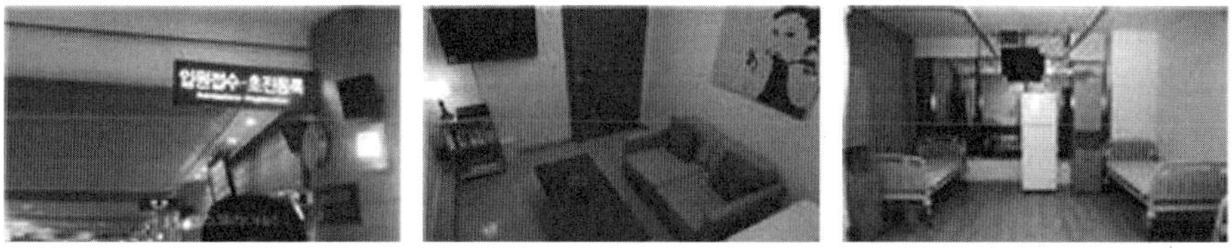

그림 6-2 ▶ 입원접수 및 입원실

보험 유형별(건보, 의료급여, 산재, 자보 등) 입원료 체감제는 다음과 같다.

표 6-1 보험 유형별 입원료 체감제 비교

보험유형	입원일수 및 입원료 산정		
건강보험/의료급여	1~15일	16~30일	31일 이후
	100%	90%	85%
산업재해보상보험/자동차보험	1~50일	51~150일	151일 이후
	100%	90%	85%
요양병원	1~180일	181~360일	361일 이후
	100%	95%	90%

■ **건강보험 입원료 체감제에 따른 본인부담**

① 1일~15일까지 본인부담률은 20%, 16일째부터 30일까지는 30%, 31일째부터의 입원료에 대한 본인부담률을 40%로 한다.

② 다만, 요양병원 입원 환자 및 보건복지부장관이 정하여 고시하는 질병으로 입원 진료를 받는 환자의 경우는 환자 특성을 고려하여 적용하지 않는다.

3 요양병원의 입원료 산정

(1) 요양병원의 입원료는 별도 고시한 수가(정액)를 적용하여 1일당 산정한다.

(2) 입원 181일째부터 360일째까지는 해당점수의 95%를 산정하고, 입원 361일째부터는 해당점수의 90%를 산정한다.

(3) 내과질환자, 정신질환자, 만 8세 미만의 소아환자에 대하여는 소정점수의 30%를 가산한다.

(4) 또한, 낮병동입원료, 중환자실입원료(의과, 치과, 한의과), 격리실 입원료(1인실, 2인실, 다인용)가 있으며 적용기준에 의하여 산정한다.

(5) 의사인력 확보 수준에 따른 입원료를 차등(1~5등급) 적용한다.

(6) 간호인력 확보 수준에 따른 입원료를 차등(1~8등급) 적용한다.

4 간호인력 확보 수준에 따른 입원환자 간호관리료 차등제

(1) 일반병동의 직전 분기 평균 병상 수 대 병동간호 업무에 종사하는 평균 간호사 수(병상수 대 간호사 수의 비)에 따라 1~7등급으로 구분한다. 다만, 의원, 치과의원, 한의

원, 보건의료원은 7등급에 해당되는 경우 6등급을 적용한다.

(2) 일반병동의 병상은 요양기관 전체 병상에서 응급실, 신생아실, 분만실, 회복실, 중환자실, 격리실, 무균치료실, 인공신장실, 낮병동, 조기진통실, 미숙아실을 제외한 입원병실의 병상을 말한다. 이때 별도의 병동으로 구분 운영하지 않는 격리실, 무균치료실, 납차폐특수치료실 등은 일반병동의 병상으로 본다. 다만, 「정신보건법」에 의한 정신보건의료시설 중 폐쇄병동의 경우 일반병동의 병상에서 제외할 수 있다.

(3) 간호인력 확보 수준에 따른 입원료는 등급별로 다음과 같이 가감하여 산정한다.

(가) 상급종합병원

① 1등급: 2등급 입원료에 2등급 입원료 소정점수의 10% 가산

② 2등급: 3등급 입원료에 3등급 입원료 소정점수의 10% 가산

③ 3등급: 4등급 입원료에 4등급 입원료 소정점수의 10% 가산

④ 4등급: 5등급 입원료에 5등급 입원료 소정점수의 15% 가산

⑤ 5등급: 6등급 입원료에 6등급 입원료 소정점수의 10% 가산

⑥ 6등급: 입원료 소정점수로 산정

(나) 종합병원

① 1등급: 2등급 입원료에 2등급 입원료 소정점수의 10% 가산

② 2등급: 3등급 입원료에 3등급 입원료 소정점수의 10% 가산

③ 3등급: 4등급 입원료에 4등급 입원료 소정점수의 15% 가산

④ 4등급: 5등급 입원료에 5등급 입원료 소정점수의 10% 가산

⑤ 5등급: 6등급 입원료에 6등급 입원료 소정점수의 10% 가산

⑥ 6등급: 입원료 소정점수로 산정

⑦ 7등급

❶ 「소득세법」 시행규칙 제7조 제4호에 의한 의료취약지역 소재 요양기관은 6등급 입원료 소정점수

❷ 서울특별시 및 광역시 구지역 소재 요양기관은 입원료 소정점수의 5% 감산

❸ 위 "❶" 및 "❷"에 해당되지 아니하는 요양기관은 입원료 소정점수의 2% 감산

(다) 병원, 치과병원, 한방병원

① 1등급: 2등급 입원료에 2등급 입원료 소정점수의 10% 가산

② 2등급: 3등급 입원료에 3등급 입원료 소정점수의 10% 가산

③ 3등급: 4등급 입원료에 4등급 입원료 소정점수의 10% 가산

④ 4등급: 5등급 입원료에 5등급 입원료 소정점수의 10% 가산

⑤ 5등급: 6등급 입원료에 6등급 입원료 소정점수의 20% 가산

⑥ 6등급: 입원료 소정점수로 산정

⑦ 7등급

❶ 「소득세법」 시행규칙 제7조 제4호에 의한 의료취약지역 소재 요양기관은 6등급 입원료 소정점수

❷ 서울특별시 및 광역시 구지역 소재 요양기관은 입원료 소정점수의 5% 감산

❸ 위 "❶" 및 "❷"에 해당되지 아니하는 요양기관은 입원료 소정점수의 2% 감산

(라) 의원, 치과의원, 한의원, 보건의료원

① 1등급: 입원료 소정점수의 50% 가산

② 2등급: 입원료 소정점수의 40% 가산

③ 3등급: 입원료 소정점수의 30% 가산

④ 4등급: 입원료 소정점수의 20% 가산

⑤ 5등급: 입원료 소정점수의 10% 가산

⑥ 6등급: 입원료 소정점수로 산정

(4) 간호인력 확보 수준에 따른 일반중환자실 입원환자 간호관리료 차등제

① 일반중환자실의 직전 분기 평균병상수 대비 당해 병동에서 간호업무 종사하는 직전분기 평균 간호사 수(병상수 대비 간호사 수의 대비)에 따라 간호인력 확보수준을 1등급~9등급으로 구분(상급종합병원 1~5등급, 종합병원, 병원, 치과병원, 한방병원 1~9등급)한다.

② 간호인력 확보 수준에 따라 등급별로 일반 중환자실 입원료에 1등급~9등급(에 따라 가감(상급종합병원 1~5등급, 종합병원, 병원, 치과병원, 한방병원 1~9등급)한다.

(5) 간호인력 확보 수준에 따른 신생아중환자실 입원환자 간호관리료 차등제

① 신생아 중환자실의 직전분기 평균 병상 수 대비 당해 병동에서 간호업무에 종사하는 직전분기 평균 간호사 수에 따라 간호인력 확보수준을 상급종합병원 및 종합병원은 1~5등급, 병원, 치과병원, 한방병원은 1~4등급으로 구분한다.

② 간호인력 확보 수준에 따라 등급별로 신생아 중환자실 입원료에 상급종합병원 및 종합병원은 1~5등급, 병원, 치과병원, 한방병원은 1~4등급으로 분류하여 가감한다.

(6) 간호인력 확보 수준에 따른 소아 중환자실 입원환자 간호관리료 차등제

① 소아 중환자실의 직전 분기 평균 병상 수 대비 당해 병동에서 간호업무에 종사하는 직전 분기 평균 간호사 수(병상 수 대 간호사 수의 비)에 따라 간호인력 확보수준을 1등급 내지 5등급으로 구분한다.

② 간호인력 확보 수준에 따라 등급별로 소아 중환자실 입원료에 1등급~5등급으로 구분 가감한다.

간호인력 확보 수준에 따른 간호관리료 차등 적용관련 일반병상 기준

간호인력 확보 수준에 따른 입원환자간호관리료차등제의 기준이 되는 일반병상은 요양기관현황(변경사항) 통보 시 건강보험심사평가원에 신고한 병상 중 「건강보험급여 · 비급여목록표 및 급여상대가치점수」 제1편 제2부 제1장 기본진료료[산정지침] 2. 마(2)에 의한 일반병동의 병상을 말함. 다만, 신고한 병상보다 더 많은 병상을 운영하는 경우에는 운영병상으로 한.

(7) 위의 간호인력 확보수준에 따를 등급별 가감점수는 간호관리료 차등제에 의한 간호관리료에 해당된다.

3) 기타 기본진료료 산정기준 및 지침

(1) 회송료(Transfer Service, 가-5)

회송료는 당초 의뢰한 요양기관으로 회송하는 경우에만 산정하며 아래와 같다.

① 2단계 요양급여 담당 요양기관에서 요양급여 회송서와 해당 환자의 요양급여에 관한 정보를 제공하여 1단계 진료를 담당할 수 있는 요양기관으로 회송한 경우에 산정한다.

② 회송 시 제공한 진료기록부 등의 복사에 소요된 비용은 실비로 가입자가 부담한다.

(2-1) 협의 진찰료(Consultation, 가-8)

1. 산정기준 협의진찰료는 입원 중인 환자의 특별한 문제에 대한 평가 및 관리를 위하여 그 환자의 주치의가 아닌 다른 진료과목[또는 세부 전문과목(분야)] 의사의 견해나 조언을 얻는 경우 산정하며, 협의진료를 요청하는 특별한 문제 및 협의진료의사의 견해 등을 의무기록에 명시하여야 한다.
2. 진료과목당 또는 세부전문과목(분야)당 산정횟수
   ① 상급종합병원, 상급종합병원에 설치된 치과대학부속치과병원: 입원기간 중 30일에 5회 이내(다만, 중환자실 입원환자의 경우 환자상태 변화 등으로 인해 협진이 필요한 경우 추가산정 가능)
   ② 종합병원 · 상급종합병원에 설치된 경우를 제외한 치과대학부속치과병원: 입원기간 중 30일에 3회 이내
   ③ 병원 · 한방병원 · 치과병원: 입원기간 중 30일에 2회 이내
   ④ 요양병원 · 의원 · 한의원 · 치과의원 · 보건의료원: 입원기간 중 30일에 1회 산정한다.

(2-2) 원격협의 진찰료(가 8-2)

원격협의진찰료는 요양기관이「의료법 시행규칙」제29조에 따른 시설 장비를 갖추고, 의료법 제34조에 따라 원격협진을 행한 경우 산정할 수 있다.

1. 산정기준
   ① 원격협의진찰료 의뢰료
      - 의사 · 치과의사 · 한의사가 다른 요양기관의 의사 · 치과의사 · 한의사의 의료지식이나 기술 지원이 필요하여 정보통신망으로 원격협진을 의뢰한 경우 산정함
      - 원격협진를 의뢰한 사유와 내용 및 결과 등에 대하여 환자에게 충분히 설명하여야 함
   ② 원격협의진찰료 자문료

   의사 · 치과의사 · 한의사가 원격협진을 의뢰한 의료인에게 의료지식이나 기술을 정보통신망으로 지원한 경우 산정함

2. 산정방법

① 원격협진을 실시한 요양기관은 의뢰내용 및 자문결과가 포함된 원격의뢰 · 자문 기록지 등을 진료기록부에 보관하여야 함

② 원격협진을 실시하는 요양기관은 별지 서식 제17호 서식에 의한 원격협진 기관 현황신고서를 최초 수가 청구 전 건강보험심사평가원에 제출하여야 하며, 최초 신고 이후 변경이 있는 경우 지체 없이 변경 내용을 신고해야 함

(3) 집중영양치료료(Therapy by Nutrition Support Team, 가-8-1)

집중영양치료료(Therapy by Nutrition Support Team)는 아래 '나'의 집중영양치료가 필요하다고 판단된 환자에게 담당의사의 의뢰에 따라 집중영양치료팀이 영양치료를 계획 · 재평가 · 모니터링하고, 담당의사가 경장영양 또는 정맥영양을 처방한 경우에 산정(산정횟수는 환자당 주1회 산정하되, 집중영양치료팀당 1일 30인 이내)한다.

(4) 만성질환관리료(Management of chronic Disease, 가-14)

① 고혈압 · 당뇨병 등의 상병으로 당해 의료기관에 지속적으로 내원하는 재진환자에 대하여 교육 상담 등을 통하여 환자가 자신의 질병을 이해하고 합병증을 예방할 수 있도록 관리체계를 수립한 경우에 산정한다.

② 대상 환자는 의원급 요양기관(보건의료원 포함)의 외래에서 진료하는 환자로서 한국표준질병사인분류표에 의한 질병코드(고혈압(I10-I13, I15) · 당뇨병(E10-E14) · 정신 및 행동장애(F00-F99, G40-G41) · 호흡기결핵(A15-A16, A19) · 심장질환(I05-I09, I20-I27, I30-I52), 대뇌혈관질환(I60-I69) · 신경계질환(G00-G37, G43-G83) · 악성신생물(C00-C97, D00-D09) · 갑상선의 장애(E00-E07) · 간의 질환(B18, B19, K70-K77) · 만성신부전증(N18)를 주상병으로 하는 자에 한한다.

③ 기관당 한 환자에 대하여 연간 12회 이내(단 월 2회 이내)로 산정한다.

④ 해당 만성질환자를 진료한 기관은 개인별 진료기록부에 만성질환관리내역을 기록 · 보관하여야 한다.

(5) 다학제 통합진료료(Multidisciplinary Care: 가-15)

다학제통합진료료(Multidisciplinary Care)란 전문진료과목이 다른 전문의들이 동시에 한 진료실에 모여 한 명의 환자를 진료하는 시스템으로 암환자의 치료성적을 향상시키는 진료 형태를 말한다. 따라서 관련분야의 의료진이 환자를 중심으로 다학제적 통합진료를 실시한 경우 산정하며 다음과 같은 요건을 모두 충족한 경우 요양급여를 인정한다.

① 급여대상

「본인일부부담금 산정특례에 관한 기준」에 의한 산정특례 대상 중 미등록암환자(별표 1), 중증질환자(별표 3) · 희귀난치성질환자(별표 4) · 결핵질환(별표 5)에 해당하는 환자로 외래 및 입원 진료 시

② 산정기관: 상급종합병원 및 종합병원

③ 산정기준

(가) 다학제통합진료료는 상근하는 서로 다른 전문과목[또는 세부 전문과목(분야)] 전문의가 동시에 대면진료에 참여하여야 함

(나) 다학제통합진료 시간 및 장소, 참여의사 성명 및 서명, 치료방침 및 결정사유, 설명한 내용 등을 진료기록부에 기록하여야 함

④ 산정횟수

질환별 환자당 3회 이내로 인정함. 다만, 소견서를 참조하여 2회 이내로 추가 인정할 수 있음

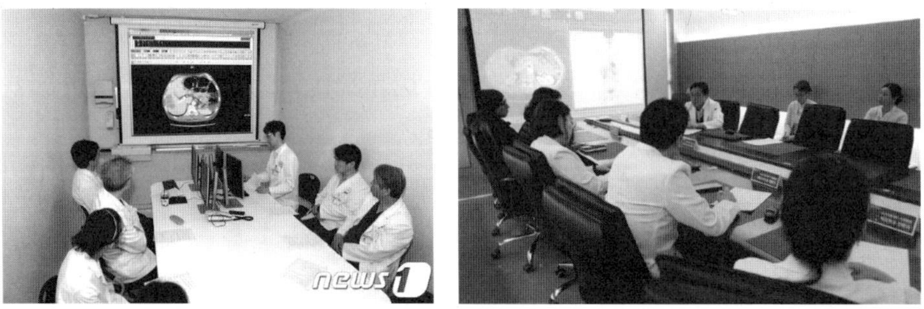

그림 6-3 ▶ 다학제 통합진료

(6) 심장통합진료료(가-16)

심장통합진료료는 관상동맥질환, 판막질환, 선천성 심장질환 등의 심장질환자에게 관련 분야 전문의가 동시에 진료하여 내과적 시술 및 외과적 수술의 위험과 편익을 종합적으로 고려하여 환자의 치료방향을 결정하기 위해 실시한 경우 산정하며 아래와 같은 기준을 모두 충족한 경우 인정한다.

심장통합진료료 인정기준(보건복지부 고시 제2015 - 161호.2016.9.1)

가. 산정기관

순환기내과와 흉부외과 전문의가 각각 1인 이상 상근하며, 심장수술이 가능한 시설과 장비(대동맥내 풍선펌프(Intraaortic Balloon Pump: IABP), 인공심폐기 등)를 갖춘 요양기관이어야 함

나. 산정방법

(1) 심장통합진료는 순환기내과 및 흉부외과 전문의 각1인 이상이 실시하되, 각 전문의의 숫자는 같은 수로 동시에 대면진료에 참여하여야 함. 소아 또는 선천성 심장질환자의 경우에는 소아과 전문의와 흉부외과 전문의가 실시한 경우에도 인정함. 단, 해당시술 및 수술 급여기준 등에 별도로 참여요건이 명기된 경우에는 해당 기준을 따라야 함.

(2) 심장통합진료 시간 및 장소, 참여의사 성명 및 서명, 치료방침 및 결정사유, 설명한 내용 등을 진료기록부에 기록하여야 함

* 혈관조영촬영실에서 검사 중 실시하는 경우에는 소정점수의 50%를 산정한다.

(7) 회복관리료(Fee of Postanesthesia Care: 가-17)

회복관리료는 요양기관 현황신고 시 회복실로 신고하여야 하며, 회복관리만을 목적으로 별도로 설치된 경우에 산정할 수 있다.

(8) 외래항암주사관리료(Fee Management of Outpatient Chemoterapy 가-18)

외래항암주사관리료는 외래주사실에서 정맥내점적주입 방법으로 투여받은 후 최소 30분 이상 집중관찰이 이루어진 경우 수가를 산정할 수 있다.

(9) 정신의학적 집중관리료(가- 20)

폐쇄병동 집중관리료 및 격리보호료로 구분하여 산정한다.

(10) 치과 집중관리료(Dental Intensive Management Fee: 가-21) 및 치과 안전관찰료(Dental Safety Observation Fee 가-21-1)-1일당

① 치과 집중관리료 산정기준 및 지침

치과 집중관리료는 치과대학부속치과병원 외래에서 중증감염의 위험으로부터 환자의 안전을 위해 시설 · 장비를 갖춘 경우에 산정한다.

② 치과 안전관찰료 산정기준 및 지침

치과 안전관찰료는 치과대학부속치과병원 외래에서 산정 요건을 모두 충족한 경우에 요양급여를 인정한다.

(11) 의료질평가지원금

① 정의

환자에게 제공하는 의료서비스 수준을 측정하여 양질의 의료서비스를 제공하는 우수한 의료기관에 대해 경제적으로 보상하는 제도로서 의료기관의 자발적 질 향상 유도 및 국민건강 증진 기여하기 위한 제도이다.

② 산정기준 및 지침

(가) 대상은 상급종합병원, 종합병원에 한하여 [의료질평가지원금 산정을 위한 기준]의 평가결과에 따라 3개 분야(환자안전 · 의료질 공공성 · 의료전달체계 및 지원활동 분야/교육수련 분야/연구개발 분야)별 최종 등급에 해당하는 소정점수를 산정한다.

(나) 입원의료질평가지원금은 각 분야의 등급별로 각 항목(입원료, 집중치료실 입원료, 무균치료실입원료, 낮병동입원료, 신생아입원료, 중환자실입원료, 격리실입원료, 납차폐특수치료실입원료)의 산정횟수와 동일하게 산정한다.

(다) 외래 의료질평가지원금은 각 분야의 등급별로 각 항목(외래환자진찰료, 응급진료전문의 진찰료, 권역외상센터 전문의 진찰료)의 등급별로 산정횟수와 동일하게 산정한다.

(12) 교육 · 상담료(가-23)

교육 · 상담료는 교육 · 상담 등을 통해 환자가 자신의 질환 및 치료과정을 이해하여 합병증 예방 등 자가 관리를 할 수 있도록 지속적인 관리체계를 수립한 경우로서, 산정요건을 모두 충족한 경우 인정(산정)한다. 대상환자(질환)는 ① 암환자(항암화학요법 · 방사선치료 · 수술 후) ② 심장질환 ③ 장루 · 요루(지속적인 장루 또는 요루 유지가 필요한 환자 · 자연적으로 형성된 루(fistula)를 통해 분변(뇨) 배출이 이루어지는 환자) ④ 만성신부전(투석이 필요 없는 환자 · 복막투석 · 혈액투석) 환자이다.

(13) 전문병원 관리료(가-24)

전문병원 관리료는 전문병원으로 지정받은 의료기관에서 산정되며 입원관리료와 외래관리료로 구분하여 산정한다.

① 전문병원 관리료는 「의료법」 제3조의5에 따라 전문병원으로 지정받은 의료기관에서 산정한다.

❶ 전문병원 입원관리료는 다음과 같이 각 분야별로 소정점수를 산정한다.

(가) 1분야는 뇌혈관, 수지접합, 심장, 알코올, 유방, 화상, 주산기 질환 및 소아청소년과, 재활의학과 진료과목으로 지정받은 전문병원에서 산정한다.

(나) 2분야는 중풍 질환 및 산부인과, 안과, 외과, 이비인후과, 신경과, 한방부인과 진료과목으로 지정받은 전문병원에서 산정한다.

(다) 3분야는 관절, 대장항문, 척추 질환으로 지정받은 전문병원에서 산정한다.

(라) 전문병원 입원관리료 산정횟수는 명시한 항목의 산정횟수와 동일하게 산정한다.

❷ 전문병원 외래관리료는 안과, 이비인후과 진료과목으로 지정받은 전문병원에서 외래환자 진찰료의 산정횟수와 동일하게 산정한다.

② 전문병원 의료질지원금은 [의료질평가지원금산정을 위한 기준]의 평가결과에 따라 최종 등급에 해당하는 소정점수를 산정한다.

전문병원(병원, 한방병원) 입원의료질평가지원금은 해당 등급별로 아래에 명시한 항목의 산정횟수와 동일하게 산정한다.

전문병원(요양병원) 입원의료질지원금은 해당 등급별로 아래에 명시한 항목의 산정횟수와 동일하게 산정한다.

아래
(1) 입원료(가-2) (2) 무균치료실 입원료(가-4) (3) 낮병동 입원료(가-6) (4) 신생아 입원료(가-7가, 가-7나) (5) 중환자실 입원료(가-9), (6) 격리실 입원료(가-10) (7) 납차폐특수치료실 입원료(가-10-1)

전문병원(병원, 요양병원, 한방병원) 외래의료질지원금은 해당 등급별로 외래환자진찰료의 산정횟수와 동일하게 산정한다.

③ 전문병원으로 지정받은 병원 요양병원 한방병원이 지정기간동안 지정기준을 유지하지 못하는 경우에는 3월 이내의 범위 내에서 기간을 정하여 시정하도록 하고, 동 시정기간 내에 시정하지 아니 한 때에는 시정기간 종료 익일부터는 전문병원관리료 및 의료질평가지원금을 산정하지 아니한다.

④ 전문병원 외래관리료는 외래환자 진찰료(가-1)의 산정횟수와 동일하게 산정하되, 재진진찰료(가-1나)의 "주6" 및 "주8"은 제외한다. 전문병원 관리료 및 의료질지원금 산정기준 및 지침(사례)은 다음과 같다.

분류번호	코드	분류	기준 및 산정지침
가-24		전문병원 관리료	종합병원의 경우 소정점수의 60%를 산정한다.
	AU801~AU803 AU810	가. 입원관리료 나. 외래관리료	1분야~3분야별로 구분하여 산정한다.
가-24-1	AU900	전문병원 의료질지원금	요양병원의 경우 소정점수의 60%를 산정한다.

(14) 감염예방 · 관리료(Fee for Infection Prevention and Control/ 가-25)

감염예방 · 관리료는 간호인력 확보수준에 따른 입원 환자 간호관리료 차등제를 신고하고, 의료관련 감염 등 효율적인 감염예방 및 관리 프로그램 운영을 위하여 아래와 같은 인력 등 조건을 모두 갖춘 요양기관에서 감염예방 · 관리 활동을 실시하는 경우에 요양급여를 인정하며, 입원환자 입원 1일당 1회 산정한다(감염관리실을 설치하여야 하고, 다음의 등급별 인력수 기준을 모두 충족한 경우 다음 분기에 해당 등급의 수가를 산정함)

① 1등급

(가) 감염관리 전담간호사는 분기별 평균 병상 수 대비 150:1 이하

(나) (가)를 충족하는 감염관리 전담간호사 중 아래의 조건 중 하나를 충족하는 간호사 수가 평균 병상 수 대비 500:1 이하

❶ 감염관리 자격증 보유 감염관리실 근무경력 3년 이상

(다) 감염관리의사는 분기별 평균 병상수 대비 300:1 이하(다만, 감염관리의사를 전담의사로 둘 경우에는 감염관리의사가 2인 있는 것으로 산정함)

② 2등급

(가) 감염관리 전담간호사는 분기별 평균 병상 수 대비 200:1 이하

(나) (가)를 충족하는 감염관리 전담간호사 중 아래의 조건 중 하나를 충족하는 간호사 수가 평균 병상 수 대비 600:1 이하

❶ 감염관리 자격증 보유

❷ 감염관리실 근무경력 3년 이상

③ 3등급

(가) 감염관리 전담간호사는 아래와 같이 배치하되, 전담간호사 중 1명 이상은 감염관리실 근무경력 1년 이상인 자로 함

❶ 종합병원: 300병상 이하 1명 이상, 301~900병상 2명 이상, 901~1,500병상 3명 이상, 1,501~2,100병상 4명 이상, 2,101병상 이상은 5명 이상

❷ 병원, 정신병원, 치과병원, 한방병원: 1명 이상

(나) 감염관리의사는 분기별 평균 병상 수 대비 300:1 이하(다만, 감염관리의사를 전담의사로 둘 경우에는 감염관리의사가 2인 있는 것으로 산정함)

(15) 야간진료관리료(가-26)

야간진료관리료는 [소아 야간 휴일진료(달빛어린이병원) 운영사업]에 따라 달빛어린이병원으로 지정된 의료기관에서 지정된 요일의 운영시간(평일 18~24시), 토, 일, 공휴일 0~24시의 범위 내에서 지정한 시간)에 만 18세 이하 소아청소년 환자를 진료한 경우 산정한다.

(16) 뇌사자 장기기증자 관리료(가-27)

「장기 등 이식에 관한 법률」(장기이식법) 제12조에 의한 장기 등의 기증에 관한 동의를 한 날(동의를 한 시점이 포함된 날의 0시)부터 적출까지 발생한 비용 중 「장기이식법」 제16조

및 제19조에 따른 뇌사판정 의료기관 또는 뇌사판정 대상자 관리전문기관으로 이송비(인건비 포함), 장기기증 상담 및 코디네이터 관리비, 뇌사판정비, 공여자와 수혜자 간의 HLA 교차시험 검사비, 급여기준을 초과하여 전액 본인부담 또는 비급여 진료비 일체(행위, 약제, 치료재료) 등을 포함한다.

(17-1) 야간 전담간호사 관리료(가-28)

서울특별시를 제외한 지역의 병원(상종합병원, 병원) 중 간호인력 확보 수준에 따른 입원환자 간호관리료 차등제 등급이 6등급 이상이며, 야간 전담간호사를 2명 이상 확보한 경우 1일당 1회 산정한다.

(17-2) 야간 간호료(가28-1)

야간 간호료는 간호사가 야간(22시~익일 6시)에 근무하면서 일반병동 입원환자를 간호하는 경우에 산정한다.

① 대상기관은 상급종합병원, 종합병원, 병원(요양병원, 정신병원 제외)이며, 간호인력 확보 수준에 따른 입원환자 간호관리료 차등제 등급이 6등급 이상인 경우 산정한다.

② 인력은 일반병동 분기별 평균 병상 수(또는 환자 수) 대비 평균 야간근무 간호사 수 25:1 이하이다.

③ 산정횟수는 간호인력 확보수준에 따른 입원환자 간호관리료 차등제 적용 입원료(가-2 입원료) 산정 시 1일당 1회 산정한다.

※ 야간간호료를 산정하고자 하는 기관은 [별지 제4-1호 서식]에 의한 야간근무 간호사 현황 통보서를 건강보험심사평가원에 매 분기 말 16일부터 20일까지 제출하여야 하며, 미제출 기관의 경우 야간간호료를 산정할 수 없다.

(18-1) 입원환자 안전관리료(가-29)

입원환자 안전관리료는 아래와 같은 조건을 모두 갖춘 요양기관의 경우, 입원환자 입원 1일당 1회 산정한다.

① 상급종합병원, 종합병원, 200병상 이상 병원 · 정신병원

(가) 「환자안전법」 제11조 · 제12조 및 동법 시행규칙 제5조 · 제9조제1항에 해당하는

의료기관으로 전담인력을 배치하고, 환자안전위원회를 설치 · 운영하는 기관

(나) 「의료법 시행규칙」 제39조의6에 해당하는 의료기관으로 보안장비 설치 · 보안인력 배치 등 기준을 충족하는 기관

② 100병상 이상~200병상 미만 병원 · 정신병원

(가) 「의료법 시행규칙」 제39조의6에 해당하는 의료기관으로 보안장비 설치, 보안인력 배치 등 기준을 충족하는 기관

(나) 상기 가. 1)에 해당하는 기관은 다음 1)~4)의 기준을 모두 충족하여야 하며, 상기 가. 2)에 해당하는 기관은 다음 4)의 기준을 충족해야 함

- 환자안전위원회는 「환자안전법」 제11조 제2항 및 동법 시행규칙 제8조에 명시된 업무를 시행하여야 하며, 위원회 구성은 동법 시행규칙 제6조를 따름
- 전담인력은 「환자안전법」 제12조 제2항 및 동법 시행규칙 제9조 제4항에 따른 업무를 시행하여야 하며, 환자안전활동에 대한 연간 계획을 수립하고 관리하여야 함
- 「환자안전법」 제9조 및 동법 시행령 제6조에 따른 환자안전기준 준수를 위해 아래의 가), 나)를 포함한 체계적인 활동을 시행하여야 함

  ❶ 입원환자 병문안 관리 규정을 자체적으로 수립하고 이를 시행하여야 함

  ❷ 입원기간 동안 낙상, 욕창 예방 및 관리 등을 시행하여야 함
- 보안관리 기준은 「의료법 시행규칙」 제39조의6에 따라 아래의 ❶과 ❷를 충족해야 함

  ❶ 보안 전담인력을 요양기관별 1인 이상을 배치하여야 함

  ❷ 의료인 및 환자에 대한 폭력행위를 관할 경찰관서에 신고할 수 있는 비상경보장치를 설치 · 운영해야 함

(18-2) 요양병원 입원환자 안전관리료(요-55)

요양병원 입원환자 안전관리료는 다음의 요건을 모두 충족하는 경우 요양급여하며, 입원환자 입원 1일당 1회 산정한다.

① 대상기관은 「환자안전법」 제11조 · 제12조를 준수하고 「의료법」 제58조 · 제58조의3에 따라 '인증' 또는 '조건부인증' 등급을 받은 200병상 이상 요양병원

② 산정기준

❶ 환자안전위원회는「환자안전법」제11조 제3항 및 시행규칙 제8조에 명시된 업무를 시행하여야 한다.

❷ 전담인력은「환자안전법」제12조 제3항 및 같은 법 시행규칙 제9조 제5항에 따른 업무를 시행하여야 하며, 환자안전 활동에 대한 연간 계획을 수립하고 관리하여야 한다.

❸「환자안전법」제9조 및 같은 법 시행령 제6조에 따른 환자안전기준 준수를 위해 입원환자 병문안 관리 규정을 자체적으로 수립하고 이를 시행하여야 한다.

❹ 입원기간 동안 낙상, 욕창 예방 및 관리 등을 시행하여야 하며, 6인 이하 병실에 입원한 경우에만 산정한다.

(19) 수면검사실 관리료(가-30)

① 요양급여기준 및 방법에 따른 독립된 수면검사실을 갖추고 수면다원검사를 시행한 경우 요양기관 종별로 고시한 수가를 산정한다. ② 다만 입원기간 중에는 수면다원검사를 실시경우는 입원료에 포함되므로 별도 산정하지 아니한다.

(20) 의료취약지역 간호사 처우개선 수가 가산금

「공공보건의료에 관한 법률」제12조에 의한 응급의료분야 의료취약지(87개 지역)의 종합병원 및 병원은 간호사를 직접 고용한 경우에는 환자 당 입원 1일당으로 간호·간병료 외에 별도 산정한다.

4) 응급의료수가

(1) 응급 기본진료료

1 응급진료 전문의 진찰료 등(응급진료 전문의 진찰료, 권역외상센터 전문의 진찰료)

① 응급진료 전문의 진찰료는 중증응급환자 또는 중증응급의심환자를 중앙응급의료센터, 권역응급의료센터, 소아전문응급의료센터, 지역응급의료센터 응급실에서 전문의가 직접 진료한 경우에 산정(센터구분별 진찰료 상이)한다.

② 권역외상센터 전문의 진찰료는「응급의료에 관한 법률」시행규칙에 의한 권역외상센터 외상소생구역에서 손상중증도점수 9점 이상이거나, 중증응급환자 또는 중증응급의심 환자에 해당되는 외상환자를 전문의가 직접 진료한 경우에 산정한다. (단, 권역외상센터전문의 진찰료는 4인 이상의 전문의로 구성된 외상팀이 직접 진료한 경우에는 2,660.22점을 1회에 한하여 산정)

③ 해당 항목의 소정점수만을 산정하고 공휴 · 야간 가산 등을 포함한 모든 가산은 적용하지 아니한다. 다만, 소아전문응급의료센터에 내원한 만 6세 미만의 소아에 대한 가산은 별도 산정한다.

2 외상환자 관리료

①「응급의료에 관한 법률」시행규칙에 의한 권역외상센터 외상소생실에서 손상중증도점수 9점 이상이거나, 중증응급환자 또는 중증응급 의심환자에 해당되는 외상환자에게 진료가 이루어진 경우 초일에 한하여 1회 산정한다.

②「응급의료에 관한 법률」에 의한 권역외상센터 평가결과에 따라 기관등급별로 외상환자 관리료는 다음과 같이 가감한다.

❶ A등급: 외상환자 관리료 소정점수의 20% 가산

❷ B등급: 외상환자 관리료 소정점수로 산정

❸ C등급: 외상환자 관리료 소정점수의 20% 감산

(2) 응급의료관리료(Management of Emergency Care)

①「응급의료에 관한 법률」에 의한 응급의료기관이 응급실에서 응급환자 또는 응급실에 내원한 환자에게 응급처치 및 응급의료를 행한 경우에는 초일에 한하여 응급의료관리료를 산정한다. (응급의료관리료는 중앙응급의료센터 및 권역응급의료(외상)센터와 지역응급의료(외상)센터, 지역응급의료기관의 수가는 다름)

②「응급의료에 관한 법률」에 따른 응급의료기관 평가결과에 따라 중증응급환자 진료구역 관찰료는 기관등급별로 다음과 같이 가감한다. (단, 지역응급의료기관은 가감대상에서 제외한다.)

다음
(1) A등급: 응급의료관리료 소정점수의 10% 가산 (2) B등급: 응급의료관리료 소정점수로 산정 (3) C등급: 응급의료관리료 소정점수의 10% 감산

③ 응급의료관리료는 진찰료와 함께 산정할 수 있으며 종별 및 야간가산율은 적용되지 않는다.

④ 응급의료관리료는 응급증상 및 응급증상에 준하는 증상인 환자에게만 산정한다.

⑤ 응급실 내원자 중 응급증상에 해당되지 않는 경우에는 응급의료관리료를 전액 환자가 부담한다(100 : 100항목).

▣ 응급증상 및 이에 준하는 증상

응급증상 및 이에 준하는 증상(제2조 제1호 관련)
1 응급증상 가. 신경학적 응급증상: 급성의식장애, 급성신경학적 이상, 구토 · 의식장애 등의 증상이 있는 두부 손상 나. 심혈관계 응급증상: 심폐소생술이 필요한 증상, 급성호흡곤란, 심장질환으로 인한 급성 흉통, 심계항진, 박동이상 및 쇼크 다. 중독 및 대사장애: 심한 탈수, 약물 · 알콜 또는 기타 물질의 과다복용이나 중독, 급성대사장애(간부전 · 신부전 · 당뇨병 등) 라. 외과적 응급증상: 개복술을 요하는 급성복증(급성복막염 · 장폐색증 · 급성췌장염 등 중한 경우에 한함), 광범위한 화상(외부신체 표면적의 18% 이상), 관통상, 개방성 · 다발성 골절 또는 대퇴부 척추의 골절, 사지를 절단할 우려가 있는 혈관 손상, 전신마취하에 응급수술을 요하는 중상, 다발성 외상 마. 출혈: 계속되는 각혈, 지혈이 안되는 출혈, 급성 위장관 출혈 바. 안과적 응급증상: 화학물질에 의한 눈의 손상, 급성 시력 손실 사. 알러지: 얼굴 부종을 동반한 알러지 반응 아. 소아과적 응급증상: 소아경련성 장애 자. 정신과적 응급증상: 자신 또는 다른 사람을 해할 우려가 있는 정신장애 2 응급증상에 준하는 증상 가. 신경학적 응급증상: 의식장애, 현훈 나. 심혈관계 응급증상: 호흡곤란, 과호흡 다. 외과적 응급증상: 화상, 급성복증을 포함한 배의 전반적인 이상증상, 골절 · 외상 또는 탈골, 그 밖에 응급수술을 요하는 증상, 배뇨장애 라. 출혈: 혈관손상 마. 소아과적 응급증상: 소아 경련, 38℃ 이상인 소아 고열(공휴일 · 야간 등 의료서비스가 제공되기 어려운 때에 8세 이하의 소아에게 나타나는 증상을 말한다) 바. 산부인과적 응급증상 : 분만 또는 성폭력으로 인하여 산부인과적 검사 또는 처치가 필요한 증상

분류번호	코드	분류	기준 및 산정지침
응-1	V1100~1400	응급의료관리료 가. 중앙/권역응급의료센터 나. 전문응급의료센터 다. 지역응급의료센터 라. 지역응급의료기관	주: 응급의료관리료는 진찰료와 함께 산정할 수 있다.
응-2	V2100~2600	응급진료 전문의 진찰료	만 6세 미만의 소아에 대하여는 76.74점을 가산한다.
응-3	V3100~3600	중증응급환자 진료구역 관찰	
응-4	V4100~4600	응급환자 진료구역 관찰료	
응-6	V6001~6002	응급실 1인격리병상 격리관리료	
응-7	V7000	응급환자 중증도 분류 및 선별표	

(3) 중증응급환자 진료구역 관찰료

① 중증응급환자 진료구역관찰료는 중증응급환자 또는 중증응급의심환자가 「응급의료에 관한 법률」 시행규칙에 의한 중앙응급의료센터, 권역응급의료센터, 소아전문응급의료센터의 중증응급환자 진료구역 병상을 배정받아 진료받은 경우 1회에 한하여 산정한다.

② 「응급의료에 관한 법률」에 따른 응급의료기관 평가결과에 따라 중증응급환자 진료구역 관찰료는 기관등급별로 다음과 같이 가감한다.

다음
(1) A등급: 중증응급환자 진료구역 관찰료 소정점수의 20% 가산 (2) B등급: 중증응급환자 진료구역 관찰료 소정점수로 산정 (3) C등급: 중증응급환자 진료구역 관찰료 소정점수의 20% 감산

③ 간호인력 확보 수준에 따른 중증응급환자 진료구역관찰료 차등제

❶ 간호인력 확보 수준에 따른 등급을 적용하며, 「응급의료에 관한 법률」에 따른 전년도 응급의료기관 평가결과에 따라 다음 연도에 1년간 적용한다.

❷ 간호인력 확보 수준에 따라 등급별로 중증응급환자 진료구역 관찰료를 다음과 같이 1등급~9등급으로 구분하여 가감한다.

다음
1등급 진료구역 관찰료 소정점수의 40% 가산, 2등급 30% 가산, 3등급 20% 가산, 4등급 155 가산, 5등급 10% 가산, 6등급 5% 가산, 7등급 관찰료 소정점수로 산정, 8등급 10% 감산, 9등급 20% 감산

(4) 응급환자 진료구역 관찰료

① 응급환자 진료구역 관찰료는 중증응급환자 또는 중증응급 의심환자가 「응급의료에 관한 법률」 시행규칙에 의한 중앙응급의료센터, 권역응급의료센터, 소아전문응급의료센터, 지역응급의료센터의 응급환자 진료구역 병상을 배정받아 진료받은 경우 1회에 한하여 산정한다.

② 「응급의료에 관한 법률」에 따른 응급의료기관 평가결과에 따라 중증응급환자 진료구역 관찰료는 기관등급별로 다음과 같이 가감한다.

다음
(1) A등급: 응급환자 진료구역 관찰료 소정점수의 20% 가산 (2) B등급: 응급환자 진료구역 관찰료 소정점수로 산정 (3) C등급: 응급환자 진료구역 관찰료 소정점수의 20% 감산

③ 간호인력 확보 수준에 따른 응급환자 진료구역관찰료 차등제

❶ 간호인력확보수준에 따른 등급을 적용하며, 「응급의료에 관한 법률」에 따른 전년도 응급의료기관 평가결과에 따라 다음 연도에 1년간 적용한다.

❷ 간호인력 확보 수준에 따라 등급별로 응급환자 진료구역 관찰료를 다음과 같이 1등급~9등급으로 구분하여 가감한다.

다음
1등급 진료구역 관찰료 소정점수의 40% 가산, 2등급 30% 가산, 3등급 20% 가산, 4등급 155 가산, 5등급 10% 가산, 6등급 5% 가산, 7등급 관찰료 소정점수로 산정, 8등급 10% 감산, 9등급 20% 감산

(5) 응급전용 중환자실 관리료

① 응급전용 중환자실 관리료는 중증응급환자 또는 중증응급의심환자가 「응급의료에 관한 법률」 시행규칙에 의한 중앙응급의료센터, 권역응급의료센터, 권역외상센터, 전문

응급의료센터 응급전용 중환자실 병상에 입원하는 경우에 산정한다.

② 「응급의료에 관한 법률」에 따른 응급의료기관 평가결과에 따라 중증응급환자 진료구역 관찰료는 기관등급별로 다음과 같이 가감한다.

다음
(1) A등급: 응급전용 중환자실 관찰료 소정점수의 20% 가산 (2) B등급: 응급전용 중환자실 관찰료 소정점수로 산정 (3) C등급: 응급전용 중환자실 관찰료 소정점수의 20% 감산

- 상기 (2), (3), (4), (5)항의 기관등급은 전년도 응급의료기관 평가결과에 따라 다음 연도 1년간 적용하며, 전년도 미평가 기관에 대해서는 기본등급으로 산정한다.

(6) 응급의료행위 산정지침

① 응급의료에 관한 법률에 의한 응급의료기관에 내원한 응급환자에게 응급실에서 별도(별표 1) 고시한 행위를 실시한 경우 소정점수의 50%를 가산한다.

② 중앙응급의료센터, 권역응급의료센터, 권역외상센터, 전문응급의료센터, 지역응급의료센터에서 중증응급환자 또는 중증응급 의심환자에게 대해 응급실 내원 후 응급실에서 24시간 이내 별도(별표 2) 고시한 행위를 실시하는 경우 소정점수의 50%를 가산한다.

③ 중앙응급의료센터, 권역응급의료센터, 권역외상센터, 전문응급의료센터에서 중증응급환자 또는 중증응급 의심환자에게 대해 응급실 내원 후 응급실에서 24시간 이내 별도(별표 3) 고시한 행위를 실시하는 경우 소정점수의 50%를 가산한다.

(7) 권역외상센터 응급의료행위 산정지침

① 「응급의료에 관한 법률」에 의한 권역외상센터에 한하여 산정한다.

② 권역외상센터 의료행위에 기재하지 아니한 진료영역의 행위에 대하여는 기본진료료 내지 치과의 보철료에 의하여 산정한다.

③ 「응급의료에 관한 법률」에 의한 권역외상센터에 내원한 응급환자에게 응급실에서 [별표 1]의 행위를 실시한 경우 소정점수의 50%를 가산한다.

④ 권역외상센터에 중증응급환자 또는 중증응급의심환자가 내원 후 응급실에서 24시간 이내 [별표 2]의 행위를 실시하는 경우 소정점수의 50%를 가산한다.

⑤ 권역외상센터에 중증응급환자 또는 중증응급의심환자가 내원 후 24시간 이내 [별표3]의 행위를 실시하는 경우 소정점수의 50%를 가산한다.

⑥ 다만, 권역외상센터에 내원한 중증외상환자에게 [별표 2], [별표 3], [별표 4]에 열거한 항목을 실시한 경우에 소정점수의 100%를 가산할 수 있다.

⑦ 권역외상센터 전담전문의가 중증외상환자에게 [별표 4]에 열거한 항목을 실시한 경우에 소정점수의 100%를 가산할 수 있다.

(8) 응급처치료 및 이송처치료 산정

① 응급처치료는「응급의료에 관한 법률」에 의한 응급의료관리료 산정대상 응급환자에게 응급의료수가기준액표 (나) "응급처치료"의 해당항목을 실시한 경우에는 소정점수의 50%를 가산한다.

② 이송처치료

「응급의료에 관한 법률」 제24조에 의거 이송처치료는 ① 구급차 등을 운용하는 자가 구급차 등을 이용하여 응급환자 등을 이송하였을 때에는 보건복지부령으로 정하는 이송처치료를 그 응급환자로부터 받을 수 있다. ② 구급차 등을 운용하는 자는 구급차 등의 이용자로부터 제1항에 따른 이송처치료 외에 별도의 비용을 받아서는 아니 된다.

❶ 적용기준

이송처치료기준액표는「응급의료에 관한 법률」 제24조의 규정에 의하여 구급차를 운용하는 의료기관 또는 응급환자이송업 허가를 받은 자가 구급차를 이용하여 환자를 이송한 경우에 적용한다.

❷ 산정기준

가. 이송처치료는「응급의료에 관한법률시행규칙」 제38조제1항의 규정에 의한 일반구급차와 특수구급차로 구분하여 산정한다.

나. 이송처치료는 환자가 탑승한 거리에 따라 다음과 같이「응급의료에 관한법률 시행규칙」 제11조의 기준에 의하여 산정하고 일반구급차의 경우 응급구조사, 의사 또는 간호사가 동승한 때에는 기본요금의 50%를 가산한다.

다. 이송처치료는 의사, 간호사, 응급구조사의 현장출동비용, 이송 중에 사용한 응급의료장비 사용 및 구급처치비용, 소모품, 의약품 비용이 포함되어 있으므로 이송처치료기준액표와 「응급의료에 관한 법률 시행규칙」 제11조 이송처치료의 기준 이 외에 별도 산정할 수 없다.

라. 이송거리는 환자가 구급차에 실제로 탑승한 거리를 기준으로 하므로 환자가 탑승하지 아니한 경우에는 왕복, 시외 또는 기타의 이유로 추가요금을 요구하거나 징수할 수 없다.

마. 「응급의료에 관한 법률」 제44조 제1항 5. 응급환자의 이송을 목적사업으로 하여 보건복지부장관의 설립허가를 받은 비영리법인의 이송처치료는 다음과 같다.

③ 이송처치료의 기준

「구급차 등을 운용하는 자가 법」 제24조의 규정에 따라 응급환자로부터 받을 수 있는 이송처치료의 기준은 다음과 같다.

표 6-2 이송처치료의 기준(제11조 관련)

구분	요금의 종류	구급차의 운용자	
		법 제44조제1항 제1호부터 제4호까지에 따른 의료기관 등	법 제44조 제1항 제5호에 따른 비영리법인
일반 구급차	기본요금 (이송거리 10km 이내)	30,000원	20,000원
	추가요금 (이송거리 10km 초과)	1,000원/1km	800원/1km
	부가요금 (의사, 간호사 또는 응급구조사가 탑승한 경우)	15,000원	10,000원
특수 구급차	기본요금 (이송거리 10km 이내)	75,000원	50,000원
	추가요금 (이송거리 10km 초과)	1,300원/1km	1,000원/1km
공통	할증요금 (00:00~04:00)	기본 및 추가요금에 각각 20% 가산	

비고: (1) "이송거리"는 환자가 구급차에 실제로 탑승한 거리임.
(2) 응급환자가 선박 및 항공기에 탑승한 경우의 이송처치료의 기준은 보건복지부장관이 따로 정하여 고시함.
(3) 구급차 등을 운용하는 자는 응급환자로부터 이송처치료를 받은 경우에는 이송처치료 영수증을 발급하여야 한다.

5) 의약품관리료 산정지침

의학품관리료는 병원에서 약품 구입 시 약품보관료와 제반 행정비용이다.

(1) 외래환자 의약품관리료는 아래와 같이 산정한다.

① 상급종합병원, 종합병원, 병원, 치과병원, 요양병원, 한방병원 내 의·치과(병원급 이상)

(가) 외래환자에게 투약한 경우 방문당으로 산정한다.

(나) 외용약 및 주사제(약가를 산정하지만 주사료 등이 발생하지 아니하는 경우를 포함)를 복합 또는 단독으로 조제한 경우에도 외래환자 의약품관리료(방문당) 소정점수를 산정한다.

② 의원, 치과의원, 보건의료원 의·치과(의원급)

(가) 내복약 조제일수에 따라 산정한다.

(나) 외용약 또는 주사제를 내복약과 복합으로 조제한 경우에는 내복약의 조제일수에 의한다.

(다) 위 "(가)"의 규정에도 불구하고 외용약 및 주사제(약가를 산정하지만 주사료 등이 발생하지 아니하는 경우를 포함)를 복합 또는 단독으로 조제한 경우에는 1일분 소정점수를 산정한다.

(2) 입원환자 의약품관리료는 입원환자에 대하여 입원기간 중 투약한 경우에 투약 일수에 따라 산정한다.

(3) 한방병원, 요양병원 한방과, 한의원, 보건의료원 한방과 등은 산정하지 아니한다.

분류번호	코드	분류	기준 및 산정지침
가-11	AL100 ~ 400	의약품관리료 가. 외래환자 의약품관리료 나. 입원환자 의약품관리료	주:「약제 급여 목록 및 급여 상한금액표」 고시에서 정한 상한금액이 포장 단위로 책정된 의약품(병·팩 등)을 지급하는 경우에는 1일분의 소정점수를 산정한다.

6) 가정간호 기본방문료 산정지침

(1) 가정간호제도 및 범위

① 가정간호제도

가정간호제도는 입원 진료 후 조기 퇴원한 환자나 재입원이 요구되는 환자 중에서 계속적인 치료와 간호관리가 필요하다고 진료담당의사(또는 한의사)가 인정하는 환자를 대상으로 하여 가정전문간호사가 환자의 가정을 직접 방문하여 가정간호서비스를 통한 치료 및 간호관리를 시행함으로써 환자의 질병과 장해로부터 회복을 도모하고 장기입원이나 불필요한 입원으로 인한 국민의료비를 절감할 수 있는 입원대체서비스제도이다.

② 가정간호의 범위

「의료법시행규칙」 제24조에 의거하여 기본간호, 검체의 채취 및 운반, 투약, 주사, 응급처치 등의 교육 및 훈련, 상담 등이 포함되며, 건강관리에 관한 일부 검사, 투약, 주사 및 치료적 의료행위를 실시하는 경우에는 진료담당의사(또는 한의사)의 진단과 처방에 의하여야 한다. 따라서 의료기관이 실시하는 가정간호의 범위는 1. 간호, 2. 검체의 채취 및 운반, 3. 투약, 4. 주사, 5. 응급처치 등에 대한 교육 및 훈련, 6. 상담, 7. 다른 보건의료기관 등에 대한 건강관리에 관한 의뢰 등이다. 또한, 가정간호를 실시하는 간호사는 「전문간호사 자격인정 등에 관한 규칙」에 따른 가정전문 간호사이어야 한다.

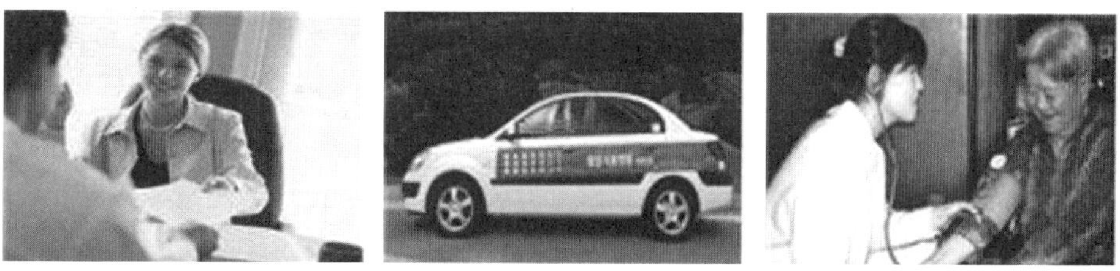

그림 6-4 ▶ 가정간호

(2) 가정간호 진료수가 산정지침

① 가정간호 기본방문료는 1일당으로 산정한다.

② 진료담당의사의 진단과 처방에 따라 가정전문간호사가 환자의 자택을 방문하여 가정

간호대상환자에게 가정간호를 행하는 경우에 산정하되, 환자 특성, 진료내용, 소요시간 등에 불문하고 모든 환자에게 동일하게 적용한다.

③ 다음의 경우에는 가정간호 기본방문료 이 외에 제2부(행위급여산정지침) 각 장에서 분류된 항목의 점수를 입원환자 산정 기준에 따라 별도로 산정할 수 있다. 다만, 의약품관리료는 외래환자 의약품관리료를 산정하고 조제료는 퇴원환자 조제료를 산정한다.

(가) 진료담당의사의 진단과 처방에 따라 가정전문간호사가 환자의 가정을 방문하여 검사, 투약, 주사 및 처치 등을 실시한 경우

(나) 진료 담당의사의 진단과 처방에 따라 가정전문 간호사가 환자의 가정을 방문하여 검사에 필요한 검체를 채취하여 검사한 경우는 검체채취 및 검체운반 등에 따른 비용은 별도 산정하지 아니한다.

④ 연 96회를 초과하여 계속 가정간호를 받을 경우에는 가정간호 기본방문료를 포함하여 환자본인이 100분의 100(전액 본인부담)을 부담한다.

⑤ 평일 18시(토요일 13시)~익일 9시 또는 공휴일에 가정방문을 실시한 경우에는 소정점수의 50%를 가산한다.

⑥ 만 1세 미만의 소아에 대하여는 소정점수의 50%를 가산하며, 만 1세 이상 만 6세 미만의 소아 또는 만 70세 이상의 노인에 대하여는 소정점수의 30%를 가산한다.

⑦ 가정간호는 입원대체 서비스로서 「의료법」 제33조 및 같은법 시행규칙 제24조에 의하여 가정전문 간호사를 2인 이상 확보한 의료기관에서 실시하여야 하며, 세부인정기준(고시)에서 정하고 있는 바와 같이 가정간호의 대상은 진료 담당의사 또는 한의사의 진단과 처방에 따라 가정간호가 필요하다고 인정하는 경우에 한하여 가정전문간호사가 환자의 자택을 방문하여 가정간호를 행하는 경우에 산정 가능하다.

⑦ 요양기관에서 간정간호를 실시하는 경우 가정전문 간호사 1인당 가정간호 방문횟수는 월평균(또는 주평균) 1일 7회까지 인정하며, 이 경우 의료급여환자를 포함한다.

7) 기타 기본진료료

상기에 명시되지 아니한 기타 기본진료료에는 혈액관리료(가-11-1), 마약류관리료(가-11-2), 외래항암주사관리료(가-18), 항암화학요법 부작용 및 반응평가료(가-19), 정신의

학적 집중관리료(가-20), 치과 집중관리료(가-21), 야간진료관리료(가-26), 뇌사자장기자관리료(가-27), 야간전담간호사관리료 및 야간간호료(가-28), 입원환자안전관리료(가-29), 수면검사실관리료(가-30), 정맥내 혈전용해술관리료(가-31), 비만수술 통합진료료(가-33) 소아진정관리료(가-33) 등이 있으므로 해당행위료를 실시 경우는 적용기준에 의하여 산정할 수 있다.

8) 진찰료 및 입원료의 진료비청구 명세서 작성

진찰료 및 입원료는 진료비청구 명세서 작성시 가산율이 적용되지 않는 (1)란에 기재한다.

▶ 수행 내용 및 수행준거 / 기본진료료

1 진찰료의 구성요소와 초진 및 재진료의 주요 산정기준에 대하여 이해한다.

(1) 진찰료의 구성요소는 기본진찰료와 병원관리료로 구성된다. 초진은 병원에 처음 내원한 경우 진료 전문과목별로 산정하며, 재진료는 상병이 치료되지 않고 계속 진료가 이어질 때 산정한다.

(2) 평일 18시(토요일은 13시)~익일 09시 또는 관공서의 공휴일에 관한 규정에 의한 공휴일에는 진찰료 중 기본진찰료(재진) 소정점수의 30%를 가산한다.

(3) 방사선 촬영 및 각종 검사의 결과만을 알기 위하여 익일 이후 내원한 경우에도 재진 진찰료를 산정할 수 있다.

(4) 협의진찰료(Consultation)는 입원 기간 중 30일에 상급종합병원은 5회 이내, 종합병원은 3회 이내, 병원은 1회 이내 산정할 수 있다.

2 외래 진찰료 본인부담 및 진료비 청구 시 기재사항에 대하여 알아본다.

① 진찰료의 본인부담율(동지역 일반환자)은 의원는 30%, 병원은 40%, 종합병원은 50%를 환자 본인이 부담하고, 상급종합병원은 진찰료 전액을 환자가 부담한다.

② 진료비 명세서 작성 시 진찰료는 (Ⅰ)란에 기재한다.

3 입원료의 구성요소와 입원료 산정지침을 이해하고 적용한다.

(1) 입원료의 구성요소는 의학관리료(40%), 간호관리료(25%), 병원관리료(35%)로 구성된다.

(2) 내과질환자, 정신질환자, 만 8세 미만의 소아환자에 대하여는 소정점수의 30%를 가산한다.

(3) 입원료 산정은 1일당으로 아래와 같이 산정하며 입원일수는 단입법(입원일–퇴원일)으로 계산한다.

① 1일이라 함은 12시(정오)부터 다음날 12시(정오)까지를 의미한다.

② 0시~06시 사이에 입원하거나 18시~24시 사이에 퇴원하는 경우는 입원료 소정점수의 50%를 별도로 산정한다.

③ 입원료는 입원 1일째부터 15일째까지는 해당입원료(점수)의 100%를 산정하고, 입원 16일째부터 30일째까지는 해당점수의 90%, 입원 31일째부터는 해당점수의 85%를 산정한다(입원료 체감제).

입원료 및 재원일수 산정 실례

입원료 산정방법에는 양입법(퇴원일–입원일+입원당일)과 단입법(퇴원일–입원일)이 있는데 우리나라는 단입법을 사용하고 있다. 단입법은 같은 달에 입 · 퇴원이 발생했다면 퇴원일에서 입원일을 빼면 재원일수가 된다.
예를 들어, 4월 1일 입원하여 4월 16일 퇴원하였다면 16–1=15일이 된다. 그러나 입원한 당일 퇴원한 경우(6시간 이상 경과)는 재원일수를 1일로 보며, 한편 입원한 다음날 퇴원한 경우도 재원일수는 1일이 된다. 보통 2박 3일을 양입법으로 계산하면 3일이 되고, 단입법으로 계산하면 2일이 된다.

4 일반병상 및 기본병상운영과 확보비율에 대하여 보건복지부 고시사항을 알아본다.

상급종합병원 및 종합병원 일반병상 운영에 대한 안내

「국민건강보험 요양급여의 기준에 관한 규칙」에 의거하여 1인 이하가 입원할 수 있는 병상을 일반병상으로 운영하거나, 2인실, 3인실, 4인실 또는 5인실 병상을 환자 6인 이상이 입원할 수 있는 병상의 기본입원료(최저입원료)만을 산정하는 병상으로 운영하는 경우에는 병실 운영에 대한 안내문을 게시하고, 해당 병실 앞에 상급병상(1인실), 일반병상(2인실, 3인실, 4인실, 5인실 병상, 6인실 이상)이 입원할 수 있는 병상의 기본입원료(최저입원료)만을 산정하는 병상을 구분할 수 있는 표시를 하여야 함

5 격리실 입원료 산정기준의 일반원칙 및 유권해석에 대하여 알아본다.

(1) 격리실 입원료(가-10) 급여기준(일반원칙) 보건복지부 고시 제2022-137호

「건강보험 행위 급여 · 비급여 목록표 및 급여 상대가치점수」 제1편 제2부 제1장 기본진료료 [산정지침] 2.다.(6) 격리실 입원료 중 "(나) 일반 환자를 보호하기 위하여 전염력이 강한 전염성 환자를 일반 환자와 격리하여 치료한 경우"에서의 격리실 입원료는 진료상 입원이 반드시 필요한 경우에 산정하되, 다음의 경우 요양급여함.

[급여대상]

① 「감염병의 예방 및 관리에 관한 법률」에 따른 제1급 감염병
다만, 신종감염병증후군 및 신종인플루엔자는 유행 시 별도 관리지침에 따라 적용
② 「감염병의 예방 및 관리에 관한 법률」에 따른 제2급 감염병. 단, E형 간염, 폐렴구균, 한센병 제외
③ 「감염병의 예방 및 관리에 관한 법률」에 따른 제3급 감염병 중 중증열성혈소판감소증후군(SFTS)
④ 「감염병의 예방 및 관리에 관한 법률」에 따른 제4급 감염병 중 인플루엔자, 수족구병, 장관감염증 내 로타바이러스 감염증과 노로바이러스 감염증
⑤ 「감염병의 예방 및 관리에 관한 법률」 제2조 제12호에 따른 의료관련감염병
⑥ 기타 감염병: C. difficile 감염증, 파종성 대상포진, 옴
⑦ 기타 공중보건상의 문제로 격리가 필요하다고 인정되어 보건복지부장관 또는 질병관리청장이 정하는 감염병 등

(2) 음압격리실 입원료 급여기준(보건복지부 고시 제2022-137호)

음압격리실 입원료는 전염력이 강한 전염성 환자를 일반 환자와 격리하되 공기감염을 예방하기 위하여 음압을 유지할 수 있는 시설기준을 갖춘 음압격리실에서 격리하여 치료한 경우에 산정하며 다음의 요건을 충족한 경우 요양급여함.

[급여대상]

① 「감염병의 예방 및 관리에 관한 법률」에 따른 제1급 감염병
다만, 탄저, 보툴리눔독소증, 야토병, 디프테리아는 제외하고, 신종감염병증후군

및 신종인플루엔자는 유행 시 별도 관리지침에 따라 적용

② 「감염병의 예방 및 관리에 관한 법률」에 따른 제2급 감염병 중 홍역, 수두, 결핵

③ 기타 감염병: 파종성 대상포진

④ 기타 공중보건상의 문제로 음압격리가 필요하다고 인정되어 보건복지부장관 또는 질병관리청장이 정하는 감염병 등

(3) 요양병원 격리실 입원료(요-54) 급여기준(보건복지부 고시 제2021-135호)

요양병원 격리실 입원료는 전파경로별 격리지침을 준수하여야 하며 「의료법 시행규칙」 제34조 [별표 4] 제1호 사목을 준수한 경우(병상이 300개 미만 요양병원 포함) 요양급여함.

① 급여대상은 「의료법 시행규칙」 제36조 제2항에 의한 「감염병의 예방 및 관리에 관한 법률」 제41조 제1항에 따라 제1급 감염병 및 질병관리청장이 고시한 감염병에 걸린 같은 법 제2조 제13호부터 제15호까지에 따른 감염병환자, 감염병의사환자 또는 병원체보유자(감염병환자등) 및 같은 법 제42조 제1항 각 호의 어느 하나에 해당하는 감염병환자 등이 아닌 경우

② 인정기준은 상기의 경우 「요양급여의 적용기준 및 방법에 관한 세부사항」 Ⅰ. 행위, 제1장 기본진료료, 가10 격리실 입원료에 의함

6 응급의료관리료 산정기준에 이해하고 관리한다.

(1) 응급의료관리료는 응급의료에 관한 법률에 의거 응급의료센터 및 응급의료기관에 내원한 환자 중 초일에 한하여 산정한다.

(2) 응급의료관리료는 진찰료와 함께 산정할 수 있으며, 종별 및 야간가산율은 적용 않는다.

(3) 응급의료관리료는 응급증상 및 응급증상에 준하는 증상인 환자에게만 산정한다.

(4) 응급실 내원자 중 응급증상에 해당되지 않는 경우에는 응급의료관리료를 전액 환자가 부담한다(100:100항목임): 두통, 감기, 류미티스관절염, 관절통, 염좌 등

7 의약품관리료 산정지침에 대하여 주요사항을 알아본다.

의학품관리료는 병원에서 약품 구입 시 약품보관료와 제반 행정비용이다.

(1) 외래환자 의약품관리료는 ① 상급종합병원, 종합병원, 병원, 치과병원, 요양병원 · 한

방병원, 의 · 치과(병원급 이상)는 외래환자에게 투약한 경우 방문당으로 산정한다.

② 의원, 치과의원, 보건의료원 의 · 치과(의원급)는 내복약 조제일수에 따라 산정하며, 외용약 또는 주사제를 내복약과 복합으로 조제한 경우에는 내복약의 조제일수에 의한다.

(2) 입원환자 의약품관리료는 입원환자에 대하여 입원기간 중 투약한 경우에 투약 일수에 따라 산정한다.

8 가정간호 기본 방문료 산정지침에 대하여 주요사항을 알아본다.

(1) 가정간호 기본 방문료는 1일당으로 산정한다.

(2) 연 96회를 초과하여 계속 가정간호를 받을 경우에는 가정간호 기본 방문료를 포함하여 환자 본인이 100분의 100(전액 본인부담)을 부담한다.

(3) 평일 18시(토요일 13시)~익일 9시 또는 공휴일에 가정방문을 실시한 경우에는 소정점수의 50%를 가산한다.

9 간호인력 확보 수준에 따른 간호관리료 차등 적용 기준에 대하여 알아본다.

10 입원료 산정에 대한 질의회신 사항을 알아본다.

(1) 입원 중 환자 외박 시

입원 중 환자가 외박 시 병원관리료 산정방법
입원 중인 환자가 주치의의 허가를 받아 외박 시 입원료는 산정할 수 있으나, 연속하여 24시간을 초과하는 경우는 입원료 중 입원환자 병원관리료만 산정함. 이때 병원관리료는 내과질환자, 정신질환자, 만 8세 미만의 소아환자에 대한 가산, 간호인력 확보 수준에 따른 입원환자 간호관리료 차등 가산 및 입원일수에 따른 체감이 적용되지 않은 상태에서 입원료 소정점수의 35%를 산정함.

(2) 퇴원당일 재입원료 산정

퇴원 당일 재입원 시 입원료 산정방법
퇴원한 후 당일 재입원한 경우에는 계속 입원 중이었던 환자로 간주하여 입원료를 산정하되 입원료 체감제는 최초 입원일로부터 적용해야 함.

(3) 중환자실 체감제 적용

중환자실 입원료 체감제 적용 유권해석(보험급여과-행정해석 925호, 2013.3.5.)

현행 중환자실 입원료(가9-가)는 「건강보험 행위 급여·비급여 목록표 및 급여상대가치점수(보건복지부 고시)」에 의거 입원 16일째부터 입원료를 체감하도록 정하고 있으나, 간헐적으로 입원한 경우에도 합산하여 체감 적용토록 정하고 있습니다. 그러나 중환자실 입원의 특성 등을 고려하여 중 환자실과 일반병실 등을 전실한 경우 입원료 체감 적용 방법을 다음과 같이 개선하여 운영토록 한다.

- 입원 기간 중에 일반병실 등과 중환자실을 전실한 경우 중환자실 입실 시점마다 1일로 기산하여 중환자실 입원료를 산정함.
  (예시) 일반병실(16일) → 중환자실(15일) → 일반병실(5일) → 중환자실(6일)
  : 중환자실 입원료 100% *15일, 100% *6일로 산정
- 다만, 중환자실에서 일반병실로 전실하였다가 상태가 악화되어 당일에 중환자실로 다시 전실하는 경우 중환자실에 계속 입원한 것으로 산정함.

11 달빛어린이병원과 진료수가에 대하여 알아보고 관련업무를 수행한다.

(1) 달빛어린이병원이란 소아 경증환자의 불가피한 야간이나 휴일에도 응급실을 가지 않고 밤 11~12까지 야간진료(소아청소년과)를 하는 병 · 의원을 말한다.

(2) 달빛어린이병원의 이용에 대한 진료정보는 보건복지부, 각 시도 및 응급의료정보센터 홈페이지와 스마트폰 앱을 통해 확인할 수 있다.

(3) 진찰료는 현재와 같이 야간 및 공휴일의 진찰료가산과 함께 야간진료관리료(가-26: 평일 18~24시, 토 · 일 · 공휴일 0~24시) 및 야간조제관리료(약-7)를 만 18세 이하 소아환자를 진료한 경우 산정한다.

12 의료질 지원금제도(의료의 질 관리료) 및 감염예방관리료, 입원환자안전관리료, 교육상담료에 대하여 산정기준과 지침을 알아보고 해당업무를 수행한다.

13 상급병실 입원 시 입원료 본인부담 적용에 대하여 알아보고 업무를 수행한다.

상급종합병원 및 종합병원의 1인실(특실포함)에 입원하는 경우는 입원료 전액을 본인이 부담한다(2~3인실은 보험급여대상임).

14 원무부서장은 진찰료 및 입원료 산정기준과 지침 및 개정(변경) 사항에 대하여 정기적으로 직원교육을 실시한다.

수행 Tip!

- 건강보험심사평가원 홈페이지를 검색하여 기본진료료의 보험심사 인정기준에 대하여 자료를 수집 활용한다.

6-2 검사료 및 영상진단 · 방사선치료료

학습 목표

1 | 임상검사를 분류하고, 검사료를 항목별로 산정할 수 있다.
2 | 영상진단료 및 방사선치료료를 항목별로 산정할 수 있다.

필요 지식

1. 검사료

1) 검사료

검사료(檢査料)는 질병을 진단하거나 질병의 경과를 확인하기 위해 우리 몸의 조직이나 검사물을 일부 채취해서 검사하는 비용을 말한다. 검사의 종류에는 일반적으로 혈액과 소변 및 대변검사, 기능검사, 내시경검사, 조직검사 등으로 구분되며 행위급여 분류항목에는 (누)와 (나) 항목이 있다.

1 검사료 산정지침

(1) 「검사료」에 기재되지 아니한 검사로서 외관(外觀), 취기(臭氣), 색도(色度) 등의 간단한 검사 또는 계산방법에 의하여 검사치를 얻는 경우에는 검사료를 산정하지 아니한다.

(2) 대칭기관에 대한 양측검사를 하였을 때에도 "편측"이라는 표기가 없는 한 소정점수만 산정한다.

(예: 정밀안저검사(편측), 안저촬영(편측), 형광안저혈관조영술(편측), 시야검사(편측) 등 양측검사시는 각각 수가를 산정한다.

(3) 검사에 사용된 재료대 및 약제(1회용 주사침 및 주사기포함)는 소정점수에 포함되므로 별도 산정하지 아니한다. 다만, 다음의 경우에는 "약제 및 치료재료의 구입금액에 대한 산정기준"에 의하여 별도 산정한다.

① 인체에 주입된 약제

② 부하(負荷) 검사 시 사용된 약제

③ 안 기능 검사 시 사용된 필름, 형광물질, 사진현상 및 인화료

④ 내시경 검사시 사용된 슬라이드 필름 및 사진현상료, 포라로이드필름 또는 칼라프린터 인화지

⑤ 핵의학 기능 검사 시 사용된 방사선 동위원소 및 약제

⑥ 제2장(검사료) 분류 항목에 별도로 규정한 약제 및 재료대

⑦ 기타 장관이 별도로 인정한 약제 및 재료대

(4) 인체에서 채취한 가검물에 대한 검사를 수탁기관으로 위탁하는 경우에는 10%를 "위탁검사관리료"로 산정한다.

(5) 아래의 경우에는 소정점수의 10%를 가산하여 산정한다.

① 진단검사의학과 전문의가 판독하고 판독소견서를 작성, 비치한 경우

② B세포 면역글로블린, 세포표지검사, 면역조직(세포)화학검사, 세포주기 및 핵산분석검사, 사람유전자 분자유전검사, 검사원리가 핵산증폭, 핵산교잡, 염기서열분석인 검사에 대하여 병리과 전문의가 판독하고 판독소견서를 작성 · 비치한 경우

③ 사람유전자 분자유전검사의 관련분야에 대하여 인증 받은 전문의가 판독하고 판독소견서를 작성, 비치한 경우

④ 면역조직(세포)화학검사에 대해 구강병리과가 설치된 요양기관의 치과의사가 판독하고 판독소견서를 작성, 비치한 경우

(6) 제1절 검체 검사료 및 제2절 병리 검사료 분류항목에 대하여 다음에 해당되는 검체검사 질가산 평가 및 인증결과에 따라 해당 기관에서 직접 또는 수탁받아 실시하는 검사에 대해 검체검사 질가산을 산정한다. 다만, 임상병리검사 종합검증료(나- 0)에 대하여는 그러하지 아니한다.

① 제1절 검체 검사료(핵의학적 방법으로 검사한 경우 제외) 및 제2절 병리 검사료 중 나-557 면역조직(세포)화학검사, 나-558 편광현미경검사, 너 551가 세포주기 및 핵산 분석검사-유세포측정법(CY551) 및 분자병리검사 분류항목은 진단검사 분야 질가산 평가결과에 따라 소정점수의 1등급은 4%, 2등급은 3%, 3등급은 2%, 4등급

은 1%를 가산한다.

② 검체 검사료 분류항목 중 '핵의학적 방법으로 검사한 경우'에는 대한핵의학회에서 실시하는 인증을 받은 경우 소정점수의 4%를 가산한다.

③ 병리 검사료 및 검체 검사료 중 나-111 골수검사(B1113, B1114, B1117), 나-511B 세포 표면면역글로불린, 나-512 세포표지검사 분류항목은 대한병리학회에서 실시하는 인증을 받은 기관은 소정점수의 4%를 가산한다.

(7) 임상병리검사 종합검증료

대한진단검사의학회에서 실시하는 종합검증분야 검사실 신임제도의 인증을 받은 요양기관에 상근하는 진단검사의학과 전문의가 당해 요양기관 입원환자의 검사에 대하여 정도관리를 실시하고 결과에 대한 종합적인 검증 및 판독보고서를 작성한 경우에 입원기간 중 1회에 한하여 산정할 수 있다. 다만, 진단검사의학과 전문의 1인이 산정할 수 있는 종합검증료는 1일 20인을 초과할 수 없다.

2) 검사 분류 및 산정기준

1 검체검사료

검체검사(specimen test)로는 채혈(blood collection)로 혈구성분(적혈구, 백혈구, 혈소판)과 혈청성분(혈청단백, 콜레스토롤, 혈당, LDH(유산탈수효소), 간기능, 신장기능, 내분비기능 등)을, 소변검사(urinalysis)로 당뇨, 요단백, 요침사 등을, 대변검사(stoolexamination)로는 대변잠혈, 충란 등을 검사할 수 있다. 검체검사에는 일반혈액검사, 혈액응고검사, 생화학검사, 소변검사, 대변잠혈검사, 면역검사, 조직학검사, 미생물검사, 유전자검사, 염색체검사, 혈액은행검사 등이 있다. 검체검사의 주요 분류항목과 관련질환은 다음과 같다.

표 6-3 검체검사의 주요 분류항목과 관련질환

검사분류	항목	관련질환 및 목적
일반혈액검사	혈구 수 계산(적혈구 수, 백혈구 수, 혈소판 수)	빈혈, 혈소판 감소 등의 진단
혈액응고검사	PT(프로트롬빈 시간), APTT(활성화 부분 트롬보플라스틴 시간), 피브리노겐, FDP(피브린분해산물) 등	출혈경향, 응고 이상에 대한 진단 등

생화학 검사	전해질, TP(혈청총단백), 알부민, LDH(유산탈수효소), AST (GOT), ALT (GPT), 혈당, 아밀라제, 각종 호르몬 등	간기능 이상, 신장기능 이상에 대한 진단
면역 검사	간염검사, CRP(c반응단백), 자가면역항체 검사 등	면역부진, 자가면역질환 진단 등
조직학 검사	적출장치, 조직검사, 세포진단 등으로 얻은 검체를 고정 · 염색해 현미경으로 검사	암 등의 최종 확정 진단
소변 검사	시험지법에 의한 단백질, 당, 잠혈, 유로빌리노겐 등 현미경 검사에 의한 요침사	요로감염, 신장장애 진단과 일반적인 선별검사
대변잠혈 검사	잠혈반응(잠혈 양성과 음성)	대변잠혈반응, 대장암 검진의 선별검사
미생물 검사	혈액, 소변, 객담, 기도분비물, 농양 등을 배양	감염균 진단, 결핵의 배균 확인
수혈검사	혈액형검사	혈액형진단 및 수혈

① 검체검사는 각 분류항목에 검체를 별도 명시하지 아니한 경우에는 검체의 종류를 불문하고 해당 분류항목의 소정점수를 산정한다.

② 내분비검사, 일반화학검사, 종양표지자검사, 유전성대사질환검사, 약물·독물 · 유기용제 및 중금속검사, 바이러스간염혈청검사, 감염증혈청검사, 자가면역질환검사 중 일반, 정밀검사로 분류된 경우 일반, 정밀검사의 검사방법은 다음과 같다.

(1) 일반검사: 비색법, RPHA, 혈구응집법, 입자응집법, 보체고정법, 혈구응집억제법, 혼합수동혈구응집법, Guthrie법 등이 있다.

(2) 정밀검사: EIA, RIA, CIA 등 면역측정법, Nephelometry, Turbidometry, 면역형광법, 면역확산법 등이 있다.

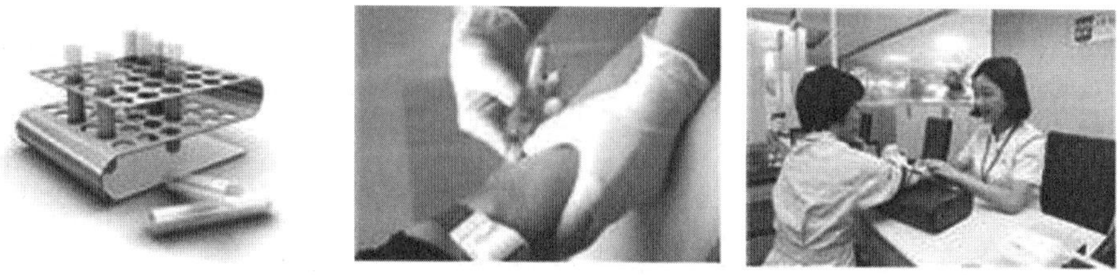

그림 6-5 ▶ 채혈

2 임상 검사 종류

(1) 혈액학 검사(Complete Blood Count: CBC)

혈액의 세포수 계산, 적혈구 지수의 평가, 도말염색 표본으로 세포의 형태를 보는 등 혈액의 중요한 구성요소의 상태를 측정하는 검사로 평균 혈구 혈색소, 평균 혈구 혈색소 농(Hb, Hemoglobin), 평균 혈구 용적(Hct, Hematocrit), 혈소판 수, 적혈구 수, 백혈구 수, 혈액 내의 전체 혈색소(헤모글로빈) 양, 혈액세포감별, 적혈구 용적률 등을 포함한다.

① Hb(Hemoglobin, 혈색소: 누-000)

- 산소와 이산화탄소를 운반하는 역할을 하며, 빈혈진단 및 혈액질환 진단의 선별검사
- 정상 : 남자 14~18, 여자 12~16

② Hct(Hematocrit, 헤마토크리트: 누-000-나)

- 전체 혈액량 속에 들어 있는 적혈구의 백분율을 측정한 수치이며, 빈혈진단 및 혈액질환진단의 선별검사
- 정상: 남자 42~52, 여자 37~47

③ RBC(Red blood cell, 적혈구: 누-000-나)

- 정상치의 10% 이상 감소 시 빈혈이라고 하며 적혈구 수치가 감소하는 이유는 출혈, 용혈, 영양소 결핍, 유전적인 이상, 약물섭취, 골수부전, 만성질환, 다른 장기부전 등이 있으며, 적혈구 수치가 증가하는 이유는 고도에서의 산소요구량 증가, 만성 무산소증, 다적혈구혈증 등이 있다.
- 정상: 남자 4,200,000~6,100,000, 여자 4,200,000~5,400,000

④ WBC(White Blood Cell, 백혈구), WBC Differential Count(백혈구 백분율: 누-001)

- 백혈구의 측정에는 두 가지 방법이 있다. 말초 정맥혈 내의 백혈구 총량을 측정하는 방법과 감별 혈구수치 측정으로써 같은 검사물 내에 존재하는 백혈구 총량 안의 각 형태별 백혈구의 백분율을 측정하는 방법이다. 한 가지 백혈구의 백분율이 증가하면 다른 형태의 백혈구 백분율이 감소한다. 감염이나 스트레스, 신체적 손상, 백혈병 시 백혈구가 증가하고 골수부전, 영양결핍, 자가면역질환 등에서는 백혈구가 감소한다.
- 정상: 전체 백혈구(누-001) 4,000~10,000

  백혈구 백분율(누-001): 호중구 55-77, 임파구 20-40, 단핵구 2-8, 호산구 1-4,

호염기구 0.5–1

⑤ Platelet(혈소판: 누–000–나)

- 혈액응고에 필수적이며, 150,000 이하인 경우에 자연출혈로 큰 위험을 초래할 수 있다.
- 정상: 150,000~400,000

⑥ MCV(Mean Corpuscular Volume, 평균적혈구용적),
MCH(Mean Corpuscular Hemoglobin, 평균적혈구혈색소양),
MCHC(Mean Corpuscular Hemoglobin Concentration, 평균적혈구색소농도)

- 증가 시 악성빈혈, 재생불량성 빈혈, 감소 시 철결핍성 빈혈

⑦ Eosinophil Count(누–002)

- 증가 시 용혈성 빈혈, 악성 빈혈, 감소 시 재생불량성 빈혈

⑧ ESR(Erythrocyte Sedimentation Rate, 적혈구 침강속도, 누–010)

- 증가 시 감염성 질환, 조직파괴, 빈혈을 진단할 수 있으며 정상치는 15~20 정도이다.

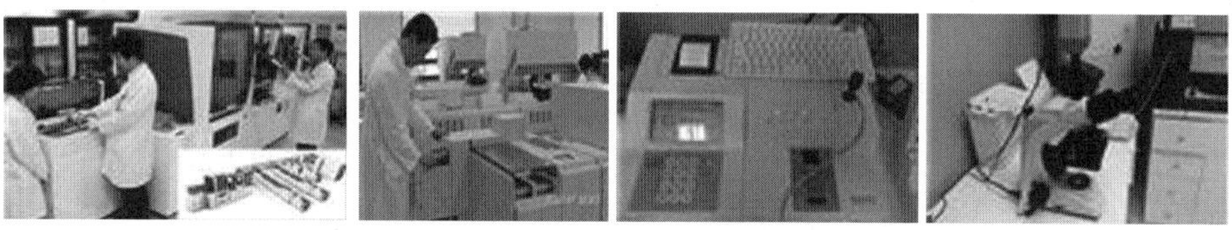

그림 6–6 ▶ 혈액검사 장비(자동분석기 등)

(2) 출혈 및 혈전검사

① BT(Bleeding Time, 출혈시간: 누–100–가)

- 모세혈관벽의 기능 결함을 검사하는데 도움이 되며, Aspirin에 예민한 검사이므로 적어도 검사 2주 전에는 복용을 금해야 한다.
- 정상 : 1~9분

② CT(Coagulation Time, 응고시간: 누–100–나)

- 혈액을 외부에 노출시킨 후 응고될 때까지의 시간을 측정하는 검사로 출혈설 경향의

존재 유무 및 그 원인을 알고자 할 때 실시하는 것으로 최근에는 프로트롬빈 시간을 검사로 대치한다.

③ PT(Prothrombin Time, 프로트롬빈시간: 누-100-다)

- 조직인자로서 지질단백을 사용하여 외인계응고인자의 결핍 및 이상을 검출하는 출혈성 소인 검사
- 정상 : 11~12.5초, 85~100%
- 증가 시 간질환, 비타민 K 결핍증, 폐색성 황달 또는 Cumarine제재 사용 시에 증가하고, 혈전형성 전단계에서 감소한다.

④ APTT(Activated Partial Thromboplastin Time, 활성화 부분트롬보플라스틴시간: 누-100-라)

- 정상 : 30~40초
- 증가 시 혈우병, 요독증, 간장애, 감소 시 혈전형성 후 단계

(3) 수혈검사

① ABO typing(누-150)

- 적혈구에 항-A혹은 항-B 혈청을 가하여 응집반응을 보는 혈구형 검사

② Rh typing(누-151)

- 수혈, 장기이식 시에 ABO typing과 동반하여 시행

③ Cross-matching(교차시험, 누-155)

- Electro: 주는 혈액과 받는 혈액 사이에 있을 수 있는 부적합성을 확인하는 검사
- 주시험: 주는 피의 혈구+주는 피의 혈청, 부시험: 받는 환자의 혈구+주는 피의 혈청 두 시험 모두 통과해야 수혈이 가능하다.

(4) 간기능 검사(Liver Function Test: LFT)

간(肝)은 생체에서 단백질 합성, 포도당 및 기타 탄수화물 대사, 핵산 대사, 지질 대사, 약물 대사 등을 담당하는 중요 장기로, 생명 유지에 필수적인 장기 중 하나이다. 하지만 여러 질환들에서 간에 손상을 줄 수 있고, 이러한 질환들을 정확히 진단하는 것이 치료 방침 결정

에 중요한 토대가 된다. 이러한 여러 질환들을 감별하기 위해서는 몇 가지 생화학적 검사들을 종합적으로 해석하는 것이 필요한데, 이를 위하여 몇 검사 항목들을 묶어 간 기능 검사로 통칭한다. 주요 검사로는 Total Protein, Albumin, AST(SGOT), ALT(SGPT), LDH, ALP, r-GT, 빌리루빈 등이 있다.

① Total Protein(누-184)

- 증가 시 탈수증, 골수종, 자가면역질환, 감소는 영양부족, 간경변, 신부전, 복수 시에 나타날 수 있다.
- 정상: 6.5~8.2

② Albumin(누-188)

- 감소 시 간질환, 신증후군, 영양불량 시에 나타날 수 있다.
- 정상: 3.2~4.5

③ AST(Asparate amibotransgerase: 누-186)/SGOT

- GOT(Glutamic Oxaloacetic Tansaminase)라고도 한다. aminotransgerase는 아미노산과 a-keto acid 사이의 아미노기 전이를 촉매하는 효소의 총칭으로서 임상적으로 AST와 ALT의 2종류가 중요시되고 있다. AST와 ALT는 심근, 간, 골격근 및 신 등에 많이 존재하지만 혈중에는 극히 미량이 존재할 뿐이다. 따라서 혈중에 AST와 ALT가 상승하면 이들이 분포하고 있는 장기의 세포 변성 및 괴사를 반영하며, 특히 간질환과 심질환의 유력한 지표로 널리 이용되고 있다. 증가 시 급성 간염, 심근경색, 알코올성 간염을, 감소 시 투석환자, 요독증, 각기병, 이신, 비타민 B_6 결핍증을 진단할 수 있다.
- 정상: 5~40

④ ALT(Alanine aminotransferase: 누-185)/SGPT

- GPT(Glutamic pyruvic Transaminase)라고도 하며, 간, 신, 심근 및 골격근 등에 많이 존재하지만 함유량은 AST에 비하여 적다. 가장 많은 양을 함유한 간에서도 AST의 약1/3에 불과하며 혈중에는 극히 미량 존재한다. 혈청 ALT는 이들 장기 중에서도 간세포 변성과 괴사를 예민하게 반응하여 상승하기 때문에 특히 간담도 질환의 유

력한 지표로서 널리 이용되고 있다. 증가 시 급성 간염, 악성 종양, 폐쇄성 황달을 진단할 수 있다.

- 정상: 5~35

⑤ LDH(누-51)

- 증가 시 급 · 만성간염, 심근경색, 악성종양, 백혈병을 진단할 수 있다.
- 정상: 90~200

⑥ ALP(누-187)

- 증가 시 간질환, 간경변, 폐쇄성 황달, 골 질환을 진단할 수 있다.

⑦ r-GTP(누-189)

- 증가 시 만성 간염 활동형, 간경변 활동형, 알코올성 간장애, 요독증

⑧ Total Bilirubin(누-183)

- 간경변, 간염, 황달 진단 시에 시행
- 정상: 0.1~1

⑨ Direct Bilirubin(누-182)

- 간경변, 간염, 황달 진단 시에 시행
- 정상 : 0.1~0.3

(5) 당뇨검사(FBS, Fasting Blood Sugar: 누-300~308)

당뇨 검사(diabetes mellitus test)의 종류에는 혈당 검사(blood sugar level: BSL), 공복혈당(fasting blood sugar: FBS), 당부하 검사(glucose tolerance test), 당화혈색소(HbA1c)가 있다.

① 공복혈당 (FBS)

식후 최소 8시간 후 공복 상태의 혈당을 측정한다.

- 정상: 100mg/dL 미만

※ 측정한 혈당(공복혈당)이 126mg/dL 이상인 경우 당뇨병으로 진단한다.

② 당부하검사(glucose: 누-302)

포도당을 300ml의 물에 녹여 5분 이상 당을 공급(당부하)한다. 혈당은 포도당 물을 마시기 전, 포도당 섭취 후 매 30분마다 2~3시간까지 측정한다. 임신성 당뇨의 진단 시 당부하검사가 필요하다.

③ 당화혈색소(HbA1c: 누-306)

한 시점에서 측정하는 혈당 수치는 여러 요인들에 의해 변동이 생길 수 있기 때문에 장기간의 혈당 조절 추이를 파악할 목적으로 가장 널리 사용되는 검사이다.

- 많은 대사질환을 진단하는 데 유용하게 사용되고, 혈청 포도당 농도는 검사 시행한 시간에 따라 평가되어야 하며, 일반적으로 증가 시에는 당뇨병임을 의미하나 임상적으로 급성 스트레스 반응, 쿠싱증후군, 갈색세포종, 갑상선기능항진증, 췌장의 선종, 췌장염, 이뇨제, corticosteroid 투여 시에도 증가할 수 있고, 인슐린종, 갑상선기능저하증, 뇌하수체기능저하증, 에디슨병, 광범위한 간질환 시에 감소할 수 있다.
- 정상 : 4.5~5.6%

  ※ 6.5% 이상이면 당뇨병이 발병하였음을 의미할 정도로 치료적 접근이 필요하다.

(6) 혈청지질검사(Lipid Profile)

혈청 지질 농도는 죽상경화성 질환의 진단과 치료에 중요한 자료이며, 지질은 혈류 내에서 운송될 때 단백질과 결합하게 되는데 이를 지질단백이라 한다. 고지질단백혈증이라 함은 혈액 내에 이러한 지질 단백 복합체가 상승한 것을 말한다. 지질단백은 전기영동에 의해 분해되어 주로 단백질로 구성된 고밀도 지질단백(HDL), 콜레스테롤로 구성된 저밀도지질단(LDL) 및 트리글리세라이드(triglyceride)와 초저밀도 지질단백(VLDL)으로 구분한다.

저밀도 지질단백은 관상동맥 질환과 강한 관계가 있으며 반면에 고밀도 지질단백은 관상동맥 질환의 위험과 역상관관계가 있다. 고밀도 지질단백/총 콜레스테롤 비율은 1/3이 이상적이고 최소한 1/5은 되어야 한다.

① Cholesterol Total(누-261-가): 증가 시 가족성 고지혈증, 이차성 고지혈증을 진단할 수 있으며, 정상치는 150~200 정도이다.

② Triglyceride(TG: 누-260-다): 증가 시 고지단백혈증, 비만, 지방간을 진단할 수 있으며, 정상치는 40~150 정도이다.

③ HDL(High Density Lipoprotein, 고밀도 지질단백: 누-261-다): 증가 시 가족성 고지단백혈증(인체에 좋은 콜레스테롤) 정상치는 55 이하

④ LDL(Low Density Lipoprotein, 저밀도 지질단백: 누-261-라): 증가 시 일차성 고지단백혈증, 갑상선기능저하증, 용혈성 빈혈, 법의학 및 유전학 정보를 얻어 친자 감별에도 이용하며, 정상치는 25~50%이다.

(7) 갑상선 검사(Thyroid function test)

갑상선 기능 검사란 갑상선 기능을 평가하기 위해 필요한 호르몬의 수치를 측정하는 검사를 말한다. 혈중에는 한 분자 중에 요오드를 3개 가진 T_3(triiodothyronine)과 4개 가진 T_4(thyroxine)라는 갑상선 호르몬이 있는데, 이것들은 인체의 에너지 대사를 조절하고 발육 성장에도 관여하는 중요한 호르몬으로 많거나 부족되면 여러 가지 장애가 나타난다. 갑상선 혈액 검사 항목으로 T_3(triiodothyronine), T_4(thyroxine)와 같은 직접적인 갑상선호르몬과 TSH(thyroid stimulating hormone)이라는 갑상선자극호르몬의 측정이 있다. 우리 몸의 혈액 속에 T_3, T_4가 많아진다면 갑상선기능항진증이 되고 적어지면 갑상선기능저하증이 되는 것이다. 갑상선자극호르몬(TSH)은 뇌하수체에서 분비되는 호르몬으로, 혈액 속에 갑상선 호르몬이 많아지면 분비가 줄어들고 반대로 갑상선호르몬이 적어지면 분비가 늘어난다. TSH를 측정하여 정상범위에 있다면 갑상선 기능은 정상이라 할 수 있고 높으면 저하증, 낮으면 항진증이라 할 수 있다.

① TSH(갑상선자극 호르몬: (누-325)

② Free T_3(갑상선기능호르몬: (누-323)

③ Free T_4(유리싸이록신: (나-323)

(8) 전해질검사(Electrolyte)

전해질이란 수분에 녹아 전하를 띠는 물질을 일컬으며, 체액에 존재하는 모든 이온(ion)이 포함된다. 일반적으로 전해질로 측정되는 물질은 나트륨, 칼륨, 염소, 중탄산염의 4가지이다. 이 네 종류의 전해질 검사를 통해서 체내 삼투압 농도 상태, 수분 상태 및 pH 상태를 파악할 수 있다. 전해질은 인체에 물 다음으로 많으며 삼투압 유지, 체액균형 유지, 신경전달물질로서의 역할을 한다.

① Na(Sodium: 누-280): 고지혈증, 구토, 설사, 신증후군에서 저하되며 정상치는 136~145 정도이다.

② K(Potassium: 누-280): 요독증, 부신부전증, 신장염에서 증가, 만성설사일 때 감소하며 정상치는 3.5~5.0 정도이다.

③ Cl(Cloride: 누-280): 탈수증, 만성신장염, 염분과잉 시에 증가, 에디슨병, 구토, 만성설사에서 감소하며 정상치는 90~110 정도이다.

④ P(인: 누-280): 악성종양, 결핵, 신부전, 신장염, 만성신염, 요독증, 부갑상선기능저하시에 증가, 부갑상선기능항진, 구루병, 비타민 D 결핍 시는 감소하며, 정상치는 2.5~4.05mg/dl 정도이다.

⑤ Ca(Calsium: 누-280): 비타민 D 과잉증, 부갑상선항진증, 악성종양에서 증가, 부갑상선기능저하증, 신부전증에서 감소하며 정상치는 9~10.5mg/dL 정도이다.

(9) 통풍검사

Uric acid(누-323): 증가 시에 통풍, 비만, 신질환, 백혈병, 악성종양을 진단할 수 있으며 정상치는 2.0~8.5 정도이다.

(10) 신장기능검사(Renal Function Test)

① 혈중요소질소(BUN, Blood Uria Nitrogen: 누-230)

혈액 내 요소질산 양을 측정하는 것으로 요소는 단백질 분해과정의 대사산물로서 간에서 형성되고 신장을 통해 배설된다. 그러므로 혈액 내 요소농도는 직접적으로 신장의 배설기능과 관련이 있으며 신장기능의 지표가 된다. 정상치는 5~20 정도이다.

② 크레아티닌(Creatinine: 누-227)

크레아틴의 대사산물로서 신사구체에서 여과된 후 거의 재흡수되지 않고 요중으로 배설된다. 혈청 크레아티닌 농도는 GFR과 밀접한 관계가 있으며, 식이성 인자와 요량의 영향이 적은 점에서 신기능 장애의 지표로서 BUN에 비해 정확하다. 정상치는 0.7~1.5정도이다.

(11) 효소검사

① Amylase(누-380): 췌장염 감별진단에 시행하며 급만성 췌장염, 이하선염, 췌장염에

증가한다.

② Lipase(누-380): 췌장염 진단에 시행하며 급성췌장염, 췌장암, 대장경색에서 증가한다.

(12) 바이러스성 간염혈청검사

① A형 간염(Hepatitis A Virus: HAV, 누-701-가)

A형 간염은 A형 간염 바이러스(Hepatitis A virus)에 의한 급성 간염이다. 경구를 통해 사람 대 사람으로 전파된다. A형 간염은 감염 후 평균 28일(15~50)일의 잠복기를 가지며 다른 간염과 구별되지 않는 간염의 일반적인 증상이 나타난다. 초기에는 가벼운 감기와 비슷한 증상이 나타나다가 후에 열, 피로감, 근육통, 식욕부진, 복통, 오심, 구토, 흑갈색뇨, 황달 등의 증상이 급작스럽게 나타난다.

- HAV-Ab/IgM: 병균 노출 후 3~4주 후에 나타나거나 SGOT가 상승하기 직전에 양성으로 나타난다.
- HAV-Ab/IgG: IgM이 상승되기 시작 후 2주 정도 후에 나타나 10년 정도까지 감지 될 수 있는 낮은 수준으로 지속된다. IgM 항체가 IgG 없이 상승되어 있으면 급성 간염을 의미한다.

② B형 간염Hepatitis B Virus: HBV)

B형 간염은 B형 간염바이러스(Hepatitis B virus)에 의한 급성 및 만성 간염(주로 만성 간염)이다. S항원(HBsAg)은 보균자의 혈액, 소변, 침 및 기타 체액에서 발견된다. 감염 경로는 오염된 혈액의 수혈이나 주사바늘(약물 중독자가 돌려쓰는 주사바늘, 문신, 침 등), 감염된 모체에서 태아로 수직 전파, 성적 접촉, 오염된 체액(타액 등)에 노출되는 것 등이다.

B형 간염은 혈청간염이라고 불리는 간염으로 5주에서 6개월의 장기간의 잠복기를 갖는다. 흔히 수혈에 의해 감염되나 피, 침, 정액 등을 통해서도 감염된다. HAV보다는 감염력이 낮지만 HBV는 매우 심한 형태의 감염을 일으켜 간부전이나 사망에 이르게 할 수 있다.

Dane particle이라고도 불리는 HBV는 내층과 외층으로 되어 있다. 외층은 B형 외층 항원(hepatitis B surface antigen, HBs Ag)이고, 내층에는 내층항원(hepatitis B eantigen)이 있다. 이 항원들의 항체는 HBs Ab, HBc Ab, HBe Ab이다.

- HBsAg(B형 간염 외층항원, 누-700-가)

  B형 간염 검사에서 가장 흔히 사용되고 쉽게 할 수 있는 검사이며, 비정상을 나타내는 첫 번째 증후이다. 외층항원의 혈중 수준은 임상증상이 나타나기 전에 증가하고 증상이 나타나는 첫째 주에 가장 높아지며 황달이 없어지는 시기에 정상으로 돌아감. 항원이 계속 혈중에 존재하면 보균자로 생각할 수 있다.
- HBsAb(B형 간염 외층항체, 누-700-나)

  HBsAg가 사라진 4주 후에 나타나며 이는 급성 간염상태가 끝나고 앞으로의 간염에 대해 면역이 생겼다는 의미도 된다.
- HBc Ab(B형 간염 내층 항체, 누-701-마)

  보통 만성 간염 환자에서 발견되는 항체로 HBc Ag이 나타난 후 1개월 정도에 상승하기 시작하여 1개월 후 최고 수준에 이르며 그 후 감소하나 정상에 비해 상승된 수준으로 수년간 남아 있다. HBsAg의 소실기와 HBsAb 발현기 중간 시기에 상승한다.
- HBeAg(B형 간염 e항원, 누-701-바)

  e항원은 진단목적이 아닌 감염력을 평가하기 위한 검사이다. 이 항원의 존재는 HBV 감염에서 초기 활동성 질환이나 감염력이 높은 상태를 의미하며 이 항원이 계속 혈중에 존재하면 만성 HBV 감염으로 발전함을 예측할 수 있다.
- HBeAb(B형간염 e항체, 누-701-사)

  이 항체의 발견은 HBV 감염의 급성기가 끝나거나 거의 끝나가고 있음을 의미하며 감염력이 감소됨을 나타낸다.
- HBV-DNA Prove(누-701-나)

  현재 바이러스를 생산하는지를 확인할 수 있다.

③ C형 간염

C형 간염은 C형 간염바이러스(Hepatitis C Virus)에 의한 급성 및 만성 간염(주로 만성간염)이다. 임상적으로 B형 간염과 유사하나 만성화의 빈도가 80% 정도로 더 높고 간경화로 진행을 더 잘 하지만 간암 발생의 위험도는 더 적다.

HCV Ab(Hepatitis C Virus Antibody)는 C형 간염 바이러스 항체 진단, 급성 바이러스성 감염의 진단에 사용된다.

• HCV-Ab(C형 간염 항체, 누-701-아)

C형 간염의 진단 및 병태나 예후를 파악할 수 있고, 증가하는 경우 C형 간염, 수혈 후 간염, 간경변, 만성 간염을 진단할 수 있다.

(13) 면역혈청검사

① Widal Test(누-586): 장티푸스 및 파라티푸스의 진단을 위한 응집반응 발열환자의 감염원을 진단하기 위한 일차적인 선별검사로 특히 살모넬라감염증(장티푸스)을 초기에 진단하고 보균자로서의 진행을 막기 위한 올바른 치료를 결정하기 위해 유용하게 사용되는 검사이다.

② RA(누-781): 류마티스와 관계되는 검사

류마티스 인자(Rheumatoid Factor)는 류마티스 관절염(Rheumatoid Arthritis)에 특이성이 높으며 혈관염을 동반하는 악성 류마티스에서 증가되며 만성 류마티스 관절염의 80~90%에서 양성을 보이며 건강인의 경우에도 4% 위양성을 보이며, 그 외 SLE, 감염, 간경화증에서도 위양성을 보인다.

③ ASO(누-583): 류마티스와 관계되는 검사, 염증계통검사 Acute 또는 Recent Streptococcal (Group A) Infection 진단에 유용한 검사로 Streptococcal(Group A)감염은 skin이나 pharynx 감염이 흔하고, 대부분의 경우에는 배양검사로 진단 가능하나, 종종 Rheumatic Fever나 Post Streptococcal Nephritis로 처음 발현하는 경우가 있으며, Streptococcal Infection 환자의 80~85%에서 양성을 보인다.

④ C-반응성단백/CRP(누-011): 염증계통검사

생체 내 염증 또는 조직괴사가 있는 경우 급속히 증가되는 급성 반응 물질로서 이들 손상의 예민한 지표가 된다. CRP는 ESR보다 더욱 예민하게 나타나며 감염 후 14~26시간 이내에 혈청에 출현되어 차츰 소실되므로 세균감염증, 악성종양, 류마티스열에서 증가하고, 급성심근경색 및 화상환자의 경과 판정에 이용된다.

(14) 심장검사(Cardiac Profile)

① CPK, CK-MB(누-404): 급성심근경색근질환 및 급성심근경색증의 진단에 이용되는 검사이다.

② Troponin I(누-402): 급성심근경색, 심근 손상, 심근 괴사

③ Myoglobin(누-401): 급성심근경색, 피부근염, 갑상선기능항진증 심근경색 후 1~3시간 이내 혈중농도 증가, 7~10시간이 최고에 도달한다.

(15) 종양표지자검사(Tumor Marker)

■ **종양 표지자는 체내에 암세포의 존재를 나타내는 물질이며, 아래와 같은 검사가 있다.**

① CEA(Carcino Embryonic Antigen, 태아성항원, 누-429): 직장암, 결장암, 췌장암
CEA(Carcino Embryonic Antigen, 암태아성 항원)는 분자량 18만 전후의 당단백질로 정상세포에서도 생산되며 정상인의 위액, 장관, 담즙, 폐 등에 소량 분포한다. CEA는 조직학적으로는 각 장기의 선암계 종양표지자로서, 대장암(약 50~80%), 위암(약40%), 췌장암(약40%) 등에서 높은 수치가 나타나는데, 감도나 장기 특이성이 부족하므로 다른 종양표지자(CA19-9 등)와 함께 진단함으로써 진단율을 높인다.

② AFP(알파피토프로테인, 누-421): 간세포암, 만성간염, 간암 표지검사
AFP(알파태아단백)는 원발성 간암의 대표적 종양표지자이다. AFP는 알부민에 가까운 분자령의 당단백으로 주로 태아의 간세포와 성인의 간세포암에 의해 만들어진다. AFP는 CEA와 함께 암태아성 단백의 대표적 종양표지자이며 주로 원발성 간암의 혈청진단에 이용된다. 전이성 간암과 담관암에서는 AFP의 상승을 보이는 일이 드물며 간전이의 경우에는 CEA가 유용하다. 혈청 AFP의 증가는 1. 원발성 간세포암, 2. 생식기 종양, 3. 급성간염 회복기, 4. 만성간염 및 간경변증, 5. 임신 등을 의미한다.

③ PSA(Prostatic Specific Antigen, 전립선특이항원, 누-430), PAP(Prostatic Acid Phosphatase, 전립선산포스포타제, 누-430): 전립선암, 전립선 비대증
PSA(Prostatic Specific Antigen, 전립선 특이항원)는 전립선암의 발현으로 혈중농도가 증가한다. 전립선암이 의심되는 환자는 PSA의 종양표지자 검사와 함께 직장내 촉진, 직장을 통한 초음파 검사를 병행하여 실시한다.

④ CA-19-9(누-435): 위장관암, 췌장암
주로 췌장암의 종양표지자로 알려져 있는데 대장암, 위암, 담관암, 난소암에서도 증가하는 경우가 있다.

⑤ CA-125(당질항원 Cancer Antigen, 125 누-431): 난소암

CA 125(Cancer Antigen 125)는 자궁내막암과 난소암에 특이성이 있는 종양표지자로 알려져 있다.

⑥ CA-15-3(Carbohydrate Antigen, 15-3 누-434): 유방암

CA 15-3(Carbohydrate Antigen 15-3)은 일반적으로 유방암에 특이성을 가진 종양 표지자로 알려져 있다.

⑦ Ferritin(훼리틴, 누-052-나): 악성빈혈

Ferritin은 생체 내에 철을 저장하는 역할을 담당하고 있는 단백으로서 각종 혈액질환에 철 저장 및 철대사의 지표로서 피검사로 측정되고 있다.

⑧ PAP(누-430)

PAP(Prostatic Acid Phosphatase, 전립선 산포스포타제) PSA와 함께 전립선암의 종양표지자로 사용된다.

⑨ SCC(누-439)

SCC(Squamous Cell Cancer Antigen, 편평상피세포암항원)는 부인과, 호흡기과, 소화기과 영역의 편평상피암 종양 표지자로 편평세포자궁암, 편평세포폐암, 식도암 등을 진단하는 검사이다.

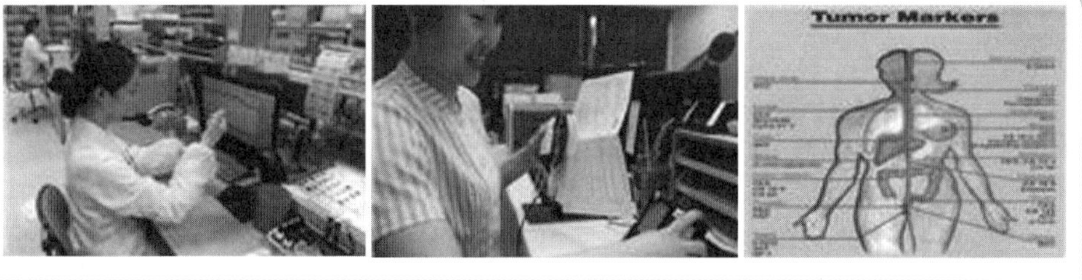

그림 6-7 ▶ 종양표지자 검사

(16) 미생물검사

1 미생물간이배양검사(누-581-가)

미생물의 생장여부와 집락의 형태 및 수를 검사한 경우 산정한다.

2 미생물배양 및 동정검사(누-581-나)

① 미생물 간이배양검사는 별도 산정하지 아니한다.

② 미생물의 배양, 동정, 감별, 생화학적 시험, 면역학적 시험, 독소생성시험 등을 실시한 경우에 산정한다.

③ 동일 검체에서 2가지 이상의 균주가 분리되어 그 균주에 대하여 각각 검사한 경우에도 소정점수만 산정한다.

3 미생물 약제감수성검사(누-581-라)

검사결과를 첨부하여야 한다. 다만, 항산균 약제 감수성 검사를 위탁검사 실시기관에 의뢰하여 검사 결과지가 도착되지 아니한 경우에는 검사 실시기관이 발급한 검사의뢰 접수증을 첨부하여야 한다.

4 미생물배양, 동정, 약제감수성검사(누-581-마)

상급종합병원에 한하여 산정하되 미생물 간이배양검사, 미생물배양 및 동정검사, 미생물 약제 감수성 검사는 별도 산정하지 아니한다.

① H. pylori Ab(누-589): 헬리코박터균감염을 의미한다.

Helicobacter Pylori 균주는 위나 십이지장에 기생하는 그람음성균으로서, 최근 궤양 재발의 중요인자의 하나로 인정되어 소화성궤양 원인규명 및 치료방향 설정에 도움을 주고 있으므로 내시경 등에 의해 위염 또는 소화성 궤양이 확진된 환자로서 치료에 잘 반응하지 않거나 치료 후 재발하는 환자에게 선택적으로 실시한 경우에 보험급여를 적용한다.

② Gram Stain(누-580-나): 검체 속에 있는 세균을 보기 위한 염색 방법

배양의뢰 검체를 직접 도말하여 그람 염색하는 것은 감염의 원인균을 찾아내는 데 비용 이 효율적이고 신속한 방법이기 때문에 배양결과가 나오기 전에 감염환자를 치료하는 데 매우 중요한 지침이 된다. 그러나 그람염색은 검체 1ml 당 100,000개 이상의 균이 있을 때만 감지할 수 있어서 감도가 떨어지는 단점이 있다.

③ AFB Stain(누-600): 결핵균을 보기 위한 염색방법

④ Culture(누-581): 배양검사, Culture 종류별(Urine, Stool, Blood, Throat 등)로 실시함

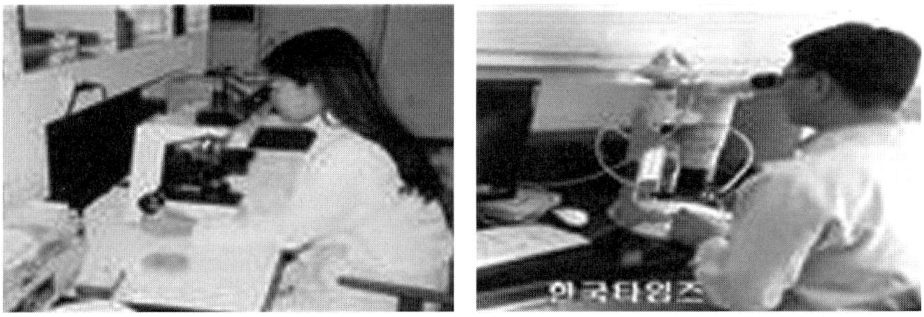

그림 6-8 ▶ 병리조직검사

(17) 감염증 혈청 검사

① VDRL(누-691-가): 매독반응검사

② TPHA(매독감작혈구응집 누-692): 매독 2차 정밀검사

③ HIV(누-720~721): 에이즈검사

HIV 항체검사 보험 인정기준

① 장기수술을 위하여 장기를 제공하는 경우
② 수술 또는 수혈(전혈, 혈액성분제제)을 받는 환자
③ 중증감염환자, 불명열환자 또는 혈액투석환자
④ 비전형적 피부질환 또는 원인불명의 전신성 림프성 종창 환자
⑤ 동성애, 매춘, 성병, 마약주사 경험자로서 HIV노출이 의심되어 AIDS검사를 받을 필요가 있다고 판단되는 경우
⑥ 기타 후천성 면역결핍증이 의심되는 경우

(18) 생식, 임신 및 분만 검사

① 정액검사(나-730): 정액검사

② Fetal Monitoring(나-732): 분만 전 태아감시검사

③ HCG urine(누-570): 요 임신반응검사

④ β - HCG(누-372): 자궁외 임신 수술 후, 포상기태, 암측정 시 검사

(19) 요검사(UA/Urine Analysis, 누-224, 누-225)

① Blood: 요로나 비뇨기계 출혈, 사구체성 신질환

② Bilirubin: 담도폐쇄, 간질환

③ Urobilinogen: 용혈성황달, 간세포성황달

④ Ketone: 기아, 심한 구토, 탈수, 당뇨병성케톤산증

⑤ Glucose: 식이성 당뇨

⑥ Protein: 신증, 신장염, 악성고혈압, 임신중독증

⑦ WBC: 요로감염

⑧ Nitrite: 요로세균감염

(20) 분변검사(Stool Examination)

① 분변충란검사(누-640-가~나): 체내에 있는 기생충을 확인하는 검사

② 요충란검사(스카치테이프법. 누-640-다)

③ 원충검사(누-640-마)

④ 분변잠혈반응검사(누-640): 분변 내의 혈액유무(대장암)

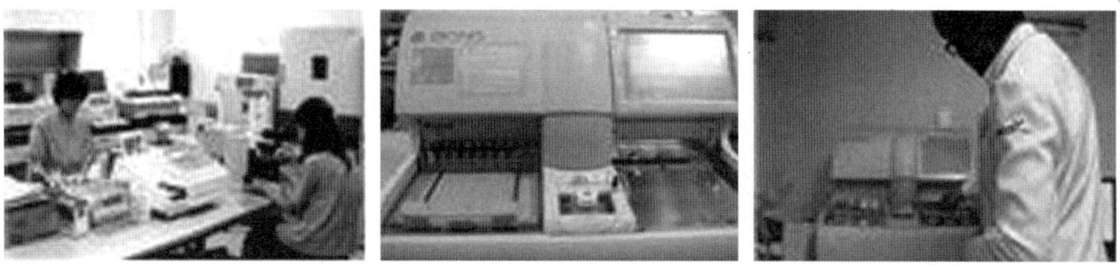

그림 6-9 ▶ 소변검사 및 분변검사

(21) 천자검사

① 천자를 치료목적(약물주입 또는 지속적인 배액)으로 실시한 경우에는 분류항목 소정점수의 30%를 가산한다.

② 만 1세 미만의 소아는 소정점수의 50%를, 만 1세 이상 만 6세 미만의 소아에 대하여는 소정점수의 30%를 가산한다.

③ 천자의 종류는 다음과 같다.

천자의 종류

① Lumbar Puncture(요추천자, 나-800), ② Subdural Puncture(경막하천자, 나-800-1), ③ Arthrocentesis(관절천자, 나-802), ④ 골수천자(나-802), ⑤ Thoracentesis(흉막천자, 나-804), ⑥ Paracentesis(복수천자, 나-805), ⑦ Ventricular Puncture(뇌실천자 나-807), ⑧ Bladder Aspiraction(방광천자 나- 812) 등이 있다.

(22) 내시경검사

내시경(endoscope)은 우리 몸 내부를 의학적으로 검사하기 위하여, 몸속에 집어 넣어 관찰하는 기구를 통틀어 이르는 말이다. 검사하는 부위에 따라 기관지경, 식도경, 위내시경, 복강경, 항문경 등이 있고, 직접 육안으로 보는 것, 유리섬유에 의해 전달되는 상을 보는 것, 사진촬영을 하는 것으로 나눌 수 있다.

① 내시경검사는 기기(Scopy, Fibroscopy, Microscopy)의 종류를 불문하고 소정점수를 산정한다.

② 만 1세 미만의 소아는 소정점수의 50%를, 만 1세 이상 만 6세 미만의 소아에 대하여는 소정점수의 30%를 가산한다.

③ 내시경하 생검을 하는 경우 해당 내시경 점수의 20%를 산정한다.

④ 나-762, 나-764에 내시경하 췌담도 내 점막세포 채취용 치료재료를 이용하여 Brushing을 하는 경우 해당 내시경 점수의 20%를 산정한다.

내시경검사 종류

① GFS(Esophago-gastroduodenoscopy: 나-761): 상부소화관내시경검사
② CFS(Colonoscopy: 나-766): 결장경검사
③ Cystoscopy(나-773): 방광경검사
④ Arthroscopy(나-750): 관절경검사
⑤ Laryngoscopy(나-7581): 후두경검사
⑥ Bronchoscopy(나-759): 기관지경검사
⑦ Thoracoscopy: 흉강경검사 등이 있다.

• 상부소화관(식도 · 위 · 십이지장) 내시경검사(EGD, Esophago-gastroduodenoscopy, 나-761)

EGD 검사는 직경 1cm 정도의 가는 관 끝에 렌즈가 달린 내시경을 입으로 삽입하여

X선 검사로 확인하기 어려운 식도(食道), 위, 십이지장의 병터 부위를 직접 관찰하면서 검진한다. 식도, 위, 십이지장까지의 점막을 내시경과 연결된 카메라로 촬영하면서 모니터로 선명하게 직접 확인하면서 진행하는 검사이다.

- 하부소화관(대장) 내시경검사(나-766~나-768)

대장내시경검사는 하혈(下血)의 출혈원 진단과 치료를 하는 경우, 모든 대장 질환, 기타(식욕부진, 체중감소, 빈혈 등)에 적용된다.

- S상결장경검사(나-766)

S장결장검사(Sigmoidscopy)는 직장의 내시경검사로 내시경을 항문으로 직장 내에 삽입하여 직장, S장 결장하부를 관찰하여 진단 · 치료하기 위한 검사이다. 대장 전체에 걸쳐 대장의 질병을 진단하고 특정부위의 병변을 제거할 수 있으며, 동시에 생검을 할 수 있는 검사이다.

- 복강경검사(나-769)

복강경검사(Laparoscopy)는 피부를 통해 내시경을 삽입해 복강 내 장기를 직접 관찰하는 검사로 주로 간질환 진단에 사용된다.

- 관절경검사(나-750)

관절경검사(Arthroscopy)는 주로 슬관절(Kenee joint)에 대해 실시하며 일반적으로 직경 4mm 전후의 관절경이 이용된다. 슬관절 내의 반월판, 인대손상, 관절 내 골절, 관절염, 관절종양, 관절병 등의 진단에 이용된다.

- 기관지경검사(나-759)

기관지경검사(Bronchoscopy)는 끝에 렌즈가 부착된 직경 약 3~5mm 정도의(Fiberscope)을 입이나 코로 삽입하여 기관부터 기관지를 육안으로 직접 관찰함으로써 병변의 변화나 병소 진단, 치료를 하는 방법이다. 진단목적으로 혈담과 객혈, 호흡곤란의 원인 검색, 기도 내 이물질 채취 확인, 기도손상과 기도열상의 확인, 폐의 병변을 진단하기 위한 기관지 폐포세척, 폐질환의 원인규명에 사용된다.

- 방광경검사(나-773)

방광경검사(Cystoscopy)는 요도와 방광내부를 관찰하는 검사로, 요도이상, 즉, 배뇨통(排尿痛), 배뇨곤란, 배뇨 시 거부감, 잔뇨감, 혈뇨(血尿), 재발성 농뇨 등을 호소하는 경우에 실시한다.

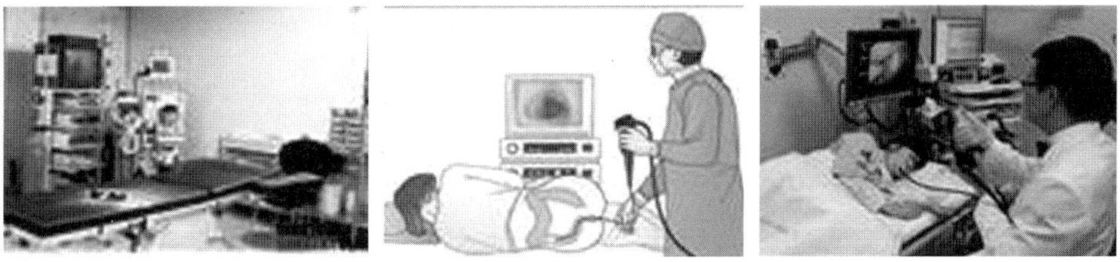

그림 6-10 ▶ 내시경장비 및 검사

(23) 병리조직검사 및 생검

① 조직병리검사(나-560)

병리과 전문의 또는 구강병리과가 설치된 요양기관의 치과의사가 판독하고 판독소견서를 작성 · 비치한 경우에만 산정한다.

- 병리조직검사는 1장기 당 산정하고 탈회과정을 별도로 시행하는 경우에는 50.74점을 별도 산정한다.
- 천자, 절개, 침 또는 내시경하 생검(Biopsy) 검체에 대하여 검사를 시행한 경우에도 각 항목별 소정점수를 산정한다.
- 당해 요양기관에 상근하는 병리과 전문의가 외부 슬라이드를 판독하고 판독소견서를 작성 · 비치한 경우에는 소정점수의 20%를 산정한다.

② 세포병리검사(나-562)

병리과 전문의 또는 구강병리과가 설치된 요양기관의 치과의사가 판독하고 판독소견서를 작성 · 비치한 경우에만 산정한다.

- 당해 요양기관에 상근하는 병리과 전문의가 외부 슬라이드를 판독하고 판독소견서를 작성 · 비치한 경우에는 소정점수의 20%를 산정한다.

③ 특수병리검사(나-563)

병리과 전문의 또는 구강병리과가 설치된 요양기관의 치과의사가 판독하고 판독소견서를 작성 · 비치한 경우에만 산정한다.

④ 사람유전자 분자유전검사(나-580)

병리과, 진단검사의학과 전문의 또는 관련분야에 대하여 인증받은 전문의가 판독하고 판독소견서를 작성 · 비치한 경우에만 산정한다.

(24) 기능검사

① 뇌파검사

Digital 뇌파분석을 실시한 경우에는 소정점수의 50%를 가산한다.

② 순환기 기능검사(중심정맥압 측정/1일당)

- 사용된 CVP Catheter는 별도 산정한다.
- 응급의료수가기준 [별표 1]에 해당하는 응급환자에 대한 처치를 목적으로 실시한 경우에는 소정점수의 50%를 가산한다.

기능검사 종류
① EKG(Electrocardiography: 나-725): 심전도검사 ② EKG Monitoring(나-725다): 심전도 침상감시[1일당] ③ EMG(Electromyography: 나-611): 근전도검사 –근전도(Electromyogram: EMG)는 척수, 신경근, 신경총, 말초신경의 장애부위 특정과 근위축성 측색경화증, 근염, 중증 근무력증 등의 진단에 유용하다. ④ EEG(Electro encephalo graphy: 나-614) : 뇌파검사 – 뇌파검사(Electro Encephalo Graphy: EEG)는 두피에 전극을 장착하고 뇌세포집단 활동의 전기적 변화를 기록하는 방법으로 뇌사(腦死) 판정의 보조진단으로도 필수적인 검사이다. ⑤ Audiometry(나634): 표준순음청력검사 ⑥ PFT(Pulmonary Function Test: 나-601): 폐기능검사 등이 있다.

(25) 골수검사(Bone Marrow Examination, 누-083)

① 병리과 또는 진단검사의학과 전문의가 판독하고 판독소견서를 작성한 경우에는 소정점수의 10%를 가산한다.

② 당해요양기관에 상근하는 병리과 전문의가 외부슬라이드를 판독하고 판독소견서를 작성 · 비치한 경우에는 소정점수의 20%를 산정한다{골수도말검사(누-083-가), Clot section검사(누-083-나), 생검조직절편검사(누-083-다)}.

(26) 생식, 임신, 분만(분만 전 감시료)

분만, 둔위분만, 제왕절개술 기왕력이 있는 질식분만의 시술 시 1회만 산정하되, 질식분만을 위하여 6시간 이상 분만 전 감시를 실시하였으나, 부득이하여 제왕절개술 및 자궁적출술 또는 제왕절개만출술을 시행한 경우에도 1회 산정한다.

(27) 감각기 질환과 검사

① 나-666 정밀안저검사

② 나-671 굴절 및 조절검사

③ 나-675 안압측정(Tonometry)

④ 나-681 세극등현미경 검사

⑤ 순음청력검사(Standard Pure Tone Audiometry)

(28) 초음파검사료

초음파 검사(Ultrasonography)는 초음파를 생성하는 탐촉자를 검사 부위에 밀착시켜 초음파를 보낸 다음 되돌아오는 초음파를 실시간 영상화하는 방식으로 검사가 진행된다. 따라서 초음파 검사는 간편하고, 검사 시 환자가 편안하며, 인체에 해가 없기 때문에 영상 검사 중 가장 기초가 되는 검사법이다. 특히 유방, 갑상선, 근골격과 같이 우리 몸의 표면에 위치한 구조를 쉽고 정확하게 평가할 수 있고, 컴퓨터 단층촬영(CT)이나 자기공명영상(MRI)에 비해 검사 장비를 쉽게 움직일 수 있으며 실제 움직이는 구조물을 볼 수 있어, 중환자나 수술 직후 환자의 중재적 시술에도 유리한 장점이 있다. 초음파검사 종류(부위)로는 상복부 초음파 검사, 간 초음파 검사, 정맥류 초음파 검사, 부인과 초음파 검사, 전립선 초음파 검사, 고환 초음파 검사, 근골격계 초음파 검사, 갑상선 초음파 검사, 유방초음파 검사 등이 있다

■ 초음파검사료 산정지침

(1) 초음파검사료는 기본초음파(단순초음파), 진단초음파(두경부, 흉부, 심장, 복부, 근골격, 연부, 혈관, 신경, 임산부, 응급 · 중환자), 유도초음파, 특수초음파(심장)로 구분하여 산정한다.

(2) 만 1세 미만의 소아에 대하여는 소정점수의 50%를, 만 1세 이상 만 6세 미만의 소아에 대하여는 소정점수의 30%를 가산한다.

(3) 도플러 검사를 실시한 경우 소정점수의 10%를 가산한다.

(4) 조영제를 사용하여 검사한 경우 소정점수의 30%를 가산하고 검사 시 사용된 조영제는 별도 산정한다.

① 일반원칙

초음파검사는「본인일부 부담금 산정특례에 관한 기준」에 의한 산정특례대상 중 급여대상으로 정한 경우에만 요양급여하며, 그 외에는 비급여대상임. 다만, 요양급여대상에 해당되나, 산정횟수를 초과하여 시행 시에는 환자가 전액 본인부담토록 한다.

② 초음파검사 세부인정기준(급여대상 및 산정횟수)

가.「본인일부부담금 산정특례에 관한 기준(보건복지부 고시)」[별표 3(중증질환)]의 구분 1~3과 [별표 4(희귀난치성 질환)]의 구분 5~7로 분류된 질환(암, 뇌혈관, 심장, 희귀난치성 질환)이 의심되어 실시하는 경우: 1회 인정

나.「본인일부부담금 산정특례에 관한 기준(보건복지부 고시」에 의한 산정특례 대상의 경우는 다음과 같이 요양급여를 인정한다.

표 6-4 초음파검사료 인정기준

초음파검사 세부인정기준
(1) 등록한 암환자가 등록일로부터 5년간 해당상병으로 진료를 받은 경우(V193) (가) 치료 전 1회, 치료 후 1회 (나) 위 (가)항 이후의 추적검사: 매 1년마다 2회 (2) 해당 상병의 뇌혈관질환자가 해당 수술 등 진료를 받은 경우(V191, V268, V275): 산정특례 적용기간 중 2회 이내 인정 (3) 해당 상병의 심장질환자가 해당 수술 또는 약제 투여를 받은 경우(V192): 산정특례 적용기간 중 3회 이내 인정 다만, 경피적 대동맥판삽입을 시행한 경우에는「요양급여비용의 100분의 100미만의 범위에서 본인부담률을 달리 적용하는 항목 및 부담률의 결정 등에 관한 기준」[별첨]의 실시 조건에 따라, 임상자료 제출을 위해 심장초음파를 실시한 경우 별도 요양급여를 인정함. (4) 희귀난치성질환 산정특례 대상으로 등록한 환자가 산정특례 적용기간 중 진료를 받은 경우(V001~) (가) 매1년마다 2회 (나) 다만, 장기이식 환자의 경우(V005, V013, V014, V015)에는 장기 이식 수술 시 2회 추가 인정 (5) 임산부 초음파 임신 과정 중 의학적 판단 하에 태아에게 이상이 있거나 이상이 예상되어 상기 산정횟수를 초과하여 시행해야 하는 경우에는 해당 삼분기의 일반 또는 일반의 제한적 초음파로 산정하며, 입원 중 동일 목적으로 1일 수회 시행하는 경우에도 1일 1회만 산정함.

■ 상복부(간 · 담낭 · 담도 · 비장 · 췌장) 초음파검사의 급여기준(나-944. 나- 940)

상복부(간 · 담낭 · 담도 · 비장 · 췌장) 초음파검사의 급여기준
1. 상복부(간 · 담낭 · 담도 · 비장 · 췌장) 초음파검사는 「초음파 검사의 급여기준」에서 정하는 비급여 대상이라 할지라도 간 · 담낭 · 담도 · 비장 · 췌장에 질환이 있거나 의심되어 의사가 직접 시행한 경우 산정기준에 의한 요양급여함. 다만, 의사가 동일한 공간에서 방사선사의 촬영하는 영상을 동시에 보면서 실시간으로 지도하고 진단하는 경우도 포함함. 2. 「본인일부부담금 산정특례에 관한 기준」에 따른 암, 심장질환, 뇌혈관질환, 희귀난치성 질환 대상자 및 의심자, 신생아중환자실 환자는 「초음파 검사의 급여기준」을 우선 적용하되, 「초음파 검사의 급여기준」에서 별도로 정하지 아니한 경우는 「상복부 초음파 검사의 급여기준」을 적용함.

■ 산전진찰 목적으로 시행하는 검사의 요양급여 범위

산전진찰이란 임신부 및 태아의 건강을 평가하여 위험임신을 선별하는 등의 산전관리를 의미하는 것으로, 산전진찰 목적으로 시행하는 검사의 건강보험 요양급여는 다음과 같이 산정한다.

산전진찰 목적 시행검사의 요양급여 범위(보건복지부고시사항)
가. 요양급여대상 검사 (1) 혈액학검사 (2) 요검사 (3) 혈액형검사 (4) 매독반응검시(매독혈청검시) (5) HBsAg(B형간염 S항원검사) (6) 모체혈청 선별검사 중 Triple Test 또는 Quad Test(α-FP, Estriol, β-HCG, inhibin-A) (7) 풍진검사(IgG, IgM) (8) 에이즈검사 (9) 비자극검사 (10) 50g 경구 포도당부하검사 (11) 초음파검사 나. 비급여대상 검사 (1) 유전학적 양수검사 (2) 자궁경부세포진검사 (3) 위 1) ~ 2) 이 외에 「국민건강보험 요양급여의 기준에 관한 규칙」 [별표 2] 비급여대상 3호 가목에 의한 건강검진의 범주에 속하는 검사항목

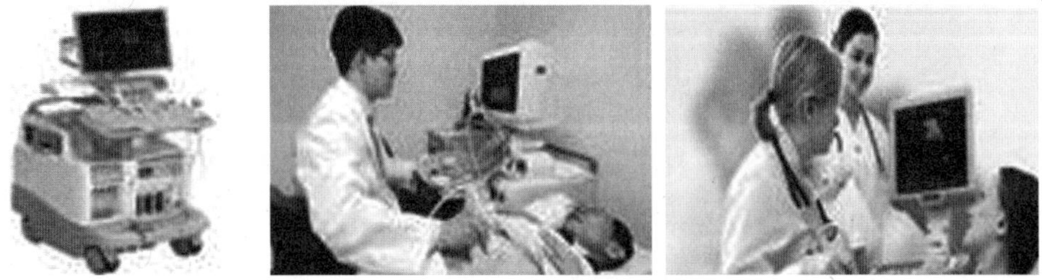

그림 6-11 ▶ 복부초음파 검사장비 및 검사

■ 검사료 산정기준 및 산정지침 사례는 아래와 같다.

분류번호	코드	분류	기준 및 산정지침
나610	F6101	신경학적검사 가. 일반검사	1. 신경계의 질환에만 산정하되 월 1회 이상 실시하더라도 1회만 산정한다. 2. 만 6세 미만의 소아에 대해서는 소정점수의 30%를 가산한다.
나666	E6660	정밀안저검사(편측)	주 2회 이상 실시하더라도 2회 이내만 산정한다.
나681	E6810	세극등현미검사	주 2회 이상 실시하더라도 2회 이내만 산정한다.
나725다	B6544	(1) 심전도침상 감시검사(1일당) (2) 24시간 홀터모니토링기록	- 1회용 Electrode는 별도 산정한다. - Recording tape, 1회용 Electrode, Paper, Battery의 재료대는 별도 산정한다.

3) 검사료의 진료비 청구

① 진료비 명세서 작성 시 검사 재료대를 별도 산정할 수 있는 재료대는 종별 가산율이 적용되지 않는 (Ⅰ)란에 기재하고, 검사료는 가산율이 적용되는 (Ⅱ)란에 기재한다.

2. 영상진단 및 방사선 치료료

1) 영상진단 및 방사선 치료료

영상진단 및 방사선 치료료는 영상 장비를 이용해서 질병을 진단하거나, 방사선을 이용해서 치료를 하는 비용을 말한다. 영상 진단의 종류에는 대부분 X-ray 촬영으로 이루어지는 단순 영상 진단과 위장, 결장, 소장, 식도 등에 대하여 조영제를 이용하여 촬영하는 특수 영상 진단, 그리고 뇌, 갑상선, 심장, 뼈 등의 내부조직을 영상으로 들여다보는 핵의학 영상 진단 등이 있다. 또한, 초음파 진단료는 초음파를 이용해서 신체 부위를 실시간 영상화하여 보는 검사에 대한 비용이며, 초음파 검사의 종류는 복부초음파검사, 비뇨생식기초음파검사, 유방초음파검사, 갑상선초음파검사, 심장초음파검사, 근골격초음파검사, 혈관초음파검사 등 여러 종류가 있다.

(1) 영상진단료 산정지침

① 영상진단 및 방사선 치료에 사용된 다음의 약제 및 재료대는 "약제 및 치료재료의 구입 금액에 대한 산정기준"에 의하여 별도 산정한다.

- 조영제
- 방사선 필름, 폴라로이드 필름 및 SPECT 시 사용된 칼라프린트 인화지
- 맥관조영용 카테터
- 혈관조영용 가이드와이어(guide wire)
- 1회용 방사성 입자 및 방사성 동위원소
- 부하검사 시 사용된 약제, 인체에 주입된 약제
- 운동부하 검사 시 사용된 EKG Paper 및 1회용 전극(Electrode)
- 기타 장관이 별도로 인정한 약제 및 재료

② 조영제 주입료와 방사선 필름 현상료(현상액 및 장착액 비용)는 방사선 진단료에 포함되므로 별도 산정하지 아니한다.

③ 영상진단을 실시한 경우에는 반드시 판독소견서를 작성 · 비치하여야 한다. 다만, 영상진단 및 방사선 치료로 방사선 단순영상 진단료에 대하여는 판독소견을 진료기록부에 기록한 경우에도 판독소견서로 갈음한다.

④ 영상진단료의 소정점수에는 판독료(소정점수의 30%)와 촬영료(소정점수의 70%)가 포함되어 있다.

⑤ 위 "③"의 규정에도 불구하고 판독소견서를 작성, 비치하지 아니한 경우에는 촬영료 등(소정점수의 70%)만 산정한다. 다만, 영상저장 및 전송시스템(Full PACS)을 이용한

처리비용, C-Arm형 영상증폭장치 이용료(다-101)에 대하여는 그러하지 아니한다.

(2) 방사선 단순영상진단료 및 특수영상진단료 산정기준

① 방사선 단순영상진단료

1. 당해 요양기관에 상근하는 영상의학과 전문의가 판독을 하고 판독소견서를 작성한 경우에는 소정점수의 10%를 가산한다. 다만 주) 3 및 "C-Arm형 영상증폭장치이용료"에 대하여는 그러하지 아니한다.
2. 만 6세 미만의 소아에 대하여 방사선 단순영상진단을 한 경우에는 소정점수의 15%를 가산한다. 다만 주) 3 및 "C-Arm형 영상증폭장치이용료"에 대하여는 그러하지 아니한다.
3. 영상저장 및 전송시스템(Full PACS)을 이용하여 필름을 사용하지 않은 경우에는 제1매에 대해서 상급종합병원 19.08점, 종합병원 14.36점, 병원, 치과병원, 요양병원, 한방병원 10.14점, 의원, 치과의원 및 보건의료원 10.08점을 산정하고 제2매부터는 소정점수의 50%씩을 각각 가산하되 최대 5매까지만 산정한다.

② 방사선 특수영상진단료

1. 당해 요양기관에 상근하는 영상의학과 전문의가 판독을 하고 판독소견서를 작성한 경우에는 소정점수의 10%를 가산한다. 다만, 주 4)에 대해서는 그러하지 아니한다.
2. 촬영매수, 투시, 스팟촬영 유무를 불문하고 소정점수로 산정하며, 또한, 조영제 주입료도 소정점수에 포함되므로 별도 산정하지 아니한다.
3. 만 6세 미만의 소아에 대하여 방사선 특수영상진단을 한 경우에는 소정점수의 20%를 가산한다. 다만, 주) 4에 대해서는 그러하지 아니한다.
4. 영상저장 및 전송시스템(Full PACS)을 이용하여 필름을 사용하지 않은 경우에는 제1매에 대해서 상급종합병원 57.24점, 종합병원 43.08점, 병원, 치과병원, 요양병원, 한방병원 30.42점, 의원, 치과의원 및 보건의료원 30.24점을 산정한다.
5. 당해요양기관에 상근하는 영상의학과 전문의가 외부병원 필름을 판독하고 판독소견서를 작성·비치하는 경우에는 소정점수의 20%로 산정한다. 다만 이 경우 주) 1, 주) 3, 주) 4에 대해서는 그러하지 아니한다.

③ 핵의학영상진단 및 골밀도검사료

1. 핵의학전문의 또는 방사선 동위원소 취급자 특수면허를 소지한 의사가 핵의학영상진단검사를 판독하고 판독소견서를 작성한 경우에는 판독료로 소정점수의 10%를 가산한다(다만, 양전자단층촬영 주) 4 및 주) 5에 대해서는 그러하지 아니한다.
2. 핵의학 영상진단 시 정량분석(1), 동적영상(2), 혈류영상(3)을 실시한 경우에는 각 해당항목 소정점수의 30%를 각각 산정한다.
3. 만 6세 미만의 소아에 대하여 방사선 핵의학 영상진단을 한 경우에는 소정점수의 15%를 가산한다. 다만, 주 (4) 및 주 (5)에 대해서는 그러하지 아니한다.

④ 방사선치료료

만 1세미만의 소아에 대하여 방사선 치료를 한 경우에는 소정점수의 50%를, 만 1세 이상 만 6세 미만의 소아에 대하여는 소정점수의 30%를 가산한다.

⑤ 영상의학진단 및 치료료의 산정지침

■ **영상의학진단 및 치료료의 분류항목별 산정지침 사례는 다음과 같다.**

분류번호	코드	분류	기준 및 산정지침
다101	G0400	C Arm 영상증폭장치 이용료	주: C Arm형 영상증폭장치(Television Image Intensifier System)를 이용하여 도수 또는 관혈적정복술 등을 실시한 경우에 산정한다.
다201	HA010	위장조영(UGI)	주: 1. 위장조영 30분 후 소장촬영을 추가로 실시한 경우에는 608.31점을 산정한다. 2. 위장조영 60분 후 소장촬영을 추가로 실시한 경우에는 617.34점을 산정한다.
다245	HA851	전산화단층촬영진단(CT)	생검 또는 중재적시술 시 이용된 CT 유도비용은 각 항목의 조영제를 사용하지 않는 경우 소정점수에 의하여 산정한다.(다만, 중재적 시술 시 CT 유도비용은 제 시술부터 소정점수의 50%를 산정)
다246	HE301	자기공명영상진단(MRI)	중재적시술 시 MRI 유도비용은 제2회 시술부터 소정점수의 50%를 산정한다.

다260	HA601	혈관조영촬영 (Angiography)	주: 양측 혈관촬영의 경우는 해당부위별 촬영점수의 50%를 가산하여 산정하고, 다혈관(각 항목으로 분류된 부위별 혈관)을 선택적으로 조영촬영한 경우에는 두 번째 혈관촬영부터 각 해당 부위별 점수의 50%를 산정한다(양측 혈관 촬영 시 산정코드 두 번째 자리에 1로 기재, 두 번째 혈관 촬영부터 산정코드 두 번째 자리에 2로 기재, 두 번째 혈관의 양측 촬영 시 산정코드 두 번째 자리에 3으로 기재).
다335	HZ236	양전자 단층촬영 (PET)	상근하는 핵의학 전문의 또는 방사성특수면허 소지한 의사가 외부병원 필름을 판독하고 소견서를 작성 · 비치하는 경우에는 소정점수의 20%로 산정한다.
다329	HC291	단일광자전산화 단층촬영 (SPECT)	주: 심장의 경우 안정 상태와 운동부하(또는 약물부하)를 동시에 실시한 경우에는 소정점수를 각각 산정한다. 다만, Treadmill Test 검사료는 별도 산정하지 아니한다.

2) 방사선검사에 관한 해설 및 특수검사 이해

(1) 방사선검사에 관한 해설

표 6-5 방사선검사에 관한 해설

검사명	임상적의의 및 관련질환
흉부촬영 (Chest PA)	폐질환의 진단 및 종격동과 흉부질환의 진단검사에 중요하며 기관지질환, 폐결핵, 폐종양, 늑막염, 폐렴 등의 진단에 유용한 검사임.
척추단순촬영 (요추, 경추, 흉추)	척추간판탈출증이나 종양, 염증, 혈관이상 등을 진단한기 위한 검사임.
Abdomen /KUB	소장 및 대장폐쇄, 복수, 장중첩증, 복강내 석회학 결석(담석, 신결석, 요관결석, 방광결석) 및 충수염 등을 진단하는 검사임.
골 및 관절(Shoulder, Pelvis,Knee,Ankle)	뼈의 손상과 관절부위의 손상 등을 진단하기 위한 검사임.
유방촬영 (Mammography)	유방질환(양성종양, 유선의 섬유화, 유방암, 유두종, 단순낭종 등)의 진단
위장조영촬영 (UGI)	조영제를 투여하여 투시를 통해 위장질환(위염, 위궤양, 위암, 위석, 십이장염 등)의 진단을 위한 검사임.
복부초음파 (Sonography)	높은 주파수의 음파로서 빛과 마찬가지로 반사, 굴절하는 성질을 이용하여 각종질병의 진단에 사용되는 검사로서 간, 담낭, 췌장, 비장, 신장질환 등의 진단을 위한 검사임.
심장초음파검사 (echocardiography)	고주파수의 초음파 빔을 심장을 향해 투입해 심장 각 부위 경계면에서 발생하는 반사초음파(에코)를 수신해 얻어진 음파를 초음파검사장치인 모니터에 옮겨 비추거나 기록지, 비디오 테이프에 기록함으로써 심장의 형태적·기능적 진단을 하는 검사임.

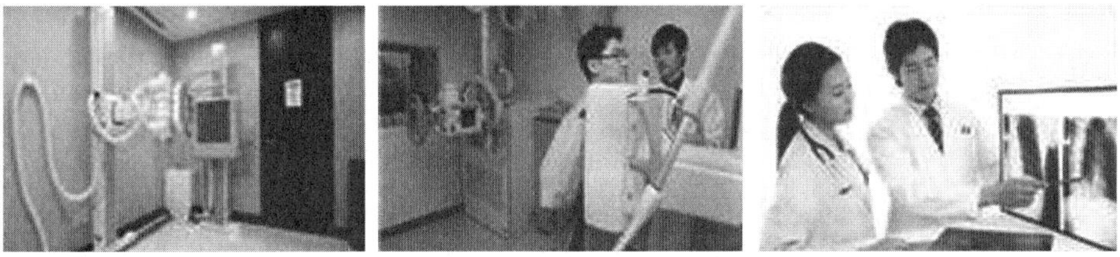

그림 6-12 ▶ 흉부촬영

(2) 조영제

조영제(Contrast medium)란 자연현상을 나타낼수 없는 장기(Organ)를 나타내게 검사를 시행하여 장기의 형태, 크기, 위치, 운동상태 및 병변은 물론 그 기능을 관찰하는 데 사용되는 약물을 의미한다. 따라서 조영제는 장기(臟器) 등의 검사에서 쓰이는 물질로, X선을 잘 흡수하는 양성 조영제와 반대로 X선의 투과성이 좋은 음성 조영제가 있다. CT나 MRI 등의 방사선검사를 할 때 조직, 혈관 등에 X선(방사선)의 흡수 차이를 인위적으로 크게 하여 조직, 혈관 등이 더 잘 보이도록 해주는 보조물질(진단시약)이다.

(3) 카테타(catheter) 및 가이드와이어(guide wire)

① 카테터는 의료용 소재를 이용, 압출 성형하여 만든 얇은 관으로 의학 분야에서 다양한 기능으로 쓰이고 있다. 카테터는 질병을 다루거나 수술을 할 때 인체에 삽입하는 의료용 기구이다. 재료나 만드는 방식에 따라 심혈관, 비뇨기과, 위장, 신경 혈관, 안과 등 다양한 분야에서 응용이 가능하다. 따라서 카테터는 인체의 강, 관, 혈관에 삽입할 수 있으며, 배액, 액체, 기체를 투여할 때나 수술용 기구를 이용하여 접근할 때 쓰이고, 이 밖에도 카테터의 종류에 따라 다양하게 사용되고 있다.

② 가이드와이어는 치료용 카테터(catheter)나 스텐트 등을 병소까지 유도하기 위해 사용하는 의료용 재료이다. 혈관조영 카테터나 심장카테터를 목적으로 하는 혈관으로 이끌기 위해 그 카테터의 내강에 삽입해서 사용하는 극히 가는 강선이다.

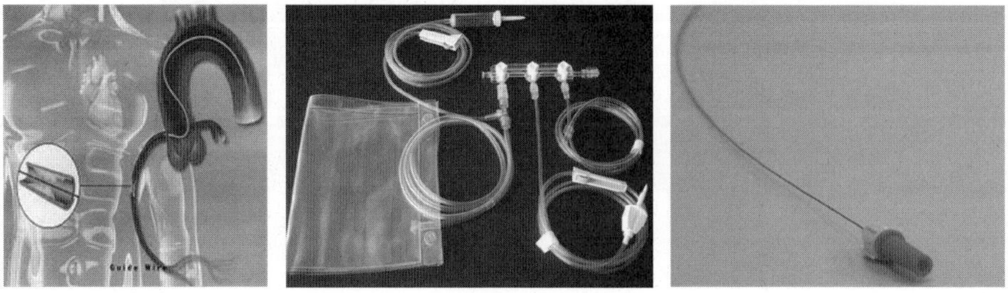

그림 6-13 ▶ 카테터 및 가이드와이어

(4) 특수검사(CT, MRI, PET, SPECT 및 골밀도검사) 이해

1 CT(Computed Tomography)

컴퓨터 단층촬영(CT)은 X선 발생장치가 있는 원형의 큰 기계에 들어가서 촬영하며 단순 X선 촬영과 달리 인체를 가로로 자른 횡단면상을 획득한다. CT는 단순 X선 촬영에 비해 구조물이 겹쳐지는 것이 적어 구조물 및 병변을 좀더 명확히 볼 수 있는 장점이 있다. 대부분의 장기 및 질환에서 병변이 의심되고 정밀검사를 시행해야 할 필요가 있을 때 기본이 되는 검사법이다. CT검사와 MRI검사의 차이점은 단면상을 얻는다는 점에서 MRI와 CT는 공통점이 있지만, CT는 X선을 이용하여 영상을 얻고, MRI는 자기장 내에서 고주파를 전사하여 영상을 획득한다는 차이점이 있다. 따라서 CT 진단료는 전산화단층영상·촬영에 대한 비용으로, 신체 각 부위를 단면으로 영상화하는 검사이다.

2 MRI(Magnetic Resonance Imaging, 자기공명영상)

자기공명영상(MRI)이란 자장을 발생하는 커다란 자석통 속에 인체를 들어가게 한 후 고주파를 발생시켜 신체부위에 있는 수소원자핵을 공명시켜 각 조직에서 나오는 신호의 차이를 측정하여 컴퓨터를 통해 재구성하여, 영상화하는 기술이다. 자석으로 구성된 장치에서 인체에 고주파를 쏘아 인체에서 메아리와 같은 신호가 발산되면 이를 되받아서 디지털 정보로 변환하여 영상화하는 것을 말한다. 자기공명영상은 X선을 이용한 검사인 단순 X선 촬영이나 CT와는 달리 비전리 방사선인 고주파를 이용하는 검사이므로 인체에는 사실상 해가 없다는 것이 중요한 장점 중의 하나이다. 따라서 MRI 진단료는 자기장과 고주파의 상호작용을 이용하여 인체 내부를 세부적으로 영상화하는 자기공명영상 촬영에 대한 비용이다.

3 양전자단층촬영(PET)

CT 및 MRI가 우리 몸의 구조적인 변화를 측정한다면, PET은 우리 몸의 생화학적 변화를 측정하는 검사이다.

PET(Positron Emission Tomography, 양전자 단층촬영)는 양전자를 방출하는 방사성 의약품을 이용하여 인체에 대한 생리 · 화학적 · 기능적 영상을 3차원으로 나타낼 수 있는 핵의학 검사 방법 중 하나이다. 현재 각종 암을 진단하는 데 주로 활용되고 있으며 암에 대한 감별 진단, 병기 설정, 재발평가, 치료 효과 판정 등에 유용한 검사로 알려져 있다. 따라서 PET 진단료는 양전자를 방출하는 방사성 동위원소를 이용해서 우리 몸을 3차원 영상으로 볼 수 있는 양전자 단층촬영에 대한 비용이다.

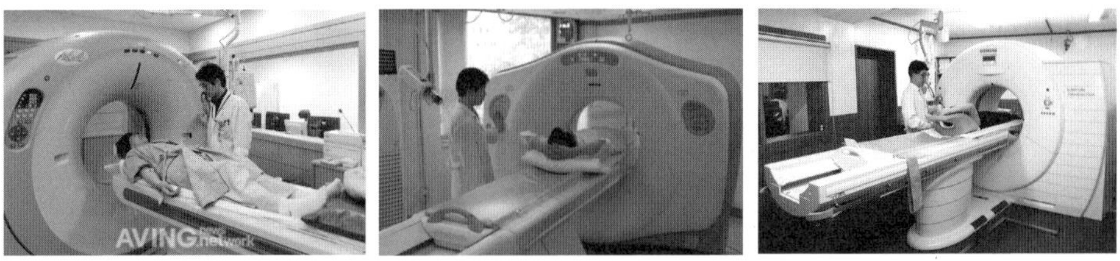

그림 6-14 ▶ CT, MRI, PET 장비

4 SPECT검사

SPECT(Single Photon Emission Computed Tomography, 단일광자 전신화단층촬영)은 평면 영상에 더해 단층 영상을 얻음으로써 병소(病所)를 정확히 평가할 수 있는 방법이다. 목적에 따라 해당하는 방사성 의약품을 환자에게 투여한 후 감마카메라를 인체 주위로 회전시키며 여러 방향의 2차원 투사상(projection)을 얻고, 이를 사이노그램(Sinogram) 형태로 변환한 후 이에 영상 재구성 기법을 적용하면 CT와 마찬가지로 체내 단층영상(tomogram)을 얻을 수 있다. SPECT로 진단할 수 있는 질병은 뇌경색, 모야모아병, 간질, 치매, ADHD, 협심증, 심근경색, 무릎 통증, 유두 갑상선암이다.

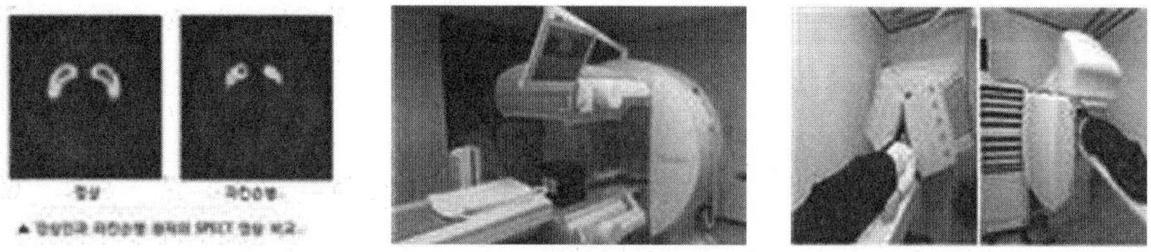

그림 6-15 ▶ SPECT 및 사진

5 골밀도검사(BMD)

골다공증 검사(Bone densitometry)는 인체 특정 부위의 뼈의 양을 측정하기 위한 검사이다. 골다공증 및 골연화증과 같은 대부분의 대사성 골질환 환자에서는 뼈의 양이 감소하게 되는데, 뼈의 양을 골밀도라고 하는 지표로 측정하고 이를 정상인의 골밀도와 비교하여 얼마나 뼈의 양이 감소되었는지를 평가하고자 하는 검사이다.

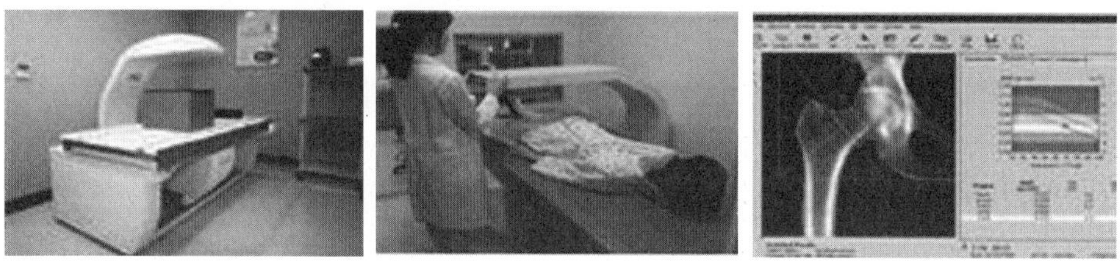

그림 6-16 ▶ 골밀도(BMD) 검사장비 및 검사

3) 영상진단료 및 방사선치료료의 진료비 청구

진료비청구 명세서 작성 시 영상진단 재료대를 별도 산정할 수 있는 재료는 가산율이 적용되지 않는 (Ⅰ)란에 기재하고, 영상진단료 및 방사선치료료는 행위로서 종별가산율이 적용되는 (Ⅱ)란에 기재한다.

수행 내용 및 수행준거 / 검사료 및 영상진단 · 방사선치료료

1 검사에 사용된 재료대 및 약제 산정기준에 대하여 알아보고 적용한다.

(1) 검사에 사용된 재료대 및 약제(1회용 주사침 및 주사기 포함)는 소정점수에 포함되므로 별도 산정하지 아니한다. 다만, 다음의 경우에는 "약제 및 치료재료의 구입금액에

대한 산정기준"에 의하여 별도 산정한다.

① 인체에 주입된 약제 ② 부하(負荷) 검사 시 사용된 약제 ③ 안 기능 검사 시 사용된 필름, 형광물질, 사진현상 및 인화료 ④ 내시경 검사 시 사용된 슬라이드 필름 및 사진현상료, 포라로이드필름 또는 칼라프린터 인화지 ⑤ 핵의학 기능 검사시 사용된 방사선 동위원소 및 약제 ⑥ 제2장 분류 항목에 별도로 규정한 약제 및 재료대 ⑦ 기타 장관이 별도로 인정한 약제 및 재료대 등이 있다.

2 내시경검사 및 천자, 골수검사의 가산율 적용에 대하여 알아보고 적용한다.

(1) 내시경검사

① 내시경검사는 기기(Scopy, Fibroscopy, Microscopy)의 종류를 불문하고 소정점수를 산정한다.

② 만 1세 미만의 소아에 대하여는 소정점수의 50%를, 만 1세 이상 만 6세 미만의 소아에 대하여는 소정점수의 30%를 가산한다.

③ 내시경하 생검을 하는 경우 해당 내시경 점수의 20%를 산정한다.

④ 나-762, 나-764에 내시경하 췌담도 내 점막세포 채취용 치료재료를 이용하여 Brushing을 하는 경우 해당 내시경 점수의 20%를 산정한다.

■ **진정(수면)내시경 환자관리료산정**

4대 중증질환(암, 심장질환, 뇌혈관질환, 희귀난치성질환) 산정특례 대상자 및 내시경 시술을 위한 진정내시경을 실시한 경우 보험급여에 해당 시는 진정내시경 환자관리료(나-799)를 별도 산정할 수 있다.

(2) 천자

① 천자를 치료목적(약물주입 또는 지속적인 배액)으로 실시한 경우에는 분류항목 소정점수의 30%를 가산한다.

② 만 1세 미만의 소아는 소정점수의 50%를, 만 1세 이상 만 6세 미만의 소아에 대하여는 소정점수의 30%를 가산한다.

(3) 골수검사

① 골수검사는 병리과 또는 진단검사의학과 전문의가 판독하고 판독소견서를 작성한 경

우에는 소정점수의 10%를 가산한다.

3 내시경검사의 종류에 대하여 알아본다.

내시경검사의 종류에는 ① 상부소화관(식도 · 위 · 십이지장)내시경검사(Esophago-gastroduodenoscopy: EGD), ② 하부소화관(대장)내시경검사(colonoscopy) ③ S상결장경검사(나- 766) ④ 복강경검사(laparoscopy) ⑤ 관절경검사(arthroscopy) ⑥ 기관지경검사(Bronchoscopy) ⑦ 방광경검사(cystoscopy) 등이 있다.

4 소화기 내시경하 시술 등에 사용하는 치료재료 인정기준에 대하여 알아보고 산정한다.

5 C형 간염항체(HCV Ab) 검사의 보험인정기준에 대하여 알아본다.

C형 간염항체(HCV Ab)의 가. 일반 또는 나. 정밀 검사는 다음과 같은 경우에 요양급여를 인정한다.

가. 간기능검사상 이상소견이 있는 경우

나. 급성 및 만성 간질환 환자에서 C형 간염이 의심되거나 또는 C형 간염의 배제가 필요 경우

다. 혈액종양 환자와 혈액투석을 받는 만성 신부전증 환자 등 잦은 수혈로 인해 C형 간염 감염의 위험이 있다고 판단되는 경우

라. 혈액, 골수, 조직, 장기 등의 공여자

마. C형 간염 고위험군에서 감염원에 노출되었거나 노출될 위험이 높은 경우

바. 수술(관혈적 시술 포함)이 필요하거나 예측되는 경우

사. 상기 가.~바. 이 외에 임상적으로 필요하여 실시하는 경우 사례별로 인정한다.

6 종양표지자 검사(Tumor Marker)와 관련질환 및 보험인정기준에 대하여 알아본다.

① CEA(Carcino Embryonic Antigen, 태아성항원): 직장암, 결장암, 췌장암 등

② AFP(알파피토프로테인): 간세포암, 만성 간염, 간암 등

③ PSA(Prostatic Specific Antigen, 전립선특이항원), PAP(Prostatic Acid Phosphatase, 전립선산포스포타제): 전립선암, 전립선 비대증 등

④ CA-19-9: 위장관암, 대장암, 담관암, 췌장암 등

⑤ CA−125(당질항원 Cancer Antigen 125): 난소암

⑥ CA−15−3(Carbohydrate Antigen 15−3): 유방암

⑦ Ferritin(훼리틴): 악성빈혈 등이 있다.

Tumor Marker검사의 급여기준(보건복지부고시 제2018−101호) (누372, 누421, 누422, 누428, 누432, 누434, 누441, 누447 및 누448)
① 악성종양이 원발장기만 있는 경우: 최대 2종 인정 ② 악성종양이 원발장기와 속발(전이)장기에 있거나 악성종양이 의심되는 경우: 원발장기 2종을 포함하여 최대 3종 인정 ③ 원발장기가 확인이 안된 상태에서 암이 의심되어 실시하는 경우: 장기별로 1종씩 인정하되, 최대 3종까지 인정. 다만, 난소암이 의심되는 경우는 치료 전 검사 1회에 한하여 최대 5종까지 인정함. ④ 종양표지자 중 '누437 인간부고환 단백4'은 「요양급여비용의 100분의 100 미만의 범위에서 본인부담률을 달리 적용하는 항목 및 부담률의 결정 등에 관한 기준」에 따라 본인부담률을 80%로 적용함.

7 영상진단 및 방사선 치료에 사용된 약제 및 재료대의 보험인정기준에 대하여 알아본다.

• 영상진단 및 방사선 치료에 사용된 다음의 약제 및 재료대는 "약제 및 치료재료의 구입금액에 대한 산정기준"에 의하여 다음과 같이 별도 산정한다.

별도산정 재료대
① 조영제 ② 방사선 필름, 폴라로이드 필름 및 SPECT 시 사용된 칼라프린트 인화지 ③ 맥관조영용 카테터 ④ 혈관조영용 가이드와이어(guide wire) ⑤ 1회용 방사성 입자 및 방사성 동위원소 ⑥ 부하검사 시 사용된 약제, 인체에 주입된 약제 ⑦ 운동부하 검사 시 사용된 EKG Paper 및 1회용 전극(Electrode) ⑧ 기타 장관이 별도로 인정한 약제 및 재료 등

8 영상진단 및 방사선 치료료의 가산율 적용에 대하여 알아본다.

(1) 방사선 단순영상진단료

① 방사선 단순영상진단료를 당해 요양기관에 상근하는 영상의학과 전문의가 판독을 하고 판독소견서를 작성한 경우에는 소정점수의 10%를 가산한다.

② 만 6세 미만의 소아에 대하여 방사선 단순영상진단을 한 경우에는 소정점수의 15%를 가산한다.

(2) 방사선 특수영상진단료

① 방사선 특수영상진단료를 당해 요양기관에 상근하는 영상의학과 전문의가 판독을 하고 판독소견서를 작성한 경우에는 소정점수의 10%를 가산한다.

② 만 6세 미만의 소아에 대하여 방사선 특수영상진단을 한 경우에는 소정점수의 20%를 가산한다.

(3) 방사선치료료

만 1세 미만의 소아에 대하여 방사선 치료를 한 경우에는 소정점수의 50%를, 만 1세 이상 만 6세 미만의 소아에 대하여는 소정점수의 30%를 가산한다.

(4) 핵의학 영상진단 및 골밀도검사료

① 핵의학전문의 또는 방사선 동위원소 취급자 특수면허를 소지한 의사가 핵의학 영상진단검사를 판독하고 판독소견서를 작성한 경우에는 판독료로 소정점수의 10%를 가산한다.

② 만 6세 미만의 소아에 대하여 방사선 핵의학 영상진단을 한 경우에는 소정점수의 15%를 가산한다.

9 특수검사(CT, MRI, PET, SPECT 및 골밀도검사) 보험급여 인정기준에 대하여 알아본다.

(1) CT(Computed Tomography) 인정기준

① 일반기준

1. 악성종양과 감별을 요하는 종괴성질환(양성종양, 육아종, 비전형적인 낭종, 농양 등)의 진단, 감별진단
2. 악성종양의 병기 결정 및 추적검사
3. 급성외상(뇌, 흉부, 복부, 골반강, 척추 등)
4. 수술 또는 치료 후 호전되지 않거나 심부 합병증이 의심될 때
5. 선천성질환 중 해부학적 구조 확인이 필요한 경우(뇌, 안구, 안면, 측두골, 척추 및 체부의 심부)
6. 대동맥질환, 동맥류

② 두부(Brain CT)

1. 뇌혈관질환(뇌졸중, 뇌동정맥기형, 뇌동맥류, 뇌출혈, 뇌허혈증, 뇌경색)
2. 뇌막염, 뇌염, 뇌농양 등 염증성 질환(진균 및 기생충질환 포함)
3. 대사성질환, 퇴행성질환 및 회백질 질환, 저산소증으로 인한 뇌증의 진단
4. 뇌전증
5. 수두증의 진단, 감별진단
6. 합당한 증상 또는 신경학적 소견이 있어 뇌신경질환이 의심되는 경우

③ 안면 및 두개기저(Face CT or Skull Base CT)

1. 종괴형성, 안와염증, 안구돌출(갑상선 기능항진증 등)
2. 타액선 결석
3. 임상소견상 수술을 요할 정도의 부비동염
4. 터키안내 양성종양, 낭종(선천성, 후천성) 또는 염증성 질환, 뇌하수체호르몬 이상시, Empty Sella
5. 중이염에서 진주종, 뇌막염 등의 합병증이 의심될 때
6. 내이(Inner ear)의 정밀 해부학적 구조 파악이 필수적일 때(혈관성 또는 원인불명의 이명, 원인불명의 청가장애 등)

④ 경부(Neck)

1. 원인불명의 심부 림프선 종대
2. 기도폐쇄의 원인진단 및 범위 결정

⑤ 흉부(Chest)

1. 비만성 간질 폐질환, 원인불명의 기흉, (폐기)종, 세기관지 질환, 기관계 이형성증
2. 종격동 질환의 감별진단
3. 단순 X선 사진으로는 감별이 어려운 폐결절의 감별진단
4. 단순 X선 사진으로는 진단이 어려운 기관지확장증의 확진 또는 수술전 해부학적 범위 결정
5. 원인불명의 각혈, 무기폐, 늑막삼출액
6. 종양과 감별이 어려운 소방형성 늑막삼출, 폐경화 등

7. 기관지 이물
8. 단순X선 사진상 폐문종대가 있어 감별진단을 필요로 할 때
9. 단순흉부 X선 및 객담검사상 폐결핵의 활동성 여부를 결정하기 어려울 때
10. 심장 전산화단층영상진단(Cardiac CT)은 64채널(channel) 이상의 CT로 촬영한 경우에 요양급여로 인정하며, 세부인정기준은 다음과 같음. 다만, 자.~타.는 64채널(Channel) 미만의 CT로 촬영한 경우에도 인정함.

⑥ 상지 및 하지 CT

1. 해부학적으로 복잡한 부위의 골절(관절, 수족골, 안면, 두개기저, 측두골, 척추 등)
2. 관절내 유리골편의 확인
3. 염증 또는 외상 후 관절 내 이상소견의 치료 전 평가 및 치료 후 경과 관찰
4. 골연골증의 수술 전 진단 및 범위 결정
5. 수술 후 내고정물의 정확한 위치 평가
6. 골수염의 활동성 여부 결정
7. 단순 X선 사진상 골절 유합의 평가가 어려울 때
8. 만성관절염, 척추분리증의 수술여부 정밀 평가

⑦ 척추 CT

1. 척수의 염증성, 기생충 질환
2. 합당한 증상 또는 신경학적 증상이 있는 추간판탈출증, 척추강협착증, 퇴행성질환, 추간판 팽윤증 등의 진단 및 감별진단

⑧ 기타

위 항목에 포함되지 않는 질환들 중 진료담당의사의 진단 및 치료방향 설정을 위해 부득이 촬영했을 때는 합당한 관련 자료와 소견서를 첨부하여 촬영의 필요성이 인정된 경우

(2) MRI(Magnetic Resonance Imaging, 자기공명영상) 세부산정 기준

MRI(Magnetic Resonance Imaging: 자기공명영상) 세부산정 기준

1. 일반원칙
   자기공명영상진단(MRI)은 질환별 급여 대상 및 산정 기준에 해당하지 않는 경우에는 요양 급여하지 아니한다(비급여).
2. 질환별 급여대상
   가. 암
      ① 원발성 암(부위별)
         – 뇌종양, 두경부암, 연조직 육종 및 골 육종, 척추(척수)를 침범한 경우, 생식기관암
      ② 전이성 암 (원발종양에 관계없이 전이 혹은 침범된 부위별)
         – 뇌, 척추(척수), 연조직 및 골, 생식기관
      ③ 타 진단방법 이후 2차적으로 시행한 경우
         – 간암, 담낭암, 췌장암, 요로계암, 내분비샘암, 직장암 등
      ④ 폐, 위, 소장, 대장, 유방 부위의 원발성 암진단 시에는 타 진단방법을 우선 시행함을 원칙으로 한다. 다만, 진료담당의사가 필요하다고 판단하여 MRI를 2차적으로 시행할 필요가 있는 경우에는 소견서를 첨부하여야 한다.
   나. 뇌양성 종양 및 뇌혈관질환
      ① 두개강내 양성종양(대뇌낭종포함)
      ② 뇌혈관질환: 뇌경색, 두개강내출혈(만성기), 기타 뇌혈관질환(뇌지주막하출혈, 모야모야병 등)
      ③ 타진단방법 이후 2차적으로 시행한 경우: 두개골의 양성 신생물, 두개강내출혈(급성기) 등
   다. 뇌전증, 뇌염증성 질환 및 치매 등
      ① 뇌전증(단순 열성경련, 전형적인 소발작은 제외)
      ② 중추신경계통의 탈수초성 질환 및 퇴행성 질환
      ③ 다발성 경화증
      ④ 중추신경계의 염증성 질환(낭미충증포함)
      ⑤ 경증, 중등도 치매
      ⑥ 파킨슨병
      ⑦ 수두증
      ⑧ 신경계의 기타 선천 기형
   라. 척수손상 및 척수질환
      ① 척수손상
      ② 척수종양(척추강내종양)
      ③ 혈관성 척수병증(척수경색, 척추동정맥기형,척수내정맥염 등)
      ④ 척수에 발생한 탈수초성 질환(급성 횡단성 척수염 등)
      ⑤ 척수의 염증성 질환(척수염, 척수내농양 및 육아종, 기생충 등)
      ⑥ 척수기형(척수공동증, 구공동증 등)

마. 척추질환
① 염증성 척추병증
② 척추 골절
③ 강직성 척추염
바. 관절질환
① 외상으로 인한 급성 혈관절증
② 골수염
③ 화농성 관절염
④ 무릎관절 및 인대의 손상(반달연골의 열상 등)
사. 심장질환
심장초음파 검사상 아래의 질환이 의심되어 2차적으로 시행한 경우
① 심근병증(심장 이식 후 상태 포함)
② 복잡 선천성 심기형 또는 심장과 연결된 대혈관기형을 동반한 선천성 심질환
아. 크론병 : 크론병 진단 이후 아래의 병변이 의심되어 시행한 경우
① 소장병변
② 직장, 항문 병변
자. 신생아
① 주산기 가사 중 신경학적 이상이 있는 경우
② 저산소성-허혈성 뇌손상
③ 저산소성-허혈성 뇌증

※MRI 산정횟수

가. 진단 시

1회 인정하되, 진료상 추가촬영의 필요성이 있는 경우 별도 인정함.

나. 추적검사

추적검사는 아래와 같이 시행함을 원칙으로 하되, 그 외에 환자상태 변화가 있어 추가적으로 촬영시에도 인정함.

(3) 양전자단층촬영(Positron Emission Tomography: PET) 세부산정기준

① 일반원칙

질환별 급여대상 및 산정기준에 해당하지 않는 경우는 요양급여하지 않는다(비급여).

② 질환별 급여대상

양전자단층촬영(PET) 세부산정기준 (보건복지부 고시 제2014-168호, 2014.9.29.)

1. 「본인일부부담금 산정특례에 관한 기준(보건복지부 고시)」 [별표 3(중증질환)]의 구분 1~3과 [별표 4(희귀난치성 질환)]으로 분류된 질환범주(암, 뇌혈관, 심장, 희귀난치성 질환)의 경우에는 아래의 범위 내에서 요양급여를 인정함. 다만, 상기 분류된 질환의 범주이지만 아래의 적용대상(가, 나)으로 언급되지 아니한 질환의 경우에는 진료내역 등을 고려하여 임상적으로 의학적 필요성이 인정되는 경우 사례별로 인정할 수 있음.

- 아　래 -

가. 고형종양, 악성림프종, 형질세포종

(1) 일반원칙: 각 단계별 다음에 해당되는 경우에 요양급여를 인정함. 다만, 갑상선암, 간암의 경우에는 1.가.(2). 세부원칙에 의거 요양급여를 인정함.

(가) 진단 시

- 암 진단 목적으로는 시행하지 않는 것이 원칙임. 다만, 조직학적 진단이 어렵고 타검사 방법만으로 치료방향을 결정하기 어려운 경우에 인정함.

(나) 병기설정

- 타영상검사 결과로 병기설정이 명확하지 않은 경우 인정함. 다만, 암종의 양상이나 전이 정도 등에 따라 타 영상검사로서 얻어지는 결과가 불충분할 것으로 예상되는 경우에는 타 영상검사를 대체하여 실시할 수 있음.

(다) 치료 중 효과판정

- 계획된 치료 과정의 반응을 평가하기 위하여 타영상검사만으로는 결과가 확실하지 않은 경우 인정함. 다만, 타영상검사로서 얻어지는 결과가 치료방향 결정에 불충분할 것으로 예상되는 경우에는 타영상검사를 대체하여 실시할 수 있음.

(라) 병기 재설정

① 치료 후 완치여부 판정

- 치료완료 후 타영상검사 결과로만으로는 잔여병소 확인이 어려운 경우 인정함. 다만, 타 영상검사로서 얻어지는 결과가 잔여병소 확인에 불충분할 것으로 예상되는 경우에는 타 영상검사를 대체하여 실시할 수 있음.

② 재발판정

- 재발이 의심되는 증상, 증후 등이 있거나 재발의 범위를 결정하기 위해 촬영한 경우 인정함 (재발의 임상적 소견 없이 촬영한 경우는 이에 해당되지 아니함).

(2) 세부 원칙

(가) 갑상선암

① 병기설정

- 갑상선암으로 진단된 환자 중 예후가 나쁜 세포형(poorly differentiated, Hurthle cell, anaplastic, 유두암의 Diffuse sclerosing variant, Columnar cell variant, Tall cell variant, Solid variant 및 여포암의 Widely invasive type 등)이거나 타부위로 전이(원격전이)가 의심되는 경우에 타영상검사로 결과가 확실하지 아니하여 촬영한 경우 인정함.

② 재발판정

- 혈중 thyroglobulin이 높으면서(>2ng/mL), 재발이 의심되는 경우 추가로 할 수 있음.

(나) 간암

- 간이식술 또는 간절제술 예정인 환자 중 간 이 외에 타부위 전이를 확인하기 위해 시행한 타영상검사 결과만으로는 전이여부 감별이 어려운 경우 인정함. 다만, 타영상검사로서 얻어지는 결과가 타부위 전이 확인에 불충분할 것으로 예상되는 경우에는 타영상검사를 대체하여 실시할 수 있음.

(다) 방사선치료 계획 시

- 방사선치료 대상 환자에서 방사선치료 계획 수립을 위해 시행하는 경우 인정하되, 타영상검사 결과로 확실하지 아니하여 촬영한 경우 인정함.

나. 허혈성 심질환에서 심근의 생존능 평가: 치료 전, 치료 후 각각 1회로 인정함.

2. 부분성 뇌전증(partial-onset seizure): 수술 전, 수술 후 각각 1회로 인정함.
3. 상기 1, 2항 이외의 질환인 경우에는 임상적으로 의학적 필요성이 있는 경우에 한하여 실시하되, 양전자단층촬영비용(F-18 FDG PET)은 전액 본인이 부담함.
4. 기타

보건복지부 장관이 정하여 고시한 질병군 진료시 시행한 양전자단층촬영(F-18 FDG-PET)은 급여대상 및 급여 인정기준에 해당되는 경우 「건강보험 행위 급여 · 비급여 목록표 및 급여 상대가치점수」 제2편 제2부 각 장에 분류된 질병군 상대가치점수에 포함되므로 별도 산정할 수 없음. 다만, 상기 1, 2항 이외의 질환인 경우에는 임상적으로 의학적 필요성이 있는 경우에 한하여 실시하되, 양전자단층촬영비용(F-18 FDG-PET)은 전액 본인이 부담함.

(4) 골밀도검사(BMD) 인정기준

골밀도검사(BMD) 인정기준

가. 적응증

① 65세 이상의 여성과 70세 이상의 남성
② 고위험 요소가 1개 이상 있는 65세 미만의 폐경후 여성
③ 비정상적으로 1년 이상 무월경을 보이는 폐경전 여성
④ 비외상성(fragility) 골절
⑤ 골다공증을 유발할 수 있는 질환이 있거나 약물을 복용중인 경우
⑥ 기타 골다공증 검사가 반드시 필요한 경우

※ 고위험요소 : 1. 저체중(BMI < 18.5) 2. 비외상성 골절의 과거력이 있거나 가족력이 있는 경우 3. 외과적인 수술로 인한 폐경 또는 40세 이전의 자연 폐경

나. 산정횟수

① 진단 시

- 1회 인정하되, 말단골 골밀도검사 결과 추가검사의 필요성이 있는 경우 1회에 한하여 central bone(spine, hip)에서 추가검사 인정함.

② 추적검사

(가) 추적검사의 실시간격은 1년 이상으로 하되, 검사 결과 정상골밀도로 확인된 경우는 2년으로 함.
(나) 치료효과 판정을 위한 추적검사는 central bone(spine, hip)에서 실시한 경우에 한하여 인정함.
(다) 위 (가), (나)의 규정에도 불구하고 스테로이드를 3개월 이상 복용하거나 부갑상선기능항진증으로 약물치료를 받는 경우는 종전 골밀도검사 결과에 따라 아래와 같이 산정할 수 있으며, 이 경우 central bone(spine, hip)에서 시행함.

8 X선 조영제【721】 보험급여 인정기준(사례)에 대하여 알아본다.

세부인정기준 및 방법
iohexol 제제(품명 : 옴니파큐240)iotrolan 제제
허가사항 범위 내에서 환자의 증상 등에 따라 필요 · 적절하게 투여 시 요양급여를 인정함. 다만, CT 조영제로 사용하는 경우에는 약값의 100분의 100을 본인부담토록 함. (고시 제2004-28호,'04. 5. 1) 종전고시 제2001-28호('01. 6. 8)
(품명: 이소비스트)
이소비스트 240 및 300은 척수조영과 간접임파조영(10㎖까지)하는 경우 요양급여를 인정하며, 허가사항 범위이지만 동 인정기준 이 외에 투여한 경우에는 약값의 100분의 100을 본인부담토록 함. (고시 제2001-28호,'01. 6. 8).
ioxitalamic acid 주사제(품명: 텔레브릭스 30)
1. 허가사항 범위 내에서 환자의 증상 등에 따라 필요 · 적절하게 투여 시 요양급여함을 원칙으로 함 2. 허가사항 범위를 초과하여 아래와 같은 경우에도 요양급여를 인정함. • 비혈관성 조영촬영에 사용 시 인정 • 비뇨기계 조영촬영의 경우에는 혈관 내 투여(경정맥신우조영, 점적주입식 신우조영 등)를 제외한 비혈관성 조영촬영 시 인정(고시 제2003-45호, '03.9.1.)

수행 Tip!

• 대한병원협회(보험국) 및 건강보험심사평가원 홈페이지를 검색하여 자료를 수집 활용한다.

6-3 투약 및 조제료 · 주사료

학습 목표

1 | 투약 및 조제료 · 주사료를 산정할 수 있다.

필요 지식

1. 의약 및 조제료

1) 투약 및 조제료

투약 및 조제료(medication & preparation)는 의사의 처방에 따른 약에 대한 비용과 그 약을 조제하는 비용을 모두 포함하는 것을 의미하며, 의약품은 경제성과 안전성, 유효성을 고려하여 효능 · 효과 · 용법 · 용량 등이 식약청 허가사항으로 정해져 있다. 복약지도료는 약사법 규정에 따라 약사가 의사의 처방전에 맞게 조제한 약을 환자에게 건낼 때 의약품의 명칭, 용법 · 용량, 효능 · 효과, 저장방법, 부작용, 상호작용(동시 복용을 피해야 할 약) 등 6가지 정보를 제공하는 서비스를 복약지도라 하는데, 이러한 정보를 환자에게 설명해 줌으로써 받는 상담료를 말한다. 이는 약국의 약품 값 외에 약국관리료 · 조제기본료 · 의약품관리료 · 조제료(행위료) 등 조제료를 구성하는 5가지 항목 중 하나이다.

(1) 투약 및 조제료 산정지침

① 투약 시 사용된 용기(투약병, 연고곽, 안약병, 포장지)는 소정점수에 포함되며 별도 산정하지 아니한다.

② 퇴원환자 조제료는 퇴원하는 입원환자에게 의료기관의 의사 또는 치과의사의 처방에 따라 당해 의료기관의 조제실에서 조제 투약한 경우에 산정한다.

③ 외래환자 조제 · 복약지도료는 의약분업 예외환자에게 요양기관인 의료기관의 의사 또는 치과의사가 처방하고 당해 의료기관의 약사가 조제실에서 조제 투약한 경우에 산정한다.

④ 한방 외래 · 퇴원환자 조제료는 외래환자 또는 퇴원하는 입원환자에게 요양기관인 한방의료기관의 한의사의 처방에 따라 당해 한방의료기관의 조제실에서 한약제제를 조제 · 투약한 경우에 산정한다.

⑤ 「약사법」에 의한 조제실 제제를 조제 투약한 경우에는 라-1 퇴원환자 조제료, 라-1-1 외래환자 조제 · 복약지도료 또는 라-2 입원환자 조제·복약지도료 소정점수의 50%를 조제료로 별도 산정한다.

⑥ 퇴장방지의약품 사용 장려비는 "퇴장방지의약품 목록"에 해당하는 의약품을 처방한 경우에 산정한다.

(2) 조제료 산정기준 및 지침

조제료의 세부산정기준 및 지침은 아래와 같다.

① 퇴원환자 조제료(라-1)

1. 퇴원 익일부터 산정한다.
2. 제수(制數), 투약량 등을 불문한다.
3. 2개 이상의 진료과목이 설치되어 있고 해당과의 전문의가 상근하는 요양기관에서 동일 퇴원환자의 다른 상병에 대하여 전문과목 또는 전문분야가 다른 진료 담당의사의 처방에 따라 각각 조제한 경우에는 각각 산정할 수 있다.
4. 내복약은 1회당 만 1세 미만의 소아에 대하여는 소정점수의 50%를, 만 1세 이상 만 6세 미만의 소아에 대하여는 소정점수의 30%를 가산한다.
5. 내복약은 1회당 약제급여목록 및 급여 상한금액표의 고시에서 정한 상한금액이 포장단위로 책정된 의약품(병, 팩 등)을 지급하는 경우에는 1일분의 소정점수를 산정한다.

② 외래환자 조제 · 복약지도료(라-1-1)

1. 의약분업 예외환자에게 조제한 경우 또는 예외의약품을 조제하여 투약한 경우 산정한다.
2. 제수, 투약량 등을 불문한다.
3. 동일 환자에게 1일 2회 이상 처방조제를 하더라도 1회만 산정한다. 다만, 내복약의 경우에는 2개 이상의 진료과목이 설치되어 있고 해당과의 전문의가 상근하는 요양

기관에서 동일 환자의 다른 상병에 대하여 전문과목 또는 전문분야가 다른 진료담당의사의 처방에 따라 각각 조제한 경우에는 각각 산정할 수 있다.

4. 내복약은 1회당 약제급여목록 및 급여 상한금액표의 고시에서 정한 상한금액이 포장단위로 책정된 의약품(병, 팩 등)을 지급하는 경우에는 1일분의 소정점수를 산정한다.
5. 외용약은 처방전 매수, 진료과목 수, 투 일수 등 불문하고 소정점수를 산정하고, 내복약과 동시에 조제투약을 한 경우에는 3.25점을 산정한다.

③ 입원환자 조제 · 복약지도료(라-2)[1일당]

1. 입원환자에 대하여 입원기간 중 투약한 경우에 산정한다.
2. 제수, 내복약, 외용약, 투약량, 진료과목 수 등을 불문한다.
3. 내복약과 외용약을 동시 또는 각각 투약한 경우에도 소정점수만 산정한다.
4. 제급여목록 및 급여 상한금액표의 고시에서 정한 상한금액이 포장단위로 책정된 의약품(병, 팩 등)을 지급하는 경우에는 1일분의 소정점수를 산정한다.

④ 주사제 무균 조제료(라-4)[1일당]

1. 의사의 처방에 따라 무균조제대에서 약사가 직접 조제한 경우에 한하여 산정한다.
2. 신생아 중환자실에 입원 중인 경우에는 소정점수의 100%를, 소아 중환자실에 입원 중인 경우에는 소정점수의 50%를 가산한다.
3. 평일 18시(토요일은 13시)~익일 09시 또는 관공서의 공휴일에 관한 규정에 의한 공휴일에 조제하는 경우에는 소정점수의 50%를 가산한다.
4. 일반 주사제는 만 8세 미만의 소아 또는 면역기능이 저하된 환자에 한하여 항생제, 생물학적제제, 안전역이 좁은 전문치료약제, 안정성이 낮아 혼합시 약물변화를 유발하기 쉬운 약제를 수액제와 혼합조제하는 경우에 산정한다.

⑤ 퇴장방지의약품 사용장려비(라-5)

"약제 급여 · 비급여 목록 및 급여 상한금액표"에 별도로 명시된 금액을 산정한다.

⑥ 한방 외래 · 퇴원환자조제료(라-6)[1회당]

만 1세 미만의 소아에 대하여는 소정점수의 50%를, 만 1세 이상 만 6세 미만의 소아에 대하여는 소정점수의 30%를 가산한다.

⑦ 한방 입원환자 조제 · 복약지도료(라−7)[1일당]

(3) 투약 및 조제료 분류

■ **투약 및 조제료 분류(예)는 아래와 같다.**

분류번호	코드	분류	기준 및 산정지침
라-1	J1010 ~1191	퇴원환자조제료 가. 내복약(1회당) 나. 외용약	• 내복약은 (1) 1일분~(25) 91분 이상 조제료 분류 • 외용약은 (1) 단독 (2) 내복약과 동시투약으로 분류
라-1-1	J5011 ~5191	외래환자 조제 · 복약지도료 가. 내복약(1회당) 나. 외용약	• 내복약은 (1) 1일분~(25) 91분 이상 조제료 분류
라-6	30010 ~3190	한방외래, 퇴원환자 조제료(1회당)	1) 1일분~61일분 이상 조제료 분류

2) 의약품 소개

(1) 의약품(Medicine)

의약품은 인체의 질병에 대한 진단, 예방 및 치료목적으로 사용하는 약물(Drug)을 뜻하며, 약의 종류, 용량, 횟수, 투여방법 등은 의사가 처방하고 약사가 약을 조제하는 것을 의미한다. 약은 환자치료를 위한 일차적 수단이므로 어떠한 약이든지 독성이 있기 때문에 해로운 영향을 미칠수 있다. 따라서 약에 대한 사용목적, 약물의 특성 및 효능, 투여방법, 사용량 등에 대하여 적절하고도 신중하게 투여하여야 한다.

의약품 안전사용서비스(DUR)
DUR(Drug Utilization Review)이란 의약품 처방 · 조제 시 의사와 약사에게 안전성 관련 정보를 실시간으로 제공함으로써 부적절한 의약품 사용을 사전에 차단하는 서비스이다. 이를 통해 환자가 의약품을 복용하기 전에 의약품 적정사용정보를 점검하고 의약품의 중복 및 과다 사용으로 인한 국민건강상 위해(危害)를 예방하고자 하는 제도이다.

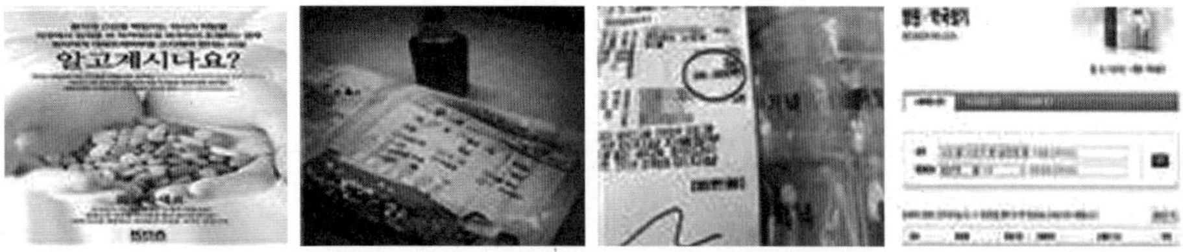

그림 6-17 ▶ 의약품 정보

(2) 의약품의 분류

① 일반의약품

일반의약품(영어로는 OTC 약품)은 의사, 치과의사의 처방에 의하지 않고 환자가 직접 선택할 수 있는 의약품으로서(「약사법」 제2조) 보건복지부장관이 정하여 고시하는 기준에 해당하는 의약품을 말한다.

② 전문의약품

전문의약품(Prescription only Medicine: POM, 처방약)은 일반의약품이 아닌 의사의 처방전에 따라서만 조제하여 판매할 수 의약품을 말한다.

(3) 약물의 명명

① 화학명(Chemical Name): 유기화학에서 사용되며, 약물의 화학적 성분을 표시한 화학명이다.

② 일반명(General Name): 약전(Pharmacopeia)에서 주로 사용하고, 공식적인 발행물에 수록된 이름을 말하며, KP(대한약전), USP(미국약전)등에서 사용된다.

③ 상품명(Trade Name): 제조회사에서 이름을 붙여 명명한 것이다.

④ 속명(Generic Name): 공식적인 명칭이 붙여지기 전에 약을 개발한 개인이나, 회사가 붙인 이름이다.

- 약전(Pharmacopeia)이란 약물의 화학적 특성, 순도, 조제법, 사용량 등을 기준으로 정부 또는 권위 있는 협회가 규정하고 있는 일종의 동적인 법전이다.

(4) 약물의 형태 및 투여방법

① 경구투약(Oral Medication)

소화관에서 잘 흡수되는 약물을 경구 투여하며 위나 소장을 통하여 흡수된다. 경구투여는 투약의 편리성 때문에 가장 많이 사용되며 정제(Tablet), 캅셀제(Capsules), 과립제(Granules), 산제(Powder pulvers), 액제, 현탄액제(Solutions, Suspensiones), 시럽제(Syrup), 구강용제(Oral agnt)가 있다.

② 비경구투약(Parenteral Medication)

- 주사제(Injection) 투여: 주사(바늘)를 사용하여 약을 피하, 피내, 근육, 정맥, 기타방법으로 주입 하는 것을 뜻하며, 특히 정맥주사는 체내에 급격히 약물이 분포되므로 신중한 주의가 요구된다.
- 주사(Injection): 공동(Cavity), 혈관 또는 신체조직 내 바늘(Needle)을 통하여 주입되는 방법을 말한다.

③ 기타 투약(Other Kinds in Medicine)

기타 투약에는 좌제, 흡입제, 안과용제, 이빈후과용제, 외용제, 연고제, 거즈 등이 있다.

(5) 의약품 약효별 분류

의약품의 약효별 분류는 아래와 같다.

① 항생물질

1. 생물 특히 미생물에 의해서 만들어져서 미생물 기타의 생활세포 기능을 저지 또는 억제하는 물질이다.
2. 그람 양성균과 그람 음성균, 항산성균, 리켓치아, 대형바이러스, 곰팡이 원충, 악성 종양에 작용하는 것 등이 있다.

② 대사성 의약품[300]

1. 비타민제[310]
2. 무기질제제(Mineral preparation)[322]: Na, Cl, $CaCl2$

3. 빈혈치료제(Anemia)[322]
4. 당류제(carbohydrate preparation)[323]: Dextrose(포도당), 당류보급, 탈수증
5. 단백아미노산제제[325]: 생물학적으로 중요한 것은 알파 아미노산으로 그 결합에 의해서 단백질을 합성한다.
6. 혈액대용제(Blood substitutes)[331]: 혈액의 구급대용품으로 사용되며, 출혈성 외상성 shock 치료 보조제, 혈압유지, 빈혈, 마비성 장폐색, 혈전방지, 화상, 탈수, 수분결핍증, 해독작용, 영양공급, 혈관조영장애, 외상, 열상 등에 사용된다.
7. 혈액응고 저지제(anticoagulant drug)[333]: 항응혈제 요법이라고도 하며, 정맥 혈전증이나 심근 경색증에 사용된다.
8. 지혈제(hemostatic)[333]: 혈액을 직접 응고시키거나 혈액응고를 촉진시키는 것, 혈관을 수축시키는 것(아드레날린), 혈압강하, 혈액의 삼투압 또는 점도를 높이는 것이 있다.
9. 전해질 보충 및 체액용제[339]: 삼투, 완충, 약물작용, 체액조절작용
10. 간장질환용제(Agent for liver disease)[391]: 급만성간염, 간경화증, 지방간 등 간장의 예방과 치료, 알콜중독증, 간성혼수, 활당, 중독성 질환, 동맥경화, 갱년지장애 및 자율신경 실조증, 폐결핵 및 열성 질환의 보조요법에 효능이 있다.
11. 해독제(Antidote)[392]: 약물중독, 임신중독, 자가중독, 산성증(acidosis)에 효능이 있다.
12. 효소제제(Enzyme preparation)[395]: 생체 내 존재하는 단백질의 촉매, 응혈, 농을 용해하며 소염에도 사용된다.
13. 당뇨병용제(Antidiabetic)[396]: 인슐린, 내복약으로 설포닐우레아제, 메조수산염제, 구아니딘 유도체

③ 신경계에 작용하는 의약품[100]

1. 전신마취제(Narcotics)[111]: 전신마취약, 정맥주사용 마취제, 직장 마취제, 마취보조제
2. 국소마취제[121]: 대뇌피질에는 작용하지 않고 동통 중추에만 작용
3. 해열 · 소염진통제(Antipyretic, Analgesic & Inflammatory Drugs)[114]

4. 정온제(Tranquillizer): 신경안정제[117]
5. 골격근이완제(Skeletal Muscle Relaxants)[122 : 근육의 이상긴자, 경련, 근육통, 뇌성마비, 염좌, 요배통, 변형성 척추증, 신경종, 수술 시 근이완, 좌골신경통, 견비통, 요통에 효능이 있다.
6. 자율신경제(Automatic Nerve System Drugs)[123]: 위장관의 경련성 통증, 변비, 야뇨증, 소화성 궤양, 위경련, 현훈(현기, 어지러움), 빈맥, 파킨스씨병, 수술 후 장관 마비, 뇌성마비에 효능이 있다.

④ 알레르기에 작용하는 의약품[140]

항히스타민제(Antihistamine)[141]: 체내에서 발생된 히스타민에 특이적으로 길항에서 그에 의한 장애를 경감시키는 약물이다.

⑤ 순환계에 작용하는 의약품[210]

1. 강심제(强心劑, Cardiac Stimulants)[211]: 심장기능부전에 사용, 약하거나 불완전한 심장의 기능을 정상으로 돌이키는 데 쓰이는 약제. 심장약 가운데 특히 심장의 근육에 작용하여 그 기능을 높이거나, 또한, 그 기능을 지배하는 중추신경을 흥분시켜서 심장을 고무한다.
2. 이뇨제(利尿제, Diuretics)[213]: 핍뇨, 부종이 있을 때 요량을 증가시켜 부종을 제거하는 약물이다.
3. 혈압 강하제(Antihypertensive drugs)[214]
4. 혈관 수축제(Vasoconstrictors)[216]: 혈관 긴장제라고도 하며, 혈관을 수축시켜 혈관벽의 긴장을 굳히는 약물이다.
5. 혈관 확장제(Vasodilators)[217]

⑥ 호흡기계에 작용하는 의약품[220]

1. 진해거담제[222]는 크게 진해제, 거담제, 점액용해제로 분류된다. 진해제(鎭咳劑)는 원인에 관계없이 기침을 가라앉히는 약을 말한다. 거담제(祛痰劑)란 호흡기 질환 환자가 고통을 받는 끈끈한 점액(가래)을 녹이는 데 도움을 주어, 이 녹아서 묽게 된 점액을 기도 밖으로 배출시키는 약이다.

⑦ 소화기계에 작용하는 의약품[230]

1. 소화성궤양용제(Drugs for peptic ulcer)[232]: 위십이지장 궤양, 위산과다증, 소화불량, 위수술 환자, 속쓰림, 구토, 신트림에 효능이 있다.
2. 건위소화제(Stomachics and Digestives)[233]: 위를 튼튼하게 하는 약제로, 소화제(Digestives), 제산제(Antacids)−체내에서의 산을 줄이는 약물이다.
3. 제산제(Antacids)[234]: 체내에서의 산을 줄여주는 약물. 즉, 위액의 염산을 화학적으로 중화시킨다.
4. 최토제, 진토제, 구토약[235]: 구역질이나 구토를 멈추게 하는 약으로 항암요법, 전정신경염, 두통 등에 의해 구역질이나 구토가 일어나는 경우에도 사용한다.
5. 지사제(Antidiarrhotica)[237]: 설사를 멈추게 한다.
6. 정장제(Digestive)[237]: 장(腸)의 기능을 바로잡는 약제. 직접 장의 활동을 돕는 소화효소제와 간접적으로 소화액의 분비촉진과 위장운동을 촉진시키는 정장제로 나뉜다. 정장제는 장기능을 조절하는 약물로 설사, 변비 등에 사용된다. 장내살균제, 유산균제제, 소화제, 하제, 지사제 등이 단체 또는 합제의 형태로 제제된 것이다.
7. 하제(Cathartics, Laxatives & Enemas)[238]: 장내의 내용물을 배설하고 또는 분변을 유연하게 하기 위해 사용(설사약)

⑧ 내분비계에 작용하는 의약품[240]]

1. 호르몬제
2. 성 호르몬제[246 247]

⑨ 항 결핵제(Antituberculotic Agents)[622]

결핵균의 감염으로 발생되는 결핵에 대한 치료 약물

⑩ 마약제제[800]

1. 마약성 진통제(Narcotic analgesics): 아편[811]
2. 모르핀(Morphine), Codeine 유도체, Morphine 유도체, 합성마약[821], 펜타조신(Pentazocine): 진통작용을 가진 마약성 길항약제가 있다.

(6) 약품 보험급여 인정기준(사례)

■ **항생제**

항생제(antibiotics)는 "미생물에 의하여 만들어진 물질로서 다른 미생물의 성장이나 생명을 막는 물질"을 의미한다.

항생제 일반원칙(세부인정기준 및 방법)
항생제는 타약제와 달리 요양급여 적용범위를 결정함에 있어 그 적응증이 대부분 전반적인 감염증에 사용토록 되어 있고, 실제 임상에서도 항생제 선택 시 적응증별 선택보다 약제감수성 검사를 통하여 선택하고 있으므로 환자의 병력 등을 참조하여 1차 약제부터 단계적으로 사용함.

(7) 투약 · 조제료의 진료비 청구

진료비 명세서 작성 시 투약료(약품별 약값)는 가산율이 적용되지 않는 (Ⅰ)란에 기재하고, 조제료는 행위로서 가산율이 적용되는 (Ⅱ)란에 기재한다.

2. 주사료

1) 주사료

주사는 입(경구)으로 약제를 투여할 수 없을 때 약제의 효과를 정확하고 빠르게 얻기 위해 주사기를 사용해서 약제를 체내에 투입하는 것을 말한다. 주사를 위해 투입되는 약제와 행위에 대한 비용이 바로 주사료이다. 보통 아래팔 안쪽이나 위 팔 바깥쪽에 놓는 피내주사, 위팔 바깥쪽이나 대퇴부 전면에 주사하는 피하주사, 엉덩이나 위팔의 근육조직에 주사하는 근육주사, 정맥 내에 약제를 직접 투여하는 정맥주사 등 투여되는 부위와 방법도 매우 다양해서 그 종류만도 약 20여 가지 이상이 있다.

(1) 주사료 산정지침

① 주사 시 사용된 주사 재료대(1회용 주사기, 1회용 주사침, 나비침, 정맥내유치침, 수액세트, 혈액 bag 등)와 수혈에 소요된 약제 및 재료대는 소정점수에 포함되므로 별도 산정하지 아니한다. 다만, 정맥내유치침을 사용한 경우에는 「마-5-주.1」 및 「마-15-

주.1」에 따라 산정하며, 다음의 경우에는 "약제 및 치료재료 구입금액에 대한 산정기준"에 의하여 별도 산정한다.

1. 치료적 성분채집술에 사용된 약제 및 재료대(요양기관이 대한적십자사혈액원 등으로부터 성분채집에 의한 혈액성분제제를 구입한 경우 포함)
2. 조혈모세포이식에 사용된 Bone Marrow Collection Kit(골수말초혈액) 및 CD34+ Collection Kit, Cryo Bag(자가조혈모세포이식 시 냉동의 목적으로 사용)
3. 적혈구 수집기(Cell Salvage)를 이용한 자가수혈에 사용된 재료대

② 만 1세 미만의 소아에 대하여는 주사료 소정점수의 50%를, 만 1세 이상 만 6세 미만의 소아에 대하여는 주사료 소정점수의 30%를 가산한다. 다만, 피하 또는 근육 내 주사(마-1), 생물학적제제주사(마-4), 수액제 주입로를 통한 주사(마-5-1) 및 항암제 피하 내 주사(마-15-가), 급속항온주입(마-16)은 그러하지 아니한다.

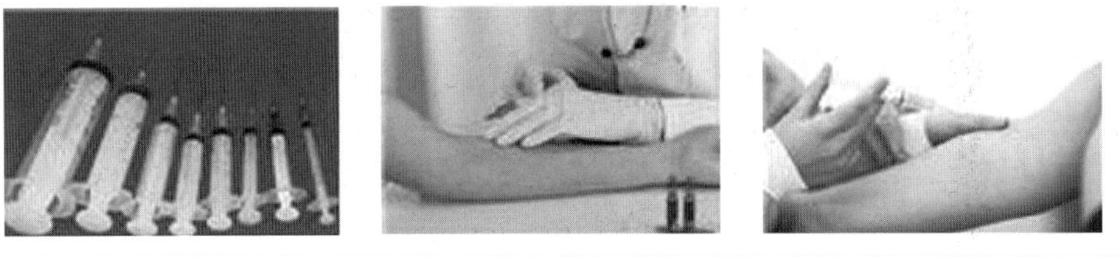

그림 6-18 ▶ 1회용 주사기 및 주사

2) 주사 종류(분류)별 산정기준

(1) 주사 종류별 산정기준

■ **주사 종류별 산정기준(지침)은 아래와 같다.**

분류번호	코 드	분류	기준 및 산정지침
마-1	KK010	피하 또는 근육 내 주사 SC: Subcutaneous IM: Intramuscular injection	주: 외래는 1일 1회, 입원은 1일 2회 이내만 산정한다. 다만, 응급을 요하거나 진료상 반드시 필요한 경우에는 예외로 한다.
마-2	KK020	정맥 내 일시 주사(1일당) IV: Intravenous injection	1일 수회 주사 시에도 1회만 산정한다.

마-5	KK059 KK058 KK051 KK052 KK053	정맥 내 점적주사[1병당 또는 포장단위당] continuous intravenous injection 가. 100ml 미만 나. 100ml~500ml 다. 501ml~1000ml	주: 1. 정맥 내 유치침을 사용한 경우에는 개당 5.42점을 산정한다. 주: 2. 정밀 지속적 점적 주입을 위해 Infusion Pump 사용한 경우에는 기기당 27.08점을 1일 1회 산정한다. 주: 3. 목표 혈당을 설정하여 인슐린을 자동 점적 주입하는 경우는 27.08점을 1일 1회 산정한다.

점적주사 및 Infusion Pump란?

(1) 점적주사[點滴注射]는 정맥을 통해 많은 양의 약물을 오랜 시간에 걸쳐 한 방울씩 주사하는 것을 말한다. 즉 500~1000cc 용량의 이리가토어(Irrigator)에 고무관 또는 비닐관을 접속하고 주사침에 연결해서 정맥에 찔러 약을 주사하는 방법을 말한다. 주로 영양분의 보급이나 수혈을 위해 주사한다(예: 수액제, 단백아미노산제, 혈액제제 주사 등).

(2) Infusion Pump는 정맥 주사용 약물을 정해진 양만큼 주어진 Program에 의하여 기계적으로 작동되며 정확한 양을 일정한 시간 동안 주입해 주는 장비로서, 사용자는 약물의 양과 주입속도를 선택할 수 있다.

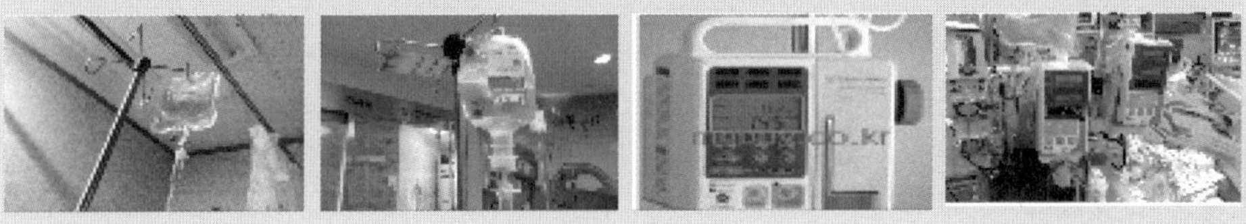

(2) 항암제 주입(마-15)

① 정맥 내 일시주사는 1일당으로 산정하고, 점적주사는 1병 또는 포장단위로 산정한다.

② 정맥 내 유치침을 사용한 경우는 개당 5.42점을 산정한다.

③ 정밀 지속적 점적 주입을 위해 Infusion Pump를 사용한 경우에는 기기당 27.08점을 1일 1회 산정한다.

(3) 채혈 및 수혈료

① 생혈(마-103)

1. 공혈자에 대한 채혈 및 검사비용은 소정점수에 포함되므로 별도 산정하지 아니한다.
2. 혈액형검사(A, B, O 혈청혈액형검사, Rho 혈액형검사), 교차시험 및 수혈주사료는 별도 산정한다.

② 교환(마-104)

종별 가산율을 적용하지 않으며, 혈액비용은 별도 산정한다.

③ 조혈모세포이식(마-105)

1. 조혈모세포이식 기간 중 각 항목별로 1회에 한하여 산정한다. 다만, 마-105-가-(2) 말초혈액조혈모세포의 수집은 그러하지 아니한다.
2. 조혈모세포이식에 사용된 약제료 및 재료대 등은 소정점수에 포함되므로 별도 산정하지 아니한다. 다만, 골수, 말초혈액, CD34+Collection Kit는 별도 산정한다.
   - 조혈모세포의 수집 주입
     만 1세 미만의 소아에 대하여는 소정점수의 50%를, 만 1세 이상 만 6세 미만의 소아에 대하여는 소정점수의 30%를 가산한다.
   - 제대혈
     당해 요양기관에서 수집한 제대혈에 대하여 주입이 이루어진 경우에 한하여 산정한다.

④ 자가수혈(마-106)

1. 환자로부터 채혈한 혈액 또는 혈액성분제제(이하 "혈액"이라 한다)를 환자 본인에게 수혈한 경우에 산정한다.
2. 채혈료는 1일당으로 산정하며, 채혈료에는 검사료, 혈액보존비용 등을 포함한다.
3. 수혈시 혈액형검사(ABO, Rh)는 별도 산정하지 아니한다. 교차시험은 1unit당(수혈때마다) 산정한다.

3) 주사료의 진료비 청구

진료비 명세서 작성시 주사약제는 가산율이 적용되지 않는 (Ⅰ)란에 기재하고, 주사료는 행위로서 종별가산율이 적용되는 (Ⅱ)란에 기입한다.

▶ 수행 내용 및 수행준거 / 투약 및 조제료 · 주사료

1 투약 및 조제료 산정지침의 주요사항을 알아본다.

① 투약 시 사용된 용기(투약병, 연고곽, 안약병, 포장지)는 소정점수에 포함되며 별도 산정하지 아니한다.

② 약사법에 의한 조제실 제제를 조제 투약한 경우에는 라-1 퇴원환자 조제료, 라-1-1 외래환자 조제 · 복약지도료 또는 라-2 입원환자 조제 · 복약지도료 소정점수의 50%를 제제료로 별도 산정한다.

2 조제료 산정기준 및 지침에 대하여 알아보고 적용한다.

① 퇴원환자 조제료(라-1)는 퇴원 익일부터 산정하며, 내복약은 1회당 만 6세 미만의 소아에 대하여는 소정점수의 20%를 가산한다.

② 외래환자 조제 · 복약지도료(라-1-1)는 의약분업 예외환자에게 조제한 경우 또는 예외의약품을 조제하여 투약한 경우 산정하며, 제수, 투약량 등을 불문한다.

③ 입원환자 조제 · 복약지도료(라-2)는 [1일당]으로 산정, 입원환자에 대하여 입원기간 중 투약한 경우에 산정하며, 제수, 내복약, 외용약, 투약량, 진료과목 수 등을 불문한다.

3 의약품의 분류와 종류에 대하여 알아본다.

(1) 약품은 일반의약품과 전문의약품으로 구분한다.

(2) 약물의 형태 및 투여방법에는 ① 경구투약(Oral Medication) ② 비경구 투약(Parenteral Medication) ③ 기타투약(Other Kinds in Medicine)이 있다.

4 주사 시 사용된 주사재료대의 보험인정기준에 대하여 알아보고 적용한다.

주사 시 사용된 주사 재료대(1회용 주사기, 1회용 주사침, 나비침, 정맥내유치침, 수액세트, 혈액 bag 등)와 수혈에 소요된 약제 및 재료대는 소정점수에 포함되므로 별도 산정하지 아니한다. 다만, 정맥내 유치침을 사용한 경우에는 「마-5-주.1」 및 「마-15-주.1」에 따라 산정하며, 다음의 경우에는 "약제 및 치료재료 구입금액에 대한 산정기준"에 의하여 별도 산정한다.

5 주사료 산정 시 가산율적용에 대하여 알아보고 적용한다.

만 1세 미만의 소아에 대하여는 주사료 소정점수의 50%를, 만 1세 이상 만 6세 미만의 소아에 대하여는 주사료 소정점수의 30%를 가산한다.

6 근육주사(IM), 정맥주사, 정맥 내 점적 주사료의 산정기준을 알아보고 적용한다.

(1) 피하 또는 근육 내 주사는 외래는 1일 1회, 입원은 1일 2회 이내만 산정한다.

(2) 정맥 내 일시 주사는 1일당으로 산정하되, 1일 수회 주사 시에도 1회만 산정한다.

(3) 정맥 내 점적 주사료는 [1병당 또는 포장단위당] 산정하고, 정맥 내 유치침을 사용한 경우에는 개당 5.42점을 산정한다.

7 단백아미노산제 및 경구영양주사제 보험인정기준에 대하여 알아본다.

(1) 단백아미노산제 및 경구영양주사제 보험인정 기준

단백아미노산제제(보건복지부 고시 제2005-57호)
아래와 같은 기준으로 투여시 요양급여를 인정하며, 허가사항 범위이지만 동 인정기준 이외 투여한 경우에는 약값 전액을 환자가 부담토록 함. - 아 래 - • 전해질이상의 교정, 대수술, 중증 전신화상 환자 등에게 경구로 영양공급이 불충분하여 비경구적으로 영양공급이 필요한 경우 • TPN 요법에 사용시에는 환자 개별 상태에 따라 열량 계산하여 투여한 경우 인정

(2) 전액본인부담 약제의 수기료 산정방법 질의회신

전액본인부담 약제의 수기료 산정방법 (보험급여기획팀-4170호,4225호, 2006.9.15.)
1. 환자에게 영양수액제(약품분류기호 325번 단백아미노산제제)에 대하여 요양급여기준 중 본인일부부담의 기준을 초과하여 영양수액제를 투여한 경우의 주사 수기료 산정여부에 대한 질의에 대하여 검토한 결과, 2. 단백아미노산제제는 「요양급여 적용기준 및 방법에 관한 세부사항」에 의거 일부 본인 부담이 적용되는 급여기준을 정하고 이외 범위에 대해서는 건강보험의 비용 지원을 실시하기에는 비용 효과성이 떨어진다고 판단하여 전액 본인부담토록 급여기준을 운영하고 있으며, 전액 본인부담하는 기준범위 이내에서는 주사 수기료도 비급여로 적용하는 것이 타당함

8 알부민(Albumin) 주사제(혈액제제류)의 보험인정기준에 대하여 알아본다.

세부인정기준 및 방법

1. 허가사항 범위내에서 만성 저단백혈증으로 인한 acute complication(급성 합병증)을 치료시 혈중 알부민 검사치가 3.0 이하면서 아래와 같은 경우에 인정함을 원칙으로 함. 다만, 상기 인정기준외 3.5 미만의 저알부민혈증에 진료상 필요하여 투여 시에는 약값 전액을 환자가 부담토록 함.

-아 래-

가. 일반원칙
  (1) 저단백혈증으로 인한 oncotic deficit(삼투압 결핍) 치료
  (2) 저단백혈증으로 인한 plasma or volume deficit 치료

나. 적응증
  (1) Shock
  (2) Burn
  (3) Adult respiratory distress syndrome
  (4) Cardiopulmonary bypass
  (5) Hemolytic disease of the newborn
  (6) Acute nephrosis
  (7) Subacute or chronic hypoproteinemia(만성신질환, 만성간질환 등)로 인해 발생한 acute complication의 치료(급성합병증의 예 : shock, 치료적 복수천자(대량의 복수천자로 인한 circulatory instability가 있는 경우 등), Spontaneous bacterial peritonitis와 동반하여 혈청 creatinine치가 정상 이상으로 상승된 경우, Hepatorenal syndrome, 복수나 늑막삼출에 의한 dyspnea, edema 등)

다. 금기사항(Contraindication)
  (1) heart failure
  (2) pulmonary edema
  (3) severe anemia
  (4) chronic renal insufficiency

2. 허가사항 범위를 초과하여 아래와 같은 경우에도 요양급여를 인정함.

-아 래-

① 뇌지주막하 출혈환자에게 volume expansion 목적으로 5% 알부민주 투여 시 Angiogram이나 Doppler, MRI 등으로 vasospasm(뇌혈관 연축)이 확인된 경우에 한해 혈중 알부민 수치에 관계없이 1-1.5g/kg/day 용량으로 7일까지 투여 시 요양급여를 인정하고, 그 이상 투여가 필요하여 투여한 경우에는 투여소견서를 첨부토록 함.

② 개심술 시 Osmorality(삼투압) 유지목적 또는 심근보호 목적으로 충전액이나 심정지액(Cardiople gic sol.)에 추가하는 경우 통상 1~2병(함량 관계없이 100㎖/1병 포장단위)을 인정함.

③ Plasma exchange 시 사용한 알부민은 인정함(Plasmapheresis 시 Eval Filter 사용하면 Albumin은 인정하지 아니함).

④ 신이식술 시 plasmanate 대용으로 5% 알부민주 투여시는 알부민 수치와 관계없이 수술 당시에 2~3병 정도 인정함.

9 약품 보험급여 인정기준(사례)에 대하여 알아본다.

■ 항생제 보험 인정기준(일반원칙)

세부인정기준 및 방법
– 항생제는 타약제와 달리 요양급여 적용범위를 결정함에 있어 그 적응증이 대부분 전반적인 감염증에 사용토록 되어 있고, 실제 임상에서도 항생제 선택 시 적응증별 선택보다 약제 감수성 검사를 통하여 선택하고 있으므로 환자의 병력 등을 참조하여 1차 약제부터 단계적으로 사용함. – 중증 감염증의 경우 경구 투약만으로 치료효과를 기대할 수 없는 경우 주사제와 병용하여 처방 투여할 수 있음. (고시 제2009-50호, '09.3.23.) 「국민건강보험요양급여의 기준에 관한 규칙」 제5조 제3항에 의하여 중증환자 중 암환자에게 처방 · 투여하는 약제로서 건강보험심사평가원장이 정하여 공고하는 약제의 범위 및 비용부담 1. 약제의 범위 • 항암화학요법제 사용 관련 – 245 부신호르몬제, 247 난포 및 황체호르몬제, 249 기타의 호르몬제(항호르몬제를 포함), 313 비타민B제(비타민B1을제외), 339 기타의 혈액 및 체액용약, 392 해독제, 399 따로 분류되지 않는 대사성의약품, 421 항악성종양제, 429 기타의 종양치료제, 617 주로 악성종양에 작용하는 것, 639 기타의 생물학적제제, 항암면역요법제 • 항구토제 사용 관련 – 235 최토제 · 진토제, 239 기타의 소화기관용약, 245 부신호르몬제 • 암성통증 치료제 사용 관련 – 113 항전간제, 114 해열진통소염제, 117 정신신경용제, 811 아편알카로이드계 제제, 821 합성마약 2. 비용부담 상기 1.의 약제는 건강보험심사평가원이 정하여 공고하는 「암환자에게 처방 · 투여하는 약제에 대한 요양급여의 적용기준 및 방법에 관한 세부사항에 의거 투여 시 요양급여를 인정함. 다만, 다음 중 1가지에 해당하는 경우에는 약값 전액을 환자가 부담토록 함 – 다 음 – 가. 허가사항 범위이지만 심사평가원장이 공고한 세부 인정 범위 이외에 투여한 경우 나. 2군 항암제 간 병용요법의 경우 병용 약제 중 투약비용이 저가인 약제(병용요법 및 약제는 심사평가원장이 공고하거나 또는 신청기관에 국한하여 통보) 다. 허가사항 범위 초과이지만 의학적타당성 · 비용효과성 등을 종합적으로 고려하여 전액본인부담으로 인정한 범위 이내 투여한 경우(해당 약제 심사평가원장이 공고하거나 또는 신청기관에 국한하여 통보)(고시 제2008-69호, '08.7.1.)

10 의약품 실거래제도에 대하여 알아본다.

보험의약품 실거래제도는 개별 요양기관이 품목별 상한금액 이내에서 실제 구입한 가격으로 청구하는 금액을 상환하는 방식이다.

수행 Tip!

• 건강보험 요양급여비용의 산정기준과 건강보험심사평가원 홈페이지를 검색하여 보험인정기준자료를 수집 활용한다.

□ 학습 6 학습자 자기진단 평가서			
담당교수		교과목명	건강보험실무
학번(반)		능력단위명 (능력단위코드) 책무(Duty)	진료비심사청구 (0601020111_16v2)
성 명			
평가일자	202X년 월 일	평가시기	ㅁ 수 업 전
			ㅁ 수 업 후

※ 학습자의 자가진단서 평가로서 본 교과목의 능력단위요소별 사전 지식에 대한 문항으로 학습자 확인하는 체크리스트입니다. 진단 문항별로 매우 우수(5), 우수(4), 보통(3), 미흡(2), 매우 미흡(1) 중 하나에 ✓ 표시해 주시기 바랍니다.

[진료행위료 산정하기(1)] 직무능력 평가표						
평가영역	문항	매우 미흡	미흡	보통	우수	매우 우수
학습 6. 진료 행위료 산정하기	1. 나는 기본진료료(진찰료, 입원료 등)를 산정기준과 지침에 의거 산정할 수 있다.	①	②	③	④	⑤
	2. 나는 임상검사를 분류하고, 검사료를 항목별로 산정할 수 있다.	①	②	③	④	⑤
	3. 나는 영상진단료 및 방사선치료료를 항목별로 산정할 수 있다.	①	②	③	④	⑤
	4. 나는 투약 및 조제료· 주사료를 산정할 수 있다.	①	②	③	④	⑤
	5. 나는 마취료 · 물리치료 및 재활요법료 · 정신요법료를 산정할 수 있다.	①	②	③	④	⑤
	6. 나는 처치 및 수술료 · 캐스트료 · 식대 등을 산정기준 및 지침에 의거 행위료와 재료대를 구분 산정할 수 있다.	①	②	③	④	⑤
	합계					

○ 교육 수강생 기타 의견

7장 진료행위료 산정하기(2) (0601020111_16v2.7)

7-1 마취료 및 이학요법료 · 정신요법료

학습 목표

1 | 마취료를 산정기준 및 지침에 의하여 산정할 수 있다.
2 | 물리치료 및 재활요법료를 산정지침에 의하여 산정할 수 있다.
3 | 정신요법료를 산정기준과 지침에 의하여 산정할 수 있다.

필요 지식

1. 마취료

1) 마취료

마취료(痲醉料)는 수술을 위한 마취와 통증완화를 위한 신경차단술 등의 치료비용을 의미한다. 마취는 크게 전신마취와 부분마취가 있으며 그 방법에 따라 정맥마취, 호흡마취, 척수마취, 경막외마취, 치과마취 등이 있다.

(1) 마취 종류

① 전신마취(General Anesthesia)

의식의 소실(消失)을 수반하는 통증의 제거를 말하며, 각종 마취약을 중추 신경계에 작용시키는데, 그 투여법에 따라 흡입마취법(마취유도와 회복이 빠르고 수술시간에 관계없이 마취를 유지할 수 있으므로 대부분의 수술 시에 시행), 정맥마취법, 직장마취법으로 구분된다.

② 국소마취(Local Anesthesia)

의식의 소실을 초래하지 않고 국소의 통증감각을 없애주는 것으로, 적용방법에 따라서 표면마취제(코카인 등), 침윤마취제(프로카인 등), 전달마취제(트로파코카인 등), 척수마취제(에페드린 등) 등으로 분류된다. 말초에 해당하는 신경간에 작용시키는 신경블록 또는 전달마취법, 수술 부위에 주입하여 통증감각을 없애는 침윤마취법, 구강이나 인두의 점막 또는 안구점막에 직접 작용시키는 표면마취법이 있다.

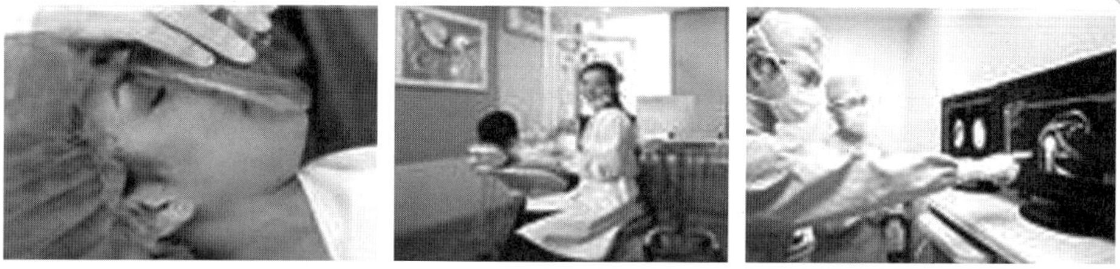

그림 7-1 ▶ 전신마취 및 국소마취

(2) 마취료 산정지침

① 마취약제 주사 시 사용된 1회용 주사기 및 주사침 등의 재료대는 마취료 소정점수에 포함되므로 별도 산정하지 아니한다.

② 신생아의 경우에는 마취료 소정점수의 100%를 가산하며, 만 1세 미만의 소아의 경우에는 마취료 소정점수의 50%를, 만 1세 이상 만 6세 미만의 소아 또는 만 70세 이상의 노인의 경우에는 마취료 소정점수의 30%를 가산한다. 단, 상급종합병원 · 종합병원은 신생아 마취 시 120%, 만 1세 미만의 소아의 경우 100%, 만 1세 이상 만 6세 미만의 소아의 경우 50%를 가산한다.

③ 장기이식수술마취, 심폐체외순환법마취, 일측폐환기법마취, 고빈도제트환기법마취, 개흉적 심장수술마취, 뇌종양 · 뇌혈관질환에 대한 개두술마취, 중증외상환자에 대한 수술마취 시에는 마취료 소정점수의 50%를 가산한다.

④ 18시~09시 또는 공휴일에 응급진료가 불가피하여 마취를 행한 경우에는 소정점수의 50%를 가산한다. 이 경우 해당 마취를 시작한 시각을 기준(착수시간)으로 산정한다.

⑤ 수술 중에 발생하는 우발사고에 대한 처치(산소흡입, 응급적 인공호흡) 또는 주사(강심제) 등의 비용은 별도 산정할 수 있으나, 그 밖의 경우에는 산소흡입, 응급적 인공호흡비용 및 EKG 모니터링료는 산정하지 아니한다.

⑥ 동일 목적을 위하여 2개 이상의 마취를 병용한 경우 또는 마취 중에 다른 마취법으로 변경한 경우에는 주된 마취의 소정점수만 산정한다.

⑦ 제6장(마취료)에 분류되지 아니한 표면마취, 침윤마취 및 간단한 전달마취의 비용은 제2장(검사료), 제9장(처치 및 수술료) 또는 제10장(치과처치 및 수술료)에 분류한 소정 시술료에 포함되므로 별도 산정하지 아니한다.

⑧ 마취통증의학과 전문의 초빙료를 산정하는 경우에는 초빙된 마취통증의학과 전문의의 면허종류, 면허번호를 요양급여비용 청구명세서에 기재하고 마취통증의학과 전문의가 서명 또는 날인한 마취기록지를 비치하여야한다.

⑨ 18~09시, 토요일 및 공휴일에 의원(보건의료원 포함)·치과의원(보건의료원 포함) 외래에서 별도 고시한 열거한 항목에 대하여 마취를 행한 경우에는 소정점수의 30%를 가산한다.

(3) 신경차단술료 및 신경파괴술료

① 신경차단술료

신경차단술 시 사용한 약제(국소마취제, 스테로이드제, 조영제등)는 "약제급여목록 및 급여상한금액표"에 따라 실사용량으로 산정한다.

② 신경파괴술료

신경파괴술 시 사용한 약제는 소정점수에 포함되어 있으므로 별도 산정하지 아니한다.

(4) 마취료 구성요소

마취료 수가는 마취행위료와 마취용 재료 및 마취약제로 구성되고 있다.

(5) 마취료 산정(시간)

마취관리기본은 1시간이며, 마취 유지는 1시간을 초과하여 마취관리를 지속시킨 경우에 매 15분 증가할 때마다 산정한다.

2) 분류번호별 산정 기준 및 명세서 작성요령

(1) 마취분류번호 및 산정지침

표 7-1 마취분류번호 및 산정지침

<table>
<tr><th>분류번호</th><th>코드</th><th>분류</th><th>비고</th></tr>
<tr><td rowspan="3">바-1</td><td colspan="3">정맥마취</td></tr>
<tr><td>L0101</td><td>가. 전신마취</td><td></td></tr>
<tr><td>L0102</td><td>나. 부위(국소)마취</td><td>주: 정맥 내 국소마취제를 주입하여 실시한 경우에 산정한다.</td></tr>
<tr><td rowspan="5">바-2</td><td colspan="3">마취</td></tr>
<tr><td>L7990</td><td colspan="2">주: 마취통증의학과 전문의를 초빙하여 실시한 경우에는 1,415.18점을 산정한다. 다만, 의료법 제3조제3항의 규정에 의한 종합병원인 요양기관 또는 마취통증의학과 전문의가 상근하고 있는 병 · 의원급 요양기관은 제외한다.</td></tr>
<tr><td colspan="3">가. 마취관리기본 [1시간기준]</td></tr>
<tr><td>L1211
L1212
L1213
L1214
L1215</td><td colspan="2">(1) 기관 내 삽관에 의한 폐쇄순환식 전신마취
(2) 마스크에 의한 폐쇄순환식 전신마취
(3) 척수마취
(4) 경막외마취
(5) 상박신경총마취</td></tr>
<tr><td colspan="3"></td></tr>
<tr><td rowspan="3"></td><td colspan="2">나. 마취유지</td><td>수 : 1시간을 조과하여 마취관리를 시속시킨 경우에 매 15분 증가할 때마다 산정한다.</td></tr>
<tr><td>L1221
L1222
L1223
L1224</td><td colspan="2">(1) 기관 내 삽관에 의한 폐쇄순환식 전신마취
(2) 마스크에 의한 폐쇄순환식 전신마취
(3) 척수마취
(4) 경막 외 마취</td></tr>
<tr><td>L1225</td><td colspan="2">(5) 상박신경총마취</td></tr>
</table>

(2) 마취료 진료비명세서 작성(예시)

① 마취료의 진료비 명세서 작성은 마취재료 및 약제는 종별가산율이 적용되지 않는 (Ⅰ)란에 기재하고, 마취료는 종별가산율이 적용되는 마취료는 (Ⅱ)란에 기재한다.

② 공휴일에 만 6세 미만 소아환자가 마취를 시행 시 마취료 산정은 소정마취료 × (1 + 0.3 + 0.5)로 계산한다.

2. 이학요법료

1) 재활 및 물리치료료

재활 및 물리 치료료는 통증을 완화시키거나 불편해진 신체기능을 회복시키기 위해서 실시하는 재활치료나 물리치료에 대한 비용이다. 재활 및 물리치료에는 열치료, 냉치료 등의 기본물리치료, 파라핀욕, 수치료, 운동치료 등의 단순재활치료, 풀치료, 작업치료, 보행치료 등의 전문재활치료, 피부과적 자외선치료, 적외선 치료 등의 기타치료로 구분된다.

물리치료는 열(heat), 한냉(cold), 물(water), 광선(light), 전기(electricity), 마사지(massage), 운동(exercise) 및 초음파(ultrasound) 등의 물리적 요소를 이용하여 상병, 절단, 손상 등의 신경 근골격계의 병변을 치료하는 것으로 재활의학에 있어서 중요한 치료분야의 하나이다. 또한, 물리치료는 치료의 보조수단으로 시행되어 왔으나 의학의 발달과 함께 새로운 치료방법 및 의료공학의 발전으로 최근에는 치료대상도 점차 확대되어 가고 있는 추세이다.

2) 이학요법료 산정지침

(1) 기본물리치료료

① 해당항목의 물리치료를 실시할 수 있는 일정 면적의 해당 치료실과 장비를 보유하고 있는 요양기관에서 의사의 처방에 따라 상근하는 물리치료사가 실시하고 그 결과를 진료기록부에 기록한 경우에 산정한다.

② 표층열치료, 한냉치료, 경피적 전기신경자극치료, 간섭파전류치료는 1일 2회 이상 실시한 경우에도 외래는 1일 1회, 입원은 1일 2회만 산정한다.

표 7-2 기본물리치료 산정기준 및 지침

분류번호	코드	분류	기준 및 산정지침
사101	MM010	표충열치료	1. 온습포,적외선치료 등을 포함한다. 2. 같은날 심층열치료를 동시에 실시한 경우 표층열치료는 50% 산정
사101 −1		한냉치료	1. 한냉치료와 온열치료를 동시에 실시한 경우에는 한 가지만 산정한다. 2. 장비에 불문하고 소정점수를 산정한다.
	MM011 MM012	가. 콜드백 나. 냉동치료	
사102	MM020	심층열치료(1일당)	초음파치료, 극초단파치료, 초단파치료 등을 포함한다.
사103	MM030	자외선치료(1일당)	
사104	MM070 MM080	경피적 전기자극치료(TENS)	간섭파전류치료(ICT)를 실시한경우도 소정점수를 산정한다.
사105	MM090	맛사지치료(1일당)	근마비로 인한 연부조직위축, 감염 및 외상으로 인한 연부조직유착을 개선하기 위하여 수기로 20분 이상 실시한 경우에 산정한다.
사106	MM101	단순운동치료(1일당)	1. 근육기능장애와 관절장애에 대해 각종 운동, 자세 교정운동 등을 포함하여 10분 이상 실시한 경우에 산정한다. 2. 재활기능 치료와 동시에 실시하는 경우에는 주된 항목의 소정점수만 산정한다.

(2) 단순재활치료료

① 해당항목의 물리치료를 실시할 수 있는 일정한 면적의 해당치료실과 실제 사용할 수 있는 장비를 보유하고 있는 요양기관에서 재활의학과, 정형외과, 신경외과, 신경과 또는 외과, 흉부외과 또는 마취통증의학과 전문의가 상근하여야 하며, 해당 전문의 또는 전공의의 처방에 따라 상근하는 물리치료사가 실시하고 진료기록부에 기록한 경우에 산정한다.

② 간헐적 견인치료, 전기자극치료는 1일 2회 이상 실시한 경우에도 외래는 1일 1회, 입원은 1일 2회만 산정한다.

③ 파라핀욕 및 수치료(증기욕, 정규욕조, 대조욕, 회전욕, 하버드탱크치료), 유속치료, 간헐적 견인치료, 운동치료, 압박치료는 1일당으로 산정한다.

④ 전기자극치료(EST)는 마비근자극 치료를 목적으로 실시한 경우에 산정한다.

⑤ 단순재활치료는 파라핀욕, 수치료, 유속치료, 전기자극치료(EST), 운동치료 등이 있다.

(3) 전문재활치료료

① 해당항목의 물리치료를 실시할 수 있는 일정한 면적의 해당치료실과 실제 사용할 수 있는 장비를 보유하고 있는 요양기관에서 재활의학과 전문의가 상근하고, 해당 전문의 또는 전공의의 처방에 따라 상근하는 물리치료사(작업치료, 일상생활동작 훈련치료, 재활사회사업, 연하장애 재활치료 제외) 또는 해당분야 전문치료사(작업치료사는 작업치료, 일상생활동작 훈련치료, 연하장애 재활치료에 한하고, 사회복지사는 재활사회사업에 한함)가 실시하고 그 결과를 진료기록부에 기록한 경우에 산정한다.

② 중추신경계발달 재활치료, 작업치료, 신경인성 방광훈련치료, 기능적 전기자극치료, 재활기능치료는 1일 2회 이상 실시한 경우에도 외래는 1일 1회, 입원은 1일 2회만 산정한다.

③ 단순 작업치료와 복합 작업치료는 정형외과 또는 신경외과 전문의가 상근하고, 해당 전문의 또는 전공의의 처방에 따라 작업치료사가 실시하고 그 결과를 진료기록부에 기록한 경우에도 산정할 수 있다.

④ 근막동통유발점 주사자극 치료는 재활의학과 전문의 또는 동통 재활분야 교육을 이수한 의사가 직접 실시한 경우에 산정한다.

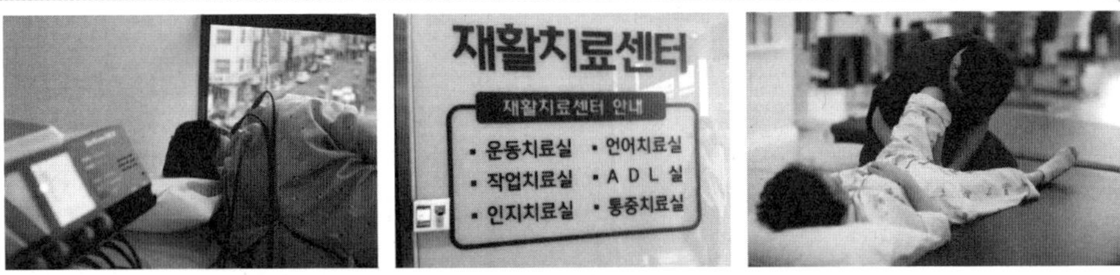

그림 7-2 ▶ 기본 물리치료 및 재활치료

표 7-3 전문재활치료 산정기준 및 지침

분류번호	코드	분류	기준 및 산정지침
사-121	MM047	풀치료 가. 보행풀치료	주: 뇌졸중, 두부손상, 신경계의 이상 등으로 대기중에서 체중부하가 불가능한 경우 보행 및 보행에 필요한 하지근력을 강화시킬 목적으로 1인의 물리치료사가 1인의 환자를 1대1로 중점적으로 30분 정도 풀 내의 평행봉을 이용한 혼자서기, 체중이동, 균형잡기 등의 훈련을 하는 경우에 산정한다.
사-123	MM111	작업치료 가. 단순작업치료	주: 1인의 작업치료사가 2인 이상의 환자를 상대로 동시에 10분 이상의 훈련을 실시하는 경우에 산정한다.
사-128	MM132	재활사회사업	주: 1. 재활의학적 치료목적으로 사회복지사가 직접 실시한 경우에 한하여 산정한다. 2. 개인력조사(사129-가)는 치료기간 중 1회만 산정한다. 3. 사회사업상담(사128-나) 및 가정방문(사128-다)은 각각 주 1회 산정하되 치료기간 중 주 2회 이내만 산정한다.

(4) 기타 이학요법료

적외선치료(사-30), 자외선치료(사-31), 약욕(사-32), 피부과적 자외선치료(사-33), 피부광학요법(사-34), 간헐직 호흡치료(사-36), 요실금 진기자극치료(사-34) 등을 실시시는 1일당 산정한다.

물리치료사의 물리치료 심사기준
(보건복지부 고시 제2010-31호, 2010.5.28.)

- 물리치료사 1인당 1일 물리치료 실시 인원
  해당항목의 물리치료를 실시할 수 있는 일정한 면적의 해당 치료실과 실제 사용할 수 있는 장비를 보유하고 있는 요양기관(보건기관 포함)에서 재활 및 물리치료를 실시한 경우에 상근하는 물리치 료사 1인당 물리치료 실시인원(물리치료 실시 총 청구건수를 의미함)은 월평균(또는 주 평균) 1일 30명까지 인정하며, 이 경우 의료급여 환자를 포함함. 다만, 상근물리치료사 1인 이상이 근무하는 기관에서 시간제, 격일제 근무자(주3일 이상이면서 주 20시간 이상 근무하는 자)의 경우 0.5인으로 보아 월평균(또는 주평균) 1일 15명까지 인정함.

※ 월평균(주평균) 물리치료 실시인원 = 1개월간(1주일간) 총 물리치료 청구건수(물리치료 실시 연인원) ÷ 1개월간(1주일간) 물리치료사 근무일수

(5) 이학요법료(재활 및 물리치료료) 진료비 명세서 작성

이학요법료의 진료비 명세서 작성은 주로 행위료이므로 종별가산율이 적용되는 (Ⅱ)란에 기재한다.

3. 정신요법료

1) 정신요법료

정신요법료는 정신건강의학과 의사가 정신질환에 대한 상담 또는 전기충격요법 등의 치료비용을 말한다. 정신요법은 개인정신치료와 집단정신치료, 가족 치료, 작업 및 오락요법 등으로 여러 종류가 있다. 개인 정신 치료는 심리적 지지 및 정신장애를 해소할 목적으로 시행되며, 치료가 이루어진 시간에 따라 지지요법과 집중요법, 그리고 심층분석요법으로 나누어진다.

(1) 정신요법료 산정지침

① 정신요법료는 정신건강의학과 전문의가 정신건강의학과 환자에게 행한 경우에 산정하되 반드시 분류항목별 치료행위에 관한 내용을 진료기록부 등에 기록한 경우에 산정할 수 있다.

② 위 ①의 규정에도 불구하고 다음의 분류 항목은 정신건강의학과 전문의 지도하에 정신건강의학과 전공의가 실시한 경우에도 산정할 수 있다. 아래 1.은 3년차 이상 전공의가 실시한 경우에 산정할 수 있다.

1. 개인정신치료 Ⅴ(아-1-마), 역동상호작용적 집단정신치료(아-2-나), 약물이용면담(아-5), 인지행동치료 개인(아-6-가)
2. 개인정신치료 Ⅰ(아-1-가), 개인정신치료 Ⅱ(아-1-나), 개인정신치료 Ⅲ(아-1-다), 개인정신치료 Ⅳ(아-1-라), 가족치료(아-3), 전기충격요법(아-7), 지속적 수면요법(아-8)

③ 위 ②에서 규정한 분류항목 이 외에는 정신건강의학과 전문의 지도하에 정신건강의학과 전공의 또는 상근하는 전문요원(정신간호사, 사회복지사, 작업치료사)이 실시한 경우에도 산정할 수 있다. 다만, 정신의학적 사회사업(아-11)은 사회복지사가 직접 실시한 경우에만 산정한다.

(2) 정신요법료 산정기준 및 지침

표 7-4 정신요법료 산정기준 및 지침

분류번호	코드	분류	기준 및 산정지침
	NN001 NN002 NN003 NN004 NN005	개인정신치료 (Individual Psychotherapy) 가. 개인정신치료 I (10분 이하) 나. 개인정신치료 II (10분 초과 20분 이하) 다. 개인정신치료 III (20분 초과 30분 이하) 라. 개인정신치료 IV (30분 초과 40분 이하) 마. 개인정신치료 V (40분 초과)	정신의학적 평가하에 치료자와의 관계를 통해 환자의 기능과 심리를 지지함으로써 정신건강과 관련된 질병치료 및 증상개선 목적의 정신치료를 시행한 경우에 산정한다.
아-2	NN021 NN022 NN023	집단정신치료 (Group Psychotherapy) 가. 지지표현적 집단정신치료 나. 역동상호작용적 집단정신치료 다. 정신치료극(Psychodrama)	1. 정신의학적 평가하에 환자가 집단을 형성하여 치료자 및 집단 간 대인관계 상호작용을 통해 증상해소, 경감, 성격변화 등을 목적으로 시행한 경우에 산정한다. 2. 「가」, 「나」, 「다」 각각 주 2회 이내만 산정한다.
아-3	NN031 ~2	가족치료 가. 개인 나. 집단	「가」, 「나」 각각 주 1회만 산정한다.
아-4	NN040	작업 및 오락요법	1. 실시 종목 수에 관계없이 소정점수를 산정한다. 2. 외래의 경우 주 1회, 입원의 경우 주 5회 이내만 산정한다.
아-5	NN050	약물이용면담	치료기간 중 2회 이내만 산정한다.

아-6	NN061 NN062	인지행동치료 가. 개인(Individual) 나. 집단(Group)	왜곡된 사고와 비논리적 추론을 환자 스스로 발견하고 수정하도록 인지 구조와 행동·반응을 다루며 현재의 문제와 해결점에 초점을 맞추어 치료적 목표를 달성할 수 있도록 돕는 치료를 시행한 경우에 산정한다. • 개인(Individual) 1. 30분 이상 치료를 시행한 경우 산정한다. 2. 신경과 전문의 지도하에 신경과 3년 차 이상 전공의가 실시한 경우에도 산정할 수 있다. • 집단(Group) 1. 8명 이내 집단을 대상으로 치료를 시행한 경우에 산정한다. 2. 신경과 전문의 지도하에 신경과 전공의 또는 상근하는 정신건강 전문요원이 실시한 경우에도 산정할 수 있다.
아-7	NN0071 ~2	전기충격요법 (일반, 특수)	치료기간 중 20회 이내로 산정한다.
아-9	NN090	정신의학적 재활요법	2~3개월 이상 장기입원 치료 후 퇴원 전 10회 정도 산정할 수 있는 요법이다.
아-11	NN0111 ~4	정신의학적 사회사업 가. 개인력조사 나. 사회사업지도 다. 사회조사 라. 가정방문	1. 「가」는 치료기간 중 1회만 산정한다. 2. 「나」, 「다」, 「라」는 각각 주 1회 산정하되, 치료기간 중 2회 이내만 산정한다.

(3) 정신요법료 진료비 명세서 작성(예시)

정신요법료의 진료비 명세서 작성은 주로 행위료이므로 가산율이 적용되는 (Ⅱ)란에 기재한다.

수행 내용 및 수행준거/ 마취료 및 이학요법료 · 정신요법료

1 마취의 종류와 마취료의 구성요소에 대하여 알아본다.

(1) 마취의 종류는 전신마취와 국소마취가 있다.

(2) 마취료의 구성요소는 마취행위료와 마취재료 및 약제가 있다.

2 마취료 산정과 가산율 적용 및 진료비 명세서 작성에 대하여 알아본다.

(1) 마취료 산정(시간)에서 마취관리 기본은 1시간이며, 마취 유지는 1시간을 초과하여 마취관리를 지속시킨 경우에 매 15분 증가할 때마다 산정한다.

(2) 신생아의 경우에는 마취료 소정점수의 100%(상급종합병원 및 종합병원 120%)를 가산하며, 만 1세 미만의 소아의 경우에는 마취료 소정점수의 50%(상급종합병원 및 종합병원 100%)를, 만 1세 이상, 만 6세 미만의 소아는 마취료 소정점수의 30%(상급종합병원 및 종합병원 50%)를 가산한다.

(3) 18~09시 또는 공휴일에 응급진료가 불가피하여 마취를 행한 경우에는 소정점수의 50%를 가산하며, 시간은 착수시간으로 산정한다.

(4) 마취료의 진료비 명세서 작성은 마취재료 및 약제는 가산율이 적용되지 않는 (Ⅰ)란에 기제히고 마취행위료는 종별가산율이 적용되는 (Ⅱ)란에 기재한다.

3 마취약제의 보험인정기준에 대하여 알아본다.

(1) 흡입마취제 보험인정기준

흡입마취제에 사용되는 약제(보건복지부 고시 제2009-73호, 2009.4.24.)

흡입마취에 사용되는 약제 중 일부 약제의 요양급여비용은 아래와 같이 산정하되 동 사용량을 초과하 는 경우 투여소견서를 첨부하여야 함.

-아 래-

- 해당약제: oxygengas(품명: 산소), halothane(품명: 할로탄), enflurane(품명: 게로란액 등), isoflur ane(품명: 포란액 등), sevoflurane(품명: 세보레인흡입액), desflurane(품명: 슈프레인)
- 단가(금액): 약제급여 · 비급여 목록 및 급여 상한금액표에 등재된 상한금액 범위 내에서 요양기관이 실제 구입한 금액
- 사용량: 실사용량을 불문하고 아래의 사용기준량으로 산정함.
  - 산소: 15분당 45 ℓ(전신마취에 한함) – 할로탄: 15분당 7.5mℓ
  - 엔플루란: 15분당 7.5mℓ
  - 이소플루란: 초회량 15분까지 12.9mℓ, 유지량 15분당 5.5mℓ

– 세보플루란: 초회량 15분까지 9.5mℓ, 유지량 15분당 5mℓ
– 슈프레인: 초회량 15분까지 15ml, 유지량 15분당 10.7mℓ
※ 흡입마취에 사용되는 약제 중 상기 품목을 제외한 치오펜탈나트륨, 썩시닐콜린, 판크로니움은 실제 사용량으로 산정함.

(2) 전신마취제[111] 보험인정기준

sevoflurane 흡입액(품명: 세보레인흡입액)/(고시 제2001-43호, 2001.8.8.)

아래와 같은 기준으로 투여 시 요양급여를 인정하며, 허가사항 범위이지만 동 인정기준 이 외에 투여한 경우에는 약값의 100분의 100을 본인부담토록 함.

– 아 래 –

- 소아의 마취유도와 유지
- 뇌질환, 심장질환, 신장질환 및 장기이식수술
- 간기능 이상 환자, 간질환의 기왕력이 있는 환자의 마취유도와 유지
- 2시간 이내의 마취를 요하는 수술

(고시 제2001-43호, '01. 8. 8)

isoflurane제제(품명 : 포란액 등)/(고시 제2005-71호, 2005.10.31.)

아래와 같은 기준으로 투여 시 요양급여를 인정하며, 허가사항 범위이지만 동 인정기준 이 외에 투여한 경우에는 약값 전액을 환자가 부담토록 함.

– 아 래 –

- 뇌질환, 심장질환, 신장질환 및 장기이식 수술 · 신생아 마취에 선택적으로 사용할 경우
- 2시간 이내에 마취를 요하는 수술 · 간기능 이상환자, 간질환의 기왕력이 있는 환자의 마취 시 사용한 경우

(3) propofol 주사제(품명: 포폴주)

세부인정기준 및 방법(고시 제2009-95호, 2009.6.1.)

1. 아래와 같은 기준으로 투여 시 요양급여를 인정하며, 허가사항 범위이지만 동 인정기준 이 외에 투여한 경우에는 약값 전액을 환자가 부담토록 함.

– 아 래 –

- 30분 초과 2시간 이내의 마취를 요하는 수술
- 뇌질환, 심장질환, 신장질환, 장기이식 시술환자, 간기능 이상환자, 간질환의 기왕력이 있는 환자에게 마취유도 및 유지목적으로 사용한 경우(단, 마취유지 시 최초 10분간은 10mg/kg/hr, 추가 10분간은 8mg/kg/hr, 그 이후는 6mg/kg/hr 용량의 범위 내에서 투여 시)
- 마취유도 목적으로 150mg/15ml/Amp 1개 투여 시

2. 개심술의 마취 시 구연산펜타닐을 주마취제로, 프로포폴을 보조마취제로 병용 투여하는 경우에는 프로포폴제제를 4mg/kg/hr 이내로 인정

4 마취약재료의 명세서 작성 시 실례를 알아본다.

표 7-5 마취약 재료 명세서 작성방법 예시

마취약 재료 명세서 작성방법 예시(전신마취를 1시간 30분 실시한 경우)			
분류명(예외구분코드)	일일투여량	총 투여일수	비고
(55) 아산화질소 45 ℓ /15분	6	1	
(55) 산소 1 ℓ /1분	45	6	45L/15분 = 3L/1분
(55) 치오펜탈나트륨 500㎎	1	1	1일 투여량 500㎎
(55) 썩시닐콜린 200㎎	0.5	1	1일 투여량 100㎎
(55) 판크로니움 4㎎	2	1	2㎖/A
(55) 탄산가스흡수제 450/90분 (소다라임)	1	1	450g/1시간 30분
(55) 할로탄 7.5㎖/15분(할로텐)	7.5	6	
(55) 아리레인 7.5㎖/15분 (엔푸루란, 게로란)	7.5	6	
(55) 에어레인 * (이소푸루란)	40.4	1	
(55) 에테르 25㎖/15분	6	1	

5 이학요법료 중 기본 물리치료료 및 전문 재활치료료의 주요 산정지침에 대하여 알아본다.

(1) 기본 물리치료료는 표층열치료, 한냉치료, 경피적 전기신경자극치료, 간섭파전류치료는 1일 2회 이상 실시한 경우에도 외래는 1일 1회, 입원은 1일 2회만 산정한다.

(2) 전문 재활치료 중 중추신경계발달 재활치료, 작업치료, 신경인성 방광훈련치료, 기능적 전기자극치료, 재활기능치료는 1일 2회 이상 실시한 경우에도 외래는 1일 1회, 입원은 1일 2회만 산정한다.

6 정신요법료 산정기준 및 지침에 대하여 알아본다.

(1) 정신요법료는 정신건강의학과 전문의가 정신건강의학과 환자에게 행한 경우에 산정하되 반드시 분류항목별 치료행위에 관한 내용을 진료기록부 등에 기록한 경우에 산정할 수 있다.

(2) 정신건강의학과 전문의 또는 3년차 이상 정신건강의학과 전공의가 실시한 경우 산정:

개인정신치료 Ⅴ(아–1–마), 역동상호작용적 집단정신치료(아–2–나), 약물이용면담(아–5), 인지행동치료 개인(아–6–가)이 있다.

(3) 정신건강의학과 전문의 또는 정신건강의학과 전공의가 실시한 경우 산정: 개인정신치료 Ⅰ(아–1–가), 개인정신치료 Ⅱ(아–1–나), 개인정신치료 Ⅲ(아–1–다), 개인정신치료 Ⅳ(아–1–라), 가족치료(아–3), 전기충격요법(아–7), 지속적 수면요법(아–8)이 있다.

7 정신의학적 사회사업의 산정기준에 대하여 알아본다.

정신의학적 사회사업(아–11)은 사회복지사가 직접 실시한 경우에만 산정한다.

수행 Tip!

• 대한병원협회 및 건강보험심사평가원 홈페이지를 검색하여 마취료 및 이학요법료·정신요법료 산정기준에 대한 자료를 수집하여 활용한다.

7-2 처치 및 수술료 · 캐스트료 · 치과

학습목표

1 | 처치 및 수술료의 산정기준 및 지침에 의거 행위료와 재료대를 산정할 수 있다.
2 | 캐스트료의 산정기준 및 지침에 의거 행위료와 재료대를 산정할 수 있다.
3 | 치과처치 및 수술료의 산정기준에 의거 행위료와 재료대를 산정할 수 있다.

필요 지식

1. 처치 및 수술료

1) 처치 및 수술료

처치(Treatment) 및 수술료(Operation)는 질병이나 부상의 치료를 위한 처치와 수술에 대한 비용이다. 처치는 외과 처치, 피부과 처치, 화상 처치, 좌욕, 관장, 인공호흡 등의 행위가 있다. 수술은 의사가 손이나 기구로 직접 행하는 외과적인 의료 행위를 말한다. 처치 및 수술료 항목 안에는 절개술이나 창상봉합술 같은 기본처치, 피부 및 연부조직, 근골, 코, 기관, 폐, 순환기, 비장 및 림프절, 편도, 식도, 위, 장 등 신체 각 부위별로 이루어지는 수술들과 응급처치, 중재적 시술 등으로 그 종류매우 다양하다. 또한, 처치 및 수술료는 의사의 진료 행위와 시간, 그리고 치료의 난이도 등을 고려하여 수가가 산정되기 때문에 그 비용과 종류는 매우 다양하다.

(1) 수술용어

수술 시 사용하는 수술용어는 다음과 같다.

① 수술(Operation)

외과의사의 손에 의해서 기구를 가지고 시행되는 행위 즉, 외과적 치료를 말한다.

② 요법(Therapy)

질환치유를 위하여 취하는 처치를 말한다.

③ 제거술(Remove)

피하조직에 있는 매스(Mass)나 이물질을 제거하는 행위를 말한다.

④ 이식술(Graff)

조직이식 즉, 피부 전층을 채취해서 작은 구멍을 많이 뚫어 비교적 큰 결손부에 이식하는 것을 말한다.

⑤ 성형술(Plasty)

Plasty Surgery, 조직결손, 기형, 운동장애 등에 대하여 정상의 형태나 기능을 주기 위한 수술을 말한다.

⑥ 절개술(Osteotomy)

Incision, 체 조직을 칼 등으로 잘라 열어 헤치는 것을 말한다.

⑦ 절제술(Ostoectomy)

Excision, 체조직을 칼 등으로 잘라서 열어 떼어 내는 것을 말한다.

⑧ 정복술(Reduction)

골절을 복원하는 것을 말한다.

⑨ 생검술(Biopsy)

생체에서 피검조직을 채취하여 검사하는 방법이다.

⑩ 냉동술(Cryourgery)

극심한 저온처리에 의하여 조직을 파괴하는 것으로 두개 내나 피부의 일부 수술에 사용된다.

⑪ 용해술, 박리술(lysis)

분해는 특수한 화학물에 의하여 화학물질이 분해되는 것을 뜻하며, 박리는 유착된 장기가 분리에 의하여 이동하는 것을 말한다.

⑫ 고정술(Fixation)

일정한 장소에 지지 봉합하여 묶어 매는 행위 또는 수술을 말한다.

⑬ 절단술(Amputation)

사지와 신체의 부속물, 돌출물을 제거하는 수술을 말한다.

⑭ 견인술(Traction)

어떤 기관의 장축을 따라서 끌어당기는 행위를 말한다.

⑮ 천두술, 천공술(Trephination)

뼈(bone)에 천공한 경우를 뜻하며, 천공술을 통하여 흡인 내지는 배액처리를 시행하는 것을 말한다.

⑯ 개두술(Craniotomy)

두 개의 일부를 절제, 즉 두개를 열어 뇌를 노출시키는 수술로 두개 파쇄와 내용물 제기에 의해 만출을 용이히게 히는 수술을 말한다.

⑰ 천자(Centesis)

주사침, 투관침, 바늘로서 조직에 천공을 만들거나 그들을 사용하여 배액하는 것을 말한다.

⑱ 교정술(Correction)

보정시력을 보강하기 위하여 렌즈의 굴절 상태를 교정하는 것을 말한다.

⑲ 재건술(Reconstuction)

복구, 재구성, 복원하는 수술을 말한다.

⑳ 치환술(Dispacement)

정상 위치 또는 장소로부터 이탈하는 것을 의미한다.

㉑ 복원술(Repair)

수복, 치유, 새로운 건강한 세포의 성장 또는 외과적 처치에 의해 파손이나 상해된 조직을 물리적 기계적으로 복원하는 것을 말한다.

㉒ 누공술, 문합술(Stomy)

관강기관에 인공적 개구부를 외과적으로 만드는 것을 말한다.

㉓ 봉합술(Suture/Rrhaphy)

절개 부분 또는 창상의 접합을 위한 수술을 말한다.

㉔ 개복술(Laparotomy)

복부에 외과적 수술을 가하여 복강에 도달하는 것을 말한다.

㉕ 세척(Irrigation)

관주, 세척, 세정, 물이나 기타의 액체를 흘려서 씻는 것을 말한다.

㉖ 고정술(Desis)

강직관절의 수술에 의한 형성을 말한다.

㉗ 박피술(Decortication)

피질박리를 구조기관으로부터 피질을 박리하는 것을 말한다.

㉘ 절골술(Osteotomy), 골절제술(Ostectomy)

절골술은 골의 외과적 절단을 의미하며, 골절제술은 뼈의 절제(excision of bone)를 말한다.

(2) 처치 및 수술료 산정지침

① 18~09시 또는 공휴일에 응급진료가 불가피하여 처치 및 수술을 행한 경우에는 소정점수의 50%를 가산한다. 다만 22~06시에 분만(자-435, 자-436, 자-450, 자-451)을 시행한 경우에는 소정점수의 100%를 가산한다. 이 경우 해당처치 및 수술을 시작한 시각(착수시간)을 기준하여 산정한다.

② 제1절(처치 및 수술료)에 기재되지 아니한 처치 및 수술로서 간단한 처치 및 수술의 비용은 기본 진료료에 포함되므로 별도 산정하지 아니한다.

③ 제1절(처치 및 수술료)에 기재되지 아니한 처치 및 수술로서 위 ②에 해당되지 아니하는 처치 및 수술료는 제1절에 기재되어 있는 가장 비슷한 처치 및 수술 분류항목의 소정점수에 의하여 산정한다.

④ 대칭기관(눈, 귀, 난소 등)에 관한 처치 및 수술 중 "양측"이라고 표기한 것은 "양측"을 시술할지라도 소정점수만 산정한다. (예: 정관수술(자-389-1), 난관결찰술(자-434))

⑤ 동일 피부 절개하에 2가지 이상 수술을 동시에 시술한 경우 주된 수술(제1의 수술)은 소정점수에 의하여 산정하고, 부수된 수술(제2의 수술)부터는 해당수술 소정점수의 50%([종합병원(상급종합병원 포함)은 70%]를 산정한다. 다만 주된 수술 시에 부수적으로 동시에 실시하는 수술의 경우에는 주된 수술의 소정점수만 산정한다.

※ 동일절개하에서 2가지 이상 수술을 동시에 시술한 경우 주된 수술이란 2가지 이상 수술 중 소정금액이 높은 수술을 기준으로 한다.

⑥ 제1절에 기재된 분류항목 중 상 · 하악골 악성종양 절제술(자-40-나, 자-43-나), 비강, 부비동 악성종양 적출술(자-96), 비인강 악성종양 적출술(자-104-1), 후두 전 적출술(자-122-1-다), 후두 및 하인두 전 적출술(자-125), 후두 전 적출 및 하인두 부분 적출술(자-125-1), 구순암 적출술(자-215), 설암수술(자-218), 구강내 악성종양 적출술(자-220-다), 이하선 악성종양 적출술(자223-나), 인두 악성종양 적출술(자-229-1), 부갑상선 악성종양 절재술(자-454-나), 갑상선 악성종양 근치수술(자-456) 시행 시 경부의 림프절 청소술을 병행한 경우에는 위 ⑥에도 불구하고 경부림프절 청소술(자-211) '주'의 소정점수를 별도 산정한다.

⑦ 근접하고 있는 다발성 절종을 수개처에서 절개한 경우나 동일 검내에 존재하는 맥립종, 산립종의 수술 등은 1회 절개로 간주한다.

⑧ 수술을 개시하였으나 병상의 급변 등 부득이한 사유로 인하여 중도에서 중단하여야 할 경우에는 수술의 중단까지와 시술 상태가 가장 비슷한 항목의 수술료를 산정한다.

⑨ 각 분류항목의 처치 및 수술 등에 레이저를 이용한 경우에도 각 분류항목의 소정점수만을 산정한다.

⑩ 각 분류항목의 처치 및 수술 등에 내시경을 이용한 경우 내시경료는 소정 시술료에 포함되므로 별도 산정하지 아니한다.

⑪ 처치 및 수술 시에 사용된 약제 및 치료 재료대는 소정점수에 포함되므로 별도 산정하지 아니한다. 다만, 다음에 열거한 약제 및 치료 재료대는 "약제 및 치료재료의 비용에 대한 산정기준"에 의하여 별도 산정한다.

⑫ 보건복지부가 별도 고시(열거)한 특정항목을 외과 전문의가 시행한 경우에는 소정점수의 20%(별표 1) 또는 30%(별표 2)를 가산한다.

⑬ 보건복지부가 별도 고시한 특정항목을 흉부외과 전문의가 시행한 경우 해당 항목은 소정점수의 20%(별표 3), 30%(별표 4), 70%(별표 5), 100%(별표 6)를 가산한다.

⑭ 입원 중인 신생아에게 처치 및 수술을 행한 경우에는 해당 항목 소정점수의 100%를 가산하되, 상급종합병원 · 종합병원은 120%를 가산한다.

⑮ 입원 중인 만 1세 미만의 소아에게 처치 및 수술을 행한 경우에는 해당항목 소정점수의 50%를 가산하되, 상급종합병원 · 종합병원은 100%를 가산한다.

⑯ 입원중인 만 1세 이상의 만 6세 미만 소아에게 처치 및 수술을 행한 경우에는 해당항목 소정점수의 30%를 가산하되, 상급종합병원 · 종합병원은 50%를 가산한다.

⑰ 한 가지 항목에 ⑫와 ⑭, ⑬과 ⑭, "화상치료 가산"과 ⑭, ⑫와 ⑮, ⑬과 ⑮, "화상치료 가산"과 ⑮, ⑫와 ⑯, ⑬과 ⑯ 또는 "화상치료 가산"과 ⑯의 두 가지 가산이 동시에 적용되는 경우에는 첫 번째 자리에 각각 K, L, M, N, P, Q, U, V 또는 W로 기재하여 산정한다.

⑱ 열거한 항목(별표 7)을 성형외과 전문의가 시행한 경우 소정점수의 50%를 가산한다.

⑲ [기관, 기관지 및 폐], [소화기내시경하 시술]의 항목 중 진정내시경 환자관리료의 요양급여의 적용기준 및 방법에 관한 세부사항에 따라 진정내시경을 실시한 경우 제2장 제4절 [내시경]의 진정내시경 환자관리료의 소정점수 및 주항의 가산율을 적용한다.

⑳ 18~09시, 토요일 및 공휴일에 의원(보건의료원 포함) · 치과의원(보건의료원 포함) 외래에서 (별표8)에 열거한 항목을 행한 경우에는 소정점수의 30%를 가산한다.

㉑ (별표 9), (별표 10) 및 (별표 11)에 열거한 신경외과 전문의가 시행한 경우에는 해당항목 소정점수의 (별표 9)는 5%, (별표 10)은 10%, (별표 11)은 15%를 가산한다.

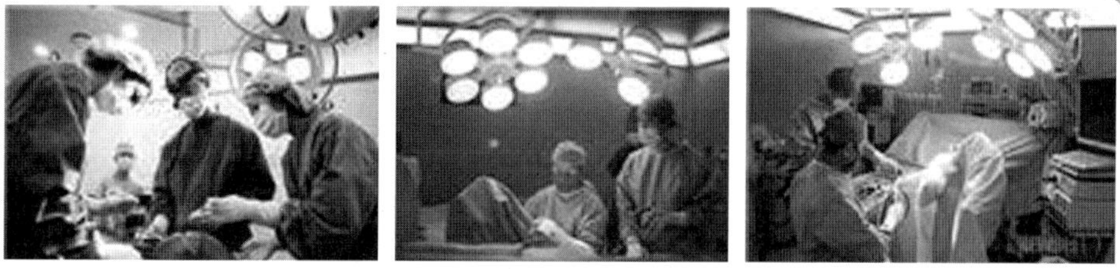

그림 7-3 ▶ 수술사진

(3) 치료재료

치료재료료는 검사, 처치 및 수술 등에 사용되는 재료비용을 말한다. 치료재료의 종류에는 봉합사, 붕대, 고정용나사, 인조뼈, 인대나 힘줄, 인공수정체, 인공심 박기, 인공와우, 소변주머니 같은 배액용기 등 참으로 다양하다.

표 7-6 약제 및 치료재료 별도 산정 품목

약제 및 치료재료의 비용에 대한 산정기준에 의하여 별도 산정품목		
① 인공식도	② 인공심장판막	③ 인공심폐회로
④ 인공심박기	⑤ 인조혈관	⑥ 인공관절
⑦ 골, 관절의 수복 또는 결손보철용 인공재료(체내유치)		
⑧ 인공수정체	⑨ 조직대용인조섬유포	⑩ 1회용 혈산화기
⑪ 동정맥간도회로	⑫ 경정맥용 심박기선전극	⑬ 심근부착용 심박기도선전극
⑭ 심장수술용 카테터	⑮ 혈관내수술용카테터	⑯ 담석제거용카테터
⑰ 뇌동맥류 수술용 크립		
⑱ 체내고정용 나사, 고정용 금속핀, 고정용 금속선, 고정용 못		
⑲ 지속적 주입, 지속적 배액 및 지속적 배기용 도관(체내유치)		
⑳ 폴리비니루, 호루말 등 충전술 사용재료, 고주파신경자극(수술 삽입 시에만 인정)		
㉑ 고주파신경자극기(수술 삽입 시에만 인정)		
㉒ 고정용 신축성 붕대		
㉓ 개심술, 안면수술 등 장관이 별도로 정한 처치 및 수술 시 사용된 봉합사		
㉔ 일반처치 또는 수술 후 처치, 피부과 처치, 화상처치, 위세척에 사용된 생리식염수(단, 사용량 500㎖ 이상인 경우에 한함)		
㉕ 피부과처치 또는 화상처치시 사용된 연고, 처치 및 수술시 사용된 인체주입용 약제(단, KMnO4 등의 소독약제는 소정처치 및 수술료에 포함되므로 별도 산정하지 아니한다.)		
㉖ 산정지침 (10)에 해당되는 레이저시술 중 장관이 별도로 인정한 "레이저시술"에 소요된 레이저 재료대		
㉗ 제1절(처치 및 수술료) 및 제2절(캐스트료) 분류항목에 별도로 표기한 경우		
㉘ 기타 장관이 별도로 인정한 약제 및 치료재료(인체조직 포함)		

■ 사용 빈도 높은 진료재료 보험급여 인정기준

① 기관 내 삽관튜브(Endo Tube)

기관내삽관튜브(Endo Tube)

「본인일부부담금 산정특례에 관한 기준」 제4조 중증질환자 산정특례 대상에 한하여 전신마취환자, 인공호흡기 사용환자 또는 기도유지를 목적으로 기관 내 튜브를 삽관하는 환자에게 1개/주 인정하되, 그 외의 경우에는 폐결핵환자, 인공호흡기를 8시간 이상 사용환자, 장기간 사용환자에게 치료 기간 중 1개 인정함(보건복지부 고시 제2005-61호).

② 유치카테터(Silicone Foley Catheter)

유치카테터(Silicone Foley Catheter)

1주 이상 유치해야 할 상병에 한하여 2주에 1개를 별도 산정함을 원칙으로 하되, 유치카테터의 기능 이상, 폐색, 요로 감염 등이 있는 경우에는 추가 산정함. 다만, 상기 인정기준에 해당하나 인정 개수를 초과하여 사용한 경우 재료비용은 본인이 부담함(보건복지부 고시 제 2005-44호).

Release-NF Antibacterial Foley Catheter의 인정기준

항생제가 첨가된 유치용카테타 Release-NF Antibacterial Foley Catheter는 감염의 우려로 항생제 예방요법이 필요하다고 인정되는 다음의 경우에 요양급여를 인정함.

－아　래－

가. 각종 암(Cancer), Hodigikin's병, 백혈병 등 항암제 사용으로 면역기능이 저하된 환자
나. 장기이식환자
다. AIDS 환자
라. 중증화상환자
마. 척추손상으로 인해 하반신 운동불능 환자
바. 간 · 신 · 심기능 부전환자
사. 중증(severe) 이상의 급성 뇌졸중 또는 뇌손상 환자(6시간 이상의 의식손실 또는 급성소생술 후 글라스코우 혼수척도 3~8점 사이인 경우)
아. 유치카테타가 필요한 중환자로서 당뇨병이 있거나 당뇨병이 있는 환자의 외과적 수술 시

③ 소변배액용기(Urine Bag, Urine Hourly Bag)

소변배액용기(Urine Bag, Urine Hourly Bag) 및 담즙배액용기(Bile Bag)

유치카테터 설치(Foley Catheterization) 시 사용하는 소변배액용기(Urine bag, Urine Hourlybag)와 담도폐쇄성 질환 등에서 담도절개 또는 절제술 후 담즙의 체외 배출 시 사용하는 담즙배액용기(Bile Bag)는 체외 배출 시에 무균상태를 유지(Closed system)할 수 있고, 그러하지 아니한 경우(Open System) 보다 감염발생 빈도가 줄어들어 항생제 사용량 감소 등의 이점이 있으므로 동 재료는 별도 산정하되, 다음의 기준에 해당하나, 인정개수를 초과한 경우 재료비용은 본인이 부담함(보건복지부 고시 제2005-44호).

가) 소변배액용기(Urine Bag): 1주 이상 유치해야 할 상병에 한하여 2주에 1개를 별도 산정함을 원칙으로 하되, 유치카테터의 기능 이상, 폐색, 요로감염 등이 있는 경우에는 추가 산정함.
나) 시간별 소변측정용기(Urine Hourly Bag): 수술 후 환자, 중환자 등 배뇨량의 정밀측정이 요구되는 경우에 사용 시 치료기간 중 1개 산정함.
다) 담즙배액용기(Bile Bag): 좌 · 우측 간관이 막혀 있어 각각 배액이 필요한 경우에는 좌 · 우측 1개씩 인정함(치료기간 중 1개 산정).

2) 분류 항목별 처치 및 수술료 산정기준

(1) 절개술(Incision, 자-1)

① 절개술의 길이는 절개창의 길이에 의한다.

② 근접하지 아니한 여러 부위에 절개술을 시행하는 경우에는 전신을 두부, 복부, 배부, 좌 · 우, 상 · 하지의 7부위별로 구분하여 각 부위별로 소정점수를 각각 산정한다.

③ "주 2)"의 각 부위 내에 절개창이 둘 이상일 때 여러 절개창이 4″×4″ 거즈 범위 내에 포함되는 경우에는 제1범위(1cm , 1cm 이상~2cm 미만, 2cm 이상) 분류 항목을 산정하고, 4″×4″거즈 한 장 범위를 초과하는 경우에는 두 장 째 범위(봉합술마다 다르다)부터 1범위당 제2범위의 분류항목으로 각각 산정한다.

(2) 창상봉합술(Suture of the Wound, 자-2)

① 근접하지 아니한 여러 부위에 창상봉합술을 시행하는 경우에는 전신을 두부, 복부, 배부, 좌 · 우상 · 하지의 7부위로 구분하여 각 부위별로 소정점수를 각각 산정한다.

② "주 1)"의 각 부위 내에 창상봉합 부위가 둘 이상일 때 여러 창상봉합 부위가 4″×4″ 거즈 범위 내에 포함되는 경우에는 제1범위 분류항목을 산정하고, 4″×4″ 거즈 한 장 범위를 초과하는 경우에는 두 장째 범위부터 1범위당 제2범위의 분류항목으로 각각 산정한다.

(3) 일반처치 또는 수술후 처치 등, 자-2-1[1일당)]

1. 수술 후 처치료는 수술 익일부터 산정한다.
2. 사용된 거즈, 탈지면, 붕대, 반창고의 비용은 소정점수에 포함되므로 별도 산정하지 아니한다.

① 창상처치(Wound Dressing, 자2-1-가)는 같은 날 (1) 단순처치 또는 (2) 염증성처치를 여러 부위에 실시한 경우에는 두부, 복부, 배부, 좌 · 우, 상 · 하지 7부위로 구분하여 각 부위별로 소정점수를 1회만 산정한다.

1. 단순처치(Simple Dressing, 자2-1-가-1)는 수술창의 처치(경미한 염증포함), 열상 및 좌창의 처치에 산정한다.
2. 염증성처치(Infectious Wound Dressing , 자2-1-가-2)는 수술창의 심한 염증처치, 심한 욕창, 염증이 심한 상처의 처치에 산정한다.

② 장루처치(Stoma Care, 자-2-1-나)

③ 수술 후 튜브 삽입에 의한 자연 배액감시 및 처치(Natural Drainage and Care after Operation, 자-2-1-다)

④ 흡입배농 및 배액처치(Suction Drainage or Tracheostomy Suction etc., 자-2-1-라)

⑤ 좌욕(Sitz Bath, 자-2-1-마)

⑥ 체위변경처치(Position Change, 자-2-1-바)
척수손상, 뇌졸중 환자 등에서 혈액순환 도모 및 욕창방지 등을 위해 피부 마사지를 포함한 체위변경 시에 산정한다.

⑦ 회음부 간호(Perineal Care, 자-2-1-사)

⑧ 통목욕 간호(Tub Bath, 자-2-1-아)

⑨ 침상목욕 간호(Bed Bath, 자-2-1-자)

3. 같은 날에 아래 ③과 ④, ⑤와 ⑦, ⑥과 ⑨, 또는 ⑧과 ⑨를 실시한 경우에는 둘 중 한 항목의 소정점수만 산정한다.
4. 같은 날에 창상처치(Wound Dressing, 자2-1-가)의 단순 처치 또는 염증성 처치를 여러 부위에 실시한 경우에는 두부, 복부, 배부, 좌 · 우, 상 · 하지 7부위로 구분하여 각 부위별로 소정점수를 1회만 산정한다.
5. 다만, 상급종합병원 중환자실 또는 간호인력확보수준에 따른 입원환자 간호관리료 차등제 1등급인 상급종합병원에 입원중인 경우에는 [1일당], '주3' 및 '주4'에도 불구하고 1일에 「가」는 2회 이내, 「라」와 바는 3회 이내로 산정한다.

(4) 산소흡입(Oxygen Inhalation, 자-4)[1일당]

산소는 별도 산정한다.

(예: 7월 1일 09시부터 18시까지 $O_2$3 *l* 사용한 경우, 자-4 1일 $O_2$3 *l* 9시간

(5) 도뇨(Nelaton Catheterization, 자-5)

① 1회당 산정하고 1일 최대 4회까지 인정한다.

② 도뇨는 여러 가지 원인으로 방광 안에 괸 오줌이 전혀 나오지 않거나 일부가 밖으로 나오지 않을 때 카테타를 요도를 통하여 방광안에 사용하여 배출시키는 것을 의미한다.

(6) 유치카테터 설치(Foley Catheterization, 자-6)

① 유치카테터를 설치한 경우 해당항목 수가를 산정한다.

② 유치카테터(Silicone Foley Catheter)를 1주 이상 유치해야 할 상병에 한하여 2주에 1개 재료대를 별도 산정한다.

(7) 관장[관장제 포함](Enema, 자-7)

① 약물저류관장(Drug Retention)

② 가스관장(Gas)

③ 기타 관장[글리세린 관장, 생리식염수 관장, 에스에스 관장 등](Others)

(8) 피부과처치(Dematologic Dressing, 자-18)[1일당]

① 피부연고 도포 등 단순한 피부처치는 기본 진료료에 포함되므로 별도 산정하지 아니한다.

② 사용된 거즈, 탈지면, 붕대, 반창고의 비용은 소정점수에 포함되므로 별도 산정하지 아니한다.

(9) 화상처치(Bun Dressing, 자-18-1)[1일당]

① 화상부위가 수개 부위일 경우에는 수개 부위의 화상범위를 합하여 항목에 의거 산정하되, 화상범위 산정 시 1도 화상범위는 제외한다.

② 사용된 거즈, 붕대의 재료대는 별도 산정하되 탈지면, 반창고 등의 비용은 소정점수에 포함되므로 별도 산정하지 아니한다.

③ 화상범위 구분은 아래와 같다.

- 1도 화상: 표피층만 손상된 상태이며 수상 후 상처 부위에 홍반증을 동반
- 2도 화상: 표피 전부와 진피의 대부분을 포함한 손상으로 수포를 형성하며 피하조직의 부종을 동반
- 3도 화상: 표피, 진피의 전층과 피하지방층까지 손상이 파급된 상태로서 창상 부위의 조직괴사가 심하여 부종도 2도 화상에 비해 심함.

(10) 린넨팩 관리료(자-0)

CABG 린넨팩 사용 및 마취 시 린넨팩을 사용하는 경우 시간에 따라 산정한다.

(11) 쇄골골절고정술(Closed Reduction and Immobilization of Clavicular Fracture, 자-52)

① 견 및 쇄관절탈구 도수정복술 후 붕대교환 또는 쇄골골절고정술 후 붕대교환을 실시한 경우에는 497.78점을 산정한다.

② 치료기간 중 3회 이상 실시한 경우에도 3회까지만 산정하며 4회 이상 실시한 경우에는 그 재료대만 별도 산정한다.

(12) 견인술(Traction, 자-65)

입원의 경우에는 소정 시술행위에 따라 1회만 산정하고, 견인장치 기간 중 시행일로부터 감시료로 1일당 68.46점을 산정한다.

(13) 체외충격파 쇄석술(Extracoporeal Shock Lithotripsy: ESWL, 자-350) 신 · 요관결석 또는 담석, 췌석

체외충격파쇄석술은 신장, 요관, 요도 방광 등에 생긴 결석을 체외에서 충격파를 쏘아서 작은 파편으로 파쇄하여 자연 배출시키는 것을 말하며 산정기준은 다음과 같다.

① 1회를 초과하여 실시한 경우에는 5회까지 매 1회당 소정점수의 50%에 해당하는 점수로 산정하고 5회를 초과하는 경우에는 매 1회당 소정점수의 25%에 해당하는 점수로 산정하되 10회를 초과할 수 없다.

② 시술에 따른 재료대는 소정점수에 포함되므로 별도 산정하지 아니한다. 다만, Electrode를 사용한 경우에는 1회당 60,700원을 산정한다.

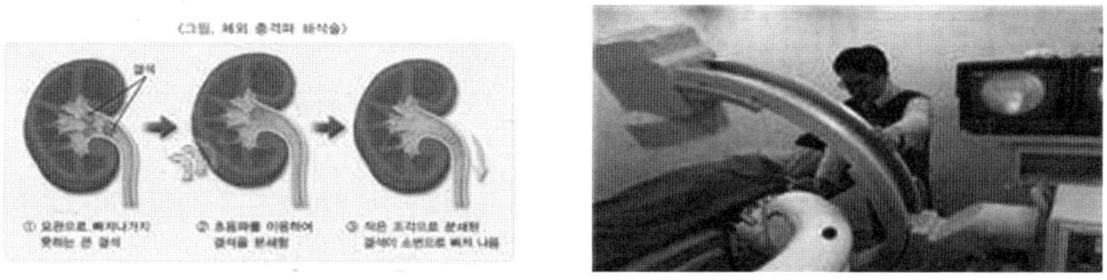

그림 7-4 ▶ 체외충격 파쇄석술

(14) 응급처치 및 가산

① 인공호흡(Artificial Ventilation, 자-585)

산소는 분당 20리터를 산정하되, 장기간 계속해서 인공호흡을 실시한 경우에는 14일을 초과한 때부터 분당 15리터를 산정한다. 다만, 만 8세 미만 소아는 기간에 관계없이 분당 10리터를 산정한다.

표 7-7 응급처치료 가산항목

분류번호	코드	분류
자-583	M5830	경피석 카테터삽입 및 인공호흡
자-585	M5851~M5858	인공호흡
자-585-1	M5859	기관 내 삽관술
자-586	M5861~M5868	고압산소처치
자-587	M5871	심폐소생술(1일당)
자-588	M5880	제세동술 및 전기적 심조율 전환(1일당)
자-590	M5901~M5903	위세척(1일당)
자-592	M5920	기관 내 세척(1일당)
자-593	M5930	쇼크방지용하의 장착
자-594	M5941~M5942	소아열성경련처치
자-595	M5951~M5953	응급고정술
자-596	M5961~M5963	급속재부 체온 조절요법

② 소아열성경련 처치(자-594)

1. 소아열성경련 응급처치[관장, 산소흡입료 포함](Resuscitation of Febrile Convulsion)
2. 주: 38.5℃ 이상의 고열이 있다가 경련을 일으킨 소아 환자에게 혀 깨뭄, 질식, 산소공급부족 방지와 경련 시간이 장기화되지 않도록 약물처치를 할 정맥 확보, 의료진의 관찰(활력징후 체크, 의식상태평가) 등을 한 경우에 산정한다.
3. 소아열성경련 예방처치[관장료 포함](Preventive Care of Febrile Convulsion)
4. 주: 38.5℃ 이상의 고열이 있는 환자가 열성경련을 일으키지 않도록 미지근한 물이나 알코올 솜 마사지, 관장 등의 방법을 시행하여 위험 수준 이하로 빠른 시간 내에 해열을 시키기 위한 조치를 한 경우에 산정한다.

(15) 혈액투석(Hemodialysis, 자-701)[1회당]

혈액투석은 우리 몸의 피를 일부 뽑아 그 속의 찌꺼기만 걸러서 버리고, 깨끗해진 피를 다시 몸속에 집어넣어 주는 것을 뜻한다.

① 사용된 재료대(Dialyser, tubing, Set, fistula needle, IV Set, Syringe, Prot ector 등)와 약제(Heparin, Heparin 길항제, 생리식염수)의 비용으로 33,900원을 산정한다.

② 사용된 투석액은 별도 산정한다.

③ 건강보험은 항목별 행위별 수가를 산정하고 의료급여는 고시된 정액수가를 산정한다.

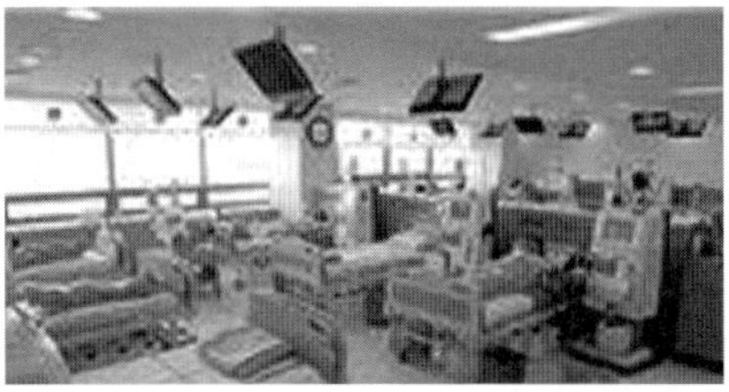

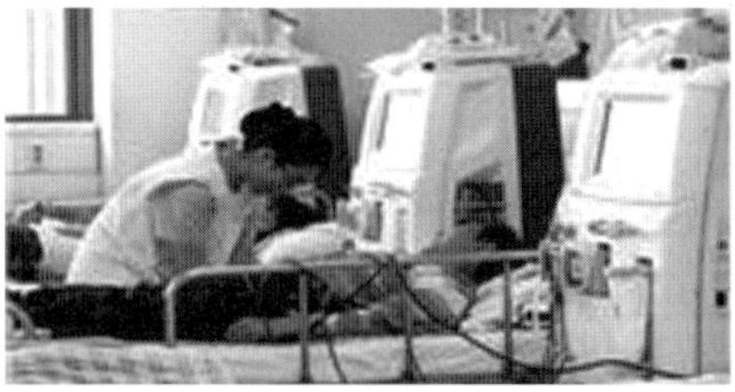

그림 7-5 ▶ 혈액투석기 및 투석

3) 처치 및 수술료 산정기준 및 지침(실례)

표 7-8 처치 및 수술료 산정기준 및 지침

분류번호	코드	분류	기준 및 산정지침
자-65	N0655 N0651 N0652	견인술 Traction 가. 골견인술 (1) 두개골(2)사지골 (3) Halovest	주: 1. 입원의 경우에만 소정 시술행위에 따라 1회만 산정한다. 2. 견인장치기간 중 시행일로부터 감시료로 1일당 30.64점을 산정한다.
자165	O1650 O1651	중심정맥 내 카테터 유치술(Placement of Central Venous Catheter)	주: 장기유치용 Catheter, G-wire, 천자침, Sheath, Tunnel Device, Reservoir, Dilator 재료대는 별도 산정한다.
자445	R4452 R4453 R4456	인공임신중절수술 (Induced Abortion) (8주~20주 이상)	주:「모자보건법」 제14조 및 동법 시행령 제15조의 규정에 해당되는 경우에 소정점수를 산정한다.
자 585-1	M5859	기관내삽관술 (Tracheal Intubation)	주: 검사 또는 마취를 위해 삽관하는 경우는 산정하지 아니하며 치료적 목적으로 단독 행위를 실시한 경우에 산정한다.
자594	M5941	소아열성 경련 처치	주: 38.5℃ 이상의 고열이 있다가 경련을 일으킨 소아 환자에게 혀깨뭄, 질식, 산소공급부족 방지와 경련 시간이 장기화되지 않도록 약물처치를 한 정맥 확보, 의료진의 관찰(활력징후 체크, 의식 상태평가) 등을 한 경우에 산정한다.
자652	M6521 M6522	경피적심방중격절개술 (Percutaneous Atrial Septostomy)	주: Cardiac Catheter 1개, Introducer 1개, Balloon Catheter 1개, G-wire, 조영제, 필름 재료대는 별도 산정한다.

4) 처치 및 수술료 진료비 명세서 작성(예시)

처치 및 수술료의 진료비 명세서 작성은 별도 인정되는 재료는 종별가산율이 적용되지 않는 (Ⅰ)란에 기재하고, 처치 및 수술료는 종별가산율이 적용되는 (Ⅱ)란에 기재한다.

2. 캐스트료

(1) 캐스트료 산정기준 및 지침

캐스트(cast)료란 석고붕대를 사용할 때 소요되는 비용을 말한다.

① 만 1세 미만의 소아에 대하여는 소정점수의 50%를 가산하며, 만 1세 이상 만 6세 미만의 소아에 대하여는 소정점수의 30%를 가산한다.

② 18~09시 또는 공휴일에 응급진료가 불가피하여 시술을 행한 경우 소정점수의 50%를 가산한다.

③ 제2절에 기재되지 아니한 시술료는 제2절에 기재되어 있는 시술 중에서 가장 비슷한 분류항목의 소정점수에 의하여 산정한다.

④ 캐스트에 사용되는 석고붕대 또는 합성캐스트는 실사용 개수 및 규격에 불문하고「부위별 석고붕대 사용기준」또는「부위별 합성캐스트 사용기준」에 의한다.

⑤ 캐스트(Cast)에 사용된 석고붕대, 합성캐스트, 외고정용 소모성 치료재료(합성수지 Splint, 석고 Splint Roll), Cast Heel, 고정용 신축성 붕대의 재료대는 별도 산정하되, Stockinet, Cotton Bandage, Cast Wire, Cast Remove Wire 등의 재료대는 소정 캐스트료에 포함되므로 별도 산정하지 아니한다(외고정성용 소모성 치료재료(합성수지 splint)는 치료기간 중 1회만 산정).

⑥ Cast heel, 고정용 신축성 붕대는 실사용한 개수 및 규격에 따라 산정한다.

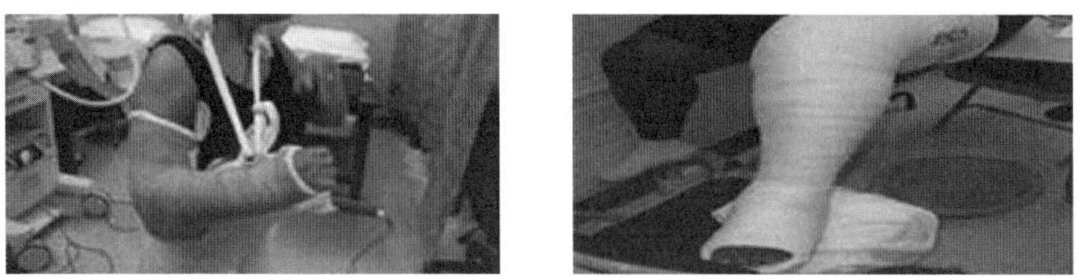

그림 7-6 ▶ 캐스트

(2) 캐스트료 진료비 명세서 작성(예시)

진료비 명세서 작성은 캐스트 시 별도 산정할 수 있는 재료는 종별가산율이 적용되지 않는 (Ⅰ)란에 기재하고, 캐스트료는 종별가산율이 적용되는 (Ⅱ)란에 기재한다.

3. 치과 처치 · 수술료

(1) 치아의 구조 분류 및 내부구조

① 치아의 구조

치아는 소화기계통의 첫 부분으로 위턱과 아래턱에 상하 짝을 이루어 좌우 대칭인 활 모양(치열궁)으로 배열된다. 입안 표면적의 20% 정도를 차지하며 위턱 치아의 표면적이 아래턱 치아의 표면적보다 더 넓고 위턱의 치아가 아래턱의 치아를 살짝 덮는 형태로 맞물린다. 입안에 드러나는 표면은 우리 몸에서 가장 단단한 조직인 사기질(법랑질)로 되어 있어 입안에 들어온 음식물을 잘게 씹고 부수어 소화하기 쉽게 해준다. 치아는 턱뼈, 얼굴 형태, 교합력(씹는 힘) 등에 알맞은 형태를 가지고 적절한 위치에 배열되어 있으며, 정확한 발음과 말을 하는 데에도 도움을 준다.

② 위치

위턱과 아래턱의 이틀돌기(치조돌기, 이를 감싸고 있는 턱뼈의 일부분)에 박혀 있다.

③ 관련질병

치아우식증(충치), 치수염, 치수괴사, 치근단 농양, 치근단 육아종, 치근단 낭종, 마모증, 교모증, 치아파절, 침식증, 치은염, 치주염, 치아내 흡수, 치아외 흡수, 부정교합 등이 있다.

④ 관련검사

일반적인 구강검사(시진, 탐침검사, 촉진, 냉온자극검사, 타진반응검사 등), 방사선촬영검사 등이 있다.

표 7-9 치아의 구조

구조 분류	내용
치관(Crown)	치아의 윗부분으로 눈으로 보이는 부분을 의미함.
치근(Root)	치아의 뿌리 부분으로 잇몸 속에 있어 눈으로 확인할 수 없는 부분
법랑질(Enamel)	치아를 덮고 있는 치관의 제일 바깥부분으로 우리 인체에서 가장 튼튼한 경조직성 조직으로 96% 무기질로 구성되며, 치아 내부를 보호
상아질(Dentin)	인체의 골조직과 가장 유사한 조직. 법랑질보다는 약하고 백악질보다는 강함. 담황색 또는 황백색 불투명

백악질(Cementum)	치아를 치조골에 고정시키는 역할. 골조직보다는 단단하나 법랑질보다는 강도가 약하다. 백색, 약간 불투명한 조직
치수(Pulp)	치아의 중심부에 위치한 연조직성의 고유조직. 상아질을 형성하고, 치아의 영향을 공급하는 혈관과 지각을 담당하는 신경을 함유하고 있음.
치근막 (periodontal menbrane)/치주인대 (periodontal ligament)	치아의 백악질과 치조골이 연결되도록 하는 결합조직. 외부의 압력이나 장력에 치아가 충분히 견딜 수 있도록 힘을 분산, 완충작용을 하고 있음.
치조골 (Alveolar bone)	치아가 직립되어 있는 상악골과 하악골을 의미함.

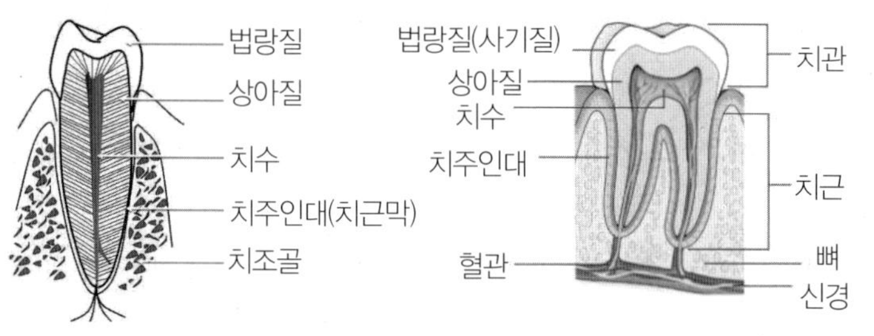

그림 7-7 ▶ 치아의 내부구조

(2) 치과 처치 및 수술료 산정지침

① 본 장에 기재되지 아니한 치과진료 영역의 행위에 대하여는 제2부(행위급여 산정지침) 제1장(기본진료료) 내지 제9장(처치 및 수술료) 및 제16장(혈액성분제제), 제17장(식대)에 의하여 산정한다.

② 18시~09시 또는 공휴일에 응급진료가 불가피하여 처치 및 수술을 행한 경우에는 소정점수의 50%를 가산한다. 이 경우 해당 처치 및 수술을 시작한 시각을 기준하여 산정한다.

③ 본장 및 제9(처치 및 수술료)장에 기재되지 아니한 간단한 구강연조직 질환의 처치는 기본 진료료에 포함되므로 별도 산정하지 아니한다.

④ 동일 피부절개하에 2가지 이상 수술을 동시에 시술한 경우 주된 수술(제1수술)은 소정점수에 의하여 산정하고, 제2의 수술부터는 해당 수술 소정점수의 50%[종합병원(상급종합병원 포함) 70%]를 산정한다. 다만, 주된 수술 시에 부수적으로 동시에 실시하는 수술의 경우에는 주된 수술의 소정점수만 산정한다.

⑤ 상 · 하악골 악성종양절제술 시행 시 경부의 림프절청소술을 병행한 경우에는 위 "④"

에도 불구하고 제9장 제1절에 기재된 분류항목 중 경부림프절청소술(자-211) 소정점수의 50%를 별도 산정한다.

⑥ 각 분류항목의 처치 및 수술 등에 레이저를 이용한 경우에도 각 분류항목의 소정점수만을 산정한다.

⑦ 처치 및 수술에 사용된 약제 및 치료재료대는 소정점수에 포함되므로 별도 산정하지 아니한다. 다만, 다음에 열거하는 약제 및 치료재료대는 "약제 및 치료재료의 구입금액에 대한 산정기준"에 의하여 별도 산정하되, 본 장에 기재되지 아니한 약제 및 치료재료대는 제2장 내지 제9장에 의한다.

⑧ 별도로 열거한 항목(별도 분류항목 33개)을 상급종합병원, 치과대학부속치과병원에서 시행한 경우에는 해당항목 소정점수의 30%를 가산하여 산정한다.

⑨ 18시~09시, 토요일 및 공휴일에 의원(보건의료원 포함) · 치과의원(보건의료원 포함) 외래에서 (별표 2)에 열거한 항목을 행한 경우에는 소정점수의 30%를 가산한다

표 7-10 치과처치 및 수술에 사용된 약제 및 치료재료대

치과처치 및 수술에 사용된 약제 및 치료재료대
① 충전재료(글래스아이노머시멘트, 아말감, 복합레진)
② 치간고정용 재료(금속선, 아취바 등)
③ 체내고정용 나사, 고정용 금속핀, 고정용 금속선, 고정용 못
④ 지속적 주입, 지속적 배액 및 지속적 배기용도관(체내유지)
⑤ 고정용 신축성 붕대
⑥ 안면수술 등 장관이 별도로 정한 처치 및 수술 시 사용된 봉합사
⑦ 인공관절
⑧ 골, 관절의 수복 또는 결손보철용 인공재료(체내유치)
⑨ 조직대용 인조섬유포
⑩ 기타 장관이 별도로 인정한 약제 및 치료재료(인체조직 포함)

▣ 치아질환의 처치

① 만 8세 미만의 소아에 대하여 치아질환처치(보통처치, 치아진정처치, 치아파절편제거, 근관와동형성, 즉일충전처치, 치수절단, 발수, 근관세척, 근관확대, 근관충전, 충전 등)는 소정점수의 30%를 가산한다.

② 보통처치(차-1, 1치1회당), 치차진진정처치(차-1-1, 1치당), 치아파편처치(차-1-2, 1치당), 치수복조(차-2, 1치당), 근관와동형(차-5, 1근관당), 즉일충전처치(차-6, 1치당), 당일발수근충(차-7, 1근관당),치수절단(차-9, 1치당), 근관세척(차-11, 1근관

1회당), 근관확대(차-11-1, 1근관 1회당), 근관충전(차-12, 1근관당), 충전(차-13,1치당) 산정한다.

③ 치석제거에 대한 보험급여 대상자는 만 19세 이상 후속처치 없이 치석제거만으로 치료가 종료되는 환자(연령은 생년월일 기준으로 만 나이 계산)

④ 만 65세 이상으로, 부분무치악 어르신(완전무치악 제외)에게 분리형 식립재료와 비귀금속도재관(PFM crown) 보철수복으로 시술된 치과임플란트에 한하여 보험급여 적용이 된다.

1. 1인당 평생 2개 이내에서 상 · 하악 구분 없이 구치부(어금니)에 급여 적용되며, 전치부(앞니)는 구치부에 식립이 곤란하다고 치과의사가 판단한 경우에 한하여 급여가 가능하다.
2. 건강보험 대상자의 본인부담금은 요양급여비용 총액의 50%이고, 이 중 차상위대상 희귀난치성질환자(C)는 20%, 만성질환자 등(E, F)은 30%이다.

(3) 치아질환 처치료 산정기준 및 지침

표 7-11 치아질환 처치료 산정기준

분류번호	코드	분류	기준 및 산정지침
차-1	U0010	치아질환 처치 보통처치 (1치 1회당)	주: 약제 및 임시충전 비용이 포함되므로 별도 산정하지 아니한다.
차-1-1	U0011	치아진정처치 (1치당)	주: 우식상아질제거 및 임시충전재를 사용하여 충전하는 경우 산정하되 약제비용을 포함한다.
차-11	U0111	근관세척 (1근당 1회당)	주: 치근막염의 처치, 구강내 누공의 처치 및 근관 내 첨약처치 등을 포함한다.
차-13	U0131~4	충전(1치당)	주: 즉일충전처치, 치수절단, 당일발수근충, 근관충전 후 충전을 당일에 실시한 경우에는 소정점수를 별도 산정한다.
차-21	U2211~2	수술후 처치 (1일당)	주: 구강 내 또는 구강의 수술 후 익일부터 소정점수를 산정한다.
차-23-1	U2232	치석제거 (1/3악당) (Scaling)	주: 1. Scaler 또는 Cavitron을 사용하여 시술하는 경우에 산정한다. 2. 치주질환 처치에 필요하여 실시한 경우에 산정한다.
차-41	U4414	난발치	주: 구치(매복치제외), 전치 또는 유치가 치근비대, 치근 만곡 또는 골유착으로 단순발치가 곤란한 경우에 산정한다.

(4) 치과처치 및 수술료 진료비 명세서 작성(예시)

진료비 명세서 작성은 별도 인정되는 재료는 종별가산율이 적용되지 않는 (Ⅰ)란에 기재하고 치과처치 및 수술료는 종별가산율이 적용되는 (Ⅱ)란에 기재한다.

수행 내용 및 수행준거 / 처치 및 수술료 · 캐스트료 · 치과

1 처치 및 수술료의 산정지침 중 주요사항에 대하여 알아보고 적용한다.

(1) 18시~09시 또는 공휴일에 응급진료가 불가피하여 처치 및 수술을 행한 경우에는 소정점수의 50%를 가산한다. 이 경우 해당 처치 및 수술을 시작한 시각(착수시간)을 기준하여 산정한다.

(2) 응급의료관리료 산정대상 응급환자에게 응급의료수가기준액표 "응급처치료"의 해당 항목을 실시한 경우에는 소정점수의 50%를 가산한다.

(3) 동일 피부 절개 하에 2가지 이상 수술을 동시에 시술한 경우 주된 수술(제1의 수술)은 소정점수에 의하여 산정하고, 부수된 수술(제2의 수술)부터는 해당수술 소정점수의 50%를 산정[종합병원(상급종합병원 포함)은 70%]한다. 다만 주된 수술 시에 부수적으로 동시에 실시하는 수술의 경우에는 주된 수술의 소정점수만 산정한다.

(4) 보건복지부가 별도 고시(열거)한 특정항목을 외과 전문의가 시행한 경우에는 소정점수의 30%를 가산한다.

(5) 보건복지부가 별도 고시(별표 1)한 특정항목을 흉부외과 전문의가 시행한 경우(별표 2)해당 항목은 소정점수의 30%를 가산하고, (별표 3)해당 항목은 소정점수의 100%를 가산한다.

(6) 입원 중인 신생아에게 처치 및 수술을 행한 경우에는 해당 항목 소정점수의 100%를 가산하되, 상급종합병원 · 종합병원은 120%를 가산한다.

(7) 입원 중인 만 1세 미만 소아에게 처치 및 수술을 행한 경우에는 해당 항목 소정점수의 50%를 가산하되, 상급종합병원 · 종합병원은 100%를 가산한다.

(8) 입원 중인 만 1세 이상 만 6세 미만 소아에게 처치 및 수술을 행한 경우에는 해당항목 소정점수의 30%를 가산하되, 상급종합병원 · 종합병원은 50%를 가산한다.

2 처치 및 수술 시에 사용된 약제와 치료재료대의 보험인정기준에 대하여 알아본다.

건강보험 요양급여 비용의 "약제 및 치료재료의 비용에 대한 산정기준"과 질의회신 사항 등에 의하여 실구입가로 별도 산정한다.

3 일반처치 또는 수술 후 처치료 산정기준과 지침에 대하여 알아본다.

(1) 일반처치 또는 수술 후 처치료[1일당]당 산정하며, 수술 후 처치료는 수술 익일부터 산정한다(사용된 거즈, 탈지면, 붕대, 반창고의 비용은 소정수가에 포함)

① 창상처치(Wound Dressing, 자2-1-가)는 같은 날 (1) 단순 처치 또는 (2) 염증성 처치를 여러 부위에 실시한 경우에는 두부, 복부, 배부, 좌 · 우, 상 · 하지 7부위로 구분하여 각 부위별로 소정점수를 1회만 산정한다.

1. 단순 처치(Simple Dressing, 자2-1-가-1)는 수술창의 처치(경미한 염증 포함), 열상 및 좌창의 처치에 산정한다.

2. 염증성 처치(Infectious Wound Dressing, 자2-1-가-2)는 수술창의 심한 염증 처치, 심한 욕창, 염증이 심한 상처의 처치에 산정한다.

(2) 산소흡입(Oxygen Inhalation)[1일당] 산정하고 산소는 별도 산정한다.

(3) 도뇨(Nelaton Catheterization)는 1회당 산정하고 1일 최대 4회까지 인정한다.

(4) 유치카테터 설치(Foley catheterization, 자-6): 재료대는 별도 기준에 의하여 해당될 경우 산정

(5) 피부과처치(Dematologic Dressing)[1일당]: 자-18

(6) 화상처치(Bun Dressing)[1일당]: 자-18-1: 사용된 거즈, 붕대의 재료대는 별도 산정하되 탈지면, 반창고 등의 비용은 소정점수에 포함되므로 별도 산정하지 아니한다.

4 간호처치료 등의 산정기준 및 지침에 의해 행위에 대한 누락이 없도록 관리한다.

(1) 관장[관장제 포함](Enema, 자-7)

① 약물저류관장(Drug Retention)

② 가스관장(Gas)

③ 기타 관장[글리세린 관장, 생리식염수 관장, 에스에스 관장 등](Others)

④ 장루처치(Stoma Care, 자-2-1-나)

(2) 수술 후 튜브삽입에 의한 자연 배액감시 및 처치(Natural Drainage and Care after Operation, 자-2-1-다)

(3) 흡입배농 및 배액처치(Suction Drainage or Tracheostomy Suction etc., 자-2-1-라)

(4) 좌욕(Sitz Bath, 자-2-1-마)

(5) 체위변경처치(Position Change, 자-2-1-바): 척수손상, 뇌졸중 환자 등에서 혈액순환 도모 및 욕창방지 등을 위해 피부 마사지를 포함한 체위변경 시에 산정한다.

(6) 회음부 간호(Perineal Care, 자-2-1-사)

(7) 통목욕 간호(Tub Bath, 자-2-1-아)

(8) 침상목욕 간호(Bed Bath, 자-2-1-자) 등이 있다.

5 절개술 및 창상봉합술의 산정기준 및 지침에 대하여 알아보고 적용한다.

(1) 절개술(Incision, 자-1)은 근접하지 아니한 여러 부위에 절개술을 시행하는 경우에는 전신을 두부, 복부, 배부, 좌 · 우, 상 · 하지의 7부위별로 구분하여 각 부위별로 소정점수를 각각 산정한다.

(2) 창상봉합술(Suture of the Wound, 자-2)은 근접하지 아니한 여러 부위에 창상봉합술을 시행하는 경우에는 전신을 두부, 복부, 배부, 좌 · 우, 상 · 하지의 7부위로 구분하여 각 부위별로 소정점수를 각각 산정한다.

6 동일 피부 절개 하에 동시에 2가지 이상 수술 시 수가 산정방법에 대하여 보건복지부 고시사항 및 심사기준을 정리하고 수가산정에 적용한다.

(1) 2가지 이상의 수술 시 수기료 산정방법

2가지 이상의 수술 시 수기료 산정방법(보건복지부고시 제2014-126호, 2014.7.30)

1. 동일 절개하에서 2가지 이상 수술을 동시에 시술한 경우 주된 수술이란 2가지 이상 수술 중 소정금액이 높은 수술을 기준으로 함. 이 경우 '소정금액'이란 제9장 처치 및 수술료 등의 각 분류항목에 기재된 금액을 말함.
2. 동일 피부 절개하에 해당과를 달리하여 각각 다른 병변을 수술한 경우, 진료전문 과목이 다르더라도 동일 마취하에 연속하여 수술을 하는 것이므로 제9장 처치 및 수술료 등 [산정지침] (6)항에 의거 주된 수술 100%, 그 외 수술 50%[종합병원(상급종합병원 포함)은 70%]를 산정함.

(2) 동일 피부 절개하에 2가지 이상 수술 시 수가 산정방법

동일 피부 절개 하에 2가지 이상 수술 시 수가 산정방법(고시 제 2014-126호, 2014.7.30)

「건강보험 행위 급여 · 비급여 목록표 및 급여 상대가치점수」 제1편 제2부 제9장 처치 및 수술료 등 [산정지침] (6)항에 의거 종합병원(상급종합병원 포함)의 경우 동일 피부 절개하에 2가지 이상 수술을 동시에 시술한 경우 제2의 수술부터는 해당 수술 소정점수의 70%를 산정토록 되어 있음. 이때, 2가지 이상 수술이란 서로 다른 수술로 별도 소정점수의 산정이 가능한 경우를 의미함.

(3) 치루근본수술과 치핵수술 동시 수술 시 수가 산정방법

치루근본수술, 치핵수술 동시 시행 시 수기료 산정방법(고시 제2014-126호,2014.7.30)

자297 치루수술과 자301 치핵수술을 동시 실시 시 제9장 처치 및 수술료 등[산정지침] (6)항에 의거 주된 수술 100%, 그 외 수술 50%[종합병원(상급종합병원 포함)은 70%]를 산정함.

(4) 부인과적 개복수술 시 충수절제술 수술 시 수가 산정방법

부인과적 개복수술 또는 기타 개복수술시 병변없이 실시한 충수절제술 인정여부 (고시 제2014-126호, 2014.7.30)

부인과적 개복수술 또는 기타 개복수술시 충수절제술을 한 경우에는 충수에 병변이 있는 경우에 한하여 자286 충수절제술 소정점수의 50%[종합병원(상급종합병원 포함)은 70%]를 산정하며, Incidental Appendectomy 시 충수절제술은 별도 산정하지 아니함.

(5) 척추 고정술과 척추체 제거술 동시 시행할 경우 수가 산정방법

동시에 2가지 이상의 척추수술 시행 시 진료수가 산정방법 (고시 제2014-126호,2014.7.30)

1. 자46 척추고정술과 자45 척추체제거술, 또는 전방 척추고정술과 후방 척추고정술, 또는 자49 추간판제거술과 척추고정술을 동시 실시 시 제9장 처치 및 수술료 등 [산정지침] (6)항에 의거 주된 수술 100%, 그 외 수술 50%[종합병원(상급종합병원 포함)은 70%]를 산정함.
2. 다만, 기기고정을 위한 추체 일부소파술이나 후궁 일부 절제의 경우에는 척추고정술 수기료만 산정함. (2014.8.1. 시행)
   ☞ 개정사유: 선택진료비 개편에 따른 손실보전의 일환으로 일부 수가 인상 및 급여

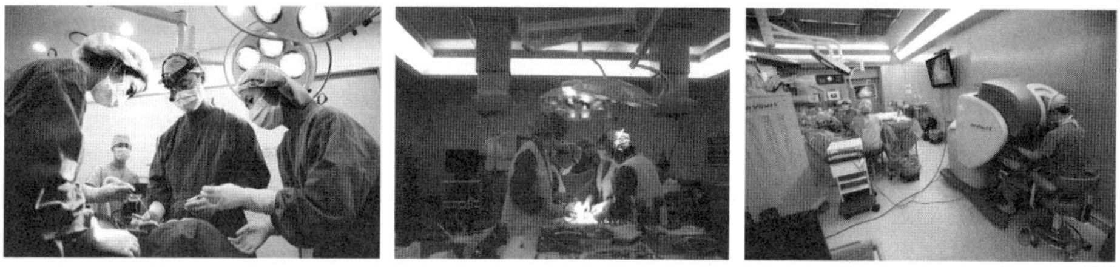

그림 7-8 ▶ 수술 및 로봇수술

7 캐스트료 산정기준 및 지침의 주요사항에 대하여 알아보고 적용한다.

(1) 만 1세 미만의 소아에 대하여는 소정점수의 50%를 가산하며, 만 1세 이상, 만 6세 미만의 소아에 대하여는 소정점수의 30%를 가산한다.

(2) 18~09시 또는 공휴일에 응급진료가 불가피하여 시술을 행한 경우 소정점수의 50%를 가산한다.

(3) 캐스트에 사용되는 석고붕대 또는 합성캐스트는 실사용 갯수 및 규격에 불문하고「부위별 석고붕대 사용기준」또는「부위별 합성캐스트 사용기준」에 의한다.

(4) Cast에 사용된 석고붕대, 합성캐스트, 외고정용 소모성 치료재료(합성수지 Splint, 석고 Splint Roll), Cast heel, 고정용 신축성 붕대의 재료대는 별도 산정하되, Stockinet, Cotton Bandage, Cast Wire, Cast Remove Wire 등의 재료대는 소정 캐스트료에 포함되므로 별도 산정하지 아니한다.

8 처치 및 수술료의 진료행위 및 치료재료에 대한 누락이 없도록 처방(코드, 처치 및 수술명, 가산, 시간, 재료코드 등)이 잘 입력되었는지 재원 및 퇴원환자의 심사 시 확인을 철저히 한다.

9 보험급여가 되는 수술용 특정재료대의 입고분과 처방내역이 일치한지를 관련부서와 확인한다.

10 처치 및 수술료의 진료비 명세서 작성 시 의무기록지와 비교 자체 심사하여 청구한다.

11 치과임플란트가 보험급여대상(만 65세 이상)인 경우 등록신청서 작성에 대하여 알아보고 관리한다.

「국민건강보험 요양급여의 기준에 관한 규칙」 [별표 2] 비급여대상 4. 바에 따른 치과임플란트의 요양급여 대상 등은 다음과 같다.

1. 급여대상

가. 만 65세 이상 부분 무치악 환자에 대하여 악골(Maxilla or Mandible) 내에 분리형 식립재료(고정체, 지대주)를 사용하여 비귀금속도재관(PFM Crown) 보철수복으로 시술된 치과임플란트

나. 적용개수 및 부위

- 1인당 2개(평생개념) 이내에서 보험급여를 원칙으로 함. 다만, 치과의사의 의학적 판단하에 불가피하게 시술을 중단하는 경우에는 평생인정 개수에 포함되지 아니함

다. 유지관리

(1) 보철장착 후 3개월 이내

- 동기간 내는 유지관리를 위한 요양급여비용은 진찰료만 산정할 수 있음

(2) 보철장착 후 3개월 초과하는 경우

- 치과임플란트 주위 치주질환 등으로 처치 및 수술을 시행한 경우에는 해당 급여항목으로 산정함
- 보철수복과 관련된 유지관리는 비급여로 한다.

라. 본인부담: 만 65세 이상의 경우 건강보험이 적용된 경우는 본인부담은 30%이다.

2. 비급여대상

아래 중 하나에 해당되는 만 65세 이상 치과임플란트 시술은 요양급여하지 아니하며, 시술 전체는 비급여대상이다.

① 완전 무치악 환자에게 시술하는 경우

② 상악골(Maxilla)을 관통하여 관골(Zygoma)에 식립하는 경우

③ 일체형 식립재료로 시술하는 경우

④ 보철수복 재료를 비귀금속도재관(PFM Crown) 이외로 시술하는 경우

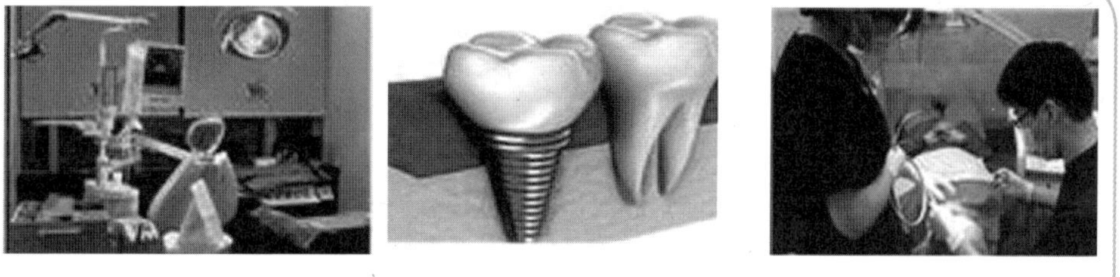

그림 7-9 ▶ 치과 임플란트 시술

⑫ 보험 관리부서에서는 처치료에 대해서 산정기준과 지침을 전공의 또는 간호사 등 직무교육 시 실시하여 행위에 대한 누락이 없도록 관리한다.

수행 Tip!

- 건강보험심사평가원을 검색하여 처치 및 수술료의 보험심사기준에 대한 자료를 수집 활용한다.

7-3 조산료 및 보건기관 · 한방 · 약국 약제비

학습 목표

1 | 조산료 및 보건기관의 산정기준에 의거 수가를 산정할 수 있다.
2 | 한방검사료와 시술료 및 처치료에 대하여 수가를 산정할 수 있다.
3 | 약국 약제비 및 혈액의 산정기준에 의거 수가를 산정할 수 있다.

필요 지식

1. 조산료

1) 조산료 산정 지침

(1) 조산원에 입원하여 분만한 경우에는 해당 소정점수를 산정한다.

(2) 조산료에는 입원료, 산전 · 산후처치료 및 재료대, 지도의사의 지시하에 행한 주사 및 투약, 모자동실료 등의 비용이 포함된다. 다만, 식사를 제공한 경우 식대는 제17장에 의하여 별도 산정한다.

(3) 다태아(多胎兒)를 조산한 경우에는 제2의 태아부터 소정점수의 50%를 산정한다.

(4) 고위험 분만에 해당되는 경우에는 소정점수의 30%를 가산한다.

(5) 분만취약지 소재 조산원에서 분만한 경우 소정점수의 200%를 가산한다.

(6) 위 "(1)~(5)"에도 불구하고 조산원에서 자궁내장치삽입술 및 자궁내장치제거술을 시행한 경우에는"제9장 제1절"에 분류된 해당 항목(자-427, 자-427-1)에 의하여 산정한다.

2. 보건기관의 진료수가

1) 보건기관의 진료수가 산정 지침

(1) 보건기관의 진료수가는 방문당으로 한다.

(2) 방문당이란 수진자가 보건기관을 방문하여 진료를 받는 경우 또는 진료요청에 의해서 의료인력이 환자 가정을 방문하여 진료를 행하는 경우를 말하며 환자의 성별·연령·특성, 질병의 종류, 합병증의 유무, 진료 소요시간 등을 불문한다.

(3) 1회 방문당 수가에는 초 · 재진 불문하고 진찰, 처방, 각종 검사, 처치 · 수술 등의 비용이 포함되어 있다.

(4) 방문당 수가는 초진 또는 재진을 구분하지 아니하며, 동시에 2가지 이상의 상병에 대하여 각각 진료를 행한 경우에도 방문당 수가는 1회만 산정한다.

(5) 의과 · 치과 · 한방과별로 각각 진료를 행한 경우에는 방문당 수가를 각각 산정한다. 다만, 진료담당의사(한의사)가 진료상 필요에 의하여 한방진료(양방진료)를 의뢰하여 한 · 양방진료를 같이 받았을 때는 의과방문당 수가(한방방문당 수가)를 1회만 산정한다.

(6) 조산료는 보건기관에 방문하거나 조산 요청에 의하여 의료인력이 환자가정을 방문하여 조산한 경우에 산정한다.

(7) 조산료에는 입원료, 투약 및 주사료, 간단한 봉합 등의 처치, 검사, 약제 및 소모품의 비용이 포함되어 있으므로 별도 산정하지 아니한다.

(8) 퇴원 후 산후치료를 위한 진료는 퇴원익일부터 1회 방문당 수가를 산정한다.

(9) 보건소 또는 보건지소에서 입원진료를 행한 경우 입원료는 제1장 의원급 입원료를 산정하되, 입원료를 제외한 입원진료비는 입원 1일당 해당 의과 또는 치과진료비의 1회 방문당 수가와 1일 투약 시 수가를 산정하며, 퇴원 시 투약분은 투약일수에 따라 소정 점수를 산정한다.

(10) 피임시술(정관절제술 또는 결찰술, 자궁내장치삽입술, 난관결찰술)을 시행한 경우에는 "제9장 제1절"에 분류된 해당 항목(자-389-1-라, 자-427, 자-434)에 의하여 산

정한다. 다만, 보건진료소는 자궁내장치삽입술(자-427)만 산정할 수 있다.

(11) 보건지소에 방사선진단 임상병리검사를 실시할 수 있는 시설 및 장비를 보유하고 방사선사와 임상병리사가 상근하면서 해당 의료기사 업무에 종사하는 경우에는 보건소의 수가를 산정한다.

(12) 보건소 및 보건지소를 방문하여 의약분업에 따른 처방전을 발급 받아 약국 또는 한국희귀필수의약품센터에서 주사제 등의 약품을 구입한 후 투약을 위하여 당일에 재방문한 경우에는 당초 방문 진료행위에 포함되므로 별도의 방문당 수가를 산정하지 아니한다.

(13) 보건소, 보건지소, 보건진료소에서 18시~익일 09시 또는 공휴일에 조산한 경우에는 조산료 소정점수의 50%를 가산한다.

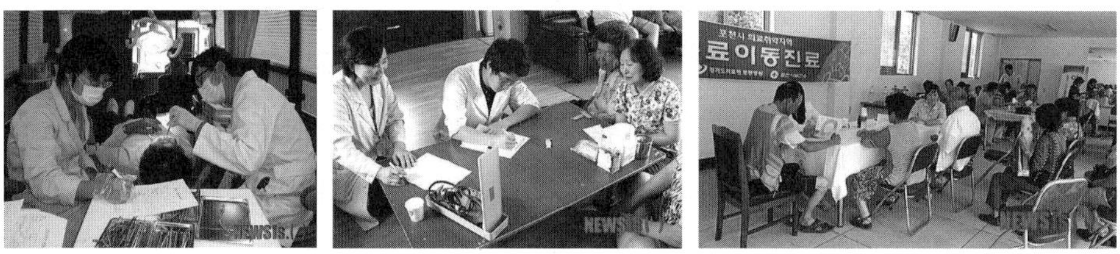

그림 7-10 ▶ 보건기관 진료활동

표 7-12 보건소 진료수가 산정기준 및 지침

분류번호	코드	분류	기준 및 산정지침
타-2	W0203 W0333 W00433	보건소, 보건지소, 보건진료소 조산료	주: 18~09시 또는 공휴일에 조산한 경우에는 소정점수의 50%를 가산한다.
타-3 타-4	W0311 W0313 W0411 W0412	보건소, 보건지소 진료비 가. 의과진료비 (1) 1회 방문당	주: 보건소 · 보건지소에 물리치료사가 상근하면서 물리치료를 실시한 경우에는 물리치료의 종류 및 실시횟수, 소요 시간을 불문하고 1일당 1,500원을 산정한다.
타-6	80625 80634	보건(지소) 한방진료비 가. 침술, 구술, 부항술을 실시한 경우 나. 투약한 경우 다. 침술 등 시술행위와 약병행 경우	주: 4일분 이상 투약 시 4일분부터 매 3일분 이내당 1,300원을 가산한다.

3. 한방검사료

1) 한방검사료 산정지침

(1) 검사에 소요된 재료대(Roll Paper 등)는 검사료의 소정점수에 포함되므로 별도 산정하지 아니한다.

(2) 최초 진단 시와 최종 치료여부 확인 시 실시한 경우에는 외래 · 입원, 실시횟수를 불문하고 각 1회 산정할 수 있다.

(3) 염좌 · 골절 · 탈구 등과 같이 상병원인이 확실하고 내과적 진찰을 필요로 하지 않는 경우에는 산정하지 아니한다.

표 7-13 한방검사료 산정기준 및 지침

분류번호	코드	분류	기준 및 산정지침
한-1	20010	양도락검사	
한-2	20020	맥전도검사	
한-3	20030	경락기능검사	주: 1. 「한-1」과 「한-3」을 각각 실시하더라도 주된 검사 1종만 산정한다. 2. 좌 · 우 20개씩의 경락 40개의 대표점을 모두 측정한 경우에 산정한다. 3. 양명경 경락기능검사를 시행한 경우에는 48.76점을 산정한다. 4. 수양명경 경락기능검사를 시행한 경우에는 49.31점을 산정한다.
한-4	29004	인성검사	한방 신경정신과에서 실시한 경우에 산정한다.
한-5	29005	치매검사	한방 신경정신과에서 실시한 경우에 산정한다.

4. 한방 시술(施術) 및 처치료

1) 한방 시술 및 처치료 산정지침

(1) 침 · 구 · 부항술은 1일 2회 이상 시술한 경우에도 외래는 1일 1회, 입원은 1일 2회 산정한다.

(2) 침술은 1일 3종 이내로 산정하되「하-3」 내지「하-8」까지의 침술은 2종 이상 시술하더라도 주된 침술은 소정점수를 산정하고, 제2의 침술은 소정점수의 50%만 산정한다.

(3) 같은 날에「하-51」과「하-53」 또는「하-54」를 실시한 경우에는「하-53」의 소정점수만을 산정한다.

(4) 경혈침술(하-1)에 자락술 또는 도침술, 산침술(산자법)을 시술한 경우에는 경혈침술(하-1) 소정점수의 20%를 가산한다.

(5) 경혈침술(하-1)에 사암침법, 오행침법, 체질침법을 시술한 경우에는 경혈침술(하-1) 소정점수의 50%를 가산한다.

(6) 경혈침술(하-1)에 화침 또는 온침을 시행한 경우에는 경혈침술(하-1) 소정점수의 50%를 가산한다.

(7) 신생아(생후 4주 이내)에게 침술을 시술한 경우에는 소정점수의 100%를 가산하고, 만 1세 미만의 소아에게 침 · 구 · 부항술을 시술한 경우에는 소정점수의 50%, 만 1세 이상 만 6세 미만의 소아에게 침 · 구 · 부항술을 시술한 경우에는 소정점수의 30%를 가산한다.

(8) 18~09시 또는 공휴일에 응급진료가 불가피하여 시술 및 처치를 행한 경우에는 소정점수의 50%를 가산한다. 이 경우 해당 시술 및 처치를 시작한 시각을 기준하여 산정한다.

(9) 제1절 시술료의 시술 시 사용된 재료대는 소정 시술료에 포함되므로 별도 산정하지 아니하나, 부항술-자락관법(하31-나)에 사용된 1회용 부항컵과 고정용 신축성 붕대 및 제2절 처치료의 처치시 사용된 재료대는 "약제 및 치료재료의 구입금액에 대한 산정기준"에 의하여 별도 산정한다.

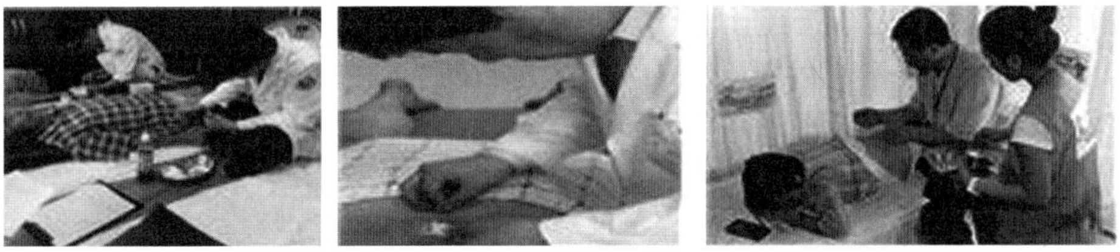

그림 7-11 ▶ 한방진료 및 시술

2) 한방 정신요법료(精神療法料)

(1) 한방신경정신과 전문의(전속지도 전문의) 또는 한방신경정신과 전공의가 정신과 환자에게 행한 경우에 산정하되 반드시 분류항목별 치료행위에 관한 내용을 진료기록부 등에 기록한 경우에 산정할 수 있다.

(2) 경자평지요법 및 오지상승위치료법은 한방 신경정신과 전문의(전속지도 전문의) 또는 3년차 이상 한방 신경정신과 전공의가 실시한 경우에 산정할 수 있다.

표 7-14 한방시술 및 처치료 산정기준 및 지침(실례)

분류번호	코드	분류	기준 및 산정지침
하-1	40011 ~2	경혈침술	주: 신체를 두 · 경부, 흉 · 복부, 요 · 배부, 상 · 하지부의 5부위로 구분하여 2개 부위 이상을 시술한 경우에는 소정점수의 50%를 가산한다.
하-57	일반처치		주: 같은 날에 「가」 또는 「나」를 여러 부위에 실시한 경우에는 두 · 경부, 흉 · 복부, 요 · 배부, 상 · 하지부의 5부위로 구분하여 각 부위별로 소정금액을 1회만 산정한다.
	45571	가. 단순 처치	주: 열상 및 좌상, 욕창의 경미한 염증 처치에 산정한다.
	45572	나. 염증성 처치	주: 심한 욕창, 염증이 심한 상처의 처치에 산정한다.
허102	59102	한방정신요법료 2. 정신과적 개인력조사	주: 1. 한방 신경정신과 전문의(전속지도 전문의) 지도하에 한방 신경정신과 전공의 또는 상근하는 전문가(정신간호사, 사회복지사 등)가 실시한 경우에도 산정할 수 있다.

5. 약국 약제비

1) 약국 약제비 산정 지침

(1) 투약 시 사용된 용기(투약병, 연고곽, 안약병, 포장지 등 포함)의 재료대는 조제료 소정점수에 포함되므로 별도 산정하지 아니한다.

(2) 「약사법」 제21조 제4항 제1호에 해당하는 약국에서 의사 또는 치과의사의 처방전에 의하지 아니하고 조제하는 경우에는 약국관리료(약–1), 기본조제기술료(약–2), 복약지도료(약–3), 처방전에 의하지 아니한 조제료(약–4–나), 의약품관리료(약–5) 및 퇴장방지의 약품사용장려비(약–6)를 산정할 수 있으며, 퇴장방지의약품 사용장려비는 장관이 별도로 정하는 "퇴장방지의약품 목록"에 해당하는 의약품을 사용하여 조제한 경우에 산정한다.

(3) 약국 또는 한국희귀의필수약품센터에서 의사 또는 치과의사의 처방전에 의하여 조제하는 경우에는 약국관리료(약–1), 기본조제기술료(약–2), 복약지도료(약–3), 처방전에 의한 조제료(약–4–가), 의약품관리료(약–5)를 산정할 수 있다. 다만, 주사제 단독 투약 시에는 의약품관리료(약–5)만 산정한다.

(4) 동일환자에 대하여 2매 이상의 처방전에 의하여 조제하는 경우에는 약국관리료(약–1), 기본조제기술료(약–2), 복약지도료(약–3), 주제료(약–4–가) 및 의약품관리료(약–5)는 각각 산정한다.

(5) 의약분업 예외지역에서 동일환자에 대하여 동일 요양기관에서 1일 2회 이상 직접 조제 · 투약하는 경우에는 약국관리료(약–1), 기본조제기술료 (약–2)는 1회만 산정하고 복약지도료(약–3), 조제료(약–4–나), 의약품관리료(약–5) 및 퇴장방지의약품 사용장려비(약–6)는 각각 산정한다.

(6) 처방전에 의하지 아니한 조제료(약–4–나)는 「약사법 시행규칙」 제57조 제1항 제13호의 규정에 의거 전문의약품을 포함하여 조제하는 경우에는 1회 5일분을 초과할 수 없으며, 마약, 향정신성의약품, 한외마약과 식품의약품안전청장이 오남용의 우려가 현저하다고 인정하여 고시하는 품목에 대해서는 산정할 수 없다.

(7) 약국관리료(약-1) 및 의약품관리료(약-5)에는 의약품의 구입, 재고관리 등에 관한 비용이 포함된 바, 의사 또는 치과의사가 처방한 의약품이 없어 다른 약국 또는 의약품 도매상 등으로부터 해당 의약품을 긴급하게 구입하거나 배송 받아 조제하는 경우에도 별도의 비용을 산정할 수 없다.

(8) 평일 18시(토요일은 13시)~익일 09시 또는 관공서의 공휴일에 관한 규정에 의한 공휴일에 조제 투약하는 경우에는 기본조제기술료(약-2), 복약지도료(약-3) 및 조제료(약-4) 소정점수의 30%를 가산한다.

(9) 위 "(8)"의 규정에도 불구하고 만 6세 미만의 소아에 대하여 20시~익일 07시에 조제 투약하는 경우에는 조제기본료(약-2), 복약지도료(약-3) 및 조제료(약-4) 소정점수의 100% 가산한다.

(10) 토요일 09시 후~13시 전에 조제 투약하는 경우에는 조제기본료(약-2), 복약지도료(약-3) 및 조제료(약-4) 소정점수의 30%를 별도 산정한다.

(11) 만 6세 미만의 소아에 대하여 조제 투약하는 경우에는 기본조제기술료(약-2)에 3.72점을 가산한다.

(12) 차등수가 적용대상에서 제외하는 경우는 산정코드 세 번째 자리에 1을 기재한다(단, 의료급여 환자 제외).

표 7-15 약제비 산정기준 및 지침

분류번호	코드	분류	기준 및 산정지침
약-4	Z4100	조제료 가. 처방전에 의한 조제료 (1) 내복약 (가) 1일분~91일분 이상	주: "약제급여 목록 및 급여상한금액표" 고시에서 정한 상한금액이 포장단위로 책정된 의약품(병, 팩)을 지급하는 경우에는 1일분의 소정점수를 산정한다.
	Z4120	(2) 처방전에 의한 외용약 조제료	주: 1. 처방전 매수, 진료과목 수, 품목 수, 투약량, 투약일수 등 불문하고 소정점수를 산정한다. 2. 내복약을 동시에 조제투약한 경우에는 12.17점을 산정한다.
약-5	Z5000	의약품관리료(방문당)	

▶ 수행 내용 및 수행준거 / 조산료 및 보건기관 · 한방 · 약국 약제비

1 조산료 산정기준 및 가산율에 대하여 알아보고 적용한다.

2 보건기관의 주요 진료수가 산정기준 및 가산율에 대하여 알아보고 적용한다.

3 한방 시술 및 처치료 중 주요 산정지침과 가산율을 알아보고 적용한다.

4 약국 약제비의 주요 산정지침과 가산율에 대하여 알아보고 적용한다.

(1) 투약 시 사용된 용기(투약병, 연고곽, 안약병, 포장지 등 포함)의 재료대는 조제료 소정점수에 포함되므로 별도 산정하지 아니한다.

(2) 평일 18시(토요일은 13시)~익일 09시 또는 관공서의 공휴일에 관한 규정에 의한 공휴일에 조제 투약하는 경우에는 기본조제기술료(약-2), 복약지도료(약-3) 및 조제료(약-4) 소정점수의 30%를 가산한다.

(3) 만 6세 미만의 소아에 대하여 20시~익일 07시에 조제투약하는 경우에는 조제 기본료(약-2), 복약 지도료(약-3) 및 조제료(약-4) 소정점수의 100% 가산한다.

(4) 토요일 09시 후~13시 전에 조제 투약하는 경우에는 조제 기본료(약-2), 복약 지도료(약-3) 및 조제료(약-4) 소정점수의 30%를 별도 산정한다.

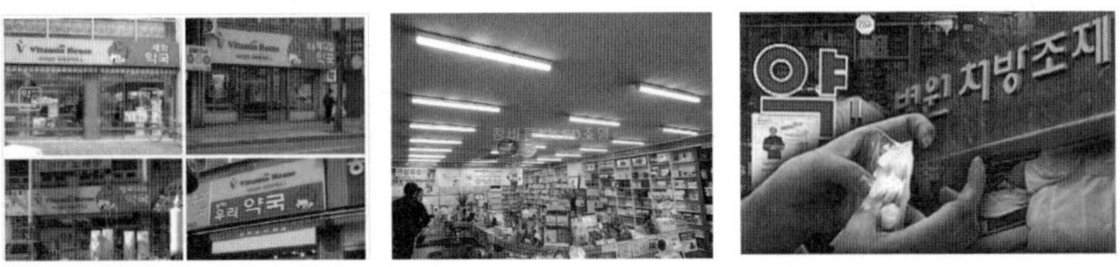

그림 7-12 ▶ 약국 및 처방 · 조제

수행 Tip!

- 보건소 및 건강보험심사평가원을 검색하여 보험인정기준 자료를 수집 활용한다.

7-4 혈액 및 식대 · 보철료

학습 목표

1 | 전혈 및 혈액성분 제제료를 산정기준에 의하여 산정할 수 있다.
2 | 입원 환자 식대의 산정기준에 의해 산정하고 심평원에 신고할 수 있다.
3 | 치과의 보철료를 수가산정기준에 의하여 산정할 수 있다.

필요 지식

1. 전혈 및 혈액성분 제제료

전혈 및 혈액성분 제제료는 수혈료라고 하며 수혈료는 다량의 출혈로 혈액이 부족해서 다른 사람의 혈액을 받았을 때 지불하는 비용을 의미한다. 수혈의 종류에는 혈액의 모든 성분이 포함된 전혈 수혈과 혈장, 적혈구, 혈소판, 백혈구 등의 성분 수혈로 구분된다.

1) 전혈 및 혈액성분제제료

혈액성분제제(Blood Component)
혈액은 여러 가지 성분들이 모여 이루어진 복합체이다. 적혈구, 백혈구, 혈소판과 같이 살아 움직이는 세포 성분과 혈장이라고 불리는 물 성분으로 이루어져 있다. 헌혈로 얻어지는 혈액은 이러한 성분이 모두 들어 있는 전혈이며, 헌혈 혈액의 대부분은 필요한 환자에게 수혈하기 위해서 각각의 성분으로 분리되어 만들어지는데 이러한 혈액을 혈액성분제제라고 한다.

2) 전혈 및 혈액성분제제료 산정 지침

(1) 「혈액관리법」 제11조의 규정에 의하여 보건복지부장관이 별도 고시한 항목과 금액으로 산정한다.

(2) 수혈에 소용되는 약제 및 재료대(1회용 주사기, 1회용 주사침, 나비침, 정맥내유치침, 수액세트, 혈액 Bag 등)는 소정금액에 포함되므로 별도 산정하지 아니한다. 다만, 정

맥내유치침을 사용한 경우에는「마-5-주.1」에 따라 산정하며, 다음의 경우에는 "약제 및 치료재료의 구입금액에 대한 산정기준"에 의하여 별도 산정한다.

① 세척 적혈구, 백혈구여과제거 적혈구 및 백혈구 여과제거 혈소판의 경우에 사용된 재료대

② 혈액성분 채집술에 사용된 약재 및 재료대(요양기관이 대한적십자사혈액원 등으로부터 성분채집에 의한 혈액성분 제제를 구입한 경우 포함)

(3) 혈액성분 채집에 의한 혈액성분 채혈 시 공혈자에 대한 공혈 적합성 여부를 판정하기 위한 검사비용은 소정금액에 포함되므로 별도 산정하지 아니한다.

3) 전혈 및 혈액성분 제제료 분류항목

전혈 및 혈액성분 제제료의 분류항목에는 파-1 전혈(가. 전혈320ml, 나. 전혈400ml)과 파-2 혈액성분제제(가. 분획제제, 나.혈액성분채집술)가 있다.

4) 혈액수가적용 및 진료비 청구명세서 작성

(1) 혈액수가는 고시에 의거 종별가산율을 적용하지 아니하고 의료기관종별, 지역 관계없이 수가가 동일하다.

(2) 혈액은 진료비 명세서 작성 시 (1)란에 기재한다.

2. 식대 산정기준 및 지침

(1) 식대산정지침

① 입원환자 식대는 요양기관에 입원한 환자에게 의사 처방에 의하여 식사를 제공한 경우에 산정한다.

② 입원환자 식대는 1식당 산정하되, 1일 3식 이내만 산정함. 다만, 산모식은 1일 4식 이내로 산정하고, 분유 및 치료식 영양관리료는 1일당으로 산정한다.

③ 입원환자의 식대산정은 ❶ 상급종합병원 ❷ 종합병원 ❸ 병원, 정신병원, 요양병원, 치

과병원, 한방병원 ❹ 의원, 치과의원, 한의원, 보건의료원, 조산원으로 구분하여 보건복지부가 고시한 수가를 산정한다(요양기관 종별로 수가가 다름).

(2) 기본식사

가. 일반식

① 일반식은 일반 상식(常食, general diet), 일반연식, 일반유동식 등이 해당되며, 한국인 영양섭취기준을 기본으로 하고, 1식당 4찬 이상(밥, 국 제외)을 제공하도록 한다.

② 제1항의 규정에도 불구하고, 일반 상식에 해당하는 일품요리는 찬수를, 일반연식 및 일반유동식은 한국인 영양섭취기준 및 찬수를 예외로 할 수 있다.

나. 치료식

① 질환 상태에 맞는 케톤식, 당뇨식, 신장질환식, 심장질환식, 간질환식, 체중조절식, 위절제후식, 항응고제식, 저단백식, 연하보조식, 저지방식, 저염식, 검사식 등 기타 이에 준하는 식사가 해당된다.

② 의원급(보건의료원 포함)은 당해 요양기관에 소속된 영양사와 조리사가 각각 1인 이상인 경우 산정하며, 동 인정기준 이 외에는 일반식으로 산정한다.

다. 멸균식

무균치료실에서 진료 받고 있는 입원환자에게 제공한 경우에 산정한다.

(3) 식대본인부담

① 모든 입원환자의 식대(기본식대 및 가산식대) 본인부담률은 50%를 부담한다(건강보험환자).

② 본인부담 면제대상인 신생아(조산아, 저체중 출생아 포함)를 제외한 만 6세 미만 입원아동의 본인부담률은 10%를 적용한다.

③ 자연분만(본인부담 면제대상) 및 제왕절개술분만(본인부담 5%)의 경우에도 식대 본인부담률은 50%를 적용한다.

④ 환자가 건강보험으로 적용되는 환자식 이외를 선택하는 경우는 그 비용을 본인이 전액부담하여야 한다.

(4) 식사종류

① 일반식(일반 유동식, 연식포함) ② 치료식(당뇨식, 신장질환식 등) ③ 멸균식 ④ 분유 ⑤ 산모식 ⑥ 경관영양유동식 등이 있다.

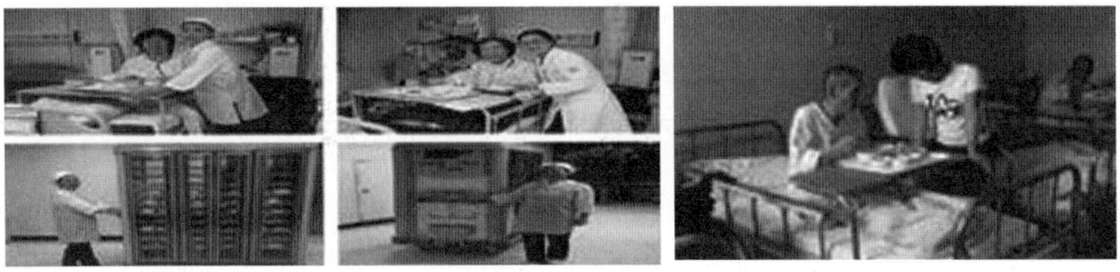

그림 7-13 ▶ 영양사 상담 및 식사

(5) 일반식 가산

가. 영양사가산, 조리사가산에 필요한 인력 산정 기준은 다음과 같다.

① 환자식 제공업무를 주로 담당하는 당해 요양기관에 소속된 인력으로 의원급(보건의료원 포함)은 각각 1명, 병원급 이상은 각각 2명 이상인 경우

② 영양사 및 조리사 수는 환자 식사를 담당하는 전전월 평균 영양사 및 조리사 수에 따름.

③ 전일제 영양사 및 조리사로 1주간의 근로시간이 월평균 40시간인 근무자는 1인으로 산정함.

④ 단시간 근무로 1주간의 근로시간이 월평균 32시간(이상)~40시간(미만) 근무자는 0.8인으로 산정하며, 32시간 미만 근무자는 산정대상에서 제외함.

⑤ 전일제 및 단시간 근무하는 영양사 및 조리사는 「기간제 및 단시간근로자보호 등에 관한 법률」 제17조(근로조건의 서면 명시)를 준수하고, 4대 사회보험에 가입 및 1년 이상 고용계약을 체결한 경우 산정함. 다만, 출산휴가자 및 육아휴직자, 질병휴직(휴가)자 등의 대체 영양사, 조리사의 경우 계약기간에 관계없이 산정 가능함.

⑥ 영양사 및 조리사가 연속적 부재기간이 16일 이상인 경우 동 기간 동안은 인력산정 대상에서 제외함. 다만, 동 기간 동안에 대체인력이 있을 경우는 산정 가능함.

⑦ 영양사와 조리사의 2가지 면허를 가진 자는 한 가지 면허에 대해서만 산정함.

⑧ 영양사 및 조리사 가산 산정 시 평균 인원수는 소수점이하 절사함.

⑨ 영양사 및 조리사 가산은 환자에게 제공하는 식사규모 및 타시설에 식사제공 여부와 관계 없이 당해 요양기관 소속 영양사와 조리사 수에 따라 산정함.

나. 조리사 가산은 적시급식을 실시한 경우 산정하며, 적시급식이란 배식간격(전날 석식 제공 시간-익일 조식 제공 시간)이 '14시간 이내'인 경우임.

(6) 치료식 영양관리료

가. 당해 요양기관에 소속된 영양사 1인당 1일 40명 이하의 환자에게 치료식(멸균식 포함)을 제공한 경우에 산정가능함. 이때 치료식(멸균식 포함)을 제공받는 환자(건강보험)에게 영양관리를 실시한 경우에만 산정하며, 제공하는 식사의 종류, 제공사유, 주의사항 등에 대하여 환자나 보호자에게 직접 설명하고 기재하여야 한다.

나. 치료식 영양관리료 산정에 필요한 영양사 인력 산정 기준은 다음과 같다.

치료식 영양관리료 산정에 필요한 영양사 인력 산정 기준
(1) 입원환자식 제공업무를 주로 담당하는 당해 요양기관에 소속된 영양사로 전전분기 마지막 월 15일부터 전분기 마지막 월 14일까지 영양사별 재직일수의 합으로 산정함. (2) 치료식(멸균식 포함)을 제공받는 환자에게 영양관리를 실시하는 경우 산정하되, 전전분기 마지막 월 15일부터 전분기 마지막 월 14일까지 환자 수의 합으로 산정함. (3) 영양사 1인당 1일 치료식(멸균식 포함) 환자 수는 소수점 이하 절사함. (4) 영양사의 근로시간 및 근무형태에 따른 산정방법은 상기 '3.가.(3)~(6)'의 인력 산정기준에 따름.

(7) 직영 가산

가. 직영 가산은 당해 요양기관에서 직접 운영하는 경우에, 일반식과 치료식, 산모식에 한하여 산정한다.

나. 입원환자 식사에 필요한 인력은 환자식 제공업무를 주로 담당하는 당해 요양기관 소속 인력이어야 하며, 영양사가 1인 이상 상근하는 경우에 한하여 산정한다.

다. 영양사의 근로시간 및 근무형태에 따른 산정방법은 인력 산정기준에 따른다.

(8) 보건복지부장관이 정하여 고시한 질병군 진료 시 식대는「건강보험 행위 급여·비급여 목록표 및 급여 상대가치점수」제1편 행위 급여·비급여 목록 및 급여 상대가치점수에서 정한 소정점수를 별도 산정하되, 요양급여 범위 및 그 산정기준은 제1호 내지 제6호와 같이 함.

3. 식이(Diet) 구분

(1) 식이 구분

① NPO(Nothing Per Oral): 금식(禁食)

② RD(Regular Diet=Normal Diet, General Diet): 정식, 일반식
식품의 종류나 양에 크게 제한 없이 영양적으로 균형이 있도록 하되, 과식이나 튀김음식, 자극이 강하고 양념이 첨가된 음식은 제한해야 한다.

③ SD(Soft Diet): 연식, 죽
씹기 쉬운 음식이 필요한 환자에게 사용되며 수술 후 위장장해, 회복기 환자, 부족한 영양소 보충, 채소나 과일, 연한 육류를 채택한다.

④ LD(Liquid Diet): 유동식
음식을 삼키기 곤란한 환자, 수술 후의 환자, 급성고혈압환자 등 영양소를 농축한 액체 음식이 필요할 때 쓰인다. 유동식에는 수프(soup), 미음, 밥물 등이 있다.

4. 치과의 보철료

1) 치과보철

보철치료는 충치나 잇몸질환, 외부 충격 등으로 인해서 치아가 손상되었을 때 치아의 기능을 회복시켜 주는 치료이며, 교정치료는 치아를 고르게 해주는 치료이다. 보철은 건강보험급여가 제한되어 있으며, 교정료는 보험 혜택을 받지 못하는 비급여로 병원마다 그 비용에 차이가 날 수 있다. 산재보험이나 자동차보험은 보철이 보험급여 대상이며 별도의 적용기준이 있다.

(1) 치과보철료 산정지침

① 치과에서 치아의 보철을 정착한 경우에는 본장의 해당 소정점수를 산정한다.

② 본장에서 기재된 치과의 보철은 처치 시 사용된 치료재료, 약제, 진찰료가 해당 소정점수에 포함되어 별도 산정하지 아니한다.

수행 내용 및 수행준거 / 혈액 및 식대 · 보철료

1 혈액의 성분제제(Blood Component)에 대하여 알아보고 이해한다.

혈액은 혈관을 통해 온몸을 돌면서 산소와 영양소 등을 공급해주고 노폐물을 운반하여 신장을 통해 배설될 수 있도록 한다. 그 외 내분비기관에서 분비되는 호르몬의 운반, 외부의 병원체에 대한 방어 및 체온 조절을 담당한다. 그리고 혈액은 여러 가지 성분들이 모여 이루어진 복합체이다. 적혈구, 백혈구, 혈소판과 같이 살아 움직이는 세포 성분과 혈장이라고 불리는 물 성분으로 이루어져 있다. 헌혈로 얻어지는 혈액은 이러한 성분이 모두 들어 있는 전혈이며, 헌혈 혈액의 대부분은 필요한 환자에게 수혈하기 위해서 각각의 성분으로 분리되어 만들어지는데 이러한 혈액을 혈액성분제제라고 한다.

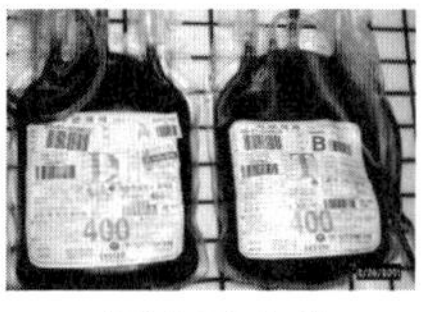

〈혈소판제제〉

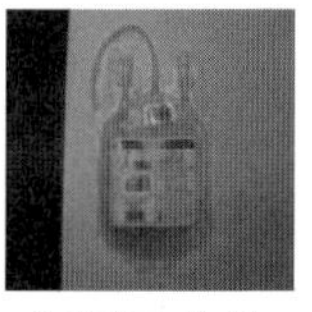

〈적혈구제제〉

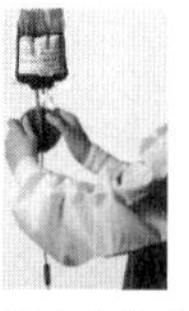

〈세척적혈구〉

그림 7-14 ▶ 혈액성분제제

2 혈액의 수가산정 방법에 대하여 알아보고 적용한다.

혈액은 전혈과 혈액성분제제료로 분류되며, 혈액수가는 고시에 의거 종별가산율을 적용하지 아니하고 의료기관종별, 지역에 관계없이 수가가 동일하다.

3 입원환자 식대 산정기준과 신고요령에 대하여 알아본다.

(1) 식대산정

입원한 환자에게 의사 처방에 의하여 식사를 제공한 경우에 1식당 산정하되 1일 3식 이내만 산정한다. 다만, 산모식은 1일 4식 이내로 산정하고 분유 및 치료식 영양관리료는 1일당으로 산정한다.

(2) 식대 본인부담

입원환자의 식대 본인부담률은 50%이다(건강보험환자).

(3) 식사종류

① 일반식(일반 유동식, 연식포함) ② 치료식(당뇨식, 신장질환식 등) ③ 멸균식: 무균치료실에서 진료받고 있는 입원환자에게 제공한 경우 ④ 분유 ⑤ 산모식 ⑥ 경관영양 유동식 등이 있다.

(4) 식사가산

기본식사에 영양사 및 조리사, 직영가산이 있으며, 해당기준에 의한 경우 가산한다.

(5) 식대 관련 신고

요양기관은 신고서식에 의한 입원환자식[신규, 변경] 운영현황 통보서를 건강보험심사평가원에 제출하여야 한다.

4 입원환자의 식대의 산정요령을 이해하고 요양기관 의무사항 및 식대를 실례로 산정해본다.

(1) 식대는 1일 3식 이내만 산정(다만, 산모식은 1일 4식 이내)하고 분유는 1일당으로 산정한다.

(2) 요양기관의 의무

요양기관은 다음 사항을 기재한 안내문을 환자 또는 그 보호자가 쉽게 볼 수 있는 장소에 게시 또는 비치하여야 함.

요양기관의 의무

(1) 당해 요양기관에서 산정하는 식사종류별 가격
(2) 환자의 원에 의해 비급여식을 선택할 수 있고, 이 경우 그 비용은 환자가 전액부담해야 한다는 내용

나. 요양기관은 별지 제1호 서식에 의한 입원 환자식[신규, 변경] 운영현황 통보서를 건강보험심사평가원에 제출하여야 함.

다. 치료식 영양관리료를 산정하는 기관은 별지 제1-1호 치료식 영양관리료[신규 · 변경] 운영현황 통보서를 건강보험심사평가원에 매 분기 말 16일부터 20일까지 제출하여야 하며, 미제출 기관은 치료식 영양관리료를 산정할 수 없음. 다만, 제출 기간을 경과하여 적용분기 전일까지 제출하는 경우 부득이한 사유를 소명하는 경우에 한하여 확인하여 적용함.

수행 Tip!

• 건강보험심사평가원의 홈페이지에서 식대산정에 대한 자료를 참고한다.

□ 학습 7 학습자 자기진단 평가서			
담당교수		교과목명	건강보험실무
학번(반)		능력단위명 (능력단위코드) 책무(Duty)	진료비심사청구 (0601020111_16v2)
성 명			
평가일자	202X년 월 일	평가시기	ㅁ 수 업 전 ㅁ 수 업 후

※ 학습자의 자가진단서 평가로서 본 교과목의 능력단위요소별 사전 지식에 대한 문항으로 학습자 확인하는 체크리스트입니다. 진단 문항별로 매우 우수(5), 우수(4), 보통(3), 미흡(2), 매우 미흡(1) 중 하나에 ✓ 표시해 주시기 바랍니다.

[진료행위료 산정하기(2)] 직무능력 평가표						
평가영역	문항	매우 미흡	미흡	보통	우수	매우 우수
학습 7. 진료 행위료 산정하기	1. 나는 기본진료료(진찰료, 입원료 등)를 신정기준과 지침에 의거 산정할 수 있다.	①	②	③	④	⑤
	2. 나는 임상검사를 분류하고, 검사료를 항목별로 산정할 수 있다.	①	②	③	④	⑤
	3. 나는 영상진단료 및 방사선치료료를 항목별로 산정할 수 있다.	①	②	③	④	⑤
	4. 나는 투약 및 조제료·주사료를 산정할 수 있다.	①	②	③	④	⑤
	5. 나는 마취료 · 물리치료 및 재활요법료 · 정신요법료를 산정할 수 있다.	①	②	③	④	⑤
	6. 나는 처치 및 수술료 · 캐스트료 · 식대 등을 산정기준 및 지침에 의거 행위료와 재료대를 구분 산정할 수 있다.	①	②	③	④	⑤
	합계					

○ 교육 수강생 기타 의견

8장 진료비청구 명세서 작성하기 (0601020111_16v2.8)

8-1 요양급여비용 청구명세서 작성 방법

학습목표

1 | 요양급여비용의 청구방법 및 명세서 작성에 대하여 알 수 있다.

필요 지식

1. 요양급여비용 청구방법 및 명세서 작성

1) 청구 개요

요양급여비용 청구방법, 심사청구서 명세서 서식 및 작성요령은 보건복지부고시에 의거 아래와 같다.

(1) 목적

「국민건강보험법 시행규칙」 제19조 제3항에 따른 요양급여비용의 청구방법, 요양급여비용심사 청구서 · 요양급여비용 명세서 및 검체검사공급내역 통보서의 서식과 작성요령에 관한 사항을 규정함을 목적으로 한다.

(2) 청구인

요양급여비용 청구인 또는 검체검사 공급내역 통보인은 해당 요양기관의 대표자(개설자)가 된다.

(3) 정보통신망 이용촉진 및 정보보호 등에 관한 법률의 준용

요양기관이 요양급여비용을 정보통신망을 이용한 전자문서교환방식(EDI)으로 청구하거나, "검체검사위탁에 관한 기준"에 따른 수탁기관이 검체검사 공급내역을 정보통신망으로 통보하는 경우 전자문서, 전자서명, 전자문서의 효력, 전자문서의 도달시기, 전자문서 내용의 추정 등은「정보통신망 이용촉진 및 정보보호 등에 관한 법률」을 준용한다.

(4) 작성방법

정보통신망으로 요양급여비용을 청구하거나 검체검사 공급내역을 통보하는 경우에는 "전자문서 작성요령"에, 전산매체(디스켓 또는 CD 등)로 청구하는 경우에는 "전산매체 작성요령"에, 서면으로 청구하는 경우에는 "서면서식 작성요령"에 각각 의하되 이 요령에서 정하지 않은 세부작성 요령은 건강보험심사평가원장이 정할 수 있다.

2) 요양급여비용 청구방법

(1) 요양급여비용 청구 및 자료제출 매체의 선택

① 요양기관은 정보통신망, 전산매체 또는 서면 중 한 가지의 방법을 선택하여 요양급여비용을 청구한다. 다만, 수탁기관의 검체검사 공급내역은 정보통신망으로 제출한다.

② 요양기관이 정보통신망으로 요양급여비용을 청구하거나 수탁기관이 정보통신망으로 검체검사 공급내역을 통보하고자 하는 경우에는 "전산청구신청서(별지 제1-1호 서식)" 1부를 건강보험심사평가원에 제출한다. 단, EDI를 이용한 전자문서 교환방식의 경우에는 보건복지부장관이 지정한 전산망관리자의 전산망 이용서비스에 가입한 후 "전산청구(포털, EDI, 전산매체) 신청서(별지 제1-1호 서식)" 1부를 심사평가원에 제출한다.

③ 요양기관이 전산매체로 요양급여비용을 청구하고자 하는 경우에는 사전에 "전산청구신청서" 1부를 심사평가원에 제출한다.

④ 정보통신망 또는 전산매체로 청구하는 요양기관에서 청구방법을 변경하고자 하는 경우에는 사전에 "전산청구 변경신청서" 1부를 심사평가원에 제출한다.

⑤ 심사평가원은 신청이 접수되면 정보통신망 또는 전산매체 청구기관으로 등록, 변경(해지)한 후 요양기관에 통보한다.

⑥ 원료약, 요양기관 자체 조제(제제)약 및 치료재료 구입내역 목록표의 제출매체는 다음 각 호와 같다.

1. 정보통신망으로 요양급여비용을 청구하는 요양기관은 정보통신망으로 목록표를 제출한다.
2. 전산매체 또는 서면으로 요양급여비용을 청구하는 요양기관은 서면 또는 정보통신망으로 목록표를 제출한다.

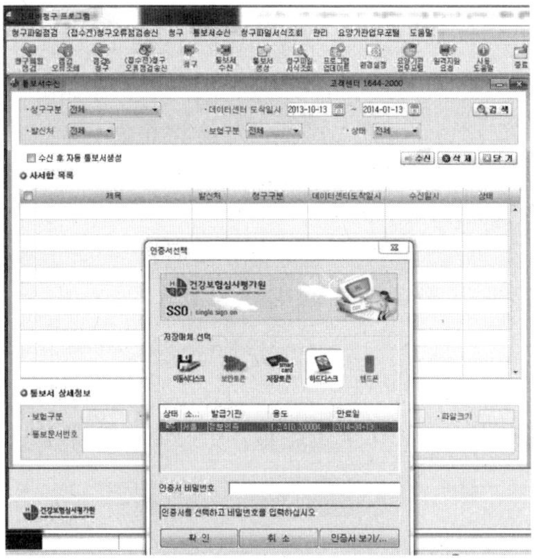

그림 8-1 ▶ 심사평가원의 진료비청구 프로그램 화면

3. 정보통신망 또는 전산매체로 요양급여비용을 청구하는 요양기관이 청구오류에 대한 수정 · 보완을 요청받은 경우에는 정보통신망으로 목록표를 제출한다.

⑦ 요양병원의 환자 평가표는 포털서비스로 제출한다.

⑧ "전산청구 신청·변경신청서" 제출 및 결과 등에 대한 통보는 정보통신망을 이용할 수 있다.

(2) 요양급여비용심사 청구서 등의 제출

① 요양기관은 요양급여비용을 청구하고자 하는 때에는 요양급여비용심사 청구서에 요양급여비용 명세서와 기타 필요한 서류를 첨부하여 심사평가원에 제출한다.

② 요양기관은 원료약, 요양기관 자체 조제(제제)약 및 치료재료의 실구입 가격을 확인할 수 있는 목록표를 심사평가원에 제출한다.

③ 요양병원은 정액수가 적용 명세서별 환자평가표를 심사평가원에 제출한다.

④ 요양기관 종별, 소재지별 제출처는 다음 각 호와 같다.

1. 상급종합병원, 치과대학부속치과병원, 한방병원은 건강보험심사평가원의 본원
2. 종합병원, 병원, 치과병원, 요양병원, 정신병원, 의원, 치과의원, 한의원, 보건의료원 및 보건소, 보건지소, 보건진료소, 조산원, 약국, 한국희귀필수의약품센터의 요양기관 소재지별로 별표 1에 해당되는 건강보험심사평가원의 지원

⑤ 수탁기관이 검체검사 공급내역을 심사평가원에 통보할 경우에는 검체검사를 의뢰한 요양기관의 요양급여비용 청구처로 통보한다.

(가) 요양기관종별 요양급여비용 청구체계

■ 요양급여비용의 청구체계는 다음과 같다.

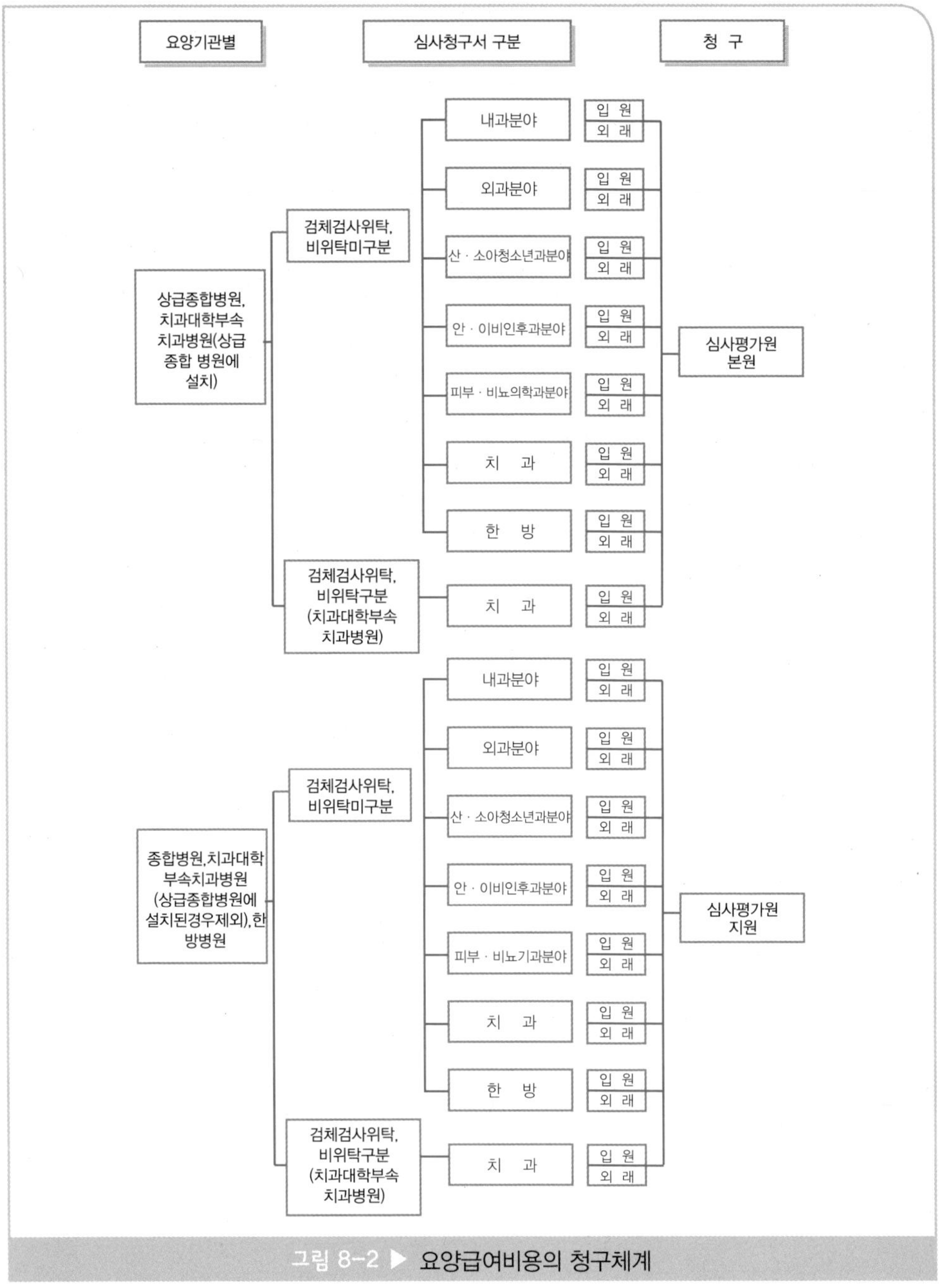

그림 8-2 ▶ 요양급여비용의 청구체계

주: 1. 정보통신망, 전산매체로 요양급여비용을 청구하는 요양기관은 검체검사 위탁여부에 관계없이 진료 분야별로 입원, 외래로 구분하여 청구함.
2. 요양병원의 의과 입원은 장기 환자와 제외환자의 요양급여비용으로 구분하여 청구함.

(나) 종합병원 등 요양급여비용 청구서 제출처

■ **종합병원, 병원, 치과병원, 정신병원, 요양병원, 의원, 치과의원, 한의원, 보건의료원, 보건기관, 조산원, 약국, 한국희귀필수의약품센타의 소재지역권별 요양급여비용 청구처는 다음과 같다.**

표 8-1 요양급여비용 청구서 제출처

지역	청구처
서울	건강보험심사평가원 서울지원
부산, 제주	건강보험심사평가원 부산지원
대구, 경북	건강보험심사평가원 대구지원
광주, 전남	건강보험심사평가원 광주지원
대전, 충북, 충남, 세종	건강보험심사평가원 대전지원
경기남부	건강보험심사평가원 수원지원
울산, 경남	건강보험심사평가원 창원지원
경기북부, 강원	건강보험심사평가원 의정부지원
전북	건강보험심사평가원 전주지원
인천	건강보험심사평가원 인천지원

주: 치과대학부속 치과병원은 심사평가원 본원으로 청구함.

(3) 자료의 전송 등

① 정보통신망으로 요양급여비용을 청구할 때 전송한 전자문서가 심사평가원에 접수되었는지의 여부를 확인하여야 하고, 접수일은 전자문서 전체가 심사평가원에 도달한 날로 한다.

② 정보통신망으로 요양급여비용을 청구하는 요양기관이 청구내역을 소명하기 위한 진료기록부 등 기타 필요한 자료를 제출하고자 할 때에는 화상자료(Image Data) 또는 모사전송(Fax) 등을 이용할 수 있으며, 모사전송을 이용할 때에는 해당 자료가 요양급여비용 청구 전에 도달될 수 있도록 한다.

(4) 명세서의 구분 및 작성방법

① 동일 수진자에 대한 명세서는 구분하여 다음과 같이 작성한다.

1. 입원의 경우 입원진료 기간의 요양급여 내역을 동일한 명세서에 통합하여 작성한다. 다만, 요양병원형 수가를 적용하는 수진자의 명세서는 정액수가 적용기간과 행위별수가 적용기간(특정기간)의 요양급여 내역을 구분하여 각각 작성한다.
2. 외래의 경우 요양급여 내역을 방문일자별로 각각 작성한다.
3. 약국의 처방조제인 경우에는 처방전별로 명세서를 각각 작성하며, 직접조제인 경우에는 방문일자별로 각각 작성한다.

② 동일 수진자의 명세서는 연이어 각각 작성한다.

(5) 요양급여비용 청구 및 자료제출 시기

① 정보통신망으로 요양급여비용을 청구할 경우에 청구시기는 다음과 같다.

1. 입원진료는 퇴원일이 속한 날의 다음주 월요일부터 청구할 수 있다. 다만, 월의 말일과 초일이 모두 포함된 주의 요양급여비용을 청구하는 경우에는 이를 월별로 구분하여 청구한다(월단위: 0, 주단위: 1~6).
2. 외래진료는 내원일이 속한 날의 다음달 초일부터 월별로 청구하거나, 내원일이 속한 다음 주 월요일부터 주단위로 구분하여 청구할 수 있다. 다만, 월의 말일과 초일이 모두 포함된 주의 진료수가를 청구하는 경우에는 이를 월별로 구분하여 청구한다.

② 서면 또는 전산매체로 요양급여비용을 청구하는 경우에는 내원일(입원진료의 경우는 퇴원일)이 속한 다음달 초일부터 월별로 청구한다.

③ 명세서를 방문일자별(약국의 경우 처방전별)로 작성하는 의료기관의 외래요양급여비용 및 약국약제비는 방문일이 속한 다음 주 월요일부터 주단위로 구분하여 청구할 수 있다. 다만, 월의 말일과 초일이 모두 포함된 주의 요양급여비용을 청구하는 경우에는 이를 월별로 구분하여 청구한다.

④ 30일을 초과하여 입원진료를 하는 경우에는 연계 심사가 가능하도록 다음의 기재방법에 따라 월단위로 분할 청구할 수 있다. 다만, 의약품관리료의 경우에는 일괄하여 청구한다.

1. 정보통신망과 전산매체의 경우 청구 구분란에 분리청구 코드, 기청구 명세서의 접수번호, 명세서 일련번호 및 최초 입원 개시일을 기재한다.
2. 서면의 경우 명세서 상단에 최초 입원 개시일을 기재하고, 진료내역 하단의 “특정

내역"란에 기청구 명세서의 접수번호, 명세서 일련번호, 당월 요양 개시일, 수술명 및 주요진료내용, 월별 요양급여비용 총액 1등을 기재한다.

⑤ 요양기관은 원료약, 요양기관 자체 조제(제제)약 및 치료재료에 대한 구입내역을 명세서 접수 전에 제출하여야 한다.

⑥ 수탁기관은 위탁기관에 검사결과를 통보하는 시점에 정보통신망으로 검체검사 공급내역을 통보할 수 있다.

⑦ 요양병원의 환자평가표는 해당 진료분의 명세서 접수 전에 제출하여야 한다.

⑧ 본인 일부부담금이 연간 상한액(분위별)을 초과하는 경우에는 그 초과금액에 대하여는 심사평가원에 청구한다. 이 경우 심사평가원은 정보통신망 또는 전산매체 청구기관의 해당 요양급여비용이 청구되는 즉시 그 내용을 확인하여 국민건강보험공단에 통보한다. 다만, 외래 진료분은 환자 개인별 누적관리가 가능한 경우 입원 진료분과 동일한 방법으로 청구 · 통보할 수 있다.

⑨ 요양병원형 수가를 적용하는 요양급여비용은 청구매체 및 입원기간에 관계없이 월별로 구분하여 진료월 다음달 초일부터 청구한다. 이 경우 명세서 기재방법은 제4항 각호에 따른다.

(6) 검체검사 위탁 요양급여비용 청구

① 요양급여비용을 서면으로 청구하는 위탁기관 중 검체검사를 위탁한 건은 반드시 검체검사위탁분에 대하여 입원, 외래로 분철하여야 하며 동일 수진자의 정률 및 정액건 중 어느 한 쪽에 위탁검사가 있을 경우에는 함께 앞뒤로 편철하여 청구한다. 다만, 종합병원의 경우 검체검사 위탁건을 포함하여 진료분야, 입원, 외래로 각각 구분하여 검체검사 위탁건 목록표를 심사청구서에 첨부하여 청구한다.

② 항산균약제 감수성 검사는 청구 시 검사의뢰 접수증을 첨부한다.

③ 장기 또는 골수공여 적합성 여부 확인을 위한 조직형검사 및 HLA 교차시험은 검사비용 전액을 본인이 부담토록 하고 추후 보험급여 여부를 결정하는 검사임을 검체검사 의뢰지에 반드시 기재하여야 하며, 보험급여로 결정된 때에는 즉시 수탁기관에 통보한다.

(7) 가정간호 요양급여비용 청구

가정간호를 실시하는 요양기관은 가정간호요양급여에 소요된 비용을 "건강보험 행위 급여비급여 목록표 및 급여 상대가치점수" 산정지침에 따라 청구한다.

(8) 심사청구서와 명세서의 구분

① 심사청구서와 명세서는 진료분야, 입원과 외래, 처방조제와 직접 조제로 각각 구분한다.

② 진료분야의 구분은 다음과 같다.

1. 상급종합병원, 종합병원, 치과대학부속치과병원 및 한방병원은 구분한다.
2. 병원(치과대학부속치과병원 및 한방병원 제외), 의원, 보건의료원 등은 의과, 치과 및 한방, 입원과 외래로 구분한다.

③ 전산매체로 요양급여(의료급여) 비용을 청구할 때에는 건강보험, 의료급여로 각각의 심사청구서 등을 구분 · 생성하여 동일한 디스켓 또는 CD 등에 수록하여 제출할 수 있다.

④ 수탁기관의 검체검사 공급내역 통보서는 위탁기관별로 구분한다.

⑤ 요양병원 입원 요양급여비용 심사 청구서와 명세서는 장기환자와 제외환자로 각각 구분한다.

⑥ 요양급여비용의 청구 및 자료제출 체계는 상기 다음과 같다.

표 8-2 상급종합병원, 종합병원, 치과대학부속치과병원 및 한방병원의 진료분야 구분

진료 분야	진료과
내과분야	내과, 정신건강의학과, 신경과, 결핵과, 영상의학과, 방사선종양의학과, 가정의학과, 직업환경의학과, 병리과, 진단검사의학과, 핵의학과, 예방의학과
외과분야	외과, 흉부외과, 신경외과, 정형외과, 성형외과, 재활의학과, 마취통증의학과, 응급의학과
산·소아청소년과분야	산부인과, 소아청소년과
안·이비인후과분야	안과, 이비인후과
피부·비뇨기과분야	피부과, 비뇨의학과
치과	치과
한의과	한의과

■ 진료과목별 코드

"진료과목"은 실제 진료를 받은 진료과목(병원 이상) 또는 상병명에 해당되는 진료과목(의원)을 아래 코드로 기재하되, 진료과목이 2개 이상에 해당되는 경우에는 이를 모두 기재하여야 한다.

① 의과

진료과목	코드번호	진료과목	코드번호
내과	01	피부과	14
신경과	02	비뇨의학과	15
정신건강의학과	03	영상의학과	16
외과	04	방사선종양학과	17
정형외과	05	병리과	18
신경외과	06	진단검사의학과	19
흉부외과	07	결핵과	20
성형외과	08	재활의학과	21
마취통증의학과	09	핵의학과	22
산부인과	10	가정의학과	23
소아청소년과	11	응급의학과	24
안과	12	직업환경의학과	25
이비인후과	13	예방의학과	26

■ 내과 세부전문과목

진료과목	코드번호	진료과목	코드번호
내과 통합	00	신장내과	05
소화기내과	01	혈액종양내과	06
순환기내과	02	감염내과	07
호흡기내과	03	알레르기내과	08
내분비 · 대사내과	04	류마티스내과	09

※ 내과 세부전문과목 운영기관 중 일부 분리하지 않고 통합 운영하는 분야는 '00'으로 기재

② 치과

진료과목	코드번호	진료과목	코드번호
치과	49	치과보존과	55
구강악안면외과	50	구강내과	56
치과보철과	51	구강악안면방사선과	57
치과교정과	52	구강병리과	58
소아치과	53	예방치과	59
치주과	54		

③ 한방

진료과목	코드번호	진료과목	코드번호
한방내과	80	침구과	85
한방부인과	81	한방재활의학과	86
한방소아과	82	사상체질과	87
한방안과· 이비인후과·피부과	83	한방응급	88
한방신경정신과	84		

④ 보건기관 진료과

진료과	코드번호	진료과	코드번호
의과	1	물리치료를 실시한 경우	5
치과	2	한방에서 시술만 시행한 경우	7
조산	3	한방에서 투약만 실시한 경우 응급	8
피임시술(자궁내장치, 정관절제술 또는 난관결찰술)을 시행한 경우	4	한방에서 시술과 투약을 병행한 경우	9

(9) 심사청구서와 명세서의 보관

① 청구인은 심사청구서와 명세서의 사본을 「국민건강보험법 시행규칙」에서 정한 바에 따라 보관한다.

② 공단 및 심사평가원은 심사청구서와 명세서를 5년간 보관한다.

③ 보관기간의 기산일은 심사가 완결된 날이 속하는 연도의 다음 연도 1월 1일로 한다.

(10) 접수

① 심사평가원은 심사청구서 등이 접수된 경우 지체 없이 접수증을 발급한다.

② 심사청구서 등을 정보통신망으로 접수한 경우에는 심사평가원은 전송된 자료가 적합한지 여부를 확인하여 접수하고 그 결과를 정보통신망으로 해당 요양기관에 통보한다.

(11) 대행청구 통지방법

① 「국민건강보험법」 제47조 제6항에 따라 대행청구 단체로 하여금 요양급여비용을 대행하여 심사청구하게 하고자 하는 요양기관의 대표자는 최초로 대행청구를 하는 때까지 서식에 따른 대행청구통지서를 심사평가원에 통지하여야 하며, 통지한 내역에 변동사항이 있는 경우에는 서식에 따른 대행청구 통지서에 그 내역을 기재하여 지체 없이 심사평가원에 통지하여야 한다.

② 「국민건강보험법」에 따라 대행청구 업무를 하고자 하는 단체의 장은 대행청구가 이루어지기 전에 단체의 장, 작성자 및 대행청구 수수료에 관한 정보를 심사평가원에 통지하여야 하며, 통지한 내역에 변동사항이 있는 경우에는 지체 없이 심사평가원에 통지한다.

3) 심사청구서 및 명세서 서식

(1) 전자문서

① 요양기관과 심사평가원이 요양급여비용 청구와 관련하여 사용할 수 있는 전자문서의 종류는 다음 각 호와 같다.

1. 요양급여비용심사 청구서
2. 요양급여비용 명세서(별지서식)
   ㉮ 의 · 치과용 명세서
   ㉯ 한방용 명세서
   ㉰ 보건기관용 명세서
   ㉱ 약국용 명세서
   ㉲ 정신건강의학과 정액 의료급여비용 명세서
3. 치료재료 및 약제 구입내역 통보서
4. 요양기관 자체 조제 · 제제약 내역 통보서
5. 보완자료 제출 내역서
6. 검체검사 공급내역 통보서
7. 요양급여(의료급여)비용심사청구서 · 명세서 등 접수(반송)증
8. 요양급여비용 심사결과 통보서
9. 의료급여비용 심사결과 통보서
10. 보완자료 요청 내역서
11. 수탁기관 통보확인결과 통보서
12. 원외처방약제비 심사결과 통보서
13. 원외처방약제비 심사결과(추가) 통보서
14. 요양급여비용 정산심사 내역서
15. 의료급여비용 정산심사 내역서
16. 원외처방약제비 정산심사 내역서
17. 이의신청(재심사조정청구, 정산심사) 결정서
18. PACS 등 영상자료 제출 내역서
19. 환자평가표 파일

별지 (제1-2호 서식) **전자문서 청구 신청서(병원급이상)**

1. 요양기관현황

요양기관명칭		요양기관기호	
대표자성명			
요양기관주소	(우편번호 -)	전화번호	
신청구분 * 해당란에 ∨표기	요양급여비용 ( ), 검체검사공급내역 ( ), 정신과정액의료급여비용( )		
희망청구년월			

2. 프로그램 및 전산망 등 관련사항

구분		의과	치과	한방
프로그램	형태	①상용패키지 ( ) ②외주개발 ( ) ③자체개발 ( )	①상용패키지 ( ) ②외주개발 ( ) ③자체개발 ( )	①상용패키 ( ) ②외주개발 ( ) ③자체개발 ( )
	공급업체명			
	소프트웨어명			
현행 청구방법		서면( ), 전산매체( )	EDI 청구방식	VAN( ),WEB( )
전산망 관리자			수•발신 시별자 (전산망관리자가 부여)	
전자문서인증키값 (숫자10자리로 부여)			인감대체기호 (영문, 숫자 혼용 8-14 자리로 부여)	

요양급여비용 청구방법, 심사청구서•명세서 서식 및 작성요령 제1편 제5조 제3항에 의거 전자문서교환방식으로 요양급여비용을 청구하기 위해 신청합니다.

년 월 일

신청인 요양기관 대 표 자(원장) (인)

건강보험심사평가원장 귀하

210㎜×297㎜(일반용지60g/㎡(재활용품))

(별지 제9-1호 서식)

서식번호	G	I	0	1	(　　년　　월분) **요양급여비용심사청구서**	보험자 종별 구분		※접수번호	

요양기관		①기　호		②명칭		③전화번호		④청구단위 구분	
		⑤소재지				⑥우편번호			
	작성자	⑦성명	(서명 또는 날인)			대행청구 단　체	⑨기호		
		⑧생년월일					⑩명칭		

구　분			⑪건수	⑫요양급여비용총액1	⑬본인일부부담금	⑲지원금	⑳장애인의료비	⑭청구액	⑮차등수가청구액	⑯본인부담상한액초과금총액	⑰요양급여비용총액2, 진료비총액	⑱보훈청구액	㉑건강보험100분의100본인부담금총액	㉒보훈본인일부부담금
의과	입원	1												
	외래	2												
치과	입원	3												
	외래	4												
한방	입원	5												
	외래	6												
조산		7												
DRG		10												

상급종합병원 종합병원 치과대학부속치과병원 한방병원 진료분야구분	1	2	3	4	5	6	9
	내과 분야	외과 분야	산·소아청소년과 분야	안·이비인후과 분야	피부·비뇨기과 분야	치과	한방

차등수가 적용기준	차등지수	진료일수
	.	.

ㅁ「국민건강보험법 시행규칙」 제12조제1항에 따라 요양급여비용의 심사를 청구합니다.

ㅁ「한국보훈복지의료공단법 시행령」제17조의2에 따라 진료비용의 심사를 청구합니다.

청구일자:　　　　년　　월　　일

청 구 인:　　　　　　　　　　(서명 또는 날인)

ㅁ 건강보험심사평가원장 귀하

ㅁ 국민건강보험공단이사장 귀하

ㅁ 한국보훈복지의료공단이사장 귀하

다중바코드 출력부분

※ 첨　부: 요양급여비용명세서　　　　매

전산매체 (　　　)　　　　매

처 방 전　　　　매

주 : 1. ※란은 건강보험심사평가원이 기재합니다.

(별지 제10호 서식)

의과 입원

서식번호	G	I	O	2	요양급여비용명세서	요양기관	
등록번호						기 호	
가입자성명					증번호		
수진자성명					공상 등 구분	명 칭	
					-		

상 병 명	분류기호	수술	진료과목	상해외인	특정기호	면허종류	면허번호	당월요양개시일 / 최초입원개시일	당월요양급여일수 (투약일수포함)	진료결과
	.								일	
	.								일	
	.								일	

입원일수	일	처방전 발급번호		처방일수	
		점검번호			

구 분		기본진료 약제,특정재료(Ⅰ)	진료행위(Ⅱ)
1. 진찰료 (외래관리료 포함)	①초 진 회	원	야간,공휴 회
	②재 진 회	원	야간,공휴 회
	③의약품관리료	원	
	④응급 및 회송료	원	
2. 입원료	①일 반 일	원	
	②내과질환자, 정신질환자 만8세미만의 소아 일	원	
	③중환자실 일	원	
	④격리병실 일	원	
	⑤신생아 일	원	
	⑥기 타 일	원	
	⑦기본식대	원	
	⑧가산식대	원	
3. 투약료 및 처방전	①내 복 일분	원	원
	②외 용 일분	원	원
	③처방전 회	원	
4. 주사료	①피하 또는 근육내 일	원	원
	②정맥내 일	원	원
	③수액제 회	원	원
	④기 타 회	원	원
	⑤특정 재료	원	원
	⑥수 혈 회	원	원
5. 마취료	① 회	원	원
6. 이학요법료	① 종	원	원
7. 정신요법료	① 종	원	원
8. 처치 및 수술료	①처치 및 수술 종	원	원
	②캐스트 회	원	원
9. 검사료	①자체검사 종	원	원
	②위탁검사관리	원	
	③위탁검사 종	원	
10.영상진단 및 방사선 치료료	①진 단 종	원	원
	②치 료 종	원	원
S. 특수장비	①CT 회	원	원
	②MRI 회	원	원
	③PET 회	원	원
U. 건강보험100분의 100본인부담	①의약품	원	원
	②치료재료	원	원
	③진료행위	원	원
V. 보훈 등 100분의100 본인부담	①의약품	원	원
	②치료재료	원	원
	③진료행위	원	원
W. 비급여	①의약품	원	원
	②치료재료	원	원
	③진료행위	원	원
특수장비총액			원
보훈 등 100분의100본인부담금총액			원
비급여총액			원
11. 소 계		원	원
12. 가 산 율		%	원
13. 약 제 상 한 차 액 총 액			원
14. 수 진 자 요 양 급 여 비 용 총 액			원
15. 요 양 급 여 비 용 총 액 1			원
16. 본 인 일 부 부 담 금			원
17. 지 원 금			원
18. 장 애 인 의 료 비			원
19. 청 구 액			원
20. 본 인 부 담 상 한 액 초 과 금			원
21. 요양급여비용총액 2, 진료비총액			원
22. 보 훈 청 구 액			원
23. 건강보험 100분의100본인부담금총액			원
24. 보 훈 본 인 일 부 부 담 금			원
일련번호		※심사조정	

약품코드 (일반명 또는 제품명 코드)	약품명 (일반명 또는 제품명)			1회투약량	1일투여횟수	총투약일수				
코 드	분류 (예외구분코드)	상한가	단가	1회투약량	1일투여량 또는 실시횟수	총투여일수 또는 실시횟수	금액	약제 상한 차액	면허종류	면허번호

특정내역

수술 코드			

※ 심사내역

구 분	코 드	조 정	약제상한 차액조정	Ⅰ.Ⅱ	구 분	코 드	조 정	약제상한 차액조정	Ⅰ.Ⅱ
				감Ⅰ					감Ⅰ
				감Ⅱ					감Ⅱ
				증Ⅰ					증Ⅰ
				증Ⅱ					증Ⅱ
계					계				

190mm×320mm(일반용지 60g/㎡(재활용품))

다중 바코드

(별지 제11호 서식)

의과 외래

요양급여비용명세서

서식번호	G	I	0	3	요양기관	
등록번호					기호	
가입자성명		증번호				
수진자성명		공상 등 구분		-	명칭	

상병명	분류기호	수술	진료과목	상해외인	특정기호	면허종류	면허번호	내원일자	요양급여일수 (원내투약일수포함)	진료결과
	.								일	
	.								일	
	.								일	

구분		기본진료 약제,특정재료(I)	진료행위(II)
1. 진찰료 (외래관리료 포함)	①초 진 회	원	야간,공휴 회
	②재 진 회	원	야간,공휴 회
	③의약품관리료	원	
	④응급 및 회송료	원	
	⑤가정간호기본방문료	원	
	⑥만성질환관리료 회	원	
3. 투약료 및 처방전	①내 복 일분	원	원
	②외 용 일분	원	원
	③처방전 회	원	
4. 주사료	①피하 또는 근육내 일	원	원
	②정맥내 일	원	원
	③수액제 회	원	원
	④기 타 회	원	원
	⑤특정재료	원	
	⑥수 혈 회	원	원
5. 마취료	① 회	원	원
6. 이학요법료	① 종	원	원
7. 정신요법료	① 종	원	원
8. 처치 및 수술료	①처치 및 수술 종	원	원
	②캐스트 회	원	원
9. 검사료	①자체검사 종	원	원
	②위탁검사관리	원	
	③위탁검사 종	원	
10.영상진단 및 방사선 치료료	①진 단 종	원	원
	②치 료 종	원	원
S. 특수장비	①CT 회	원	원
	②MRI 회	원	원
	③PET 회	원	원
T. 특수재료 및 관련 행위료	①치료재료	원	
	②진료행위	원	원
A. 100분의 100미만 본인부담1	①의약품	원	원
	②치료재료	원	원
	③진료행위	원	원
B. 100분의 100미만 본인부담2	①의약품	원	원
	②치료재료	원	원
	③진료행위	원	원
U. 건강보험100분의 100본인부담	①의약품	원	원
	②치료재료	원	원
	③진료행위	원	원
V. 보훈 등 100분의100 본인부담	①의약품	원	원
	②치료재료	원	원
	③진료행위	원	원
W. 비급여	①의약품	원	원
	②치료재료	원	원
	③진료행위	원	원

처방전 발급번호		처방일수		진찰횟수		직접조제횟수	
점검번호							

약품코드 (일반명 또는 제품명 코드)	약품명 (일반명 또는 제품명)			1회투약량	1일투여횟수	총투약일수				
코드	분류 (예외구분코드)	상한가	단가	1회투약량	1일투여량 또는 실시횟수	총투여일수 또는 실시횟수	금액	약제 상한 차액	면허 종류	면허 번호

특정내역	

수술 코드			

구분		
투약료총액		원
특수장비총액		원
특수재료 및 관련 행위료 총액		원
보훈 등 100분의100본인부담금총액		원
비급여총액		원
11. 소 계	원	원
12. 가 산 율	%	원
15. 요양급여비용총액1		원
16. 본인일부부담금		원
일련번호		※심사조정
수진자 일련번호	-	

17. 지 원 금	원
18. 장 애 인 의 료 비	원
19. 청 구 액	원
20. 본인부담상한액초과금	원
21. 요양급여비용총액 2, 진료비총액	원
22. 보 훈 청 구 액	원
23. 건강보험 100분의100본인부담금총액	원
24. 보훈본인일부부담금	원
25. 100분의 100 미만 총액	원
26. 100분의 100 미만 본인일부부담금	원
27. 100분의 100 미만 청구액	원
28. 100분의 100 미만 보훈청구액	원

※ 심사내역

구분	코드	조정	I.II
			감I
			감II
			증I
			증II
계			

190mm×320mm(일반용지 60g/㎡(재활용품))

[일 자 별]

(별지 제11-1호 서식)

의과 외래

요양급여비용명세서

서식번호	G	I	O	3	요양기관	
등록번호					기 호	
가입자성명		증번호				
수진자성명		공상 등 구분			명 칭	

상 병 명	분류기호	수술	진료과목	상해외인	특정기호	면허종류	면허번호	내원일자	요양급여일수(원내투약일수포함)	진료결과
	.								일	
	.								일	
	.								일	

총 내원일수	일	내원일	1	2	3	4	5	6	7	8	9	10	11	12	13	14	15	16	17	18	19	20	21	22	23	24	25	26	27	28	29	30	31

구 분		기본진료 약제,특정재료(I)	진료행위(II)
1. 진찰료(외래관리료 포함)	①초 진 회	원	야간,공휴 회
	②재 진 회	원	야간,공휴 회
	③의약품관리료	원	
	④응급 및 회송료	원	
	⑤가정간호기본방문료	원	
	⑥만성질환관리료 회	원	
3. 투약료 및 처방전	①내 복 일분	원	원
	②외 용 일분	원	원
	③처방전 회	원	
4. 주사료	①피하 또는 근육내 일	원	원
	②정맥내 일	원	원
	③수액제 회	원	원
	④기 타 회	원	원
	⑤특정재료	원	
	⑥수 혈 회	원	원
5. 마취료	① 회	원	원
6. 이학요법료	① 종	원	원
7. 정신요법료	① 종	원	원
8. 처치 및 수술료	①처치 및 수술 종	원	원
	②캐스트 회	원	원
9. 검사료	①자체검사 종	원	원
	②위탁검사관리	원	
	③위탁검사 종	원	
10.영상진단 및 방사선 치료료	①진 단 종	원	원
	②치 료 종	원	원
S. 특수장비	①CT 회	원	원
	②MRI 회	원	원
	③PET 회	원	원
T. 특수재료 및 관련 행위료	①치료재료	원	
	②진료행위	원	원
A. 100분의 100미만 본인부담1	①의약품	원	원
	②치료재료	원	원
	③진료행위	원	원
B. 100분의 100미만 본인부담2	①의약품	원	원
	②치료재료	원	원
	③진료행위	원	원
U. 건강보험100분의 100본인부담	①의약품	원	원
	②치료재료	원	원
	③진료행위	원	원
V. 보훈 등 100분의100 본인부담	①의약품	원	원
	②치료재료	원	원
	③진료행위	원	원
W. 비급여	①의약품	원	원
	②치료재료	원	원
	③진료행위	원	원

처방전 발급번호		처방일수		진찰횟수		직접조제횟수	
점검번호							

약품코드(일반명 또는 제품명 코드)	약품명(일반명 또는 제품명)			1회투약량	1일투여횟수	총투약일수				
코드	분류(예외구분코드)	상한가	단가	1회투약량	1일투여량 또는 실시횟수	총투여일수 또는 실시횟수	금액	약제상한차액	면허종류	면허번호

특정내역

수술 코드			

투약료총액		원
특수장비총액		원
특수재료 및 관련 행위료 총액		원
보훈 등 100분의100본인부담금총액		원
비급여총액		원
11. 소 계	원	원
12. 가 산 율	%	원
15. 요양급여비용총액1		원
16. 본인일부부담금		원
17. 지 원 금		
일련번호	※심사조정	

18. 장애인의료비	원
19. 청 구 액	원
20. 본인부담상한액초과금	원
21. 요양급여비용총액 2, 진료비총액	원
22. 보 훈 청 구 액	원
23. 건강보험 100분의100본인부담금총액	원
24. 보훈본인일부부담금	원
25. 100분의 100 미만 총액	원
26. 100분의 100 미만 본인일부부담금	원
27. 100분의 100 미만 청구액	원
28. 100분의 100 미만 보훈청구액	원

※심사내역	구 분	코 드	조 정	I.II
				감 I
				감 II
				증 I
				증 II
	계			

190mm×320mm(일반용지 60g/㎡(재활용품))

[정 률]

(별지 제11-2호 서식)

의과 외래

요양급여비용명세서

서식번호	G	I	0	3		요양기관	
등록번호						기호	
가입자성명					증번호	명칭	
수진자성명					공상 등 구분		

상병명	분류기호	수술	진료과목	상해외인	특정기호	면허종류	면허번호	내원일자	요양급여일수 (원내투약일수포함)	진료결과
	.								일	
	.								일	
	.								일	

총 내원일수	일	내원일	1 2 3 4 5 6 7 8 9 10 11 12 13 14 15 16 17 18 19 20 21 22 23 24 25 26 27 28 29 30 31

구분		기본진료 약제,특정 재료(Ⅰ)	진료행위 (Ⅱ)
1. 진찰료 (외래관리료 포함)	①초 진 회	원	야간,공휴 회
	②재 진 회	원	야간,공휴 회
	③의약품관리료	원	
	④응급 및 회송료	원	
	⑤가정간호기본방문료	원	
	⑥만성질환관리료 회	원	
3. 투약료 및 처방전	①내 복 일분	원	원
	②외 용 일분	원	원
	③처방전 회	원	
4. 주사료	①피하 또는 근육내 일	원	원
	②정맥내 일	원	원
	③수액제 회	원	원
	④기 타 회	원	원
	⑤특정재료	원	
	⑥수 혈 회	원	원
5. 마취료	① 회	원	원
6. 이학요법료	① 종	원	원
7. 정신요법료	① 종	원	원
8. 처치 및 수술료	①처치 및 수술 종	원	원
	②캐스트 회	원	원
9. 검사료	①자체검사 종	원	원
	②위탁검사관리	원	
	③위탁검사 종	원	
10.영상진단 및 방사선 치료료	①진 단 종	원	원
	②치 료 종	원	원
S. 특수장비	①CT 회	원	원
	②MRI 회	원	원
	③PET 회	원	원
T. 특수재료 및 관련 행위료	①치료재료	원	
	②진료행위	원	원
A. 100분의 100미만 본인부담1	①의약품	원	원
	②치료재료	원	원
	③진료행위	원	원
B. 100분의 100미만 본인부담2	①의약품	원	원
	②치료재료	원	원
	③진료행위	원	원
U. 건강보험100분의 100본인부담	①의약품	원	원
	②치료재료	원	원
	③진료행위	원	원
V. 보훈 등 100분의100 본인부담	①의약품	원	원
	②치료재료	원	원
	③진료행위	원	원
W. 비급여	①의약품	원	원
	②치료재료	원	원
	③진료행위	원	원

처방전 발급번호		처방일수		진찰횟수		직접조제횟수	
점검번호							

약품코드 (일반명 또는 제품명 코드)	약품명 (일반명 또는 제품명)			1회투약량	1일투여횟수	총투약일수				
코드	분류 (예외구분코드)	상한가	단가	1회투약량	1일투여량 또는 실시횟수	총투여일수 또는 실시횟수	금액	약제 상한 차액	면허 종류	면허 번호

특정내역	

수술 코드			

투약료총액		원
특수장비총액		원
특수재료 및 관련 행위료 총액		원
보훈 등 100분의100본인부담금총액		원
비급여총액		원
11. 소 계	원	원
12. 가 산 율	%	원
15. 요 양 급 여 비 용 총 액 1		원
16. 본 인 일 부 부 담 금		원
17. 지 원 금		
일련번호	※심사조정	

18. 장 애 인 의 료 비	원
19. 청 구 액	원
20. 본 인 부 담 상 한 액 초 과 금	원
21. 요양급여비용총액 2, 진료비총액	원
22. 보 훈 청 구 액	원
23. 건강보험 100분의100본인부담금총액	원
24. 보 훈 본 인 일 부 부 담 금	원
25. 100분의 100 미만 총액	원
26. 100분의 100 미만 본인일부부담금	원
27. 100분의 100 미만 청구액	원
28. 100분의 100 미만 보훈청구액	원

※심사내역	구분	코드	조정	Ⅰ.Ⅱ
				감Ⅰ
				감Ⅱ
				증Ⅰ
				증Ⅱ
	계			

190mm×320mm(일반용지 60g/㎡(재활용품))

[정 액]

수행 내용 및 수행준거 / 요양급여비용 청구명세서 작성방법

1 요양급여비용 청구방법에 대하여 알아본다.

요양기관은 요양급여비용 청구를 정보통신망, 전산매체 또는 서면 중 한 가지의 방법을 선택하여 요양급여비용을 청구한다.

2 건강보험진료비 청구 정보화사업(MCPoS)에 대하여 알아본다.

건강보험 정보화사업(MCPoS)은 "요양기관이 컴퓨터 단말기에 입력된 진료비 청구내용을 출력하지 않고 전자문서의 형태로 통신망으로 전송 · 청구하여, 접수된 자료의 전산점검, 화면심사, 급여비 지급연계까지 이어지는 일련의 청구 · 심사 · 지급 업무의 정보화"를 말한다. 건강보험 전자청구는 최초 서면청구를 시작으로, 1994년 1월 디스켓 청구, 1996년 10월 EDI 청구방식으로 발전하였으며, 2011년 6월부터는 건강보험심사평가원에 직접 청구할 수 있는 진료비청구포털시스템(Medical Claim Portal Service: MCPoS)이 구축되었다. 진료비청구포털서비스(MCPoS)는 요양기관이 요양급여비용을 청구할 때 인터넷망을 통해 건강보험심사평가원에 직접 송신하고 그 결과(접수 중, 심사결과 통보서 등)를 통보받는 편리한 무료서비스 방식이다.

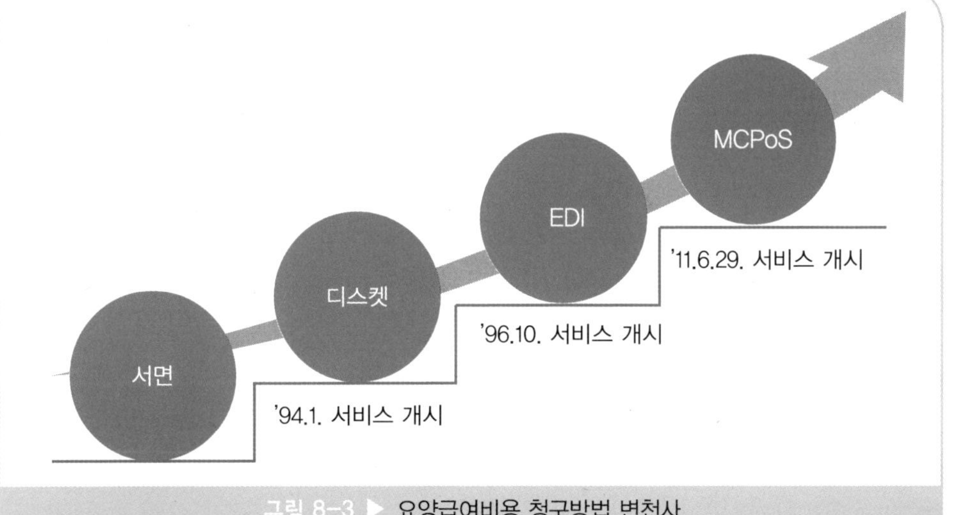

그림 8-3 ▶ 요양급여비용 청구방법 변천사

3 요양급여비용 청구 및 자료제출 시기에 대하여 알아본다.

(1) 정보통신망으로 요양급여비용을 청구할 경우에 청구시기는 다음과 같다.

① 입원진료는 퇴원일이 속한 날의 다음 주 월요일부터 청구할 수 있다. (단, 30일 이상 장기입원의 경우 월단위 분할청구한다.)

② 외래진료(약국 포함)는 내원일이 속한 날의 다음달 초일부터 월별로 청구한다.

4 명세서의 구분 및 작성방법에 대하여 알아본다.

(1) 입원의 경우 입원진료기간의 요양급여내역을 동일한 명세서에 통합하여 작성한다. 다만, 요양병원형 수가를 적용하는 수진자의 명세서는 정액수가 적용기간과 행위별수가 적용기간(특정기간)의 요양급여 내역을 구분하여 각각 작성한다.

(2) 외래의 경우 요양급여 내역을 방문일자별로 각각 작성한다.

5 심사청구서 및 명세서의 주요 서식에 대하여 알아본다.

명세서 서식에는 ① 요양급여비용심사 청구서 ② 요양급여비용 명세서 ③ 치료재료 및 약제 구입내역 통보서 ④ 요양급여비용 심사결과 통보서 ⑤ 요양급여비용 정산심사 내역서 등이 있다.

6 요양기관종별 요양급여비용 청구체계 및 요양급여비용 진료비 명세서의 접수처를 알아본다.

(1) 종합병원의 청구체계는 내과분야, 외과분야, 산·소아과 분야, 안 · 이비인후과 분야, 피부 · 비뇨기과분야, 치과, 한방 순으로 심사가 용이하도록 편철한다.

(2) 진료비 명세서 접수처는 상급종합병원, 치과대학부속치과병원, 한방병원은 심사평가원의 본원으로 접수(제출)하고, 종합병원, 병원, 치과병원, 요양병원, 의원, 치과의원, 한의원, 보건의료원 및 보건소, 보건지소, 보건진료소, 조산원, 약국, 한국희귀필수의약품센타의 요양기관 소재지별로 심사평가원의 지원으로 접수한다.

수행 Tip!

- 보건복지부 및 국민건강보험공단 홈페이지를 검색하여 자료를 수집 활용한다.

8-2 심사청구 명세서 작성

학습 목표

1 | 심사청구서 및 명세서 작성요령에 의거 요양급여 명세서를 작성할 수 있다.
2 | 상병명 및 상병분류기호는 「한국표준질병사인분류」에 의거 주상병, 부상병, 배제된 상병 순으로 기재할 수 있다.
3 | 명세서 작성시 (Ⅰ)란과 (Ⅱ)란의 기재내용을 구분하여 작성할 수 있다.

▶ 필요 지식

1. 심사청구서 및 명세서 작성요령

1) 요양급여비용 명세서 작성요령

(1) 요양개시일 및 요양급여일수 등

① "상병명 및 상병분류기호"란에는 통계청 고시에 따른 "한국표준질병사인분류"의 상병명 및 분류기호를 주상병, 부상병, 배제된 상병 순으로 기재(영문자는 반드시 대문자로 기재, ' ' 또는 *, † 등 특수기호는 기재 생략)한다. 이 경우 주상병은 반드시 첫 번째 자리(제1단)에 기재하여야 하며, 주상병과 함께 있었거나 발생된 병태로서 환자 진료에 영향을 주었던 병태(부상병)는 두 번째 자리(제2단)부터 중요도 순으로 기재한다. 또한, 배제된 상병(최종상병이 확진된 경우 이전에 고려하였지만 배제된 상병)은 상병명에 배제된 상병임을 별도 명시한다.

② "당월요양개시일"란에는 해당 요양기관에 해당 상병의 요양급여를 위하여 그 달에 최초 입원한 연, 월, 일을 기재하고, 30일을 초과한 입원요양급여 비용의 분리 청구 시에는 "최초 입원 개시일"란에 해당 상병의 요양급여를 위해 최초 입원한 연, 월, 일을 기재한다.

③ "내원일자"란에는 해당 요양기관에 해당 상병의 요양급여를 위하여 외래에 내원한 일자를 기재하며, 동일인에게 초진 및 재진을 1일에 2회 이상 행하고 초·재진 진찰료를 2회 이상 산정하는 경우에는 명세서 '특정내역'란에 그 사유를 기재한다.

④ "당월요양급여일수(외래 명세서의 경우는 '요양급여일수')"에는 해당 상병으로 당월(당일)에 요양급여를 받은 실 일수를 기재하며, 입원 또는 내원일수에 투약일수(의료기관의 경우 원내투약일수)를 산입하여 산정한다. 이때 입원 또는 내원일수와 투약일수가 중복될 때에는 1일로 계산한다.

⑤ "입원일수"는 상대가치점수표 제2부 제1장 2.입원료 등 산정지침에도 불구하고 수진자가 입원한 날부터 퇴원일까지의 일수를 기재한다.

⑥ 동일인에 대하여 정률제 명세서, 정액제 명세서 등으로 각각 작성될 경우에 "당월요양개시일"은 각 명세서상의 해당 최초 진료일자를, "당월요양급여일수(요양급여일수)"는 해당 명세서상의 투약일수를 포함한 요양급여 기간만을 기재하며, "총 내원일수"란에도 해당 명세서상의 내원일수만을 기재한다.

⑦ "총 내원일수"는 수진자가 내원하여 진료를 받은 실 일수를 기재하되, 동일인에게 초진 및 재진을 1일에 2회 이상 행하고 초·재진 진찰료를 2회 이상 산정하는 경우에는 "특정내역"란에 그 사유를 기재하고 내원일수는 1일로 기재한다.

⑧ "진찰횟수"란은 차상위(장애인) 만성질환·18세 미만 본인부담경감대상자가 외래진료 시 동일한 상병에 대하여 1일 2회 이상 진찰을 한 경우 진찰한 횟수를 기재한다.

⑨ "직접조제횟수"란은 차상위(장애인) 만성질환·18세 미만 본인부담경감대상자 외래진료 당일 의약분업 예외사항 발생으로 모든 의약품(경구, 외용제, 주사제 등)을 원외처방전 발행 없이 원내에서 직접조제·투약하는 경우 직접조제·투약횟수를 기재한다. 다만, 원외처방전 발행과 원내 직접조제가 동시에 이루어진 경우는 기재하지 않는다.

⑩ "특정내역"란은 100분의 100 본인부담내역, 신생아 체중 등 특정의 진료(조제)내역, 처방내역 및 청구내역에 대한 추가적 기술사항 등을 기재한다.

⑪ "수진자 일련번호"란(외래 명세서에만 해당)에는 동일 수진자가 요양급여(조제투약)를 받은 일수가 여러 날인 경우 해당 명세서마다 총 내원(방)일수에 일련번호를 부여하여 기재한다.

⑫ "다중바코드 출력"란에는 바코드 인쇄용 S/W(심사평가원 제공)를 이용, 명세서 아래 여백(세로 2cm 이상, 바코드 위치 서식 참조)에 인쇄하여 청구한다.

⑬ 잠복결핵감염 치료비 지원대상이 해당 대상 상병과 동시에 타상병 진료로 별도의 명세서를 작성하거나, 타상병 치료에 대한 진료기간 중 해당 지원대상 상병 진료로 별도의 명세서 작성 시 'Q'을 기재한다.

⑭ 보건복지부장관이 정하는 난임진료 요양급여비용과 동시에 타상병 등 진료로 별도의 명세서를 작성하거나 타상병 등 진료기간 중 보건복지부장관이 정하는 난임진료 요양급여비용으로 별도의 명세서 작성 시 T

(2) 요양급여의 내용 및 처방내역 등(별지 10호부터 별지 13-2호까지, 별지 17호부터 별지 18-2호까지의 서식)

(가) 종합병원, 병원, 의원

① 명세서 중단 우측 란에는 "요양급여의 내역과 처방 내역"을 다음과 같은 순서로 기재한다.

1. 처방전 발급번호 및 점검번호, 처방일수
2. 처방내역
3. 요양급여의 내역

② 동일월에 하나의 상병에 대한 요양급여 중에 다른 상병에 대하여 요양급여를 한 경우 또는 하나의 상병에 대한 요양급여가 끝나고 새로운 다른 상병에 대하여 요양급여한 경우에는 한 장의 명세서에 작성하되, 상병별 요양급여 내역 등은 구분하여 기재한다.

③ 명세서 중단 좌측 란에 "요양급여의 내역과 처방내역"을 구분한 내역에 따라 회(종), 기본진료 · 약제 · 특정재료(Ⅰ)에 해당하는 금액, 진료행위(Ⅱ)에 해당하는 금액을 각각 구분 기재한다.

1. "기본진료, 약제, 특정재료(Ⅰ)"란은 기본진료료, 의약품관리료, 약제, 치료재료 및 혈액 등 요양기관 종별 가산율이 적용되지 아니하는 비용을 기재한다.
2. "진료행위(Ⅱ)"란은 요양기관 종별 가산율이 적용되는 비용을 기재한다.

④ "처방전 발급번호"는 발급연월일(CCYYMMDD)과 일련번호(5자리수 이내)로 구성된 처방전 발급번호를 발급일자 순으로 기재하고, 하단의 "점검번호"는 "처방전 발급번호의 일련번호"를 합산한 값을 기재한다.

⑤ "처방일수"는 처방전에 기재된 처방약품별 처방일수 중 가장 긴 처방일수를 기재하되, 일자별로 처방내역이 달라 각각 다른 의약품을 조제하도록 처방된 경우에는 각각의 처방일수를 합산하여 기재한다.

⑥ 처방내역은 "처방전 발급번호"를 기재한 순서대로 각각 구분하여 약품코드, 약품명, 1회 투약량, 1일 투여횟수, 총 투약일수를 기재한다. 이때 「약사법」 제26조와 제27조에 따라 처방내역을 수정 또는 변경한 경우에는 수정 · 변경된 처방내역을 기재하되, 대체 조제의 경우에는 원 처방내역을 기재한다.

⑦ 수진자에게 발급한 처방전의 사본을 명세서에 첨부하는 경우에는 처방내역은 기재하지 않아도 무방하다.

⑧ 요양급여의 내역은 진찰료, 입원료(식대 포함), 투약료 및 처방전, 주사료, 마취료, 이학요법료, 정신요법료, 처치 및 수술료, 검사료, 영상진단 및 방사선 치료료, 요양병원 정액, 특수장비, 특수재료, 건강보험 100분의 100 본인부담, 보훈 등 100분의 100 본인부담, 비급여 순서로 코드, 분류, 단가, 1회 투약량(의약품인 경우만 해당. 단, 한방은 제외), 1일 투여량 또는 투여(실시)횟수, 총 투여일수 또는 실시횟수, 금액을 각각 기재하되, 보훈 등 100분의 100 본인부담 및 비급여는 보훈위탁진료 요양기관의 보훈 국비환자 진료분에 한하여 기재한다.

또한, 치료재료를 구입 · 사용한 경우에는 "치료재료구입 목록표(별지 제8호 서식)"를 작성하여 심사평가원에 요양급여비용 청구전에 제출하여야 하며, 요양급여비용 명세서 기재시 코드, 품명, 규격, 구입 연월일, 수량, 구입가, 단가, 구입처, 제조회사를 정확히 기재하여야 한다.

⑨ 평일 18시(토요일은 13시)~09시 또는 공휴일(「관공서의 공휴일에 관한 규정」)에 진찰 또는 기타 진료행위를 하여 가산하는 경우 진료일자와 진료개시 시간을 명시한다. 이때 진찰료에 가산하는 경우에는 좌측 구분란의 "야간 · 공휴 회"란에 그 횟수를 기재한다.

⑩ 치과에서「장애인복지법」의 관련 규정에 의해 장애인 등록증을 교부받은 뇌병변장애인, 지적장애인, 정신장애인, 자폐성장애인에 대하여 진찰료에 9.03점을 가산하는 경우 명세서 진료과목란의 하단에 "장애인"이라고 기재한다.

⑪「약사법」의 관련규정에 해당되어 원내 투약한 경우에는 "분류"란에 "(별표 7) 의약분업 예외구분코드"의 해당 코드와 의약품명을 함께 기재한다.

⑫ 검체검사 위탁의 경우 의뢰기관은 "검사료"란의 (I)란에 ② 위탁검사관리료, ③ 위탁검사료를 구분하여 각각 총 합산한 금액을 기재하되, ③ 위탁검사료에는 위탁검사 해당항목의 소정 검사료와 별도 산정 가능한 재료대를 합산하여 기재하여야 하며, 이 경우 해당 검사항목 뒷줄 여백에 검체검사 위탁 구분코드 "L"과 실시(수탁)한 요양기관의 "기호", "검사의뢰일"을 기재한다.

⑬「의료법」제39조(시설 등의 공동이용)에 따라 의료자원(시설 · 장비 및 인력 등)을 공동이용하는 계약에 따른 경우에는 해당 진료항목 뒷줄 여백에 시설 등의 공동이용 진료구분자 "K"와 실시한 요양기관(수탁기관)의 "기호", "진료의뢰일"을 기재하며, 공동이용계약에 따른 경우가 아닌 시설 · 장비 및 인력 등을 보유한 다른 요양기관에 진료를 의뢰한 경우에는 해당 진료항목 뒷줄 여백에 위탁진료 구분자 "T"와 수탁한 요양기관의 "기호", "진료의뢰일"을 기재한다.

⑭ 상대가치점수표 제1부 1.일반기준 제3호에 따라 제2부 각 장에 분류되지 아니한 진찰 · 처치 · 수술 및 기타의 치료에 대한 요양급여를 실시한 경우에 우선적으로 행위의 내용 · 성격과 상대가치점수가 가장 유사한 분류항목으로 산정하는 경우에는 "준용"항목임을 명시하고 해당코드외에 실 진료행위 명칭을 기재한다.

(나) 한방 의료기관

① "처방명"란에는 "한방건강보험 기준처방별 가격표"에 따른 한방기준처방인 경우 처방번호와 처방명을 기재하고, 한의사의 임의의 처방(이하 "임의처방"이라 한다)인 경우는 처방명만 기재하되, 처방명이 2개 이상인 경우 2개 이상의 처방명을 모두 기재한다.

② 단미엑스산제를 56개 고시처방에 의하지 아니하고 한의사 임의 처방으로 투여하는 경우에는 분류란 상단에 처방명을 기재하고, 그 하단에 "한약제제 급여목록 및 상

한금액표"에 등재된 단미엑스산제의 품명, 단가 등을 기재한다.

③ "단가"란에는 기준처방(임의처방)별 1일당 약가 또는 "한약제제 급여목록 및 상한금액표" 상의 단위가격을 기재하되, 기준처방(임의처방)별 1일당 약가는 원 미만을 4사5입하여 금액을 정확히 기재한다. 단미엑스산제(분할투여한 처방)인 경우 1일 투여량 란에 1일 총 투여량(소수 셋째자리에서 4사5입)을 기재하며, 총 투여일수 란에는 실투여일수를 기재한다. 금액은 기준처방(임의처방)별 1일당 약가 또는 "한약제제 급여목록 및 상한금액표" 단위가격에 1일 투여량 및 총 투여일수를 곱하여 금액란에 기재한다.

④ "처방 · 조제 · 복약지도료"란은 외래 또는 입(퇴)원환자에게 투약한 경우에 산정하며, 만 6세 미만의 소아에게 내복약을 처방 · 조제한 경우에는 소정금액의 20%를 가산하여 "진료행위(Ⅱ)"란에 기재한다. 입원환자에 대하여 입원기간중 투약한 경우에는 투약 1일당으로 산정하며, 퇴원환자에게 투약한 경우에는 퇴원익일부터 산정하되, 입원명세서의 "분류"란에 투약내역 기재시 "퇴원약 ○일분"이라고 기재한다.

⑤ "시술 및 처치료"란에는 실시한 시술 및 처치명, 실시횟수, 금액을 "분류"란에 기재하고 실시횟수와 합계금액을 "구분"란과 "진료행위(Ⅱ)"란에 기재한다.

⑥ 고정용 신축성 붕대 및 처치시 사용된 재료대는 "4. 시술 및 처치료 ⑤ 기타"란의 "기본진료약제(Ⅰ)"란에 기재한다.

⑦ 변증기술료(40400)는 "4. 시술 및 처치료 ⑤ 기타"란의 "진료행위(Ⅱ)"란에 기재한다.

⑧ 한방요양기관에서 가정간호를 실시한 경우 명세서 상단 "특정기호"란에 해당되는 특정기호를 반드시 기재하되, 응급상황으로 인한 외래진료가 발생한 경우에는 가정간호건과 함께 앞뒤로 편철하여 청구한다.

(다) 약국

① 동일 환자에 대해서 처방전에 의해 조제 · 투약한 경우에는 처방전별로 명세서를 각각 작성한다.

② "상병분류기호"는 의사 또는 치과의사가 발행한 처방전에 기재된 상병분류기호를 기재한다.

③ "특정기호"는 별표 6. "특정기호코드"의 사항에 해당되는 수진자에게 처방전이 발급되어 조제가 이루어진 경우에 처방전에 기재된 해당코드를 기재한다.

④ "처방전 발급기관기호"는 처방전을 발급한 의료기관(보건기관) 기호를 기재한다.

⑤ "처방전발급번호"란은 처방전에 기재된 발급연월일(CCYYMMDD)과 일자별 일련번호(5자리수 이내)를 기재한다.

⑥ "사용기간"은 의사 또는 치과의사가 처방전을 발급하여 약국에서 조제하기까지의 기간을 의미하며, 처방전의 "사용기간"에 기재된 대로 기재한다.

⑦ "조제투약일"은 실제 조제투약이 이루어진 일자를 기재한다.

⑧ "투약일수"는 처방전의 실투약일수를 기재한다.

⑨ "조제투약내역"은 약제 조제내역을 약제별로 코드, 약품명, 조제구분, 단가, 1회 투약량(의약품인 경우만 해당), 1일 투약횟수 또는 실시횟수, 총투약일수 또는 실시횟수, 금액을 기재하며, 조제투약내역 기재가 끝난 후에는 조제기술료 등 각 조제료의 해당코드와 산정내역을 모두 조제내역란에 기재한다.

⑩ "조제투약내역" 기재가 끝난 후 처방전의 대체 · 수정 · 변경 · 성분처방 등 실 처방내역과 조제내역이 상이한 경우에는 "처방내역"란에 해당 처방전의 약제내역 부분을 코드(일반명코드 또는 제품명코드), 약품명(일반명 또는 제품명), 1회 투약량(소수 다섯째 자리에서 4사5입), 1일 투여횟수, 총 투약일수 순서대로 기재하며, 실 처방내역과 조제내역이 동일한 경우에는 처방내역을 생략할 수 있다.

⑪ 처방전의 대체 · 수정 · 변경 등이 있는 경우에는 그 내용을 처방전(약국보관용 및 환자보관용)에 기록하되, "대체"의 경우 원처방내역으로 기재하고, 수정 · 변경의 경우 수정 · 변경된 내역으로 기재하며, 조제투약내역의 "조제구분"란에 해당기호를 기재한다.

(대체-1, 수정-2, 변경-3, 저가대체-4, 성분처방-5, 저가대체 가산금-9)

⑫ 각 "약제비"란의 "내복약"은 처방전에 따른 조제투약 시 내복약을 투약한 경우에, "외용약"은 외용약을 투약한 경우에, "주사제"는 주사제를 투약한 경우에 각각 총투약일수 및 약가의 총액을 "약가(Ⅰ)"란에 기재한다.

⑬ 처방전에 따라 조제 · 투약한 경우에는 "약국관리료, 조제기본료, 복약지도료, 조제료)"는 1.약제비 "①부터 ④까지의 목 조제료 등(Ⅱ)"란에 각각 기재하고, "①부터

④까지의 목"의 합계액을 "⑤목 조제료등(Ⅱ)"란에 기재하며, 의약품관리료는 내복약 조제일수에 따라 산정하여 1.약제비 "⑥목 조제료 등(Ⅱ)"란에 별도 기재한다.

(3) 소계, 가산율 및 금액, 요양급여비용총액 1, 본인일부부담금, 청구액 등

① "소계"란은 "1"란부터 "T"란까지의 (Ⅰ)란의 합계금액과 (Ⅱ)란의 합계금액을 각각 기재한다.

② "가산율"란은 요양기관종별 가산율을 기재하고, 가산금액란은 (Ⅱ)란의 소계금액에 요양기관종별 가산율을 곱한 금액으로 기재하되, "원" 미만은 4사5입한다.

③ "약제상한차액총액"란은 약제상한차액을 모두 합하여 총 금액을 10원 미만 절사하여 기재한다.

④ "수진자요양급여비용총액"란은 (Ⅰ)란(약제상한차액 제외)과 (Ⅱ)란의 소계와 가산금액을 합한 총 금액에서 10원 미만은 절사한 금액을 기재한다.

⑤ "요양급여비용총액 1"란은 (Ⅰ)란과 (Ⅱ)란의 소계와 가산금액을 합한 총 금액에서 10원 미만은 절사한 금액을 기재한다.

⑥ "본인일부 부담금"란은 「국민건강보험법 시행령」 별표 2 및 같은 법 시행규칙 별표 3에 따른 본인일부 부담금(같은 법 시행령 별표 2 제4호 및 제5호에 따른 금액을 제외)을 기재한다.

- 본인일부 부담금은 100원 미만 절사한 금액으로 기재하되, 입원진료의 경우에는 10원 미만 절사한 금액으로 기재
- 본인부담정액제에 해당하는 경우는 정액 본인일부 부담금을 기재
- 「국민건강보험법 시행령」 제19조 제2항 및 제4항에 따라 본인부담 상한액 초과금이 발생한 경우는 실제 본인이 부담하는 금액과 본인부담 상한액 초과금을 합하여 기재
- 희귀난치성질환 지원대상자가 본인부담 상한액 초과금이 발생한 경우는 '희귀난치성질환자 의료비 지원사업'에서 지원하는 지원금과 본인부담 상한액 초과금을 합하여 기재
- 차상위 장애인 만성질환 · 18세 미만 본인부담 경감대상자의 경우는 「국민건강보험법 시행령」 별표 2에 따른 본인부담액 중 '장애인복지사업'에서 지원하는 장애인의료비를 제외한 금액을 기재

- 긴급복지 의료지원대상자가 본인부담 상한액 초과금이 발생한 경우는 실제 본인이 부담하는 금액, '긴급지원사업'에서 지원하는 지원금 및 본인부담 상한액 초과금을 합하여 기재(건강보험 100분의 100 본인부담금 제외)
- 결핵환자 의료비 지원대상은 실제 본인이 부담하는 금액과 '결핵환자 의료비 지원사업'에서 지원하는 지원금을 합하여 기재하고 본인부담 상한액 초과금이 발생한 경우는 실제 본인이 부담하는 금액, '결핵환자 의료비 지원사업'에서 지원하는 지원금, 본인부담 상한액 초과금을 합하여 기재
- 입원명령 결핵환자 지원대상은 '입원명령 결핵환자 지원사업'에서 지원하는 지원금을 기재하고 본인부담 상한액 초과금이 발생한 경우는 '입원명령 결핵환자 지원사업'에서 지원하는 지원금, 본인부담 상한액 초과금을 합하여 기재(건강보험 100분의 100 본인부담금 제외)
- 잠복결핵감염 검진비 지원대상은 '잠복결핵감염 검진비지원사업'에서 지원하는 지원금을 기재하고 본인부담 상한액 초과금이 발생한 경우는 '잠복결핵감염 검진비 지원사업'에서 지원하는 지원금, 본인부담 상한액 초과금을 합하여 기재(건강보험 100분의 100 본인부담금 제외)
- 잠복결핵감염 치료비 지원대상은 '잠복결핵감염 치료비 지원사업'에서 지원하는 지원금을 기재하고 본인부담 상한액 초과금이 발생한 경우는 '잠복결핵감염 치료비 지원사업'에서 지원하는 지원금, 본인부담 상한액 초과금을 합하여 기재(건강보험 100분의100 본인부담금 제외)
- 보훈 국비환자의 경우에는 「국가보훈대상자 의료지원에 관한 규칙」에 따른 본인일부 부담금을 기재하고 보훈병원 국비보험(급여) 2차 명세서의 경우 1차 명세서 심결 본인일부 부담금을 기재

⑦ "청구액"란은 "요양급여비용총액 1"에서 「국민건강보험법 시행령」 별표 2, 같은 법 시행규칙 별표 3 및 4에 따른 "본인일부부담금"을 공제한 금액을 기재하며, 차상위 장애인 만성질환 18세 미만 본인부담경감대상자의 경우는 "요양급여비용 총액"에서 "본인일부 부담금"과 "장애인의료비"를 공제한 금액으로 기재한다. 단, 보훈위탁진료 요양기관의 보훈 국비환자 중 상이처, 무자격자인 경우에는 '0'으로 기재한다.

⑧ "본인부담 상한액 초과금"란은 「국민건강보험법 시행령」 제19조제2항 및 제4항에 따른

입원기간 내에 본인일부 부담금이 연간 상한액(분위별)이 초과하는 경우에는 그 초과금액(본인부담 상한액을 확인할 수 있는 경우에는 그 초과금액)을 기재하며, 입원건의 분리 또는 추가 청구 시에는 원청구와 연계하여 초과한 금액을 기재한다.

⑨ "장애인의료비"란은 차상위 장애인 만성질환 · 18세 미만 본인부담 경감대상자의 경우 해당금액을 기재한다.

⑩ "요양급여비용총액 2"란은 요양급여비용총액 1과 건강보험 100분의 100 본인부담금 총액을 합하여 기재하고 "진료비총액"란은 보훈위탁진료 요양기관(동일한 기관에서 발행한 처방전에 따라 조제하는 약국)의 보훈 국비환자 진료분인 경우 건강보험 100분의 100 본인부담금총액, 보훈 등 100분의 100 본인부담금총액, 비급여총액, (Ⅰ)란 소계, (Ⅱ)란 소계, 및 가산금액을 모두 합하여 총금액을 기재하되, 10원 미만은 절사한 금액을 기재한다.

⑪ "보훈청구액"란은 보훈위탁진료 요양기관(동일한 기관에서 발행한 처방전에 따라 조제하는 약국)의 보훈 국비환자 진료분인 경우 진료비총액에서 본인일부 부담금, 청구액, 보훈 본인일부 부담금 및 건강보험 100분의 100 본인부담금 총액을 제외한 금액을 기재한다.

⑫ 조산원의 경우 입원기간 중 산모 신생아에게 제공한 총 식사금액은 '식사종류[기본(분유포함) 가산]'별로 해당 란에 각각 기재한다.

⑬ "지원금"란은 희귀난치성질환 지원대상자의 경우 '희귀난치성질환자 의료비 지원사업'에 따른 해당 지원대상자에게 지원하는 비용(본인부담 상한액 초과금을 제외한 본인일부 부담금)을 기재한다.

- 긴급복지 의료지원대상자의 경우 '긴급지원사업'에 따른 해당 지원대상자에게 지원하는 비용을 기재한다.
- 결핵환자 의료비지원대상은 '결핵환자 의료비지원사업'에서 지원하는 금액(본인부담 상한액 초과금이 발생한 경우는 본인부담 상한액 초과금을 제외한 본인일부 부담금에서 지원하는 금액)을 10원 미만 절상하여 기재한다.
- 입원명령 결핵환자 지원대상은 '입원명령 결핵환자 지원사업'에서 지원하는 금액(전액 본인부담 항결핵약제비 포함)을 10원 미만 절사하여 기재하되 본인부담 상한액 초과금이 발생한 경우는 본인부담 상한액 초과금을 제외한 금액을 기재한다.

- 잠복결핵감염 검진비 지원대상은 '잠복결핵감염 검진비 지원사업'에서 지원하는 금액을 10원 미만 절사하여 기재하되 본인부담 상한액 초과금이 발생한 경우는 본인부담 상한액 초과금을 제외한 금액을 기재한다.
- 잠복결핵감염 치료비 지원대상은 '잠복결핵감염 치료비 지원사업'에서 지원하는 금액을 10원 미만 절사하여 기재하되 본인부담 상한액 초과금이 발생한 경우는 본인부담 상한액 초과금을 제외한 금액을 기재한다.

⑭ "건강보험 100분의 100 본인부담금총액"란은 건강보험 100분의 100 본인부담금을 합하여 기재하되, 10원 미만은 절사한 금액을 기재한다.

⑮ "보훈 본인일부부담금"란은 보훈위탁진료 요양기관의 보훈 국비환자 명세서의 경우 「국가보훈대상자 의료지원에 관한 규칙」에 따른 보훈 등 100분의 100 본인부담액과 비급여를 합한 금액의 해당 본인일부부담금을 기재한다.

(4) 공상 및 보훈환자 등 작성요령

① 공무상 질병, 부상 등에 대한 공상진료비용의 청구 시에는 명세서 '공상 등 구분'란에 반드시 "1"을 기재하고, 공무상 요양승인결정서 사본을 첨부하여 청구한다.

② 보훈 국비환자 또는 감면환자 등의 진료(조제)분인 경우 명세서 '공상 등 구분'란에 반드시 해당 구분자를 기재하여 청구하여야 한다.

③ 사업장부속요양기관은 해당 산정항목에 대하여 공휴 · 야간가산 등 각종 가산율을 산정하지 아니한다.

④ 「의료법」 제39조(시설 등의 공동이용)에 따라 참여의에 의해 개방병원에서 이루어진 입원 및 외래 수술 등의 진료인 경우에는 "상해외인"란에 개방병원 진료구분자 "P"를 기재한다. 또한, 의료기관에 소속된 촉탁의 또는 협약의료기관의 의사가 해당 의료기관이 아닌 「사회복지사업법」에 따른 사회복지시설(「노인장기요양보험법」에 따른 장기요양기관을 포함) 내에서 시설입소자(사회복지시설에서 숙식하는 자를 뜻함)에게 진료 후 원외 처방한 경우(약국의 처방조제 포함), 촉탁의가 소속된 의료기관(또는 협약의료기관) 및 사회복지시설이 모두 의약분업 예외지역에 해당되어 사회복지시설에서 진료 후 의료기관에서 원내 조제하거나 한의사가 원내 조제한 경우, 의료기관에 소속된 촉탁의(또는 협약의료기관 의사)가 사회복지시설에서 정신질환자를 진료 후 의료기관

에서 원내 직접 조제 · 투약한 경우 "J"를 기재한다. 그리고 결핵환자 의료비 지원대상이 「본인일부부담금 산정특례에 관한 기준」 제5조 및 같은 기준 별표 4. 희귀난치성질환자 산정특례 대상에서 정한 해당 상병으로 가정간호를 받고 명세서 작성 시 특정기호 'V231'을 기재하는 경우에는 "L"을 기재한다.

⑤ "특정기호"란에는 만성신부전증환자 등 「본인일부 부담금 산정특례에 관한 기준」 및 장기이식(신장, 간, 췌장 등) 환자 등 「장기 등 이식에 관한 법률」 등에 해당되는 경우 해당 코드('별표 6. 특정기호코드' 참조)를 기재한다.

⑥ "등록번호"란은 등록 중증질환자 및 희귀난치성질환자가 해당 산정특례 대상 상병(합병증 포함)으로 진료를 받은 경우 또는 레진상 틀니 환자가 대상 상병으로 진료를 받은 경우에 해당되는 등록번호를 기재한다.

2) 작성요령

(1) 끝수계산

① 「국민건강보험법」 및 「국고금관리법」에 따라 심사청구서와 명세서에 기재하는 금액 중 요양급여비용총액 1, 본인일부 부담금, 청구액 및 건강보험 100분의 100 본인부담금 총액은 10원 미만의 끝수가 있을 때에는 그 끝수는 계산하지 아니한다. 다만, 「국민건강보험법 시행령」 부칙 제6조에 따라 외래진료 및 약국의 본인일부 부담금은 100원 미만의 끝수가 있을 경우 그 끝수는 계산하지 아니한다.

② 제1항에서 정한 금액 이외의 금액은 원 미만을 4사5입한다. 다만, 정보통신망 또는 전산매체로 청구하는 기관은 코드단위 금액을 기재한다.

(2) 한글 전용

심사청구서, 명세서 및 요양급여비용 청구에 필요한 서류의 기재사항은 한글과 아라비아 숫자로 정확하게 기재한다. 다만, 의학용어 등 특수한 용어가 필요한 경우에는 영문 또는 한문으로 표기할 수 있다.

(3) 증번호

공단에서 발행한 증에 기재된 증번호를 기재한다.

(4) 수진자 성명, 주민등록번호 등

① 건강보험증과 주민등록상의 주민등록번호가 서로 틀리는 경우에는 건강보험증에 기재되어 있는 주민등록번호를 기재하되, "특정내역기재란"에 그 사실을 표기한다.

② 신생아로서 건강보험증에 등재확인을 받지 못한 경우에는 "수진자 성명"란에 산모이름과 신생아임을 구분할 수 있도록 "아기"를 함께 쓰거나 "이름"을 쓰고, "주민등록번호"란에는 앞부분에 생년월일과 뒷부분은 남아는 "3", 여아는 "4"로 기재한다. 다만, 쌍태아의 경우에는 "주민등록번호"란의 끝자리에 첫째 아이는 "1", 둘째 아이는 "2"를 기재한다.

(예시 2) 2010.1.30 출산한 여자 쌍태아의 경우

구분		수진자 성명	주민등록번호
EDI 또는 전산매체	첫째아이	이선영아기 또는 김아영	1301304000001
	둘째아이	이선영아기 또는 김성주	1301304000002

(5) 상병명 및 상병분류기호

① 요양급여비용 청구 시 사용하는 상병명 및 상병분류기호는「한국표준질병 사인분류」에 따라 기재하되, 분류기호가 6단위로 분류되어 있는 경우 6단 분류기호까지 기재하고, 분류기호가 3단위, 4단위, 5단위 또는 6단위까지만 분류된 경우는 3단, 4단, 5단 또는 6단 분류기호를 기재하며, 분류기호란의 앞자리에서부터 기재한다. 다만, 보건복지부장관이 별도의 기재요령을 정하는 경우는 그에 따른다.

② 치과진료의 경우에는 상병의 부위(치식)를 상병명과 함께 기재하되 치식의 구분은 붙임 4. "치식구분 기재 요령"에 따른다.

③ 약국 직접 조제 · 투약의 경우에는 붙임 5. "약국 직접 조제 · 투약 시 증상분류기호"에 따라 기재하며, 처방전조제의 경우에는 처방전에 기재된 "상병분류기호"를 기재한다.

(6) 특정내역 등 기재

상해외인, 특정기호, 의약분업 예외 구분코드 등 특정의 진료(조제)내역 및 청구내역에 대한 추가적 기술사항 등이 있을 경우에는 별표 8. "특정내역 구분코드"에 따라 해당 구분코드

및 내역을 “특정내역기재란”에 기재한다. 다만, 서면청구인 경우의 상해외인, 특정기호, 의약분업 예외 구분코드는 각 호와 같이 해당 항목란에 각각 기재하고, 그 외 신생아 체중 등 특정의 진료(조제)내역 및 청구내역에 대한 추가적 기술사항 등은 “특정내역”란에 기재한다. 또한, 의료기관에서 발행하는 처방전의 ‘조제 시 참고사항’ 란에는 「본인일부부담금 산정특례에 관한 기준」에 따른 특정기호, ‘공상 등 구분’, ‘상해외인’ 등 환자부담율 산정과 관련된 환자정보를 함께 기재한다.

① 상해외인

「한국표준질병사인분류」 제20장에 따라 상병의 원인에 해당되는 분류기호 중 영문 첫자리(V, W, X 또는 Y)만 기재한다.

가. 의과, 치과, 한의과가 개설된 병원급 이상 의료기관 및 보건의료원에서 의과(치과, 한의과) 입원기간 중 한의과(의과, 치과) 협의 진료로 별도의 명세서 작성시 ‘C’를 기재한다.

나. 자연분만으로 인한 동일 입원기간 중 타상병 진료로 별도의 명세서 작성 시 ‘D’를 기재한다.

다. 차상위(장애인) 만성질환 · 18세 미만 본인부담 경감대상자의 정신건강의학과 입원진료 중 다른 진료과목 전문의 진료 및 의료급여 수급권자의 정신건강의학과(다른 진료과목) 입원진료 중 다른 진료과목(정신건강의학과) 전문의 진료로 별도의 명세서 작성 시 ‘E’를 기재한다.

라. 중증질환자 및 희귀난치성질환자가 해당 산정특례 대상 상병(합병증 포함)과 동시에 타상병 진료로 별도의 명세서를 작성하거나 타상병 치료에 대한 진료기간 중 해당 산정특례 대상 상병(합병증 포함) 진료로 별도의 명세서 작성 시 ‘F’를 기재한다.

마. 의료급여 수급권자 및 차상위(장애인) 만성질환 · 18세 미만 본인부담 경감대상자가 외래에서 의사 진찰없이 예약된 검사만을 실시하여 그 해당 내역을 별도 명세서로 작성하는 경우 ‘H’를 기재한다.

바. 희귀 · 난치성질환 지원대상자(공상 등 구분 ‘H’)가 의료비 지원대상 상병(합병증 포함)과 동시에 타상병 진료로 별도의 명세서에 작성하거나, 타상병 치료에 대한

진료기간 중 지원대상 상병(합병증 포함) 진료로 별도의 명세서 작성 시 'I'를 기재한다.

사. 의료기관에 소속된 촉탁의 또는 협약의료기관의 의사가 해당 의료기관이 아닌 「사회복지사업법」에 따른 사회복지시설(노인장기요양보험법에 따른 장기요양기관을 포함) 내에서 시설입소자(사회복지시설에서 숙식하는 자를뜻함)에게 진료 후 원외처방한 경우(약국의 처방조제 포함), 촉탁의가 소속된 의료기관(또는 협약의료기관) 및 사회복지시설이 모두 의약분업 예외지역에 해당되어 사회복지시설에서 진료 후 의료기관에서 원내 조제하거나 한의사가 원내 조제한 경우, 의료기관에 소속된 촉탁의(또는 협약의료기관 의사)가 사회복지시설에서 정신질환자를 진료 후 의료기관에서 원내 직접 조제 투약한 경우 'J'를 기재한다.

아. 타법령(산재보험, 자동차보험 등)으로 입원진료 중 동일한 진료와 무관한 그 외 질병(기왕증 포함)진료로 별도의 명세서 작성 시 'K'를 기재한다.

자. 결핵환자 의료비 지원대상이 「본인일부 부담금 산정특례에 관한 기준」 제5조 및 같은 기준 별표 4. 희귀난치성질환자 산정특례 대상에서 정한 해당 상병으로 가정간호를 받고 명세서 작성 시 특정기호 'V231'을 기재하는 경우 'L'을 기재한다.

카. 의료급여 혈액투석정액 외래진료 당일 동일 진료과목 의사가 혈액투석을 위한 정맥내카테타 삽입술을 실시한 경우 별도의 명세서 작성 시 'M'을 기재한다.

타. 잠복결핵감염 검진비 지원대상이 해당 대상 상병과 동시에 타상병 진료로 별도의 명세서를 작성하거나, 타상병 치료에 대한 진료기간 중 해당 지원대상 상병 진료로 별도의 명세서 작성 시 'N'을 기재한다.

파. 의료급여정액수가 진료 시 「의료급여수가의 기준 및 일반기준」 제23조2에 의한 항목을 실시한 경우의 별도의 명세서 작성 시 'O'을 기재한다.

하. 잠복결핵감염 치료비 지원대상이 해당 대상 상병과 동시에 타상병 진료로 별도의 명세서를 작성하거나, 타상병 치료에 대한 진료기간 중 해당 지원대상 상병 진료로 별도의 명세서 작성 시 'Q'를 기재한다.

② 특정기호

만성신부전증환자, 암환자, 조혈모세포이식 대상질환자, 혈우병환자, 장기(간장, 심장, 췌장)이식환자 등 별표 6. "특정기호코드"에 해당되는 기호를 기재한다.

③ 의약분업 예외 구분코드

의약분업 예외사항 발생으로 의료기관 또는 보건기관인 요양기관에서 자체 조제 투약하는 경우에는 별표 7. "의약분업 예외 구분코드"에 해당되는 코드를 기재한다.

(7) 면허종류, 면허번호

① 명세서 상병내역의 면허종류, 면허번호란에 의과, 치과, 한방, 보건기관(보건소, 보건지소)에서 환자를 진료한 의사, 치과의사, 한의사 1인, 약국 및 한국희귀필수의약품센터에서 조제 및 투약한 약사 1인을 기재하되, 1인에 대한 세부사항은 다음 각호와 같다.

1. 입원 및 외래의 경우 주상병명에 대하여 진료한 진료과목의 주된 의사, 치과의사, 한의사
2. 처방조제, 직접조제의 경우 의약품을 조제 · 투약한 주된 약사

② 다음 각 호에서 정하는 경우 명세서 진료(조제투약)내역에 해당 의료인 등 1인의 면허종류, 면허번호를 기재하여야 한다. (6) 진료결과 명세서상의 최종 진료일의 환자 상태를 다음과 같이 구분하여 해당코드를 기재한다.

1. 명세서상 최종 진료일 당시 입원 중이거나 계속 내원이 예정된 경우: 계속(1)
2. 다른 요양기관으로 진료를 의뢰한 경우: 이송(2)
3. 당초 의뢰한 요양기관 또는 1단계 요양기관으로 보낸 경우: 회송(3)
4. 요양기관 내에서 사망이 확인된 경우: 사망(4)
5. 제2호부터 제4호까지의 규정에 해당되지 않은 퇴원 또는 외래 치료종결인 경우: 퇴원 또는 외래 치료종결(9)

(8) 진료과목 코드

진료과목은 실제 진료를 받은 진료과목(병원급이상 요양기관) 또는 상병명에 해당되는 진료과목(의원급 요양기관)을 별표 5. "진료과목별 코드"에 따라 기재하되, 진료과목이 2개 이상에 해당되는 경우에는 이를 모두 기재한다.

(9) 진료코드

요양급여비용 청구 시 사용하는 진료코드는 붙임 3. "진료코드"에 따른다.

(10) 진료결과

명세서상 최종 진료일의 환자상태를 구분하여 진료결과에 따라 해당 코드를 아래와 같이 기재한다.

진료결과	구분코드
최종 진료일 당시 입원 중이거나 계속 내원이 예정된 경우(계속 진료)	1
타요양기관으로 환자의 진료를 의뢰한 경우(이송)	2
당초 의뢰한 요양기관 또는 1단계 요양기관으로 보낸 경우(회송)	3
요양기관내에서 사망이 확인된 경우(사망)	4
이송, 회송, 사망에 해당되지 않은 퇴원인 경우이거나 계속 내원이 필요치 않아 외래진료가 종결된 경우	9

(11) 전자문서 작성요령

정보통신망으로 요양급여비용을 청구하거나 검체검사공급내역을 통보할 경우 전자문서의 작성요령은 별첨 1. "전자문서 작성요령"과 같다.

(12) 전산매체 작성요령

전산매체로 요양급여비용을 청구할 경우 전산매체 작성요령은 별첨 2. "전산매체 작성요령"과 같다.

(13) 서면서식 작성요령

서면서식으로 요양급여비용을 청구할 경우 서식 기재요령은 별첨 3. "서면서식 작성요령"과 같다.

(14) 진료비 청구

① I항: 기본진료료(진찰료, 입원료, 의약품관리료), 약제, 치료재료 및 혈액 등: 종별가산율을 적용하지 않는다.

② II항: 진료행위(종별가산율이 적용되는 조제료, 주사수기료, 검사료, 영상진단료, 마취료, 이학요법료, 정신요법료, 처치 및 수술료, 캐스트료 등)

③ 종별가산금액(가산율): 진료행위(II)의 소계란 금액에 요양기관종별가산율을 곱한 금

액을 기재하고 원 미만 4사5입한다.

④ 요양급여비용 총액(진료비총액): I항 + II항 + 종별가산금액: 10원 미만은 절사한다.

⑤ 처방일수: 처방전에 기재된 처방약품별 처방일수 중 가장 긴 처방일수를 기재하되, 일자별로 처방내역이 달라 각각 다른 의약품을 조제하도록 처방된 경우에는 각각의 처방일수를 합산하여 기재한다.

⑥ 검체검사 위탁의 경우 의뢰기관은 "검사료"란의 (I)란에 위탁검사관리료, 위탁검사료를 구분하여 각각 총 합산한 금액을 기재하되, 위탁검사료에는 위탁검사 해당항목의 소정 검사료와 별도 산정 가능한 재료대를 합산하여 기재한다.

수행 내용 및 수행준거 / 심사청구 명세서 작성

1 요양급여비용 명세서 작성시 종합병원 · 병원 · 의원의 경우 작성순서를 알아본다.

명세서 중단 우측 란에는 "요양급여의 내역과 처방 내역"은 (1) 처방전 발급번호 및 점검번호, 처방일수, (2) 처방내역, (3) 요양급여의 내역 순으로 기재한다.

2 요양급여비용 명세서 작성 시 소계 및 가산율과 가산금액에 대하여 알아본다.

(1) "소계"란은 "1"란부터 "T"란까지의 (Ⅰ)란의 합계금액과 (Ⅱ)란의 합계금액을 각각 기재한다.

(2) "가산율"란은 요양기관종별 가산율을 기재하고, 가산금액란은 (Ⅱ)란의 소계금액에 요양기관종별 가산율을 곱한 금액으로 기재하되, "원" 미만은 4사5입한다.

3 요양급여비용 명세서 작성시 (Ⅰ)란 및 (Ⅱ)란의 기재사항을 이해하고 작성해본다.

(1) "기본진료, 약제, 특정재료(Ⅰ)"란은 기본진료료(진찰료, 입원료), 의약품관리료, 약제, 치료재료 및 혈액, 식대 등 요양기관 종별 가산율이 적용되지 아니하는 비용을 기재한다.

(2) "진료행위(Ⅱ)"란은 요양기관 종별 가산율이 적용되는 조제료, 주사수기료, 이학요법료, 정신요법료, 마취료, 처치 및 수술료, 캐스트료 비용을 기재한다.

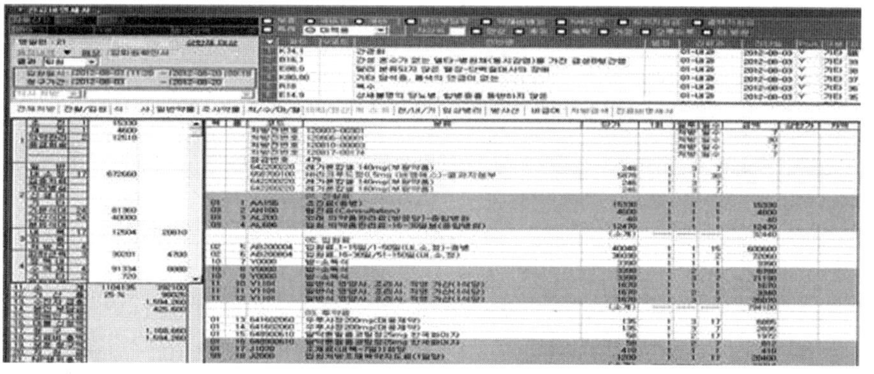

그림 8-4 ▶ 요양급여비용 명세서 작성 화면

4 종별가산금액 및 요양급여 총액 기재사항을 이해하고 작성해본다.

(1) 종별가산금액(가산율)은 진료행위(II)의 소계란 금액에 요양기관종별가산율을 곱한 금액을 기재하고 원 미만 4사5입한다.

(2) 요양급여비용 총액(진료비 총액)은 I항 + II항 + 종별가산금액: 10원 미만은 절사한다.

5 요양급여비용 명세서 작성 시 상해외인 코드와 진료결과 코드 작성을 해본다.

(1) 상해외인은 "한국표준질병사인분류"에 따라 상병의 원인에 해당되는 분류기호 중 영문 첫 자리(V, W, X 또는 Y)만 기재한다.

(2) 진료결과는 명세서상 최종 진료일의 환자상태를 구분하여 계속진료는 1, 이송은 2, 회송은 3, 사망은 4, 퇴원 또는 종결은 9로 해당코드를 기재한다.

수행 Tip!

- 보건복지부에서 고시한 요양급여비용 명세서 작성요령을 먼저 이해한다.

8-3 요양급여비용 가산율 작성 실습

학습 목표

1 | 요양급여비용 산정기준에 의한 진료행위 가산율을 적용하고 관리할 수 있다.

필요 지식

1. 진료행위별 가산율 적용

제공한 진료행위에 대한 가산율 적용은 건강보험의 수가산정 관리에 매우 중요하므로 요양급여비용 산정기준과 지침에 의한 관리가 필요하며 또한, 요양급여비용 명세서 작성과 심사청구 시 청구누락이 없도록 관리되어야 한다. 진료행위 산정기준과 지침에 의한 행위료(별) 가산율 요약은 다음과 같다. 가산율 적용에 있어서 소정점수란 상대가치점수 및 환자지수를 합한 것을 의미한다.

(1) 기본진료료

① 평일 18시(토요일은 13시)~익일 09시 또는 공휴일에는 진찰료 중 기본진찰료(초진) 소정점수의 30%를 가산한다.

② 토요일 09시 후~13시 전의 진료 시에는 의원급 요양기관에 한하여 기본진찰료(초진) 소정점수의 30%를 별도 산정한다.

③ 의원급 및 병원급(종합병원 이상은 제외) 요양 기관에서 만 6세 미만의 소아에 대하여 20시~익일 07시에는 진찰료 중 기본진찰료(초진) 소정점수의 100% 가산한다.

④ 0시~06시 사이에 입원하거나 18시~24시 사이에 퇴원하는 경우는 입원료 소정점수의 50%를 별도로 산정한다.

⑤ 내과질환자, 정신질환자, 만 8세 미만의 소아환자는 소정점수의 30%를 가산한다.

(2) 응급처치료 및 가정간호방문료

① 응급의료에 관한 법률에 의한 응급의료기관에 내원한 응급환자에게 응급실에서 별도

고시한 행위를 실시한 경우 소정점수의 50%를 가산한다.

② 응급처치료는「응급의료에 관한 법률」에 의한 응급의료관리료 산정대상 응급환자에게 응급의료수가기준액표 "응급처치료"의 해당항목을 실시한 경우에는 소정점수의 50%를 가산한다.

③ 가정간호기본방문료는 평일 18시(토요일 13시)~익일 9시 또는 공휴일에 가정방문을 실시한 경우에는 소정점수의 50%를 가산한다.

(3) 검사료

① 내시경검사를 만 1세 미만의 소아는 소정점수의 50%를, 만 1세 이상 만 6세 미만의 소아는 30%를 가산하며, 내시경하 생검 경우 해당 내시경 점수의 20%를 산정한다.

② 천자를 치료목적으로 실시한 경우에는 소정점수의 30%를 가산하며 또한, 천자를 만 1세 미만 소아는 소정점수의 50%를, 만 1세 이상 만 6세 미만 소아는 30%를 가산한다.

③ 골수검사를 병리과 또는 진단검사의학과 전문의가 판독하고 판독소견서를 작성한 경우는 소정점수의 10%를 가산한다.

④ 초음파검사를 만 1세 미만의 소아는 소정점수의 50%를, 만 1세 이상 만 6세 미만의 소아는 30%를, 도플러 검사를 실시경우는 10%를 가산한다.

(4) 영상진단 및 방사선치료료

① 방사선 단순영상진단 및 특수영상진단을 당해 요양기관에 상근하는 영상의학과 전문의가 판독을 하고 판독소견서를 작성한 경우에는 소정점수의 10%를 가산한다.

② 만 6세 미만의 소아에 대하여 방사선 단순영상진단은 소정점수의 15%, 특수영상진단은 20%를 가산한다.

③ 방사선치료를 만 1세 미만의 소아에게 실시경우는 소정점수의 50%를, 만 1세 이상 만 6세 미만의 소아에 대하여는 소정점수의 30%를 가산한다.

④ 핵의학영상진단을 만 6세 미만의 소아에게 실시한 경우는 소정점수의 15%를 가산한다.

(5) 조제료 · 주사료 · 마취료

① 퇴원환자 조제료의 내복약은 1회당 만 1세 미만 소아는 소정점수의 50%를, 만 1세 이상 만 6세 미만 소아는 30%를 가산한다.

② 만 1세 미만 소아는 주사료 소정점수의 50%를, 만 1세 이상 만 6세 미만 소아는 30%를 가산한다.

③ 마취료를 신생아는 마취료 소정점수의 100%를, 만 1세 미만 소아는 50%, 만 1세 이상 만 6세 미만 소아 또는 만 70세 이상의 노인의 마취료 의 30%를 가산한다(단, 상급종합병원 · 종합병원은 신생아 마취 시 120%, 만 1세 미만 소아는 100%, 만 1세 이상 만 6세 미만 소아는 50%를 가산한다)

④ 마취를 18~09시 또는 공휴일 마취 시는 소정점수의 50%를 가산한다.

(6) 처치 및 수술료,캐스트료

① 처치 및 수술료 및 캐스트를 18~09시 또는 공휴일에 실시경우는 소정점수의 50%를 가산한다. 이 경우 해당처치 및 수술을 시작한 시각(착수시간)을 기준하여 산정한다.

② 보건복지부가 별도 고시(열거)한 특정항목을 외과 전문의가 시행한 경우에는 소정점수의 20%(별표 1) 또는 30%(별표 2)를 가산한다.

③ 보건복지부가 별도 고시한(별표 3~6) 특정항목을 흉부외과 전문의가 시행한 경우 소정점수의 20%, 30%, 70%, 100%를 가산한다.

④ 입원 중인 신생아에게 처치 및 수술을 행한 경우는 소정점수의 100%를 가산하되, 상급종합병원 · 종합병원은 120%를 가산한다.

(7) 치과처치 및 수술료 약국약제비 · 식대

① 치과처치 및 수술을 18~09시 또는 공휴일에 행한 경우에는 소정점수의 50%를 가산한다.

② 18~09시, 토요일 및 공휴일에 의원 · 치과의원 외래에서 (별표2)에 열거한 항목을 행한 경우에는 소정점수의 30%를 가산한다.

③ 약국약제비를 평일 18시(토요일 13시)~익일 09시 또는 공휴일에 조제투약하는 경우에는 기본조제기술료, 복약지도료 및 조제료 소정점수의 30%를 가산한다.

④ 토요일 09시 후~13시 전에 조제 투약하는 경우에는 조제기본료, 복약지도료 및 조제료 소정점수의 30%를 별도 산정한다.

⑤ 식사가산에는 기본식대 + 영양사가산, 조리사가산, 직영가산이 있다.

8-4 요양급여비용 명세서 작성 실습

학습 목표

1 | 요양급여비용 외래 명세서를 진료과별로 작성할 수 있다.
2 | 요양급여비용 입원 명세서를 진료과별로 작성할 수 있다.
3 | 작성된 명세서를 의무기록지와 비교하여 심사청구할 수 있다.

필요 지식

1. 요양급여비용 명세서 작성 실습

1) 요양급여비용 명세서 작성방법

요양급여비용 명세서 작성방법

외래 명세서는 방문일자별로 작성하고 입원 명세서는 통합 작성한다.

(1) 사업장기호: 건강보험증에 표기된 사업장기호를 기재한다.
(2) 가입자 성명: 건강보험증에 표기된 가입자 성명을 기재하되, 지역공단의 경우 세대주가 이에 해당되며 세내주가 반드시 가입자 성멍이 아닐 수도 있다.
(3) 수진자: 진료를 받고자 하는 수진자의 성명을 기재하되, 수급자격 여부(본인여부, 자격취득일자, 수급절차(진료의뢰서 지참), 검인유효기간, 보험료체납(지역보험), 급여제한대상 여부 등을 정확하게 확인하여야 한다.
(4) 건강보험증번호: 직장 및 지역 건강보험증에 기재된 증번호를 기재한다.
(5) 요양기관지정번호: '건강보험 요양기관 지정서'에 명시된 번호를 기재한다.
(6) 요양기관 명칭: '건강보험 요양기관 지정서'에 명시된 명칭을 기재한다.
(7) 상병명: 임상적으로 최종 확인된 진단명을 주된 상병으로 기재하며 주증상, 의증의 순으로 기재한다. 상병명이 2개 이상일 경우도 모두 기재하여야 하며, 필요에 따라 부위를 기재한다.
(8) 분류기호: KCD-7 (Korean Standard Classfication of Disease) 즉 '한국표준질병사인 분류표'에 따라 7단 분류로 기재한다.
(9) 수술: 상병명과 관련된 수술을 시행하였을 경우에 '9'를 기재하며 처치는 제외된다.
(10) 진료과목: 실제로 진료를 받은 진료과목(병원급 이상) 또는 상병명에 해당되는 진료과목(의원)을 코드로 기재하되 진료과목이 2개 이상일 경우에도 모두 기재한다.
(11) 상해외인: '한국표준질병사인분류표' 제20장에 의거 해당되는 분류기호중 영문 첫자리(V, W, X 또는 Y)만 기재한다.
(12) 특정기호: 만성신부전증 환자, 골수질환자, 혈우병 환자에 대하여 관련기호를 4자리로 기재한다.
(13) 당월 요양개시일: 병원에 상병진료를 위하여 그 달에 최초로 내원한 연월일을 기재한다.
(14) 당월 요양일수: 내원일과 투약일을 합산한 급여일수를 의미하며, 한 상병으로 그 달에 진료를 받은 실일수와 투약일수가 중복될 때에는 1일로 계산한다.

(15) 진료결과: 진료최종일 환자상태를 구분하여 해당 항목에 '0'로 표시한다.
- 계속(1): 요양급여비용 명세서상 최종 진료일 당시 입원 중이거나 계속 내원이 예정된 경우
- 이송(2): 다른 요양기관으로 진료를 의뢰하는 경우
- 회송(3): 당초에 의뢰한 요양기관이나 거주지 진료권내의 1차 의료기관으로 보낸 경우
- 사망(4): 요양기관 내에서 사망한 경우
- 이송, 회송, 사망에 해당되지 않은 퇴원인 경우이거나 계속 내원이 필요치 않아 외래진료가 종결된 경우(9)

(16) 총내원일수: 수진자가 내원하여 진료를 받은 실일수를 기재한다.

(17) 내원일: 초진 또는 재진으로 병원에 실제 내원한 날짜에 각각 '0' 표기를 한다.

① 진찰료: 초진료와 재진료를 산정하되(1란) 평일(18~09시), 토요일(13시 이후) 또는 공휴일에 초진과 재진을 행한 경우에는 기본진찰료의 30%를 가산하여 기재한다.

② 입원료: 입원환자의 의학관리, 간호관리 및 병원관리 등에 소요되는 비용이 포함되어 있으며 요양기관 종별에 따라 산정한다(1란). 입원료(가-2)는 입원기간에 따라서 체감제가 적용되는데 입원 16일부터 30일까지는 소정입원료의 90%를, 31일부터는 85%를 산정한다.

③ 투약 및 처방전료: 외래의 경우 의약분업지역의 경우 처방내역만 기재하고, 의약분업 예외지역과 입원의 경우는 투약한 약제내역을 합산하여 약제란(Ⅰ)에 기재하고 처방 · 조제 · 복약지도료는 진료행위란(Ⅱ), 의약품관리료는 진찰료항 (Ⅰ)란에 기재한다.

④ 주사료: 주사한 약제내역을 합산하여 약제란(Ⅰ)에 기재하고, 주사수기료는 진료행위란 (Ⅱ)에 기재한다.

⑤ 마취료: 전신마취(General Anesthesia) 또는 척추마취(Spinal Anesthesia)의 경우 실제 마취 시간을 확인하여 마취행위료(바-2-가, 바-2-나)는 (Ⅱ)란에, 마취 시 소요된 약제 및재료는 (Ⅰ)란에 기재한다.

⑥ 이학요법: 물리치료를 시행한 경우에 소정수가를 산정하되, 특히 '재활 및 물리치료 실시기관 인정 등 기준'에 의거 적절한 수가를 (Ⅱ)란에 기재한다.

⑦ 정신요법료: 정신건강의학과전문의가 상근하는 요양기관에서 정신건강의학과 환자를 치료한 경우에 산정할 수 있으며 (Ⅱ)란에 기재한다.

⑧ 처치 및 수술료: 수술 및 처치료는 진료행위에 속하므로 (Ⅱ)란에, 수술시 사용된 진료 재료는 (Ⅰ)란에 기재한다. 또한, 혈액 및 식대는 (Ⅰ)란에 기재한다.

⑨ 검사료: 진단 및 치료를 위해 시행한 검사는 진료행위에 속하므로 (Ⅱ)란에 기재하고 검사 시 사용된 약제 및 재료는 (Ⅰ)란에 기재한다. 다만, 위탁검사에 대해서는 소정검사료에 위탁검사관리료를 합산하여 (Ⅰ)란에 기재한다.

⑩ 영상진단 및 방사선치료료: 영상진단 및 방사선치료료는 (Ⅱ)란에, 진단 및 치료에 소요된 약제 및 필름은 실사용량을 합산하여 (Ⅰ)란에 기재한다.

⑪ 소계: (Ⅰ)란에는 (Ⅰ)란에 산정된 금액을 합산하여 기재, (Ⅱ)란에는 (Ⅱ)란에 산정된 금액을 합산하여 기재한다.

⑫ 가산율: 요양기관종별 가산율을 적용하되 (Ⅱ)란 소계에 한해서만 적용한다(소숫점 첫째 자리 4사5입).

⑬ 총요양급여비용: (Ⅰ)란 소계와 (Ⅱ)란 소계, 가산율을 합산하여 기재하되 100원 미만은 단수처리한다.

⑭ 본인일부부담금: 입원은 총 요양급여비용의 20%이며, 외래는 요양기관 종별, 지역, 총 진료비에 따라 본인부담율이 다르며, 100원 미만은 단수 처리한다.

⑮ 청구액: 총 요양급여비용에서 본인일부 부담금을 공제한 금액을 기재한다.

2) 외래 요양급여비용 명세서 작성 및 실습(예제)

(1) 내과 외래진료기록

외래 진료기록 요약-(내과)
① Dept: IM(내과) ② Dx: Gastric ulcer with H pylori infection(위궤양 K25.9) R/O Alcoholic fatty liver(알콜성 지방간, K70.0) ③ Doctor's Order - 3/2 1. Check V/S 2. GFS 3. SGOT, SGPT, HBsAg/Ab, PT, aPTT - 3/3 1.Rx: OMP 1Tab # 1 amoxacillin 1000mg #2, clarithromycin 500mg#2 /P.O for 14days - 3/16 1.Rx: axid 2Tab # 2, mucosta 3Tab # 3, bearse 3Tab # 3, Almagal 4P # 4 /P.O for 14days - 3/30 1. Repeat 1) for 30days

※별첨: 내과외과 외래 방문일자별 요양급여비용 명세서

■ 상병해설: Gastritis(위염)

1 급성위염

(1) 원인

① 감염성(포도상구균, 아니사키스, 헤리코박터 등)으로 생긴다.

② 비감염성(술, 카페인, 지나친 양념사용, 약물, 스트레스, 불규칙한 식습관, 과도한 흡연 등) 원인에 의해 발생한다.

(2) 증상: 상복부 통증, 복부 팽만감, 식욕부진, 오심, 구토, 때로는 출혈 등의 증상을 수반한다.

(3) 치료

① 출혈 시 Gastric-tube를 삽입하고 차가운 생리식염수로 위세척을 해준다.

② 제산제, 진토제, 항콜린성제제, 진통제를 선택적으로 투여한다.

③ 자극적인 음식은 피한다.

2 만성위염

(1) 원인: 원인은 확실치 않으나 자가 면역기전에 의한 것일 가능성이 제기되며 젊은이 보다는 노인에게 발생빈도가 높은 것으로 보아 노화도 하나의 원인인 듯하다.

(2) 증상: 증상이 거의 나타나지 않으나 증상을 유발시키는 요인(술, 음식, 약물)에 의해 나타나기도 한다.

(3) 치료

① 증상을 완화시키고 급성으로의 악화를 예방한다.
② 제산제, 스테로이드, 진정제 투여가 효과적이다.
③ 거의 무증상으로 진행하므로 악성으로 변화될 가능성을 주의해서 관찰해야 한다.

3 위궤양

위 점막면으로부터 시작되는 위벽의 극히 특이한 결손(위점막 염증 카타르) 유문부(pylo-ruspart), 소만측(lesser curvature), 위각부(gastric angle) 내지는 후벽(antrum duodenal bulb)에서 많이 발생되며, 폭음 · 폭식 · 부패오염 음식과 관계가 있다.

4 소화성 궤양

위액 작용에 관련된 궤양을 뜻하며, 소화작용이 중요한 역할을 한다.

- 소화: 음식물이 영양분을 분해하여 물에 녹기 쉽고 흡수되기 쉬운 물질로 변화 소화샘(타선, 위선, 췌장, 간장, 장선 등)
- 위산분비 증가(alcohol, caffeine) → 궤양

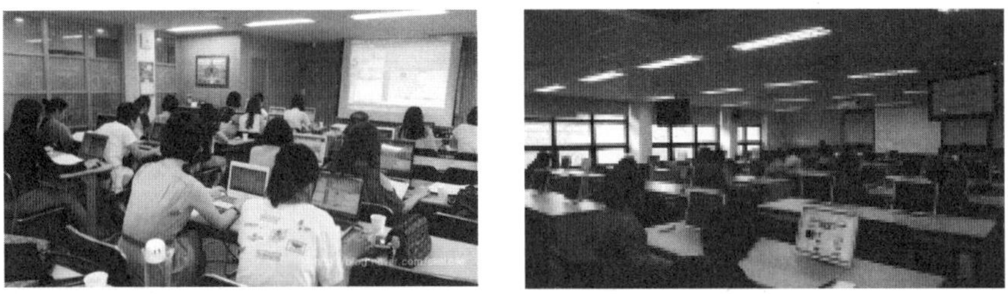

그림 8-5 ▶ 건강보험 요양급여비용 명세서 작성 실습

■ 별첨: 요양급여비용 명세서(상병: 위궤양)

[의 과 외 래]

서식번호	G	I	0	3	요양급여비용명세서	요양기관	
사업장 기호						기호	99999999
사업장 명칭							
가입자성명	이동욱				증번호: 12345678978	명칭	테스트병원
수진자성명	이동욱				881201 — 1234567		

상병명	분류기호	수술	진료과목	상해외인	특정기호	당월요양개시일	당월요양급여일수(원내투약일수포함)	진료결과
출혈 또는 천공이 없는 급성인지 만성인지 상세불명인 위궤양 알콜성 지방간	K2591 K700		01:내과			20180302	1 일	1
							일	
							일	

총내원일수	1 일	내원일	1 0 3 4 5 6 7 8 9 10 11 12 13 14 15 16 17 18 19 20 21 22 23 24 25 26 27 28 29 30 31

구분		기본진료약제, 특정재료(I)	진료행위(II)
1.진찰료(외래관리료 포함)	①초진 1 회	15350 원	야간,공휴 회
	②재진 회	원	야간,공휴 회
	③의약품관리료 1	60 원	원
	④응급및회송료	원	원
	⑤가정간호기본방문료	원	원
	⑥만성질환관리료 회	원	원
3.투약료 및 처방전	①내복 1 일분	250 원	원
	②외용 1 일분	764 원	원
	③처방전 회		
4.주사료	①피하 또는 근육내 일	원	원
	②정맥내 일	원	원
	③수액제 회	원	원
	④기타 회	원	원
	⑤특정재료	원	
	⑥수혈 회	원	
5.마취료	① 회	원	원
6.이학요법료	① 종	원	원
7.정신요법료	① 종	원	원
8.처치 및 수술료	①처치 및 수술 종	원	원
	③캐스트 회	원	원
9.검사료	①자체검사 9 종 ②위탁검사관리 2 ③위탁검사 2 종	22000 원 4029 원 40290 원	78630 원
10.영상진단 및 방사선 치료료	①진단 종	원	원
	②치료 종	원	원
C.CT	①CT 회	원	원
M.MRI	①MRI 회	원	원
V.100분의100 본인부담	①의약품	원	원
	②치료재료	원	원
	③진료행위	원	원
W.비급여	①의약품	원	원
	②치료재료	원	원
	③진료행위	원	원
CT 총액			원
MRI 총액			원
100 분의 100 본인부담총액			원
비급여총액			원
11. 소계		82743 원	78630 원
12. 가산율		20 %	15726 원
13. 요양급여비용총액			177090 원
14. 본인일부부담금			70800 원
15. 청구액			106290 원
17. 진료비총액			177090 원
18. 보훈청구액			원
일련번호	00001	※심사조정	
수진자일련번호			

처방전교부번호		처방일수
점검번호		

약품코드(일반명 또는 제품명 코드) / 코드	약품코드(일반명 또는 제품명) / 분류(예외구분코드)	1회투약량 / 단가	1일투여횟수 / 1일투여량 또는 실시횟수	총투약일수 / 총투여일수 또는 실시횟수	금액
1.진찰료					
AA155	초진진찰료-병원, 요양병원·한방병원·치과병원	15350	1	1	15350
AL300	외래환자 의약품관리료[방문당]-병원, 치과병원,	60	1	1	60
3.투약료					
650100021	가스콜액(시메티콘)(군납용 : 시메티콘현탁액500	25	10	1	250
650100423	베노카인액(염산베녹시네이트)_(30mg/10mL)	764	1	1	764
9.검사료					
D1003003	응고기능기본검사-프로트롬빈시간 진단검사 질가	1830	1	1	1830
D1004003	응고기능기본검사-활성화부분트롬보플라스틴시간	2930	1	1	2930
D1850003	ALT (SGPT) [화학반응-장비측정] 진단검사 질가	1570	1	1	1570
D1860003	AST (SGOT) [화학반응-장비측정] 진단검사 질가	1600	1	1	1600
D7001003	일반면역검사-B형간염표면항원(정성) 진단검사	2400	1	1	2400
D7002003	일반면역검사-B형간염표면항체 진단검사 질가산(	2870	1	1	2870
E7611	상부소화관내시경검사	45750	1	1	45750
E7611010	상부소화관내시경검사 내시경하 생검	9150	1	1	9150
EA010	내시경 세척·소독료	10530	1	1	10530
N0041005	생검용 FORCEP-(-)	22000	1	1	22000
C5602008	조직병리검사 [1장기당] -(Level B) 병리검사 질	30130	1.1	1	33143
D5892004	Helicobacter pylori검사-내시경하-CLO Test[Ure	10160	1.1	1	11176
원내투약일수	1일분				
원내주사제일수	1일분				
C5602008 조직병리검사 [1장기?, 검체검사위탁 L, 12345678, 20180302					
D5892004 Helicobacter pylori?, 검체검사위탁 L, 12345678, 20180302					

수술코드			

※ 심사내역

구분	코드	조정	I,II	구분	코드	조정	I,II
			감I				감I
			감II				감II
			증I				증I
			증II				증II
계				계			

[차트번호: 0000000005]

[의 과 외 래]

요양급여비용명세서

서식번호	G	I	0	3	요 양 기 관	
사업장 기호					기 호	99999999
사업장 명칭					명 칭	테스트병원
가입자성명	이동욱		증번호	12345678978		
수진자성명	이동욱		881201	— 1234567		

상병명	분류기호	수술	진료과목	상해외인	특정기호	당월요양개시일	당월요양급여일수 (원내투약일수포함)	진료결과
출혈 또는 천공이 없는 급성인지 만성인지 상세불명인 위궤양 알콜성 지방간	K2591 K700		01:내과			20180303	1 일	1
							일	
							일	

총내원일수	1	일	내원일	1 2 3 4 5 6 7 8 9 10 11 12 13 14 15 16 17 18 19 20 21 22 23 24 25 26 27 28 29 30 31

구분		기본진료약제, 특정재료(I)	진료행위(II)
1.진찰료 (외래관리료 포함)	①초진 회	원	야간,공휴 회
	②재진 1 회	11130 원	야간,공휴 회
	③의약품관리료	원	원
	④응급및회송료	원	원
	⑤가정간호기본방문료	원	원
	⑥만성질환관리료 회	원	원
3.투약료 및 처방전	①내복 일분	원	원
	②외용 일분	원	원
	③처방전 1 회		
4.주사료	①피하 또는 근육내 일	원	원
	②정맥내 일	원	원
	③수액제 회	원	원
	④기타 회	원	원
	⑤특정재료	원	
	⑥수혈 회	원	
5.마취료	① 회	원	원
6.이학요법료	① 종	원	원
7.정신요법료	① 종	원	원
8.처치 및 수술료	①처치 및 수술 종	원	원
	③캐스트 회	원	원
9.검사료	①자체검사 종 ②위탁검사관리 ③위탁검사 종	원 원 원	원
10.영상진단 및 방사선 치료료	①진단 종	원	원
	②치료 종	원	원
C.CT	①CT 회	원	원
M.MRI	①MRI 회	원	원
V.100분의100 본인부담	①의약품	원	원
	②치료재료	원	원
	③진료행위	원	원
W.비급여	①의약품	원	원
	②치료재료	원	원
	③진료행위	원	원

처방전교부번호				처방일수	
점검번호					
약품코드 (일반명 또는 제품명 코드)	약품코드 (일반명 또는 제품명)	1회투약량	1일투여횟수	총투약일수	
코드	분류(예외구분코드)	단가	1일투여량 또는 실시횟수	총투여일수 또는 실시횟수	금액
	처방전교부번호 20180303-00001 점검번호 : 00001			처방일수 : 14	
622802700	클래리마신정(클래리트로마이신)_(0.25g/1정)	1	2	14	
642703330	파목신500밀리그램캡슐(아목시실린수화물)_(0.5g	1	2	14	
643302060	오엠피정40밀리그램(오메프라졸)_(40mg/1정)	1	1	14	
1.진찰료					
AA255	재진진찰료-병원, 요양병원·한방병원·치과병원	11130	1	1	11130

항목	(I)	(II)
CT 총액		원
MRI 총액		원
100분의 100 본인부담총액		원
비급여총액		원
11. 소계	11130 원	원
12. 가산율	20 %	원
13. 요양급여비용총액		11130 원
14. 본인일부부담금		4400 원
15. 청구액		6730 원
17. 진료비총액		11130 원
18. 보훈청구액		원
일련번호	00002	※심사조정
수진자일련번호		

수술코드			

※ 심사내역

구분	코드	조정	I.II	구분	코드	조정	I.II
			감I				감I
			감II				감II
			증I				증I
			증II				증II
계				계			

[차트번호: 0000000005]

[의 과 외 래]

요양급여비용명세서

서식번호	G	I	0	3	요 양 기 관	
사업장 기호					기호	99999999
사업장 명칭					명칭	테스트병원
가입자성명	이동욱	증번호	12345678978			
수진자성명	이동욱	881201	— 1234567			

상병명	분류기호	수술	진료과목	상해외인	특정기호	당월요양개시일	당월요양급여일수(원내투약일수포함)	진료결과
출혈 또는 천공이 없는 급성인지 만성인지 상세불명인 위궤양 알콜성 지방간	K2591 K700		01:내과			20180316	1 일	1
							일	
							일	

총내원일수	1 일	내원일	1 2 3 4 5 6 7 8 9 10 11 12 13 14 15 16 17 18 19 20 21 22 23 24 25 26 27 28 29 30 31

구분		기본진료약제.특정재료(I)	진료행위(II)
1.진찰료(외래관리료 포함)	①초진 회	원	야간,공휴 회
	②재진 1 회	11130 원	야간,공휴 회
	③의약품관리료	원	원
	④응급및회송료	원	원
	⑤가정간호기본방문료	원	원
	⑥만성질환관리료 회	원	원
3.투약료 및 처방전	①내복 일분	원	원
	②외용 일분	원	원
	③처방전 1 회		
4.주사료	①피하 또는 근육내 일	원	원
	②정맥내 일	원	원
	③수액제 회	원	원
	④기타 회	원	원
	⑤특정재료	원	
	⑥수혈 회	원	
5.마취료	① 회	원	원
6.이학요법료	① 종	원	원
7.정신요법료	① 종	원	원
8.처치 및 수술료	①처치 및 수술 종	원	원
	③캐스트 회	원	원
9.검사료	①자체검사 종	원	원
	②위탁검사관리	원	
	③위탁검사 종	원	
10.영상진단 및 방사선 치료료	①진단 종	원	원
	②치료 종	원	원
C.CT	①CT 회	원	원
M.MRI	①MRI 회	원	원
V.100분의100 본인부담	①의약품	원	원
	②치료재료	원	원
	③진료행위	원	원
W.비급여	①의약품	원	원
	②치료재료	원	원
	③진료행위	원	원

처방전교부번호		처방일수
점검번호		

약품코드(일반명 또는 제품명 코드) / 코드	약품코드(일반명 또는 제품명) / 분류(예외구분코드)	1회투약량 / 단가	1일투여횟수 / 1일투여량 또는 실시횟수	총투약일수 / 총투여일수 또는 실시횟수	금액
	처방전교부번호 20180316-00001 점검번호 : 00001			처방일수 : 14	
641601460	베아제정	1	3	14	
641601910	액시드캡슐150밀리그람(니자티딘)_(0.15g/1캡슐)	1	2	14	
642101071	알마겔에프현탁액(알마게이트)_(1.5g/15mL)	1	4	14	
649900060	무코스타정(레바미피드)_(0.1g/1정)	1	3	14	
1.진찰료 AA255	재진진찰료-병원, 요양병원·한방병원·치과병원	11130	1	1	11130

구분	(I)	(II)
CT 총액		원
MRI 총액		원
100분의 100 본인부담총액		원
비급여 총액		원
11. 소계	11130 원	원
12. 가산율	20 %	원
13. 요양급여비용총액		11130 원
14. 본인일부부담금		4400 원
15. 청구액		6730 원
17. 진료비총액		11130 원
18. 보훈청구액		원
일련번호	00003	※심사조정
수진자일련번호		

수술코드			

※심사내역

구분	코드	조정	I,II	구분	코드	조정	I,II
			감I				감I
			감II				감II
			증I				증I
			증II				증II
계				계			

[차트번호: 0000000005]

[의 과 외 래]

요양급여비용명세서

서식번호	G	I	0	3

사업장	기호	
	명칭	
가입자성명		이동욱
수진자성명		이동욱
증번호		12345678978
		881201 — 1234567

요양기관	
기호	99999999
명칭	테스트병원

상병명	분류기호	수술	진료과목	상해외인	특정기호	당월요양개시일	당월요양급여일수(원내투약일수포함)	진료결과
출혈 또는 천공이 없는 급성인지 만성인지 상세불명인 위궤양 알콜성 지방간	K2591 K700		01:내과			20180330	1 일	1
							일	
							일	

총내원일수	1	일	내원일	1 2 3 4 5 6 7 8 9 10 11 12 13 14 15 16 17 18 19 20 21 22 23 24 25 26 27 28 29 30 31

구분		기본진료약제,특정재료(I)	진료행위(II)
1.진찰료(외래관리료 포함)	①초진 회	원	야간,공휴 회
	②재진 1 회	11130 원	야간,공휴 회
	③의약품관리료	원	원
	④응급및회송료	원	원
	⑤가정간호기본방문료	원	원
	⑥만성질환관리료 회	원	원
3.투약료 및 처방전	①내복 일분	원	원
	②외용 일분	원	원
	③처방전 1 회		
4.주사료	①피하 또는 근육내 일	원	원
	②정맥내 일	원	원
	③수액제 회	원	원
	④기타 회	원	원
	⑤특정재료	원	
	⑥수혈 회	원	
5.마취료	① 회	원	원
6.이학요법료	① 종	원	원
7.정신요법료	① 종	원	원
8.처치 및 수술료	①처치 및 수술 종	원	원
	③캐스트 회	원	원
9.검사료	①자체검사 종	원	원
	②위탁검사관리	원	
	③위탁검사 종	원	
10.영상진단 및 방사선 치료료	①진단 종	원	원
	②치료 종	원	원
C.CT	①CT 회	원	원
M.MRI	①MRI 회	원	원
V.100분의100 본인부담	①의약품	원	원
	②치료재료	원	원
	③진료행위	원	원
W.비급여	①의약품	원	원
	②치료재료	원	원
	③진료행위	원	원
CT 총액			원
MRI 총액			원
100분의 100 본인부담총액			원
비급여 총액			원
11.소계		11130 원	원
12.가산율		20 %	원
13.요양급여비용총액		11130 원	
14.본인일부부담금		4400 원	
15.청구액		6730 원	
17.진료비총액		11130 원	
18.보훈청구액		원	

처방전교부번호		처방일수
점검번호		

약품코드(일반명 또는 제품명 코드)	약품코드(일반명 또는 제품명)	1회투약량	1일투여횟수	총투약일수	
코드	분류(예외구분코드)	단가	1일투여량 또는 실시횟수	총투여일수 또는 실시횟수	금액
	처방전교부번호 20180330-00001 점검번호 : 00001			처방일수 : 30	
641601460	베아제정	1	3	30	
641601910	액시드캡슐150밀리그람(니자티딘)_(0.15g/1캡슐)	1	2	30	
642101071	알마겔에프현탁액(알마게이트)_(1.5g/15mL)	1	4	30	
649900060	무코스타정(레바미피드)_(0.1g/1정)	1	3	30	
1.진찰료 AA255	재진진찰료-병원, 요양병원·한방병원·치과병원	11130	1	1	11130

수술코드			

※심사내역

구분	코드	조정	I.II	구분	코드	조정	I.II
			감I				감I
			감II				감II
			증I				증I
			증II				증II
계				계			

일련번호	00004	※심사조정
수진자일련번호		

[차트번호: 0000000005]

(2) 정형외과 외래진료기록

외래 진료기록요약(정형외과)
① Dept: OS(정형외과) ② Dx: Rt. Radius distal Fx. (요골원위부 골절, S52.5) ③ Doctor's Order – 5/10 1. Check V/S, 2. Check X-ray,Rt. wrist AP/Lat view, 3. Closed Reduction & Short arm splint, 4. tridol 1Amp. IM, sofenac 1Amp. IM, 5. slaxin 10mg 3Tab levopride 3Tab, bearse 3Tab #3,varidase 3Tab/ P.O for 2 days – 5/12 1. sofenac 1Amp. IM 2. slaxin 10mg 3Tab, levopride 3Tab,bearse 3Tab varidase 3Tab/ #3,P.O for 3days – 5/15 1. Short arm cast 2. Malous 1Amp IM 3. slaxin 10mg 3Tab,levopride 3Tabbearse 3Tab,varidase 3Tab/ #3 P.O for 2 days – 5/17 1. X-ray Rt wrist AP/Lat – 5/29 1. X-ray Rt wrist AP/Lat 2. Cast off

별첨: 정형외과 외래 방문일자별 요양급여비용 명세서

■ 상병해설: Fracture(골절)

(1) 정의

골절(Fracture)이란 낙상, 압축 손상, 구타, 자동차 사고 등의 외부의 과도한 힘에 의하여 골조직의 연속성이 파괴된 상태이다.

① 단순골절(simple fracture): 피부의 손상 없이 골절된 것

② 복합골절(compound fracture): 창상을 겸한 골절 또는 개방성 골절(open fracture)이라고 한다.

③ 병합골절(complicated fracture): 뼈의 골절과 함께 신경, 혈관, 관절, 폐, 방광 기타 다른 기관이 손상을 입는 것을 말한다.

(2) 증상

골절의 형태, 위치, 다른 조직의 손상에 따라 증상이 각각 다르다. 심한 통증(골절직후)이나 압통, 기능의 손실, 변형 위축, 국소적 부종, 마찰음 등이 있다. 동통은 골절 직후에 심하며, 골절 부위에 장액성 체액이 증가하고 주위조직이 손상되어 출혈이 일어나며 종창(swelling)과 피부변색이 나타난다.

(3) 치료

골절이 개방성인가 폐쇄성인가에 따라 정복(Reduction)과 고정(Fixation), 보호(Protection)의 치료방법이 다르다.

① 정복(Reduction)

1. 도수정복(Manipulative Reduction, Close Reduction): 폐쇄적 정복 또는 비수술적 정복으로 뼈가 재배열되도록 골절편의 위치를 손으로 잡는다. 이때 약간의 견인과 사지의 회전이 필요하다.
2. 수술적 정복(Open Reduction): 골절편 사이에 연조직이 끼어 있는 경우에 골절편을 원래의 위치로 직접 재배열한다. 뼈의 고정을 위해 나사, 철판, 핀, 막대기, 못 등을 사용하는데 이런 과정을 수술적 정복 및 내부적 고정이라 한다.
3. 견인에 의한 정복: 견인장치를 한 후에는 X-ray로 적절하게 정립되었는지 확인해야 한다.

② 고정(Fixation): 고정은 원래 골절편을 재배열한 후에 한다.

1. 외적 고정: 수술을 실시하지 않고 골절부의 외측면에서 부목이나 견인장치 등을 이용하여 고정하는 방법이다.
2. 내적 고정: 수술을 한 다음 골절의 종류에 따라 특수하게 제작된 강선(wire), pin, screw, 금속판 등을 이용하여 고정하는 방법이다.

③ 보호(Protection)

골절 후 골유합이 되었다 하더라도 충분한 골질화가 일어나기 전에는 골절부의 근육에 의한 견인이 일어나지 않도록 보호해 주는 것이 필요한데, 이때 부목이나 석고붕대 등을 사용하며 상지는 팔걸이나 금속부목을, 하지에는 보행석고, 목발 등을 이용하여 보호해준다.

■ 별첨: 요양급여비용 명세서(상병: 요골원위부 골절)

[의 과 외 래]

서식번호	G	I	0	3	요양급여비용명세서	요양기관	
사업장 기호						기호	99999999
사업장 명칭							
가입자성명	이동욱				증번호 12345678978	명칭	테스트병원
수진자성명	이동욱				881201 — 1234567		

상병명	분류기호	수술	진료과목	상해외인	특정기호	당월요양개시일	당월요양급여일수(원내투약일수포함)	진료결과
요골 하단의 상세불명 골절, 폐쇄성	S52590	9	05:정형외과			20180510	1 일	1
							일	
							일	

총내원일수	1 일	내원일	1 2 3 4 5 6 7 8 9 10 11 12 13 14 15 16 17 18 19 20 21 22 23 24 25 26 27 28 29 30 31

구분		기본진료약제, 특정재료(I)	진료행위(II)
1.진찰료(외래관리료 포함)	①초진 회	원	야간,공휴 회
	②재진 1 회	11130 원	야간,공휴 회
	③의약품관리료 1	60 원	원
	④응급및회송료	원	원
	⑤가정간호기본방문료	원	원
	⑥만성질환관리료 회	원	원
3.투약료 및 처방전	①내복 일분	원	원
	②외용 일분	원	원
	③처방전 1 회		
4.주사료	①피하 또는 근육내 1 일	865 원	1110 원
	②정맥내 일	원	원
	③수액제 회	원	원
	④기타 회	원	원
	⑤특정재료	원	
	⑥수혈 회	원	
5.마취료	① 회	원	원
6.이학요법료	① 종	원	원
7.정신요법료	① 종	원	원
8.처치 및 수술료	①처치 및 수술 1 종	원	59530 원
	③캐스트 1 회	8689 원	17170 원
9.검사료	①자체검사 종	원	원
	②위탁검사관리	원	
	③위탁검사 종	원	
10.영상진단 및 방사선 치료료	①진단 1 종	1120 원	6700 원
	②치료 종	원	원
C.CT	①CT 회	원	원
M.MRI	①MRI 회	원	원
V.100분의100 본인부담	①의약품	원	원
	②치료재료	원	원
	③진료행위	원	원
W.비급여	①의약품	원	원
	②치료재료	원	원
	③진료행위	원	원
CT 총액			원
MRI 총액			원
100분의 100 본인부담총액			원
비급여총액			원
11. 소계		21864 원	84510 원
12. 가산율		20 %	16902 원
13. 요양급여비용총액			123270 원
14. 본인일부부담금			49300 원
15. 청구액			73970 원
17. 진료비총액			123270 원
18. 보훈청구액			원
일련번호	00006	※심사조정	
수진자일련번호			

처방전교부번호				처방일수	
점검번호					
약품코드(일반명 또는 제품명 코드)	약품코드(일반명 또는 제품명)	1회투약량	1일투여횟수	총투약일수	
코드	분류(예외구분코드)	단가	1일투여량 또는 실시횟수	총투여일수 또는 실시횟수	금액
	처방전교부번호 20180510-00001 점검번호 : 00001			처방일수	: 2
641601460	베아제정	1	3	2	
644700320	레보프라이드정(레보설피리드)_(25mg/1정)	1	3	2	
644700620	바리다제정(스트렙토키나제,스트렙토도르나제)(	1	3	2	
648200800	스락신정25밀리그램(오르페나드린염산염)_(25mg/	1	3	2	
1.진찰료					
AA255	재진진찰료-병원, 요양병원·한방병원·치과병원	11130	1	1	11130
AL300	외래환자 의약품관리료[방문당]-병원, 치과병원,	60	1	1	60
4.주사료					
KK010	피하또는근육내주사	1110	1	1	1110
642102501	트리돌주50밀리그램(트라마돌염산염)_(50mg/1mL)	300	1	1	300
654000481	소페낙주사(디클로페낙나트륨)_(75mg/2mL)	565	1	1	565
8.처치및수술료					
N0643	사지골절도수정복술[전완골]	59530	1	1	59530
T6152	부목-단상지[전완으로부터 수부까지]	17170	1	1	17170
K7201001	탄력붕대-(15CM X 215CM)	625	2	1	1250
K8211001	SPLINT ROLL, OCL-(15-LAYER, 15CMX730CM)	148770	0.05	1	7439
10.영상진단 및 방사선 치료료					
G6402006	수관절2매 영상의학과전문의판독	6700	1	1	6700
G8032	영상저장및전송시스템(FULL PACS)이용 2매(단순	1120	1	1	1120
원내주사제일수	1일분				

수술코드	N0643		

※ 심사내역

구분	코드	조정	I,II	구분	코드	조정	I,II
			감I				감I
			감II				감II
			증I				증I
			증II				증II
계				계			

[차트번호: 0000000005]

[의 과 외 래]

요양급여비용명세서

서식번호	G	I	0	3	요양기관	
사업장 기호					기호	99999999
사업장 명칭					명칭	테스트병원
가입자성명	이동욱	증번호	12345678978			
수진자성명	이동욱	881201	— 1234567			

상병명	분류기호	수술	진료과목	상해외인	특정기호	당월요양개시일	당월요양급여일수 (원내투약일수포함)	진료결과
요골 하단의 상세불명 골절, 폐쇄성	S52590	9	05:정형외과			20180512	1 일	1
							일	
							일	

총내원일수	1	일	내원일	1 2 3 4 5 6 7 8 9 10 11 12 13 14 15 16 17 18 19 20 21 22 23 24 25 26 27 28 29 30 31

구분		기본진료약제,특정재료(I)	진료행위(II)
1.진찰료 (외래관리료 포함)	①초진 회	원	야간,공휴 회
	②재진 1 회	11130 원	야간,공휴 회
	③의약품관리료 1	60 원	원
	④응급및회송료	원	원
	⑤가정간호기본방문료	원	원
	⑥만성질환관리료 회	원	원
3.투약료 및 처방전	①내복 일분	원	원
	②외용 일분	원	원
	③처방전 1 회		
4.주사료	①피하 또는 근육내 1 일	565 원	1110 원
	②정맥내 일	원	원
	③수액제 회	원	원
	④기 타 회	원	원
	⑤특정재료	원	
	⑥수 혈 회	원	
5.마취료	① 회	원	원
6.이학요법료	① 종	원	원
7.정신요법료	① 종	원	원
8.처치 및 수술료	①처치 및 수술 종	원	원
	③캐스트 회	원	원
9.검사료	①자체검사 종	원	원
	②위탁검사관리	원	
	③위탁검사 종	원	
10.영상진단 및 방사선 치료료	①진단 종	원	원
	②치료 종	원	원
C.CT	①CT 회	원	원
M.MRI	①MRI 회	원	원
V.100분의100 본인부담	①의약품	원	원
	②치료재료	원	원
	③진료행위	원	원
W.비급여	①의약품	원	원
	②치료재료	원	원
	③진료행위	원	원
CT 총액			원
MRI 총액			원
100분의 100 본인부담총액			원
비급여총액			원
11. 소계		11755 원	1110 원
12. 가산율		20 %	222 원
13. 요양급여비용총액			13080 원
14. 본인일부부담금			5200 원
15. 청구액			7880 원
17. 진료비총액			13080 원
18. 보훈청구액			원
일련번호	00007	※심사조정	
수진자일련번호			

처방전교부번호				처방일수	
점검번호					
약품코드 (일반명 또는 제품명 코드)	약품코드 (일반명 또는 제품명)	1회투약량	1일투여횟수	총투약일수	
코드	분류(예외구분코드)	단가	1일투여량 또는 실시횟수	총투여일수 또는 실시횟수	금액
	처방전교부번호 20180512-00001 점검번호 : 00001			처방일수 : 3	
641601460	베아제정	1	3	3	
644700320	레보프라이드정(레보설피리드)_(25mg/1정)	1	3	3	
644700620	바리다제정(스트렙토키나제,스트렙토도르나제)(	1	3	3	
648200800	스락신정25밀리그램(오르페나드린염산염)_(25mg/	1	3	3	
1.진찰료					
AA255	재진진찰료-병원, 요양병원·한방병원·치과병원	11130	1	1	11130
AL300	외래환자 의약품관리료[방문당]-병원, 치과병원,	60	1	1	60
4.주사료					
KK010	피하또는근육내주사	1110	1	1	1110
654000481	소페낙주사(디클로페낙나트륨)_(75mg/2mL)	565	1	1	565
원내주사제일수	1일분				

수술코드			

※심사내역

구분	코드	조정	I,II	구분	코드	조정	I,II
			감I				감I
			감II				감II
			증I				증I
			증II				증II
계				계			

[차트번호: 0000000005]

요양급여비용명세서

서식번호	G	I	0	3	요양기관	
사업장 기호					기호	99999999
사업장 명칭						
가입자성명	이동욱		증번호	12345678978	명칭	테스트병원
수진자성명	이동욱		881201	— 1234567		

상병명	분류기호	수술	진료과목	상해외인	특정기호	당월요양개시일	당월요양급여일수(원내투약일수포함)	진료결과
요골 하단의 상세불명 골절, 폐쇄성	S52590	9	05:정형외과			20180515	1 일	1
							일	
							일	

총내원일수 1 일 | 내원일 1 2 3 4 5 6 7 8 9 10 11 12 13 14 (15) 16 17 18 19 20 21 22 23 24 25 26 27 28 29 30 31

구분		기본진료약제,특정재료(I)	진료행위(II)
1.진찰료(외래관리료포함)	①초진 회	원	야간,공휴 회
	②재진 1 회	11130 원	야간,공휴 회
	③의약품관리료 1	60 원	원
	④응급및회송료	원	원
	⑤가정간호기본방문료	원	원
	⑥만성질환관리료 회	원	원
3.투약료 및 처방전	①내복 일분	원	원
	②외용 일분	원	원
	③처방전 1 회		
4.주사료	①피하 또는 근육내 1 일	1020 원	1110 원
	②정맥내 일	원	원
	③수액제 회	원	원
	④기타 회	원	원
	⑤특정재료	원	
	⑥수혈 회	원	
5.마취료	① 회	원	원
6.이학요법료	① 종	원	원
7.정신요법료	① 종	원	원
8.처치 및 수술료	①처치 및 수술 종	7990 원	원
	③캐스트 1 회	원	21710 원
9.검사료	①자체검사 종	원	원
	②위탁검사관리	원	
	③위탁검사 종	원	
10.영상진단 및 방사선치료료	①진단 종	원	원
	②치료 종	원	원
C.CT	①CT 회	원	원
M.MRI	①MRI 회	원	원
V.100분의100 본인부담	①의약품	원	원
	②치료재료	원	원
	③진료행위	원	원
W.비급여	①의약품	원	원
	②치료재료	원	원
	③진료행위	원	원
CT 총액			원
MRI 총액			원
100분의 100 본인부담총액			원
비급여총액			원
11. 소계		20200 원	22820 원
12. 가산율		20 %	4564 원
13. 요양급여비용총액			47580 원
14. 본인일부부담금			19000 원
15. 청구액			28580 원
17. 진료비총액			47580 원
18. 보훈청구액			원
일련번호	00008	※심사조정	
수진자일련번호			

처방전교부번호					처방일수	
점검번호						
약품코드(일반명 또는 제품명 코드)	약품코드(일반명 또는 제품명)		1회투약량	1일투여횟수	총투약일수	
코드	분류(예외구분코드)		단가	1일투여량 또는 실시횟수	총투여일수 또는 실시횟수	금액
	처방전교부번호 20180515-00001				처방일수 : 2	
	점검번호 : 00001					
641601460	베아제정		1	3	2	
644700320	레보프라이드정(레보설피리드)_(25mg/1정)		1	3	2	
644700620	바리다제정(스트렙토키나제,스트렙토도르나제)(		1	3	2	
648200800	스락신정25밀리그램(오르페나드린염산염)_(25mg/		1	3	2	
1.진찰료						
AA255	재진진찰료-병원, 요양병원 · 한방병원 · 치과병원		11130	1	1	11130
AL300	외래환자 의약품관리료[방문당]-병원, 치과병원,		60	1	1	60
4.주사료						
KK010	피하또는근육내주사		1110	1	1	1110
649800951	메토카르바몰1그람주사_(1g/10mL)		1020	1	1	1020
8.처치및수술료						
K8504004	DUCK IN LIGHT S-(4)		7990	1	1	7990
T6030	단상지[전완으로부터 수부까지]		21710	1	1	21710
원내주사제일수	1일분					

수술코드

※심사내역	구분	코드	조정	I.II	구분	코드	조정	I.II
			감I				감I	
			감II				감II	
			증I				증I	
			증II				증II	
	계				계			

[차트번호: 0000000005]

[의 과 외 래]

서식번호	G	I	0	3	요양급여비용명세서	요 양 기 관	
사업장 기호						기 호	99999999
사업장 명칭							
가입자성명	이동욱				증 번 호: 12345678978	명 칭	테스트병원
수진자성명	이동욱				881201 — 1234567		

상 병 명	분류기호	수술	진료과목	상해외인	특정기호	당월요양개시일	당월요양급여일수 (원내투약일수포함)	진료결과
요골 하단의 상세불명 골절, 폐쇄성	S52590	9	05:정형외과			20180517	1 일	1
							일	
							일	

총내원일수	1	일	내원일	1 2 3 4 5 6 7 8 9 10 11 12 13 14 15 16 17 18 19 20 21 22 23 24 25 26 27 28 29 30 31

구 분		기본진료약제,특정재료(I)	진료행위(II)
1.진 찰 료 (외래관리료 포함)	①초진 회	원	야간,공휴 회
	②재진 1 회	11130 원	야간,공휴 회
	③의약품관리료	원	원
	④응급및회송료	원	원
	⑤가정간호기본방문료	원	원
	⑥만성질환관리료 회	원	원
3.투약료 및 처 방 전	①내복 일분	원	원
	②외용 일분	원	원
	③처방전 회		
4.주 사 료	①피하 또는 근육내 일	원	원
	②정맥내 일	원	원
	③수액제 회	원	원
	④기 타 회	원	원
	⑤특정재료	원	
	⑥수 혈 회	원	
5.마 취 료	① 회	원	원
6.이학요법료	① 종	원	원
7.정신요법료	① 종	원	원
8.처치 및 수술료	①처치 및 수술 종	원	원
	③캐스트 회	원	원
9.검사료	①자체검사 종	원	원
	②위탁검사관리	원	
	③위탁검사 종	원	
10.영상진단 및 방사선 치료료	①진단 1 종	1120 원	6700 원
	②치료 종	원	원
C.CT	①CT 회	원	원
M.MRI	①MRI 회	원	원
V.100분의100 본인부담	①의약품	원	원
	②치료재료	원	원
	③진료행위	원	원
W.비급여	①의약품	원	원
	②치료재료	원	원
	③진료행위	원	원
C T 총 액			원
M R I 총 액			원
100 분의 100 본인부담총액			원
비 급 여 총 액			원
11. 소 계		12250 원	6700 원
12. 가 산 율		20 %	1340 원
13. 요 양 급 여 비 용 총 액			20290 원
14. 본 인 일 부 부 담 금			8100 원
15. 청 구 액			12190 원
17.진 료 비 총 액			20290 원
18.보 훈 청 구 액			원
일련번호	00009	※심사조정	
수진자일련번호			

처방전교부번호					처방일수	
점 검 번 호						
약품코드 (일반명 또는 제품명 코드)	약 품 코 드 (일반명 또는 제품명)		1회투약량	1일투여횟수	총투약일수	
코드	분	류(예외구분코드)	단가	1일투여량 또는 실시횟수	총투여일수 또는 실시횟수	금액
1.진찰료						
AA255	재진진찰료-병원, 요양병원 · 한방병원 · 치과병원		11130	1	1	11130
10.영상진단 및 방사선 치료료						
G6402006	수관절2매 영상의학과전문의판독		6700	1	1	6700
GB032	영상저장및전송시스템(FULL PACS)이용 2매(단순		1120	1	1	1120

수술코드			

※ 심사내역	구분	코드	조정	I.II	구분	코드	조정	I.II
				감I				감I
				감II				감II
				증I				증I
				증II				증II
	계				계			

[차트번호: 0000000005]

3) 입원 요양급여비용 명세서 작성 및 실습(예제)

(1) 내과입원 진료기록

입원 진료기록-(내과)

① Dept: IM(내과)
② Dx: Pneumonia(폐렴, J18.9)
Chronic renal failure(만성신부전, N18.9, Hypertension, essential 고혈압, I10)
③ Doctor's Order
※ Admission order
- 4/13 1. V/S q 8hrs,2. BR, 3. TD, 4. Bwt & Ht, 5. I/O Check,6. Humidification, 7. Ceftriaxone 1.0g IV q 12hrs, 8. Hemodialysis, 9. Chest PA, 10. CBC, PT,PTT, UA & ⓜ, LFT, BUN& Creatinine, Na,K, 11. EKG
- 4/14 1. Ceftriaxone 1.0g IV q 12hrs, 2. Hemodialysis 지속
- 4/15 1. Ceftriaxone 1.0g IV q 12hrs for 7days, 2. Hemodialysis continued
- 4/20 1. Chest PA (Follow up), 2. EM 250mg p.o qid for 7days(퇴원약), 3. Hemodialysis continued, 4. Discharge

■ **상병해설: Pneumonia(폐렴)**

(1) 병태

① 폐렴은 감염에 의해 폐포 내에 염증이 생긴 상태를 의미한다.
② 공기 비말을 통하거나 음식물이나 음료수가 기도로 들어가서 또는 혈액을 통해 감염되기도 한다.

(2) 분류

① 해부학적인 분류
- 기관지폐렴(Bronchopneumonia)
- 소엽성폐렴(Lobular pneumonia)
- 대엽성폐렴(Loba pneumonia)으로 분류한다.

② 원인균에 의한 분류
1. 폐렴구균성 폐렴: streptococcal pneumonia에 의해 생기며 가장 흔한 종류이다.
2. Mycoplasmal pneumonia: Mycoplasmal pneumonia에 의한 비전형적 폐렴이다.
3. Legionnaire's disease: Legionella pneumonia에 의해 생기며 식수, 냉방장치, 흙이 오염원으로 추정된다.
4. 바이러스성 폐렴(Viral pneumonia): 원인균은 influenza virus이며 만성 소모성 질환

의 환자에서 호발한다.

5. 포도상구균성 폐렴(Staphylococcal Pneumonia): 원내감염으로 분류하며 세균방어 기전에 이상이 생기는 경우 발생한다.
6. 폐렴간균성 폐렴(Klebsiella Pneumonia): 당뇨병 환자, 알코올 중독자에 호발하며 치명적인 결과를 가져올 수 있다.
7. 녹농균성 폐렴(Pseudomonal Pneumonia): Pseudomonas Aeruginosa에 의해 발병하며 이 균은 병원감염의 중요한 원인균이다.
8. 흡인성 폐렴(Aspiration Pneumonia): 보통 구토나 연하반사의 이상으로 발생한다.

(3) 치료

① 세균성 폐렴인 경우 항생제를 투여한다.

② 바이러스성 폐렴에는 특별한 치료가 없다.

③ 증상에 따라 해열제, 진통제가 쓰일 수 있다.

■ 상병해설: Chronic Renal Failure(만성신부전)

(1) 병태

만성신부전이란 Nephron의 비가역적인 파괴로 신장이 체내 환경을 더 이상 적절히 유지하지 못하는 상태가 6개월 이상 지속되며 신기능이 정상으로 회복되는 것이 불가능한 상태를 말한다.

(2) 증상

① 심혈관계증상: 순환적혈구의 감소로 인하여 빈혈이 나타나고 빈혈로 인한 기능의 부담이 증가되어서 부정맥이나 울혈성 심부전증과 같은 증상이 나타나게 된다.

② 피부증상: 신기능부전으로 인해서 혈액 내에 요독성 독소의 피부축적으로 인해서 피부의 소양증, 창백, 과색소 침착, 소양증, 반상출혈 및 신경계증상까지 나타나게 된다. 또한, 소듐과 수분정체로 인한 부종이 피부손상에 대한 감수성을 높여 주는 것도 한 요인이 된다.

③ 골격계증상: 사구체여과율의 감소로 인해 혈청인산의 증가와 칼슘의 감소로 부갑상선

호르몬의 분비 이상이 생기며 이로 인해서 뼈의 칼슘 재흡수의 감소를 초래하여 신성골이영양증, 골연화증, 골다공증 등이 나타난다.

④ 신경근육증상: 피로, 수면장애, 두통, 무기력, 발작, 혼수 등이 있다.

⑤ 혈액 이상: 조혈호르몬인 Erythropoietin의 감소로 인하여 빈혈이 생기며 혈소판이 응고기전을 잘 촉진시키지 못해서 출혈성 경향이 나타나게 된다.

⑥ 수분, 전해질과 산염기 불균형: 신장의 수소이온 배설과 암모니아 생성, 중탄산염 보유기능이 안 됨으로써 대사성 산독증이 초래된다.

⑦ 호흡기계증상: 폐수종, 폐삼출을 동반한다.

⑧ 정신 사회적 기능: 성격과 행동의 변화를 초래한다.

⑨ 위장계증상: 모든 세포의 삼투압에 변화를 초래하여 식욕부진, 오심, 구토, 딸꾹질,위장관 궤양, 출혈 등이 일어날 수 있다.

(3) 진단 및 검사

① 전 혈구검사(CBC): 빈혈, 저칼슘혈증(혈중의 헤모글로빈이 감소하게 된다. 혈중 Ca이 저하되고, 혈중 P은 증가한다.)

② 동맥혈가스분석: 대사성 산혈증(pH와 중탄산염이 낮게 나타난다.)

③ 신장기능검사: 혈청 BUN과 Creatinin이 상승

종류(신농축검사, 크레아티닌청소율, 혈중 크레아티닌, 혈중요소질소, 단백질검사, 소변침전물검사)

(4) 치료

일단 나빠진 신장 기능은 원상으로 회복되기 어려우므로 더 이상 말기신부전증으로 진행되지 않도록 가능한 한 신장의 기능을 보존한다.

가. 보존요법

① 수분과 전해질의 조절

1. 신장기능부전으로 인하여 체액 불균형이 나타나면 소디움(sodium)과 물의 균형을 맞추어 정상혈압과 체액상태를 유지시킨다.
2. 고칼륨혈증으로 인한 신경근육학적 증상은 식사와 약물과 양이온 교환수지를 통

해 조절한다.

3. 혈중 인을 감소시키기 위해서 Aluminum hydroxide 제제를 투여한다.
4. 혈중 칼슘을 증가시키기 위해서 Vit. D를 사용한다.

② 식이조절

1. 요소독성을 최소화하고, 영양실조를 방지하기 위해서 저단백식이를 필수아미노산으로 보충한다.
2. 인산염의 정체를 예방하기 위해서 닭고기나 우유와 콩류를 제한한다.
3. 혈청칼륨을 저하시키기 위해서 바나나, 오렌지 등을 제한한다.
4. 소금과 수분의 섭취를 제한한다.
5. 칼슘과 Vit.D를 공급한다.

③ 부수적인 증상의 치료

1. 고혈압을 조절하기 위해서 항고혈압제를 사용한다.
2. 당뇨병이 있으면 혈당을 조절한다.
3. 빈혈이 있으면 합성 Erythropoietin, 인조합성 신장호르몬을 투여한다.
4. 산독증이 있으면 중탄산염을 주사나 경구 투여한다.
5. 신장에 독성이 있는 약물의 사용을 가급적 피한다.

나. 투석요법

① 확산, 삼투, 여과의 세 가지 원리를 이용한다.

② 신부전 환자에게서 대사성 노폐물과 과다한 전해질 및 체액을 인위적인 방법으로 제거하는 것이다.

③ 복막투석과 혈액투석의 차이점은 복막투석은 환자 자신의 복막을 반투막으로 이용하는 것이고 혈액투석은 특수하게 가공된 셀로판과 같은 투석막을 통해 투석한다.

다. 신장이식

말기 신장질환자가 투석에 의존하지 않고 생명을 유지할 수 있는 유일한 방법이다.

① 장기 수혜자(Organ Recipient): 60세 이상의 환자는 제한하고 환자의 신장기능이 악화되어 요독증 증상이 나타나면 신장이식술을 고려한다.

② 장기 공여자(Organ Donor)의 선택: 18세 이상의 환자가족이 공여자가 될 수 있으며, 일란성 쌍둥이가 가장 이상적이다. 우선 혈액형이 같아야 하고 조직적합성 검사결과가 절반이상 맞아야 한다. 이때 장기 공여자는 감염, 당뇨, 고혈압, 신장질환, 악성종양, 전신성 홍반성 낭창 등의 전신질환이 없어야 하고 신장기능이 정상이어야 한다.

③ 거부반응은 신장이식 실패의 주된 원인으로 증상은 소변량의 감소, 발열, 부종, 압통 등이 나타난다. 따라서 거부반응을 예방하기 위해서 면역억제제를 투여한다.

■ 상병해설: Hypertension(고혈압)

(1) 병태

① 혈압이란 조심실의 수축기와 확장기에 말초동맥에 전파되는 파동의 압력을 의미한다.

② 정상혈압이란 수축기 혈압이 90~140mmHg, 이완기 혈압이 60~90mmHg 정도이다.

③ 고혈압으로 인해 발생되는 병변으로는 세동맥의 섬유소성 괴사, 심비대 등을 들 수 있다.

(2) 분류

① 수축기 고혈압과 이완기 고혈압

② 원발성 고혈압과 속발성 고혈압

③ 양성 고혈압과 악성 고혈압

(3) 원인

① 유전적 요인

② 후천적 위험요인: 소금의 과다섭취, 과도한 스트레스, 체중과다, 알콜 섭취 등이 있다.

③ 속발성: 만성신장질환, 신혈관질환, 갈색세포증, 쿠싱증후군 등이 있다.

(4) 증상

대부분의 고혈압 환자들에게는 별 증세가 없으며 우연히 또는 정기 신체검사에서 발견되는 경우가 대부분이나 다음과 같은 증세를 보이기도 한다.

① 아침에 일어났을 때 목덜미와 후두부가 뻣뻣하고 아프며 시간이 지날수록 이 고통이 경감하며 낮에는 고통을 잊게 된다.

② 막연히 머리가 무겁고 괴롭다.

③ 운동이나 일을 할 때 숨이 많이 차고 가슴이 두근거린다.

④ 운동 후에 숨찬 증상이 곧 가라앉지 않고 오래 지속된다.

⑤ 머리가 맑지 못하고 일의 능률이 떨어진다.

⑥ 어딘지 모르게 불쾌하고 둔한 것 같고 몸이 무겁다.

(5) 진단 및 검사

① 진단: 2~3회 측정한 혈압의 평균이 140/90mmHg 이상으로 나타나고, 그 다음 두 차례의 다른 기회에 측정한 혈압도 역시 140/90mmHg 이상으로 나왔을 때 고혈압이란 진단을 내리게 된다.

② 검사: 영상진단검사, 병리검사, 기능검사로 분류한다. 영상진단검사는 가슴과 신장의 X-선 촬영, 순환기계 기능검사는 심전도, 병리적 체액검사는 혈액이나 요검사를 통한 신기능 검사, 요분석, 혈청 내 전해질과 혈당치, Cholesterol, BUN, Creatinine 측정 등이 있다.

(6) 치료

① 비약물요법: 경한 환자에게 적용되며 체중감소, 염분제한, 운동, 이완요법, biofeedback요법 등이 있다.

② 약물요법

1. 제1단계: 이뇨요법
2. 제2단계: 교감신경 차단제(β-adrenergic 차단제)를 이뇨제와 함께 투여
3. 제3단계: 혈관확장제(Hydralazine)
4. 제4단계: Guanethidine(Ismelin) 투여

■ 별첨: 요양급여비용 명세서(상병: 폐렴, 만성신부전, 골절)

의과 입원

별지 제11-1호 서식)

요양급여비용명세서

서식번호	G I O 2		요양기관	
사업장 기호			기호	12345678
사업장 명칭			명칭	
가입자성명	백○○	증번호		
수진자성명	백○○	44044 - 1		

상병명	분류기호	수술	진료과목	상해외인	특정기호	당월요양개시일	당월요양일수(투약일수포함)	진료결과		
상세불명의 폐렴	J18.9		01			.04.13	15 일	계속 1	이송 2	회송 3
만성신부전	N18.9						일	사망 4	기타 5	-
본태성 고혈압	I10						일	-	-	-

구분		기본진료 약제,치료재료(I)	진료행위(II)
입원일수	8 일		
1. 진찰료(외래관리료포함)	①초 진 1회	14,120원	야간,공휴 회
	②재 진 회	원	야간,공휴 회
	③의약품관리료 ④응급 및 회송료	7,000원 원	
2. 입원료	①일 반 일	원	
	②내과, 정신과 7일 만8세미만의 소아	261,450원	
	③집중치료실 일	원	
	④격리병실 일	원	
	⑤신생아 일	원	
	⑥기 타 일	원	
3. 투약료	①내 복 7일분 ②외 용 일분	3,248원 원	1,590원 원
	③처방전 회		
4. 주사료	①피하 또는 근육내 8일 ②정맥내 일 ③수액제 회 ④기 타 회 ⑤특정 재료 ⑥수 혈 16회	91,464원 원 원 원 원 482,560원	9,840원 원 원 원 509,360원
5. 마취료	① 회	원	원
6. 이학요법료	① 종	원	원
7. 정신요법료	① 종	원	원
8. 처치 및 수술료	①처치 및 수술 종 ③캐스트 회	원 원	원 원
9. 검사료	①자체검사 21종 ②위탁검사관리 ③위탁검사 종	원 원 원	30,580원
10. 영상진단 및 방사선 치료료	①진 단 2종 ②치 료 종	6,740원 원	8,720원 원
C. CT	①CT 회	원	원
M. MRI	① MRI 회	원	원
CT 총액		원	
MRI 총액		원	
11. 소계		893,382원	533,090원
12. 가산율		25 %	133,273원
13. 요양급여비용총액		1,559,700원	
14. 본인일부부담금		311,900원	
15. 청구액		1,247,800원	
일련번호	1-1	※ 심사조정	

처방전 교부번호				처방일수	
점검번호					
약품코드(일반명 또는 제품명 코드)	약품명(일반명 또는 제품명)	1회투약량	1일투여횟수	총투약일수	
코드	분류(예외구분코드)	단가	1일투여량또는 실시횟수	총투여일수 또는 실시횟수	금액
1.AA156	초진진찰료	14,120	1	1	14,120
AL607	외래의약품관리료(7일)	240	1	1	240
AL658	입원의약품관리료(8일)	6,760	1	1	6,760
--------	-- 소 계 --------	-----	------	-----	21,120
2.AB200904	입원료(내소정신과)	37,350	1	7	261,450
3.A0560708	에리스로마이신	116	4	7	3,248
J1070	퇴원환자조제료(7일)	1,590	1	1	1,590
4. KK020	정맥내일시주사(1일당)	1,230	1	8	9,840
	세프트리악손주	11,433	1	8	91,464
A03005151	혈액투석(1회당)	63,670	1	8	509,360
O7020	혈액투석시사용재료대	38,000	1	8	304,000
O7021	헤모트레이트비1호	11,909	1	8	95,272
A02105951	헤모트레이트비2호	10,411	1	8	83,288
A02105961	-- 소 계 -------	-----	-----	-----	1,093,224
---------	요일반검사10종까지	870	1	1	870
9. B0030	요침사현미경검사	670	1	1	670
B0041	혈색소	1,050	1	1	1,050
B1010	헤마토크리트	660	1	1	660
B1020	적혈구수	660	1	1	660
B1040	백혈구수	660	1	1	660
B1050	혈소판수	800	1	1	800
B1060	부분트롬보프라스틴시간	2,560	1	1	2,560
B1530	프로트롬빈시간	1,590	1	1	1,590
B1540					

수술 코드							
※ 심사내역							
구분	코드	조정	I.II	구분	코드	조정	I.II
			감I				감I
			감II				감II
			증I				증I
			증II				증II
계				계			

190mm×320mm(타자용지)

(별지 제10호 서식)

의과 입원

요양급여비용명세서

서식번호	G	I	O	2
사업장 기호				
사업장 명칭				
가입자성명	백○○			
수진자성명	백○○			
증번호	440414	-	1	

요양기관	
기호	
명칭	

상병명	분류기호	수술	진료과목	상해외인	특정기호	당월요양개시일	당월요양일수(투약일수포함)	진료결과
	.							일 계속 1 이송 2 회송 3
	.							일 사망 4 기타 5 -
	.							일 - - -

입원일수	일	처방전교부번호		처방일수	
구분	기본진료 약제, 치료재료(I)	진료행위(II)	점검번호		

구분	항목	기본진료 약제, 치료재료(I)	진료행위(II)
1. 진찰료 (외래관리료포함)	①초 진 회	원	야간, 공휴 회
	②재 진 회	원	야간, 공휴 회
	③의약품관리료	원	
	④응급 및 회송료	원	
2. 입원료	①일 반 일	원	
	②내과, 정신과 만8세미만의 소아 일	원	
	③집중치료실 일	원	
	④격리병실 일	원	
	⑤신생아 일	원	
	⑥기 타 일	원	
3. 투약료	①내 복 일분	원	원
	②외 용 일분	원	원
	③처방전 회		
4. 주사료	①피하 또는 근육내 일	원	원
	②정맥내 일	원	원
	③수액제 회	원	원
	④기 타 회	원	원
	⑤특정 재료	원	
	⑥수 혈 회	원	원
5. 마취료	① 회	원	원
6. 이학요법료	① 종	원	원
7. 정신요법료	① 종	원	원
8. 처치 및 수술료	①처치 및 수술 종	원	원
	③캐스트 회	원	원
9. 검사료	①자체검사 종	원	원
	②위탁검사관리	원	
	③위탁검사 종	원	
10. 영상진단 및 방사선 치료료	①진 단 종	원	원
	②치 료 종	원	원
C. CT	①CT 회	원	원
M. MRI	① MRI 회	원	원
CT 총액		원	
MRI 총액		원	
11. 소계		원	원
12. 가산율		%	원
13. 요양급여비용총액			원
14. 본인일부부담금			원
15. 청구액			원

약품코드 (일반명 또는 제품명 코드)	약품명(일반명 또는 제품명)	1회투약량	1일투여횟수	총투약일수	
코드	분류(예외구분코드)	단가	1일투여량 또는 실시횟수	총투여일수 또는 실시횟수	금액
	SGOT				
B2570	SGPT	1,680	1	1	1,680
B2580	포스파타제	1,680	1	1	1,680
B2602	총단백정량	1,680	1	1	1,680
C2200	알부민	1,370	1	1	1,370
C2210	당정량	1,720	1	1	1,720
C3711	빌리루빈정량	1,400	1	1	1,400
C3720	요소질소	1,370	1	1	1,370
C3730	(BUN)	1,640	1	1	1,640
C3750	크레아티닌	1,370	1	1	1,370
C3791	전해질(Na)	1,210	1	1	1,210
C3792	전해질(K)	1,210	1	1	1,210
E6541	심전도검사	4,730	1	1	4,730
------	소 계	--------	--------	--------	30,580
10.G2101	흉부1매	4,360	1	2	8,720
G0011	CR	1,010	1	2	2,020
GB021	Full PACS	2,360	1	2	4,720

수술 코드

※ 심사내역

구분	코드	조정	I.II	구분	코드	조정	I.II
			감I				감I
			감II				감II
			증I				증I
			증II				증II
계				계			

일련번호	1-2	※ 심사조정	

190mm×320mm(타자용지)

(2) 소아청소년과 입원진료기록

입원 진료기록 요약(소아청소년과)

① Dept: PED(소아청소년과)
② Dx: Acute gastroenteritis(급성위장염,A09), Mycoplaopneumonia(마이코프라즈마성 폐렴, J15.7)
③ Doctor's Order〈Admission order〉

- 4/1 1. V/S q 8hrs, 2. BR, 3. TD, 4. Bwt & Ht, 5. I/O Check, 6. Humidification; 7. 5% D/W 1ℓ IV (15gtt), 8. claforan 500mg q 8hrs IV (AST),gentamycin 40mg IM q 12hrs, 9. rhinathiol sy 20cc, cefaclor 2Tab,pheniramine 2Tab # 4 p.o, BRT 2Tab, ebiose 1.og, 11. CBC, UA&ⓜ, LFT, Na, K, Cl, Mycoplasma Ab, Cold agglutinin test, EKG, 12. Chest PA, 13. if BT 〉 38.3℃ → Notify Dr. & tyrenol 8ml p.o, 14. if RR 〉 40회/min → Notify Dr.
- 4/2 1. V/S q 8hrs, 2. BR, 3. TD, 4. Bwt & Ht, 5. I/O Check, 6. 5% D/W 1ℓ IV (15gtt), 7. claforan 500mg q 8hrs IV (AST), gentamycin 40mg IM q 12hrs, 8. rhinathiol sy 20cc, cefaclor 2Tab, pheniramine 2Tab ,BRT 2Tab, lacteol 4g/ 4 p.o, 9. if BT 〉 38.3℃ → Notify Dr. & tyrenol 8ml p.o, 10. if RR 〉 40회/min → Notify Dr. 11. Chest PA
- 4/3 1~10 Repeat,11. Chest PA
- 4/4 1~10 Repeat 11. Chest PA
- 4/5 1. V/S q 8hrs, 2. BR, 3. NRD, 4. rhinathiol sy 20cc, cefaclor 2Tab,pheniramine 2Tab,BRT 2Tab, lacteol 4g/ # 4 p.o, 5. Chest PA
- 4/6 1~5 Repeat
- 4/7 1~3 Repeat, 4. Discharge medication for 7days & OPD f/u 1wks later

■ **상병해설:** Acute Gastroenteritis(급성 위장염)

(1) 원인

① 설사를 초래하는 감염성 위장염은 흔히 세균, 바이러스 또는 기생충 등 미생물의 침입이나 증식에 의한다.

② 오염된 음식이나 물의 섭취, 상기도 감염, 구강과 항문 그리고 항문과 생식기의 접촉으로 인해 발생한다.

(2) 증상

① 구토, 설사, 복부경련, 호흡기계 증상, 중이염, 인두염 등의 증상과 흡수불량이나 지방설사가 나타나며 일시적 유당 불내성이 있을 수 있다.

② 이러한 증상은 일반적으로 1주 또는 그 이상 지속되어 환자를 피로하게 하고 수분 및 전해질의 불균형, 영양 결핍과 체중감소를 유발시킨다.

③ 진단: 증상과 대변검사에 의하고 가끔 소장의 생검이 행해진다.

(3) 치료

① 지지요법을 하고 필요하다면 환자에게 구강으로 전해질과 당의 복합물을 섭취한다.

② 수분불균형이 심하면 입원을 해서 정맥내 수액 대치요법을 받아야 한다.

③ 일반적으로 증상이 완화될 때까지 저잔유식이를 처방한다.

④ 약물치료는 흔히 bismuth subsalicylate를 30분 간격으로 4시간 동안 투여되며 항생제가 처방되기도 한다.

■ 별첨: 요양급여비용 명세서(상병: 급성위장관염, 폐렴)

(입원)

(별지 제10호 서식)

요양급여비용명세서

서식번호	G	I	O	2		요양기관	
사업장	기호					기호	12345678
	명칭					명칭	
가입자성명	유○○		증번호	1-125.3331521			
수진자성명	유○○		940510	-	2		

상병명	분류기호	수술	진료과목	상해외인	특정기호	당월요양개시일	당월요양일수(투약일수 포함)		진료결과
급성 위장관염	A09		11			.04.0[illegible]	14	일	계속 1 / 이송 2 / 회송 3
마이코플라즈마폐렴균에 의한 폐렴	J15.7							일	사망 4 / 기타 5 / -
								일	- / - / -

입원일수 7 일

구분		기본진료 약제, 치료재료(I)	진료행위(II)
1. 진찰료(외래관리료 포함)	①초진 회	원	야간,공휴 회
	②재진 1회	10,630원	야간,공휴 회
	③의약품관리료 / ④응급 및 회송료	6,300원 / 원	
2. 입원료	①일반 일	원	
	②내과, 정신과 7일 만8세미만의 소아	224,100원	
	③집중치료실 일	원	
	④격리병실 일	원	
	⑤신생아 일	원	
	⑥기타 일	원	
3. 투약료	①내복 14일 / ②외용 일분	29,572원 / 원	5,650원 / 원
	③처방전 회		
4. 주사료	①피하 또는 근육내 4회	1,040원	7,280원
	②정맥내 회	원	원
	③수액제 4회	4,688원	9,640원
	④기타 4회	53,496원	7,280원
	⑤특정 재료	1,300원	
	⑥수혈 회	원	원
5. 마취료	① 회	원	원
6. 이학요법료	① 종	원	원
7. 정신요법료	① 종	원	원
8. 처치 및 수술료	①처치 및 수술 종 / ③캐스트 회	원 / 원	원 / 원
9. 검사료	①자체검사 20종 / ②위탁검사관리 / ③위탁검사 종	원 / 원 / 원	3[illegible],280원
10. 영상진단 및 방사선 치료료	①진단 2종 / ②치료 종	18,780원 / 원	26,160원 / 원
L. CT	①CT 회	원	원
M. MRI	①MRI 회	원	원
CT 총액		원	
MRI 총액		원	
11. 소계		349,936원	90,290원
12. 가산율		25 %	22,573원
13. 요양급여비용총액		462,800원	
14. 본인일부부담금		92,500원	
15. 청구액		370,200원	

처방전 교부번호			처방일수	
접접번호				

코드	분류(예외구분코드)	단가	1일투여량 또는 실시횟수	총투여일수 또는 실시횟수	금액
1.AA256	재진진찰료	10,630	1	1	10,630
AL607	외래의약품관리료(7일)	240	1	1	240
AL657	입원의약품관리료(7일)	6,000	1	1	6,000
------	-- 소계 ------	----	----	--------	16,950
2.AB600004	입원료(내소형신기)	37,350	1	6	224,100
3.J1070	외래환자조제료(7일)	1,500	1	1	1,500
J2000	입원조제복약지도료(1일당)	580	1	7	4,060
A05600609	세파클러250mg	467	2	14	13,076
A05703991	락티움과립	195	4	13	10,140
A30601621	리나치올시럽	10	20	14	2,800
A07600631	베로덱정	40	2	14	1,120
A05000641	에비오제분갑(비급여)	0	1	1	0
A43800631	타우레솔현탁액	18	8	14	2,015
A04500651	페노라민정	15	2	14	420
	소계	----	----	--------	35,222
4. KK010	피하,근육주사	910	2	4	7,280
KK053	정주주사(501~1000ml)	2,410	1	4	9,640
KK054	수액제주입로통한주사	910	2	4	7,280
KK059	정맥내유지침	340	1	4	1,360
A00302151	젠타마이신주80mg	260	1	4	1,040
A07402811	크라포란주500mg	4,458	3	4	53,496
A02100045	5%포도당주사액1L	1,172	1	4	4,688
--------	소계 --------	----	----	--------	84,784

수술 코드			

※ 심사내역

구분	코드	조정	I.II	구분	코드	조정	I.II
			감I				감I
			감II				감II
			증I				증I
			증II				증II
계				계			

일련번호	2-1	※ 심사조정	

190mm×320mm(타자용지)

(별지 제10호 서식)

이과
입원

요양급여비용명세서

서식번호	G	I	O	2

사업장 기호		요양기관 기호	
사업장 명칭		명칭	
가입자성명	유○○	증번호	1-12513331521
수진자성명	유○○	940510 - 2	

상병명	분류기호	수술	진료과목	상해외인	특정기호	당월요양개시일	당월요양일수(투약일수포함)	진료결과
								계속 1 이송 2 회송 3 사망 4 기타 5

입원일수	일	기본진료·약제·치료재료(Ⅰ)	치료행위(Ⅱ)	처방전 교부번호		처방일수
구분				점검번호		

구분		기본진료 약제, 치료재료(Ⅰ)	치료행위(Ⅱ)
1. 진찰료(외래관리료포함)	①초진 회	원	야간,공휴 회
	②재진 회	원	야간,공휴 회
	③의약품관리료	원	
	④응급 및 회송료	원	
2. 입원료	①일반 일	원	
	②내과 정신과 만8세미만의 소아 일	원	
	③집중치료실 일	원	
	④격리병실 일	원	
	⑤신생아 일	원	
	⑥기타 일	원	
3. 투약료	①내복 일분	원	원
	②외용 일분	원	원
	③처방전 회		
4. 주사료	①피하 또는 근육내 일	원	원
	②정맥내 일	원	원
	③수액제 회	원	원
	④기타 회	원	원
	⑤특정 제료	원	
	⑥수혈 회	원	원
5. 마취료	① 회	원	원
6. 이학요법료	① 종	원	원
7. 정신요법료	① 종	원	원
8. 처치 및 수술료	①처치 및 수술 종	원	원
	③캐스트 회	원	원
9. 검사료	①체예검사 종	원	원
	②위탁검사관리	원	
	③위탁검사 종	원	
10. 영상진단 및 방사선치료료	①진단 종	원	원
	②치료 종	원	원
C. CT	①CT 회	원	원
M. MRI	① MRI 회	원	원
CT 총액		원	원
MRI 총액		원	원
11. 소계		원	원
12. 가산율		%	원
13. 요양급여비용총액			원
14. 본인일부부담금			원
15. 청구액			원

약품코드(일반명 또는 제품명 코드) / 코드	약품명(일반명 또는 제품명) / 분류(예외구분코드)	1회투약량 / 단가	1일투여횟수 / 1일투여량 또는 실시횟수	총투약일수 / 총투여일수 또는 실시횟수	금액
9. B0030	요일반검사10종까지	870	1	1	870
B0041	요침사현미경검사	670	1	1	670
B1010	혈색소	1,050	1	1	1,050
B1020	헤마토크리트	660	1	1	660
B1040	적혈구수	660	1	1	660
B1050	백혈구수	660	1	1	660
B1060	혈소판수	800	1	1	800
B2570	SGOT	1,680	1	1	1,680
B2580	SGPT	1,680	1	1	1,680
B3002	포스파타제	1,600	1	1	1,600
C2200	총단백정량	1,370	1	1	1,370
C2210	알부민	1,680	1	1	1,680
C3711	당정량	1,400	1	1	1,400
C3720	빌리루빈정량	1,370	1	1	1,370
C3791	전해질(Na)	1,210	1	1	1,210
C3792	전해질(K)	1,210	1	1	1,210
C3793	전해질(C)	1,210	1	1	1,210
B2090	한냉응집소검사	4,570	1	1	4,570
C4141	기타감염증항체(균종지각)	5,120	1	1	5,120
E6541	심전도검사	4,730	1	1	4,730
	소계				34,200
10. G2101	흉부1매	4,360	1	6	2,6160
G0011	CR	1,010	1	6	4,670
GB021	Full PACS	2,360	1	6	14,160

수술 코드			

※심사내역	구분	코드	조정	I.II	구분	코드	조정	I.II
				감 I				감 I
				감 II				감 II
				증 I				증 I
				증 II				증 II
	계				계			

일련번호	2-2	※심사조정	

190mm×320mm(타자용지)

(3) 신경외과 입원진료기록

입원 진료기록 요약(신경외과)

① Dept: NS(신경외과)
② Dx: HIVD(요추간판탈출증 L4-5, M51.1)
③ Doctor's Order
※ Admission order〉
- 5/10 1. Check V/S q 8 hrs, 2. BR, 3. TD, 4. H/S 1L + methrocarbamol 1Vial mixed IV,tridol 1Amp. IM q 12hrs, 5. levopride 3Tab. cimetidine 3Tab./ #3 p.o, 6.chest PA, L-spine AP&Lat, 7. CBC,diff,ESR, PT,PTT, CRP, UA & ⓜ,LFT, BUN&Crea 8. PT - ① Hot pack, ② US, ③ ICT
- 5/11 〈preop order〉, 1. Check V/S q 8hrs, 2. BR, 3. NPO, 4. Get op permission, 5. Bowel preparation (saline enema), 6. Insertion of foley cath. with urine bag 7. Send to OR & chart.x-ray on call, 8. 5% D/W 1ℓ (OR가기전),H/S 1ℓ IV (OR갈 때 change) cefamandol 1g IV (AST) selexid 400mg IV (AST) transamine 1Amp. IV, 9. op 전날밤 dalmadon 1Tab.

〈O.P Note〉
1. Operation name: Laminectomy(L4-5), 2. Anesthesia: General anesthesia
〈post op order〉
1. Check V/S q 4 hrs, 2. NPO (if gas out SOW→SD→GD), 3. BR, 4. Check the hemovac amou nt q 8hrs, Check the motor & sensory, 5. active coughing & deep breathing, 6. H/S 1ℓ + methro carbamol 1Vial mixed IV 5% D/W 1ℓ + methrocarbamol 1Vial mixed IV,cefamandol 1g IV q 8hrs, selexid 400mg IV q 12hrs,transamine 1Amp. IV q 12hrs,bisolvon 1Amp. IV q 12hrs mexolon 1Amp. IV q 12hrsH2 1Amp. IV q 12hrs, 7. L-Spine AP&Lat(portable), 8. CBC
- 5/12 1. Check V/S q 8hrs, 2. GD, 3. BR, 4. Check the hemovac amount q 8hrs
  Check the motor & sensory 5. active coughing & deep breathing, 6. H/S 1ℓ +
  methrocarbamol 1Vial mixed IV,5% D/W 1ℓ + methrocarbamol 1Vial mixed IV
  cefamandol 1g IV q 8hrs,selexid 400mg IV q 12hrs,transamine 1Amp. IV q 12hrs
  bisolvon 1Amp. IV q 12hrs,mexolon 1Amp. IV q 12hrs,H2 1Amp. IV q 12hrs
  7. prn) tridol 1Amp. IM
- 5/13 1. Check V/S q 8hrs, 2. GD, 3. BR, 4. Check the hemovac amount q 8hrs
  Check the motor & sensory, 5. encourage coughing & deep breathing,6. H/S 1ℓ +
  methrocarbamol 1Vial mixed IV, 5% D/W 1ℓ + methrocarbamol 1Vial mixed IV
  cefamandol 1g IV q 8hrs, selexid 400mg IV q 12hrs, 7. prn) tridol 1Amp. IM
- 5/14 1. Check V/S q 8hrs, 2. GD, 3. Ambulation with walker & brace, 4. Hemovac remove, 5. Foley cath remove, 6. H/S 1ℓ IV,cefamandol 1g IV q 12hrs, selexid 400mg IV q 8hrs, tridol 1Amp. IM q 12hrs, dexametasone 1/2Amp. q 12hrs, 7. levopride 3Tab. cimetidine 3Tab./ #3 p.o
  8. PT - ① Hot pack ② US ③ ICT 9. L-Spine AP&Lat 10. CBC,ESR, SGOT,SGPT, BUN/Crea, electrolyte
- 5/15 1~8 Repeat
- 5/16 1. Check V/S q 8hrs, 2. GD, 3. Ambulation with walker & brace, 4. levopride 3Tab.cimetidine 3Tab. cefaclor 250mg 3Tab. #3 p.omulex 3Tab. 5. PT- Repea
- 5/17 1~5 Repeat Discharge & discharge medi for 7days

■ 상병해설: HIVD(추간판탈출증)

(1) 병태생리

① 요추간원판 탈출증은 근육경련과 한쪽 둔부, 다리, 발까지 뻗치는 심한 좌골신경통을 유발한다.

② 다발 발생부위는 L4–5, L5–S1 사이이며 건반사 이상, 감각결핍 등의 증상을 수반한다.

③ 발생원인은 외상으로 인한 경우가 흔하며, 나이가 많은 사람들은 골다공증으로 인해 추골의 압박이 잘되기 때문에 더 쉽게 발생할 수 있다.

(2) 임상진단

① Lumbar CT, MRI: 확실한 진단과 치료 효과의 평가에 적절하다.

② X–Ray: 추간판의 파열이 의심될 때 지침이 된다.

③ Myelogram: 수술 여부에 대한 판정시 지침이 된다.

④ 신경학적 검사: 하지 직거상 검사(straight leg raising test)

(3) 치료

① Chemonucleolysis: 수술하지 않고 Chymopapain 효소를 직접 추간판 내에 주사하는 방법이다. 이 Chymopapain은 추간판 수핵(Nucleus pulposus)을 분해하는 단백질에 가수분해 작용을 하여 인접된 신경근에 대한 압박을 감소시켜 통증을 완화한다.

② 외과적 중재

1. 추간판절개술(Laminotomy)
2. 추간판절제술(Laminectomy)
3. 경피적추간판절제술(Percutaneous Laminectomy)

③ 지지요법: 근육 이완제, 항염증제제, 스테로이드 약물 투여 등이 있다.

■ 별첨: 요양급여비용명세서(상병: 요추간판탈출증)

의과 입원

(별지 제10호 서식)

요양급여비용명세서

서식번호	G	I	O	2

사업장	기호		요양기관 기호	12345678
	명칭		명칭	
가입자성명	김○○	증번호	1-1531643523	
수진자성명	김○○	581129 - 1		

상병명	분류기호	수술	진료과목	상해외인	특정기호	당월요양개시일	당월요양일수(투약일수포함)		진료결과		
신경근병증을 동반한 요추간판탈출증	.M51.1	9	06			.05.10	15	일	계속 1	이송 2	회송 3
	.							일	사망 4	기타 5	-
	.							일	-	-	-

입원일수 8일 / 구분		기본진료 약제,치료재료(I)	진료행위(II)
1. 진찰료(외래관리료 포함)	①초진 1회	14,120원	야간,공휴 회
	②재진 회	원	야간,공휴 회
	③의약품관리료 / ④응급 및 회송료	7,000원 / 원	
2. 입원료	①일반 8일	201,110원	
	②내과, 정신과 만8세미만의 소아 일	원	
	③집중치료실 일	원	
	④격리병실 일	원	
	⑤신생아 일	원	
	⑥기타 일	원	
3. 투약료	①내복 12일분 / ②외용 일분	26,604원 / 원	4,490원 / 원
	③처방전 회		
4. 주사료	①피하 또는 근육내 5일	2,400원	7,280원
	②정맥내 일		원
	③수액제 11회	17,004원	26,510원
	④기타 6일	131,952원	10,010원
	⑤특정 재료	2,040원	
	⑥수혈 회	원	원
5. 마취료	① 1회	25,315원	100,930원
6. 이학요법료	① 2종	원	18,675원
7. 정신요법료	① 종	원	원
8. 처치 및 수술료	①처치 및 수술 4종 / ③캐스트 회	16,500원 / 원	415,290원 / 원
9. 검사료	①자체검사 18종 / ②위탁검사관리 / ③위탁검사 종	원 / 원 / 원	25,930원
10. 영상진단 및 방사선 치료료	①진단 2종 / ②치료 종	8,425원 / 원	10,670원 / 원
C. CT	①CT 회	원	원
M. MRI	① MRI 회	원	원
CT 총액			원
MRI 총액			원
11. 소계		452,470원	619,785원
12. 가산율		25 %	154,946원
13. 요양급여비용총액			1,227,200원
14. 본인일부부담금			245,400원
15. 청구액			981,800원
일련번호	5-1	※ 심사조정	

처방전 교부번호				처방일수	
점검번호					

약품코드(일반명 또는 제품명 코드) / 코드	약품명(일반명 또는 제품명) / 분류(예외구분코드)	1회투약량 / 단가	1일투여횟수 / 1일투여량또는 실시횟수	총투약일수 / 총투여일수 또는 실시횟수	금액
1.AA156	초진진찰료	14,120	1	1	14,120
AL607	외래의약품관리료(7일)	240	1	1	240
AL658	입원의약품관리료(8일)	6,760	1	1	6,760
---------	소계 --------	----	-----	-----	21,120
2. AB200	입원료	28,730	1	7	201,110
3. J1070	퇴원환자조제료(7일분)	1,590	1	1	1,590
J2000	입원조제복약지도료(1일당)	580	1	5	2,900
A03001931	시메티딘정	30	3	12	1,080
A18901581	레보프라이드	199	3	12	7,164
A33001721	뮤렉스정	213	3	9	5,751
A05606091	세파클러250mg	467	3	9	12,609
--------	소계 -----------	---	-----	-----	31,094
4. KK010	피하,근육주사	910	2	3	5,460
KK010	피하,근육주사	910	1	2	1,820
KK054	수액제주입로를통한주사	910	2	5	9,100
KK054	수액제주입로를통한주사	910	1	1	910
KK053	점적주사(501-1000ml)	2,410	2	4	19,280
KK053	점적주사(501-1000ml)	2,410	1	3	7,230
KK059	정맥내유지침	340	1	6	2,040
A03501961	메토카르바몰주	1,260	3	1	3,780
A03501961	메토카르바몰주	1,260	2	2	5,040
A01304631	세파만돌주1g	5,237	4	1	20,948
A01304631	세파만돌주1g	5,237	3	2	31,422
A01304631	세파만돌주1g	5,237	2	2	20,948
A05702501	셀렉시드주400mg	3,450	3	3	31,050

수술 코드							
※ 심사내역 구분	코드	조정	I.II	구분	코드	조정	I.II
			감I				감I
			감II				감II
			증I				증I
			증II				증II
계				계			

190mm×320mm(타자용지)

(별지 제10호 서식)

의과 입원

요양급여비용명세서

서식번호	G	I	O	2	요양기관	
사업장 기호					기호	12345678
사업장 명칭					명칭	
가입자성명	김○○	증번호	1-1531643523			
수진자성명	김○○	581129	-	1		

상병명	분류기호	수술	진료과목	상해외인	특정기호	당월요양개시일	당월요양일수(투약일수포함)	진료결과
	.						일	계속 1, 이송 2, 회송 3
	.						일	사망 4, 기타 5, -
	.						일	- - -

입원일수	일	처방전 교부번호		처방일수	
		점검번호			

구분		기본진료 약제,치료재료(I)	진료행위(II)
1. 진찰료(외래관리료포함)	①초 진 회	원	야간,공휴회
	②재 진 회	원	야간,공휴회
	③의약품관리료 ④응급 및 회송료	원 원	
2. 입원료	①일 반 일	원	
	②내과, 정신과 만8세미만의 소아 일	원	
	③집중치료실 일	원	
	④격리병실 일	원	
	⑤신생아 일	원	
	⑥기 타 일	원	
3. 투약료	①내 복 일분	원	원
	②외 용 일분	원	원
	③처방전 회		
4. 주사료	①피하 또는 근육내 일 ②정맥내 일 ③수액제 회 ④기 타 회 ⑤특정 재료 ⑥수 혈 회	원 원 원 원 원 원	원 원 원 원 원
5. 마취료	① 회	원	원
6. 이학요법료	① 종	원	원
7. 정신요법료	① 종	원	원
8. 처치 및 수술료	①처치 및 수술 종 ③캐스트 회	원 원	원 원
9. 검사료	①자체검사 종 ②위탁검사관리 ③위탁검사 종	원 원 원	원
10. 영상진단 및 방사선 치료료	①진 단 종 ②치 료 종	원 원	원 원
C. CT	①CT 회	원	원
M. MRI	① MRI 회	원	원
CT 총액		원	
MRI 총액		원	
11. 소계		원	원
12. 가산율		%	원
13. 요양급여비용총액			원
14. 본인일부부담금			원
15. 청구액			원
일련번호	5-2	※ 심사조정	

약품코드(일반명 또는제품명 코드)	약품명(일반명 또는 제품명)	1회투약량	1일투여횟수	총투약일수	
코드	분류(예외구분코드)	단가	1일투여량 또는 실시횟수	총투여일수 또는 실시횟수	금액
A05702501	셀렉시드주400mg	3,450	2	2	13,800
A04200381	도란사민주	356	3	1	1,068
A04200381	도란사민주	356	2	1	712
A07600061	비졸본주	157	2	2	628
A01502221	멕소롱주	304	2	2	1,216
A02103391	에취투주	192	2	2	768
A02101771	덱사메타손주	143	2	2	572
A04503351	트리돌	300	2	3	1,800
A04503351	트리돌	300	1	2	600
A11601822	하트만액1L	1,108	2	3	6,648
A11601822	하트만액1L	1,108	1	3	3,324
A11601655	5%포도당주사액1L	1,172	2	3	7,032
--------	소 계 --------	----	-----	------	197,196
5. L1211	기관내삽관전신마취	63,090	1	1	63,090
L1221	1시간초과(15분당)	9,460	4	1	37,840
A11303231	아리레인액1ml	240	7.5	8	14,400
G06300111	치오펜탈나트륨500mg	490	1	1	490
A11301131	썩시닐콜린200mg	1,260	0.5	1	630
A15301041	노큐론주	1,822	1	1	1,822
A02700761	아트로핀주	295	1	1	295
A02700871	네오스티그민	300	1	1	300
A00000002	산소1ℓ	1	45	8	360
L9021001	탄산가스흡수제(1시간)	1,745	2	1	3,490
L9011001	아산화질소45ℓ/15분	441	8	1	3,528

수술 코드							
※ 심사내역	구분	코드	조정	I.II	구분	코드	조정	I.II
				감I				감I
				감II				감II
				증I				증I
				증II				증II
	계				계			

190mm×320mm(타자용지)

수행 내용 및 수행준거 / 요양급여비용 명세서 작성 실습

1 생성된 요양급여비용 명세서의 내역과 의무기록지를 대조하여 자체 심사한다.

(1) 심사 시는 가능한 두 개의 전산 프로그램 화면(청구, 의무기록)을 활용한다.

(2) 보건복지부에서 고시된 심사청구서 및 명세서 작성요령을 참고한다.

(3) 명세서의 맨 윗부분 기본사항(인적사항 등)이 잘 기재되었는지 확인한다.

(4) 명세서 기재(입력) 내용과 의무기록지를 비교하여 자체 심사(조정)한다.

2 심사 시 진료행위 산정기준 및 지침, 약제 및 치료재료 목록표 등을 활용한다.

3 건강보험심사평가원 홈페이지를 검색하여 보험심사 인정기준과 건강보험토털 서비스를 활용한다.

4 의무기록지를 심사에 활용하여 주상병, 부상병, 배제상병(추정상병)순으로 기재한다.

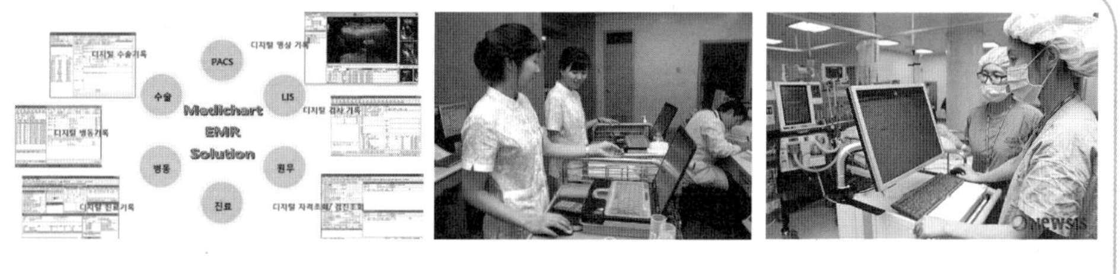

그림 8-6 ▶ 전자 의무기록 작성

5 심사 중 의사의 소견이 필요한 사항은 해당 진료과에 자료작성을 협조 요청한다.

6 자체 심사 시 가능한 발생된 청구대상 미수금과 청구차액(심사조정액)이 많이 발생하지 않도록 한다.

7 자체 심사 시 조정된 내역을 요약 정리하여 해당 진료과 협조요청 및 직원의 보험교육 등에 활용한다.

수행 Tip!

- 보건복지부에서 고시된 심사청구서 및 명세서 작성요령을 참고한다.

<table>
<tr><th colspan="4">□ 학습 8 자기진단평가서</th></tr>
<tr><td>담당교수</td><td></td><td>교과목명</td><td>건강보험실무</td></tr>
<tr><td>학번(반)</td><td></td><td rowspan="2">능력단위명
(능력단위코드)
책무(Duty)</td><td rowspan="2">진료비심사청구
(0601020111_16v2)</td></tr>
<tr><td>성 명</td><td></td></tr>
<tr><td rowspan="2">평가일자</td><td rowspan="2">202X년 월 일</td><td rowspan="2">평가시기</td><td>▫ 수업전</td></tr>
<tr><td>▫ 수업후</td></tr>
</table>

* 학습자의 자가진단서 평가로서 본 교과목의 능력단위요소별 사전 지식에 대한 문항으로 학습자 확인하는 체크리스트입니다. 진단 문항별로 매우 우수(5), 우수(4), 보통(3), 미흡(2), 매우 미흡(1) 중 하나에 ✓ 표시해 주시기 바랍니다.

<table>
<tr><th colspan="7">[진료비청구명세서 작성하기] 직무능력 평가표</th></tr>
<tr><th>평가영역</th><th>문항</th><th>매우
미흡</th><th>미
흡</th><th>보
통</th><th>우
수</th><th>매우
우수</th></tr>
<tr><td rowspan="7">학습 8.
진료비
청구
명세서
작성하기</td><td>1. 나는 요양급여비용의 청구방법 및 명세서 작성에 대하여 알 수 있다.</td><td>①</td><td>②</td><td>③</td><td>④</td><td>⑤</td></tr>
<tr><td>2. 나는 심사청구서 및 명세서 작성요령에 의거 요양급여 명세서를 작성할 수 있다.</td><td>①</td><td>②</td><td>③</td><td>④</td><td>⑤</td></tr>
<tr><td>3. 나는 상병명 및 상병분류기호는 한국표준질병. 사인분류에 의거 주상병, 부상병, 배제상병 순으로 기재할 수 있다.</td><td>①</td><td>②</td><td>③</td><td>④</td><td>⑤</td></tr>
<tr><td>4. 나는 명세서 작성 시 (Ⅰ)란과 (Ⅱ)란의 기재내용을 구분 작성할 수 있다.</td><td>①</td><td>②</td><td>③</td><td>④</td><td>⑤</td></tr>
<tr><td>5. 나는 외래 및 입원명세서를 진료과별로 구분하여 작성할 수 있다.</td><td>①</td><td>②</td><td>③</td><td>④</td><td>⑤</td></tr>
<tr><td>6. 나는 작성된 명세서를 의무기록지와 비교하여 심사청구할 수 있다.</td><td>①</td><td>②</td><td>③</td><td>④</td><td>⑤</td></tr>
<tr><td>합계</td><td></td><td></td><td></td><td></td><td></td></tr>
<tr><td colspan="7">○ 교육 수강생 기타 의견</td></tr>
<tr><td colspan="7"></td></tr>
</table>

9장 진료비 심사청구하기 (0601020111_16v2.9)

9-1 진료비 심사

학습 목표

1 | 요양급여비용의 심사의 법적근거 및 심사기준에 대하여 알 수 있다.
2 | 진료기록부에 의한 상병명을 확인하고 진단의 기재원칙과 상병기재 순서에 따라 청구할 수 있다.
3 | 급여유형에 따라 진료비가 올바르게 산정되었는지 검토할 수 있다.
4 | 진료비계산과정에서 산정착오나 누락이 없었는지 검토할 수 있다.

필요 지식

1. 요양급여비용 심사

1) 심사의 개요

진료비 심사제도는 의료기관이 환자 진료 후 보험자단체에 진료비를 청구했을 때 보험자단체에서 의료기관의 부당한 진료비 청구나 착오 등의 여부를 심사하는 것이다. 이는 진료질서의 확립을 유도하고 보험재정을 보호하며, 각 의료기관의 진료서비스가 적정하게 이루어지도록 하는 데 목적이 있다. 따라서 요양급여 심사제도는 의료기관이 제공한 요양급여에 대하여 본인부담 진료비를 제외한 보험자부담 진료비를 건강보험심사평가원에 청구하였을 때 청구된 진료비가 적정하게 산정되었는지를 심사하는 제도이다.

(1) 심사의 필요성 및 의의

요양급여비용 심사는 관계법령에서 정한 기준과 원칙에 근거하여 의학적으로 보편타당하고 경제적으로는 비용효과적인 방법으로 요양급여가 행하여졌는지 여부를 공정하고 타당하게 심사함으로써 불필요한 과다비용의 억제와 부당한 진료비용의 지급을 방지하고 의료자원의 과소이용 및 부적절한 이용을 방지하는 데 있다. 또한, 사회보험제도하에서 의료보장 취지에 합당한 적정진료를 보장함으로써 요양급여에 대한 사회적 책임과 국민에 대한 의학적 보호기능을 실제화 하는 데 그 의의가 있다고 할 수 있다. 따라서 요양급여비용 심사는 행위별로 산정한 요양기관의 청구내용이 요양급여 기준 등에 적합한지를 심사하여 청구오류나 위반사항을 조정함으로써 요양급여비용의 청구질서를 확립하고 적정 진료를 유도하는 데 그 목적이 있다.

(2) 심사의 법적 근거

요양기관으로부터 요양급여에 관한 비용의 청구가 있을 때는 건강보험심사평가원이 요양급여비용(진료비)을 심사하고 보건복지부령에 따라 보험자(공단)가 진료비를 지불하며 심사의 법적인 근거는 아래와 같다.

심사의 법적 근거
① 「국민건강보험법」 제43조(요양급여비용의 청구와 지급 등) ② 제56조(건강보험심사평가원의 업무 등) ③ 「국민건강보험법 시행규칙」 제13조(요양급여비용의 심사 · 지급) ④ 국민건강보험 요양급여의 기준에 관한 규칙 제5조(요양급여의 적용기준 및 방법)

(3) 요양급여비용의 심사

① 심사평가원은 요양급여비용의 심사청구를 받은 때에는 그 심사청구 내역이 다음 각 호에 적합한지를 심사하여야 한다. 이 경우 4에 해당하는 심사기준을 공개하여야 한다.

1. 요양급여 기준에 관한 규칙에서 정한 기준
2. 요양급여비용의 산정내역
3. 보건복지부장관이 정한 요양급여비용의 산정지침
4. 기타 심사평가원의 원장이 진료 심사평가위원회의 심의를 거쳐 정한 요양급여비용의 심사기준 등

② 심사평가원은 요양급여비용을 심사함에 있어 진료심사평가위원회의 의학적 전문지식에 대한 자문을 받아 공정하고 타당하게 심사하여야 한다.

③ 심사평가원은 다음 각 호의 1에 해당하는 경우에는 제9조의 규정에 의한 요양급여비용의 지급 후 심사내역에 대한 확인을 할 수 있다.

1. 보건복지부장관이 정하여 고시하는 질병군에 대하여 입원진료를 한 경우에 청구하는 요양급여비용
2. 약제 및 치료재료의 금액
3. 기타 심사평가원의 원장이 요양급여비용 심사내역의 확인이 필요하다고 인정하는 경우

④ 심사평가원은 제3항 제1호의 규정에 의한 요양급여비용의 내역에 대한 질병군 착오청구, 분리청구, 본인부담금 과다징수 등의 확인 및 의료의 질과 퇴원의 적정성 여부를 확인할 수 있다.

(4) 심사기준

심사기준은 요양기관이 청구한 요양급여비용의 심사 시 적합성 여부에 대한 판단기준을 의미하며 요양급여비용 청구에 대한 심사기준은 아래와 같다.

심사기준
① 국민건강보험법, 시행령, 시행규칙 ② 국민건강보험 요양급여의 기준에 관한 규칙 ③ 요양급여의 적용기준 및 방법에 관한 세부사항[고시] ④ 요양급여비용의 내역, 건강보험 요양급여 행위 및 그 상대가치 점수, 산정지침(고시) ⑤ 중증환자에게 처방 · 투여하는 약제 중 보건복지부장관이 정하여 고시하는 약제에 대해 중증질환 심의위원회의 심의를 거쳐 심사평가원장이 공고한 요양급여기준 및 방법에 관한 세부사항(공고) ⑥ 약가 실거래 상한액표 및 진료용 특정 재료대 실구입가 ⑦ 보건복지부 유권해석 및 행정해석 ⑧ 심사평가원장이 진료심사평가위원회의 심의를 거쳐 정한 요양급여비용의 심사기준(심사지침) ⑨ 진료비 심사위원회 및 분과위원회 지침 등 기타 심사기준

2) 심사내용 및 방법

(1) 병원자체 심사(청구 전)

① 재원심사

진료기록부를 바탕으로 재원 중인 환자에 대한 처방이 적절한지 여부(처방누락, 처방과

잉진료, 적용 및 산정기준, 급여 및 비급여 적용 등)에 맞춰 심사하고, 퇴원심사 시(퇴원예고환자) 환자의 신속 정확한 퇴원을 하기 위해서 재원 중인 환자의 처방 및 진단을 심사한다.

② 퇴원심사

1. 퇴원예고된 환자에 대해서 적정진료비 및 보험급여기준에 맞도록 처방이나 진단을 심사한다.
2. 사후 삭감에 대해서 사전에 미리 걸러주는 작업을 한다.
3. 재원심사와 마찬가지로 급여여부 조정, 누락처방 입력, 동일처방 삭제 등의 작업과 환자의 보험자격 및 사후 청구 시에 진단이 환자의 상태와 맞도록 조정한다.
4. 기타 부가적인 정보를 주기 위해서 부분, 전체 코멘트 등의 정보(명일련단위, 줄번호단위)를 입력하고, 환자가 수납하고 퇴원할 수 있도록 심사완료시킨다.

③ 퇴원 후 사후심사

환자가 퇴원 후 병원의 전문심사요원이 진료행위 산정기준과 심사지침에 의한 심사로써 의무기록과 대조하여 진료내역과 상병일치 여부, 심사기준과 유권해석, 분과 심사위원회지침 등을 참고하여 의무기록지와 대조 병원 자체심사를 한 후 건강보험심사평가원으로 정보통신망을 이용 · 청구하게 된다.

(2) 건강보험심사평가원의 심사

건강보험심사평가원은 요양기관의 청구내용이 법 제39조 제2항 및 제3항의 규정에 의한 요양급여기준과 법 제 42조에 의한 요양급여비용의 내역에 적합한지를 심사한다(시행규칙 제13조). 심사방법은 청구진료비의 효율적 심사를 위하여 지표심사와 정밀심사 및 전문심사 등으로 이루어지고 있다.

① 지표심사

지표심사는 요양급여비용 청구경향이 양호하여 정밀심사의 필요성이 적다고 판단되는 경우에 해당기관의 외래 요양급여비용 청구 명세서에 대하여 일정기간 명세서 건별 청구내역 심사를 생략하고 진료지표를 관리하여 심사하는 것을 의미한다. 또한, 지표심사는 지속적으로 증가하는 심사물량의 해소와 법정 기일 내 요양급여비용심사 · 지급을 위한 효율적인 심사방법을 위해 동일 진료과목별, 상병별 전국평균진료비와 비교하여 진료지표가 일정수준

이하인 기관에 적용되고, 지표심사 대상기관은 요양급여비용심사의 경제성을 고려하여 통계적으로 산출한 기준지표에 따라 선정된다.

② 정밀심사

정밀심사는 지표심사를 제외한 입원 요양급여비용 명세서와 외래 요양급여비용 명세서를 대상으로 하여 요양급여 명세서 건별로 진료내용의 적정성 · 적합성 등을 정밀하게 심사하는 방법이다. 질병의 진행 정도, 구체적 증상 등을 참조하여야 심사가 가능한 진료사례 등에 대하여는 진료기록부, 검사결과, 방사선필름, 진료 담당의사의 소견을 요청하여 심사하기도 하며, 경우에 따라서는 심사위원이 요양기관을 직접 방문하여 급여 관련 자료의 확인과 진료 담당의의 의견을 청취한 후 심사하는 현지 확인 심사 제도를 운영하고 있다.

③ 전문심사

전문심사는 진료과목별 심사위원이 해당과목의 요양급여비용을 직접 심사하는 제도로써 정밀심사 대상기관 중 요양급여비용 특정지표 상위기관, 시술의 질적 수준에 따라 진료결과에 영향을 미칠 것으로 예상되는 수술, 의료제공자가 과잉진료 남용의 우려가 있는 경우, 가격이 높거나 부작용이 높은 약제 및 치료재료를 사용한 경우, 요양급여비용 명세서에서 총 요양급여비용이 일정금액 이상 고액인 경우, 심사상 문제가 있는 기관, 심사직원이 심사과정에서 전문의학적 판단을 필요로 하는 경우에 실시하는 것 을 의미한다.

④ 동료심사(Peer-Review) 운영

진료과목별 또는 전문분야별로 임상 현장에서 재직하고 있는 동료의사가 직접 심사에 참여하고 있다. 20개 진료과목에 각 35인으로 구성된다. 역할로는 진료에 대한 전문적인 의학적 타당성 여부에 대한 심사와 요양급여비용의 적정성 여부 심사, 방문심사, 면담심사, 요양기관 계도 등 실시하고 있다.

3) 심사처리절차 및 기간

심사처리절차는 다음과 같이 ① 전산점검 → ② 심사직원심사 → ③ 심사위원심사 → ④ 전문심사의 순서로 진행된다.

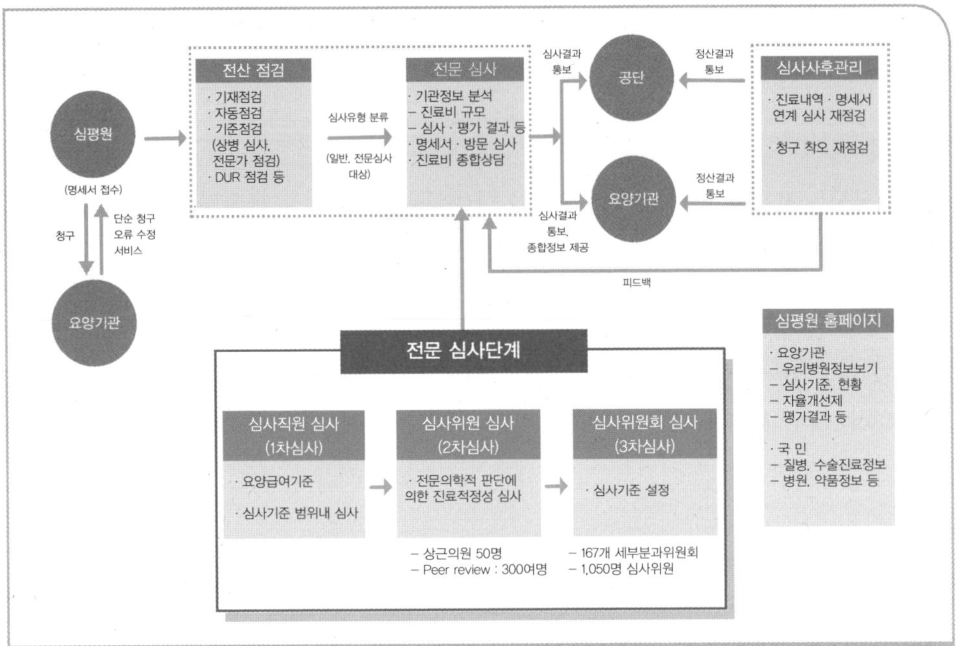

그림 9-1 ▶ 심사처리절차

(1) 전산점검

요양급여비용청구 시 내역에 대한 적합성 여부를 심사하기 이전에 일반사항의 오류에 대한 기재점검, 약가나 수가의 단가 등에 대한 자동점검, 심사기준 적용착오 등에 대한 전문가 점검 등을 전산으로 점검하고 급증하는 심사대상건의 적시 · 적정 심사처리를 위한 방안으로 의원 외래의 비교적 단순 상병이면서 다빈도 질환인 급성호흡기 감염증을 대상으로 전산점검할 수 있는 시스템이 개발되어 전산으로 점검하고 있다.

(가) 심사평가원 전산자동점검 시스템은

① 심사평가원에 EDI, 전산매체로 접수된 청구 명세서 중 단가착오(A), 증빙자료 미제출(F), 코드착오(K) 등 요양기관의 청구 오류 건에 대하여 요양기관과 심평원 간에 접수단계에서 수정 · 보완처리가 가능토록 하는 시스템으로 ② 요양기관에서 청구된 청구명세서를 접수와 동시에 전산자동 점검 후 ③ A, F, K, L, U, B 코드로 조정된 내역 및 단순기재착오 심사불능된 내역을 즉시 요양기관에 웹-메일로 제공하고 ④ 요양기관에서는 이를 수정 · 보완하면 ⑤ 심평원에서 수정 · 보완된 내용을

토대로 전산자동점검 재실행 후 심사 · 처리한다.

(나) 전산점검 절차건

① 1단계(기재점검): 필수 기재사항 점검 – 청구서 반송, 명세서 심사불능, 심사불능 30% 이상 시 반송

② 2단계(자동점검): 코드, 단가, 계산 착오 등 점검

- A(단가착오), F(자료 미제출), K(코드누락, 코드착오) 등
- [표 9-2] '요양급여비용 심사(조정) 내역 사유별 주요코드' 참조

③ 3단계(전문가점검): 심사기준(고시 등) 점검

- 인력, 장비 비교, 정형화 가능 심사기준, 저함량 배수처방 등

④ 4단계(DUR점검): 의약품 허가사항 중 금기 점검

- 약물 병용 금기, 특정연령 금기, 임부(妊婦)금기

⑤ 5단계(傷病 전산심사): 단순, 다빈도(多頻度) 상병 전산심사

- 의약품 허가사항, 심사기준(고시, 지침) 등이 있다.

(다) 상병별 전산심사

단순, 다빈도 발생 상병을 중심으로 진료비 청구내역과 심사기준, 의약품 허가사항 등과의 적합성 여부를 전산을 활용하여 명세서 단위로 심사 완료하는 인공지능 심사방법이다.

(2) 전문심사

① 심사직원 심사

심사업무를 담당하는 직원이 수진자의 인적사항, 상병명, 진료기간 등 일반사항의 확인과 요양기관의 요양급여비용 청구경향을 분석하고, 심사기준의 범위 안에서 청구내역의 적합성 여부에 대하여 점검하는 심사방법을 말한다.

② 심사위원 심사

심사위원이 의뢰한 전문심사대상기관에 대한 기관별 심사와 청구사례에 대하여 심사하는 것으로서, 심사직원이 작성한 심사소견 등을 참조하여 해당 기관 또는 해당 명세서에 대한 진료경향분석 등을 통하여 전문의학적 판단에 의한 진료의 적정성 여부를 심사한다.

③ 심사위원회 심사

요양급여비용에 대한 심사결정을 위하여 고도의 의학적 판단을 요하는 경우 합의에 의한 결정을 위하여 진료심사평가위원회에서 심의하여 결정하는 것을 말한다.

(3) 선별집중 심사 항목

심사 관리가 필요한 진료항목을 사전에 파악, 선별하여 집중 심사함으로써 부적절한 진료비 지출을 방지하며 진료행태 개선을 통한 의료의 질 향상을 추구한다.

4) 심사관련 보완자료의 요청

(1) 심사평가원은 제2조의 규정에 의하여 요양기관으로부터 제출받은 자료만으로 요양급여비용의 심사가 곤란하다고 인정되는 경우에는 진료기록부, 수진자에게 발행된 진료비계산서 사본, 별지 제1~2호 서식에 의한 의료의 질 향상을 위한 점검표 등 요양급여비용 심사에 필요한 보완자료의 제출을 요청할 수 있다.

(2) 제(1)항의 규정에 의하여 보완자료의 제출을 요청하는 경우에는 심사평가원은 10일의 기간을 정하여 요청하여야 하며, 동 기간 내에 보완자료를 제출하지 아니하는 경우에는 다시 7일의 기간을 정하여 보완자료의 제출을 요청하여야 한다.

(3) 제(1)항의 규정에 의하여 보완자료의 제출을 요청하는 경우에는 심사평가원은 10일의 기간을 정하여 요청하여야 하며, 동 기간 내에 보완자료를 제출하지 아니하는 경우에는 다시 7일의 기간을 정하여 보완자료의 제출을 요청하여야 한다.

5) 요양급여비용 심사 · 지급

(1) 공단은 심사평가원의 요양급여비용의 심사결과를 통보받은 때에는 지체 없이 지급 전 사전점검 후 요양기관의 금융기관(채신관서 포함) 계좌번호로 요양급여비용을 송금하고 그 내역을 별지 제4호 서식에 의한 요양급여비용 지급통보서에 의하여 요양기관에 통보하여야 한다. 이 경우, 법 부칙 제10조의 규정에 의한 재정구분 계리기간 동안 지역가입자와 공무원 및 교직원인 직장가입자와 그 피부양자, 근로자 및 사용자인 직장가입자와 그 피부양자의 요양급여비용을 요양급여 개시일 현재 자격취득 상태로 구분계리하여 지급할 수 있다.

(2) 공단은 제1항의 규정에 의한 지급 전 사전점검결과 지급불능사항이 있을 경우에는 당해 요양기관이 납득할 수 있도록 항목별 · 사유별 내역을 요양기관에 통보하여야 한다.

(3) 공단이 요양기관에 지급할 요양급여비용은 법 제91조 및 「국고금 단수계산법」 제1조의 규정에 의하여 요양급여비용 명세서별로 단수 처리한 금액으로 한다.

(4) 공단은 다음 각 호의 1에 해당하는 경우에는 그 공제내역을 요양기관에 통보하여야 한다.

(5) 심사기간은 서면청구 및 전산기록장치에 의한 자기매체(diskette) 청구는 40일 이내, 정보통신망을 이용한 전자문서교환방식(EDI)에 의한 청구는 15일 이내, DRG의 경우 3일 이내, 정보통신에 의한 전자문서교환방식(EDI)에 의한 청구는 15일 이내, DRG의 경우 3일 이내에 심사하여 그 내용이 기재된 요양급여비용 심사결과 통보서를 공단 및 해당 요양기관에 각각 송부하여야 하며, 요양급여비용 심사결과 통보서를 받은 공단은 지체 없이 요양급여비용 지급명세가 기재된 요양급여비용 지급통보서에 따른 요양급여비용을 해당 요양기관에 지급하여야 한다.

6) 질병분류 및 체계

(1) 질병분류

한국표준질병사인분류(Korean Standard Classification of Diseases: KCD)는 대한민국에서 의무기록자료 및 사망원인통계조사 등 질병이환 및 사망자료를 그 성질의 유사성에 따라 체계적으로 유형화한 것으로, 모든 형태의 보건 및 인구동태 기록에 기재되어 있는 질병 및 기타 보건문제를 분류하는 데 이용하기 위하여 설정한 것이다.

(2) 분류체계

질병코드를 세분화하고, WHO의 ICD-10 변경 사항을 적용하며, 질병분류 용어의 변경 사항을 반영한다. 보건복지부, 대한의사협회 등 의견 수렴 자문 및 국가통계위원회 심의 등으로 확정 후 시행하고 있다.

본분류는 대 · 중 · 소 · 세 · 세세분류의 단계적 분류체계로 구성(대분류 22개, 중분류 267개, 소분류 2,093개, 세분류 12,603개, 세세분류 6,335개), 기타분류는 본분류 중 신생물에 대한 분류를 조직학적으로 분류하고 있다.

(3) 분류 기준

질병사인 분류 기준은 이환 병태의 전 영역을 포함할 수 있는 상호 독립적인 항목으로 다음과 같이 구성되어 있다(전염성 질환, 체질적 또는 전신적 질환, 부위에 따른 국소질환, 발육질환, 손상).

7) 진단의 기재원칙

(1) 주진단 기재원칙

① 검사 후 밝혀진 최종 진단으로 병원치료 또는 의료기관 방문을 필요로 하게 만든 가장 중요한 병태를 주진단으로 하며, 주진단은 첫 번째 자리에 기재한다.

② 환자가 여러 질환을 동시에 가지고 내원한 경우에는 진단이나 치료에 대한 환자의 요구가 가장 컸던 질환, 즉, 의료자원을 가장 많이 사용하게 했던 질환을 주진단으로 기재한다.

③ 진료 개시 후 주된 병태와 관련된 질환이나 합병증이 발생하였을 경우에는 이로 인한 자원소모가 많다고 할지라도 기존 주진단을 유지한다. 단, 진료 개시 후 의료시설을 방문하게 만든 병태와는 관련이 없는 새로운 병태가 발견되고, 이로 인한 자원 소모가 더 클 때에는 새로운 병태를 주진단으로 기재한다.

④ 진단이 내려지지 않은 경우에는 주증상이나 검사의 이상소견 또는 문제점을 주된 병태로 선택한다.

⑤ 기타 진단은 두 번째 자리부터 중요도 순으로 기재한다.

표 9-1 주진단 기재원칙의 사례

구분	상병명 또는 분만	분류기호
3단위	쓸개(담낭)의 악성 신생물	C23
4단위	십이지장염	K298
5단위	결핵성 관절염(아래다리)	M0116
5단위	제1목 척추뼈의 골절(개방성)	S1201

6단위	골절의 형태	6단위	손상의 형태
	폐쇄성(closed)	0	열린 상처가 없는(without open wound)
	개방성(open)	1	열린 상처가 있는(with open wound)

주: 확진된 질병코드와 동일 병태의 유사 질병코드는 같이 기재하지 않는다. 질병이환 및 사망의 외인(V01-Y98) 코드는 특정내역 기재란에 질병코드의 영문 첫 자리만 기재한다.

(2) 기타진단 기재원칙

① 검사 후 밝혀진 최종 진단으로 병원치료 또는 의료기관 방문을 필요로 하게 만든 가장 중요한 병태를 주진단으로 하며, 주진단은 첫 번째 자리에 기재한다.

② 환자가 여러 질환을 동시에 가지고 내원한 경우에는 진단이나 치료에 대한 환자의 요구가 가장 컸던 질환, 즉, 의료자원을 가장 많이 사용하게 했던 질환을 주진단으로 기재한다.

③ 진료 개시 후 주된 병태와 관련된 질환이나 합병증이 발생하였을 경우에는 이로 인한 자원소모가 많다고 할지라도 기존 주진단을 유지한다. 단, 진료 개시 후 의료시설을 방문하게 만든 병태와는 관련이 없는 새로운 병태가 발견되고, 이로 인한 자원 소모가 더 클 때에는 새로운 병태를 주진단으로 기재한다.

④ 진단이 내려지지 않은 경우에는 주증상이나 검사의 이상수견 또는 문제점을 주된 병태로 선택한다.

⑤ 기타 진단은 두 번째 자리부터 중요도 순으로 기재한다.

⑥ 진료기간 중 주된 병태와 함께 있었거나 진료기간 중 발생된 병태로서 환자진료에 영향을 주었던 병태를 말하며, 주된 하나의 병태 이 외는 기타 진단이다.

⑦ 특정질병이 의심되어 검사한 결과 치료나 의학적 진료가 필요하지 않는 경우는 Z03 코드를 사용한다.

⑧ 질병코드는 마지막 단위까지 구체적으로 기재한다.

1. 일부 7단으로 분류된 질병코드는 7단까지 기재한다.
2. '제9장(순환기계통의 질환)' 중 I69(뇌혈관질환의 후유증)는 후유증의 종류를 나타내는 세분류 코드를 5번째와 6번째 자리에 기재한다.
3. '제19장(손상, 중독 및 외인에 의한 특정 기타 결과)' 중 S 코드에 해당되는 '골절',

'손상' 상병은 골절 및 손상의 형태를 나타내는 분류를 6단에 기재하여야 한다.

⑨ 확진된 질병코드와 동일 병태의 유사 질병코드는 같이 기재하지 않는다.

⑩ 질병이환 및 사망의 외인(V01-Y98) 코드는 특정내역 기재란에 질병코드의 영문첫 자리만 기재한다.

(3) 상병명, 상병분류 기호

① 통계청 고시에 의한 "한국표준질병사인분류"의 분류기호를 주상병 - 부상병 - 배제진단순으로 기재하되, 주상병은 반드시 첫 번째 자리(제1단)에만 기재하고, 부상병, 배제진단은 각각 2개 이상인 경우 중요도 순으로 각각 기재한다.

② 질병코드는 알파벳과 숫자를 사용하여 표현: 한국표준질병사인분류 8차 개정판(KCD-8) 분류체계에 의한다.

③ 요양급여비용 청구 시는 특수기호는 표기하지 않고 질병코드만 표기한다.

④ 청구된 질병코드는 의무기록 내용과 일치하여야 한다.

⑤ 요양급여비용 청구 시에는 분류코드(V01-Y98)의 영문 첫 자리(V, W, X, Y)만 "특정내역기재란(서면의 경우 상해외인란)"에 기재한다.

⑥ 병원치료 또는 의료기관 방문을 하게 만든 가장 중요한 병태를 주진단으로 기재한다.

⑦ 상병분류 구분은 주상병(치료나 검사에 대한 환자의 요구가 가장 컸던 상병)과 부상병(진료기간 중 주상병과 함께 있었거나 발생된 병태로서 환자 진료에 영향을 주었던 상병) 배제진단(최종 상병명이 확진된 경우 이전에 고려하였던 R/O 상병 등이 있는 경우) 순으로 기재한다.

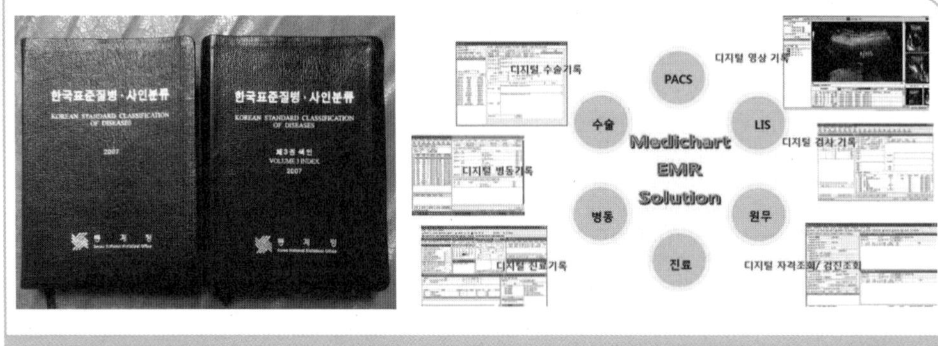

그림 9-2 ▶ 한국표준질병사인분류 및 전자의무기록

8) 진료비 청구용 의무기록 서식

의무기록이란 환자의 질병과 관련되는 모든 사항과 병원이 환자에게 제공해 준 검사, 치료 및 결과에 관한 사항을 기록한 문서이다. 그러므로 환자에게 내려진 진단, 치료사실 및 그 결과를 입증할 수 있는 완전하고 정확한 내용이 기록되어야 하며 외래환자, 응급환자 등 모든 환자의 기록이 다 작성 되어야 한다. 요양급여비용 심사청구용으로 활용되는 의무기록 서식 및 내용은 다음과 같다.

(1) 진단요약색인 기록지(Diagnostic Summary Index)

퇴원한지 1개월 이내 같은 병명으로 입원한 경우, 정식기록지 대신에 사용된다.

(2) 입퇴원 기록지(Admission Discharge Record)

입원하여 진단, 치료, 퇴원까지 행하여진 진료과정에 대한 요약하는 문서로서 의무기록 맨 앞에 철하며, 또 다른 이름으로는 "Face Sheet" 또는 "Summary Sheet"라고도 한다.

① 입원진단명(Admitting Diagnosis): 환자가 입원, 검사, 진료 혹은 치료를 필요로 하는 질병상태를 의사가 임시판단

② 퇴원진단명(Discharge Diagnosis Information): 최종진단명, 주진단명, 기본진단명, 주처치명, 수술, 처치, 검사명, 퇴원과명, 날짜, 시간, 치료결과, 퇴원형태, 차후진료계획, 전공의, 주치의 서명

(3) 퇴원 요약지(Discharge Summary Sheet)

입원 기간 동안 환자질병의 경과, 검사, 치료 및 결과에 대한 것을 한눈에 볼 수 있게 요약해 놓은 기록문서로서 주치의 및 담당전문의가 환자퇴원 직후에 기록한다. 주요 기록내용으로는 ① 병원입원 동기요인 – 주소(CC), 현 병력(PI), ② 신체조사, 임상검사, 방사선검사, 특수검사, ③ 최종 진단명, ④ 앞으로의 치료계획 및 퇴원 약 처방 등이 있다.

(4) 병력 기록지(Medical History)

환자 병력은 의사가 임시진단명(Diagnostic Impression)을 내기 위하여 필요한 정보를 활용(환자, 보호자, 동반자)기록하는 문서이며, 입원 후 24시간 이내 작성하는 것이 원칙이며, 수술이 예정된 환자는 수술 전에 작성해야 한다. 또한, 병력기록지는 환자의 병력을 자세하

게 기록하여 진찰과 치료의 방향을 계획하는 데 도움을 주며, 환자를 제일 처음으로 접한 인턴이 기록하는 것이 통례이다.

주요기록내용으로는,

① 주소(Chief Complaint: C.C): 병원을 찾게 된 증상, 기간, 상태기록

② 현재 질병상태(Present Illness: P.I): 초기 증상부터 진행양상과 상태, 중증도, 특징 등 기록

③ 과거병력(Past History: P.HX): 과거 앓았던 질병, 결과, 치료, 투약 등 기록

④ 개인력(Personal History: P. H): 결혼상태, 식습관, 수면습관, 종교, 술, 담배, 약물 복용 등

⑤ 가족력(Family History: F. H): 환자의 가족관계, 유전적 질환, 체질, 선천적인 질병 등

⑥ 신체 각 계통 조사(Review System: ROS): 환자 진술 아닌 체계적인 검사를 통한 진단 상태이다.

(5) 기간중 병력 기록지(Interval History)

퇴원한 지 1개월 이내에 같은 병명으로 재입원 경우 작성하는 의무기록이다.

(6) 신체검진 기록지(Physical Examination)

시신, 촉진, 타진, 청진의 4가지 기본방법을 이용하는 의무기록서식이다.

(7) 단기간 입원 기록지(Short Form Medical Record)

입원기간이 48시간 이내인 단기간 입원환자에게 사용되는 의무기록지이다(주로 편도선 절제술, 낮병동 입원수술, 포경수술 등).

(8) 경과 기록지(Progress Notes)

질병 경과에 대한 의사와 그밖에 치료자들이 직접기록 서명하는 서식으로 진료과정에서 진료팀이 서로 대화, 협의 하는 도구로써 환자진료를 수행한 질병의 경과를 직접기록하고, 날짜, 서명, 전문직명(MD, RN)을 기록하는 서식이다. 주내용으로는 ① 입원기록(Admission Note), ② 경과기록(Progress Note), ③ 교대근무기록(Service-In, Service-Out note), ④ 전과기록(Transfer-In, Transfer-Out Note), ⑤ 최종경과기록지(Final Progress Note) 등이 있다

(9) 수술 기록지(Operation Record)

수술을 담당했던 의사가 작성하며, 수술 직후에 기록하거나 녹음, 수술 집도의사와 보조의사의 서명이 반드시 있어야 한다. 수술집도의 성명, 수술보조자 성명, 수술 전 및 수술 후 진단명 수술과정, 수술명, 수술일자 등이 기록된다.

(10) 의사 기록지(Doctors Order Sheet)

주치의는 환자 진단이나 치료에 필요한 지시(검사, 처방, 처치 등) 내용을 간호사나 house staff에게 문서나 구두로 보내는 기록지이다.

(11) 협의진단 기록지(Consultation Report)

주치의는 자기전문분야가 아닌 영역에 문제가 발생되거나 의심이 갈 때 보다 정확한 진단이나 치료를 위해 그 분야 전문의에게 진단 의뢰하는 경우에 기록하는 서식이다.

의뢰하는 경우는 ① 환자상태 위독할 때 ② 진단이 잘 내려지지 않을 때,③ 합병증 등 타과진료 필요 시 ④ 정신적 증상 ⑤ 환자나 가족이 원할 때 등이다.

(12) 임상병리 검사 보고서(Laboratory Report)

임상병리 지시는 주치의사, 임상병리사가 검사를 실시 후 기록하는 서식이다.

(13) 조직병리검사 보고서(Pathology Report)

모든 수술과 조직을 적출하는 특수처치, 혹은 사체부검을 하는 경우 병리조직검사보고서가 작성 되어야 한다. 조직검사보고서(Tissue Report)는 검사 후 24시간 이내 작성되어야 하고, 부검보고서(Autopsy Report)는 부검 후 임시보고서는 3일 이내 최종 보고서는 3개월 이내 작성되어야 한다.

(14) 그래프 기록지(Graphic Record)

T.P.R Sheet라고 하며, 환자의 체온(Temperature), 맥박(Pulse), 호흡(Respiration)을 측

정하는 기록지이다.

(15) 활력증상 기록지(Vital Sign Record)

환자의 상태가 중할 때 간호사가 자주 관찰, 측정하여 쉽게 연속적으로 기록하는 것이다.

(16) 간호 기록지(Nurses Notes)

환자가 입원부터 퇴원 시까지 환자의 모든 상황, 간호내용, 환자의 반응, 상태 변화 등을 계속적 관찰하여 담당 간호진들이 기록하는 문서이다.

① Admission Note: 입원 일시와 입원방법, 입원 시 환자 상태, 주증상 등을 기록한다.

② Nursing Progress Note: 시행된 치료 및 처치명, 검사명, 검사물채취, 전과, 협진 등을 기록한다.

③ Discharge Note: 퇴원 일시, 퇴원 시 환자 상태, 퇴원 후 지시 내용 등을 기록한다.

(17) 방사선 기록지(Radiology Report)

진단이나 치료를 위한 방사선 기록지(진단 및 치료방사선 기록지)이다.

① 진단방사선 기록지: 방사선 촬영을 한 필림상에 나타낸 것을 방사선과 전문의가 판독하여 그 내용을 기록한다.

② 치료방사선 기록지: 방사선 치료를 시행한 경우, 광선의 종류, 양등을 자세히 기록하여 방사선 전문의사가 서명한다.

(18) 심전도검사 보고서(Electrocardiographic Report)

심장의 박동상태, 심장전문의사의 검사판독 내용을 기록하는 서식이다.

(19) 뇌파검사 보고서(Electroencephalographic Report)

뇌파의 변화, 뇌와 신경계의 질환, 신경과 전문의사가 판독한 내용이 포함된다.

(20) 마취 기록지(Aanesthetic Record)

① 마취전 · 후 신체조사 기록지: 마취하기 전에 신체 각계의 상태와 증상 등을 점검하는 것으로, 수술 전 48시간 이내에 기록하여야 한다. 마취를 시행한 의사가 마취로 인한

합병증 여부 등을 점검하여 그 상태를 수술 후 24시간 이내에 기록한다.

② 마취기록: 마취제의 종류, 양, 마취방법, 수술의사명 등이 기록되며 마취의사의 서명이 있어야 한다.

(21) 회복실 기록지(Recovery Room Record)

수술 후 회복실로 옮겨진 환자의 상태 등을 기록하는 문서로서, 수술실을 출발하여 병실에 도착할 때까지 환자 상태가 모두 기록되어야 한다.

(22) 핵 의학 검사(Nucler Medicine)

방사선의약품을 체내 주입하여 검사하는 기록문서이다.

(23) 투약기록지(Medication Sheet)

주치의 약물(투약)처방과 함께 간호사의 수행으로 이루어지며, 약물투입은 경구, 주사, 흡입 등의 방법으로 처방된 약물이 투입된 후 약명, 투입방법, 일시, 양 등을 기록하는 문서이다.

(24) 수혈기록지(Transfusion Record)

수혈을 받은 환자의 기록에는 반드시 수혈기록지가 있어야 한다.

(25) 산과기록지(Obstetric Record)

▣ 산전기록지

① 산과기록지: 임신초기에 산과 외래를 방문 때부터~분만 전까지 정기적으로 와서 산전관리를 받을 때 마다 기록한다(가족력, 월경력, 병력, 현재임신, 이전 임신력, 신체조사, 골반조사, 임상병리검사, 산 전관리기록 등).

② 진통 및 분만기록지(진통의 3단계)

제1기: 진통시작부터 자궁경이 완전히 열릴 때 까지, 제2기: 자궁경이 완전히 열린 후부터 태아의 분만까지, 제3기: 태아의 분만부터 태반이 나올 때까지 산후기록지(산후경과기록 및 퇴원요약기록, 산후간호기록지)

③ 신생아기록지: 생과 동시에 병원등록번호 발급(부여)

1. 분만 시 신생아기록지(출생기록지): 애기를 받은 의사가 기록함(산모의 병력, 현

분만상태, 신생아기록, 신체조사기록).

2. 신생아검진기록지: 신생아를 인계받은 소아과의사가 신생아를 자세히 관찰하여 상태를 기록
3. 신생아확인기록지: 신생아 식별위해 작성

(26) 기타 의무기록서식

① paramedical 분야에서 사용한 기록지

② 특수병동에서 사용하는 기록지(중환자실, 신장투석실)

③ 특수진단기록지(근전도, 폐기능)

④ 이송기록지

⑤ 청약서, 신청서 또는 서약서

(27) 법적문제 발생시 병원과 의사를 보호하기 위해 만든 서식

① 수술, 마취(검사) 청약서

② 의무기록 사본발급 신청서 등

(28) 외래 기록지(OPD Record)

① 응급실 기록지

응급실에서 진료를 받은 환자 모두에게 작성되는 서식으로 법적문제와 관련되므로 상세한 작성이 필요하다.

② 외래진료기록지

환자가 외래진료를 받을 때마다 날짜, 주호소, 검사명 등 그리고 진료의사의 서명이 기록되어야 한다.

③ 가정간호 기록지

간호사가 환자를 방문하여 간호서비스를 제공할 때마다 그 내용을 기록한다.

④ 재활치료 기록지

매일 또는 정기적으로 외래를 방문하여 재활치료를 받는 경우에 작성한다.

9) 의학약어 및 처방약어

건강보험 실무 및 진료비 심사청구 시 많이 활용되는 의학약어 처방약어는 아래와 같다.

(1) 의약약어

약어	의미	약어	의미
Ab	antibody(항체)	GB	gallbladder(당낭)
Abd	abdomen(복부)	GA	general anesthesia(전신마취)
ACC	accident(사고)	GFS	gastrofiberscopy(위내시경검사)
ABR	absolute bed rest (절대침상안전)	Tx	treatment or traction (치료 혹은 견인장치)
adm	admission(입원)	H&P	history and physical (환자병력과 신체검진기록)
AK	above knee(무릎 위)	HBP	high blood pressure(고혈압)
ARF	acute renal failure(급성신부전)	HD	hemodialysis(혈액투석)
ASD	artrial septal defect(심방중격결손)	Hx	history(병력)
BMD	bone densitometry(골밀도검사)	I&D	Incision and drainage(절개와 배액)
BP	blood Pressure(혈압)	I&O	Intake and output(섭취량과 배설량)
BW	body weight(체중)	ICH	Intracerebral hemorrhge(뇌내출혈)
CBC	complete blood count(전혈구 계산)	IMP	Impression(진단/예진)
CC	chief complaint(주호소)	IVP	Intravenous pyelography (신우조영술)
CP	chest pain(가슴통증)	VS	vital sign(활력증상)
CPR	cardiopulmonnary resuscitation (심폐소생술)	KUB	Kidney ureteral and bladder (신장, 요관, 방광)
CRF	chronic renal failure(만성신부전)	LC	liver cirrhosis(간경변증)
CCU	coronary care unit (심장환자 중환자실)	TPR	temperature, pulse, respiration (체온, 맥박, 호흡)
CVA	cerebrovascular accident(뇌졸중)	LFT	liver function test(간기능검사)
CVP	central venous pressure (중심정맥압)	local	anesthesia(국소마취)

Cx	cervix carcinoma(자궁경부암)	MI	myocardial infarction(심근경색)
DC	discharge(퇴원)	Ht Wt	height(신장), weight(체중)
D/C	discontinue(중단)	N/s	normal saline(생리식염수)
DOA	death on arrival(도착시 사망)	OP	operation(수술)
D/W	dexatrose in water(포도당 수용액)	PD	peritoneal dialysis(복막투석)
Dx	diagnosis(진단)	Px	physical examination(신체검진)
DI	drug intoxication(약물중독)	PFT	pulmonary function test(폐기능검사)
DM	diabetes mellitus(당뇨)	PH	past history(과거력)
DPT	diphteria, pertussis, tetanus (디프테리아, 백일해, 파상풍)	PI	present illness(현재 질병)
ECU	emergencyn care unit(응급환자실)	y.o	year old(나이)
ER	emergencyn room(응급실)	PR	pulse rate(맥박수)
EKG	electrocardiogram(심전도)	PT	physical therapy(물리치료)
ERCP	내시경적역행성췌담관조영술	R/O	rule out(의증)
FBS	fasting blood sugar(공복 시 혈당)	RD	regular diet(일반식)
FH	family history(가족력)	Sx	symptom(증상)
Fx	fracture(골절)	Tx	treatment(치료)
ICU	intensive care unit(중환자실)	OB	occult blood(잠혈)
IP	inpatient(입원환자)	PTCA	경피적 관상동맥 혈관성형술
OP	outpatient(외래환자)	post-OP	post oprative(수술 후)
OR	operating room(수술실)	Pre-OP	pre oprative(수술 전)
PAR	post anethesia recovery (마취회복 후)	SD	soft diert(연식, 죽)
NPO	nothing by mouth(금식)	RD	regular diert(정상식이)
LD	liquird diert(유동식)	Pt	patient(환자)
Lt, Rt	left(왼쪽), right(오른쪽)	RTC	return to clinic(임상으로 돌림)

(2) 처방약어

약어	의미	약어	의미
a	before(~전에)	q.i.d	four times a day(하루 4번)
a.c	before meals(식사 전)	yr	year(해, 연수)
ad lib	as desired(원하는 대로)	q.o.d	every other day(격일로)
a.m	before noon(오전, 아침)	stat	immediately(즉시)
b.i.d	twice a day(하루 2번)	t.i.d	three times a day(하루 3번)
amt	amount(양)	wk	week(주)
d	day(일, 날)	aq	water(물)
h	hour(시간)	C	celsius, centigrade(섭씨)
h.s	at hour of sleep(취침시간)	F	fahrenheit(화씨)
noc	night(밤)	per	by or through(~에 의하여)
p	after(~한 후에)	p.o	by mouth(구강으로)
p.c	after meals(식사 후)	PR	through rectum(항문으로)
p.m	after noon(오후)	PV	through vagina(질내로)
p.r.n	as needed(필요한 때)	q.n.s	quantity not sufficient(부족량)
q	every(각각, 매)	q.s	quantity sufficient(적당량)
qd	every day(매일)	Rx	recipe, prescription(처방)
qh	every hour(매시간)	sig	Instruction to the patient(사인)
q2h	every 2 hours(2시간마다)	m	murmur(심장 잡음)
AD	right ear(오른쪽 귀)	OD	right eye(오른쪽 눈)
AS	left ear(왼쪽 귀)	OS	left eye(왼쪽 눈)
AU	both ears(양쪽 귀)	OU	both eyes(양쪽 눈)

■▶ 수행 내용 및 수행준거 / 진료비 심사

1 의료기관의 자체심사와 건강보험심사평가원의 심사과정(절차)에 대하여 알아본다.

(1) 의료기관에서는 외래는 방문별 심사 후 금월 진료분은 익월 초부터 청구할 수 있다.

(2) 입원심사는 재원심사와 퇴원 후 심사를 거쳐 퇴원 다음주 월요일부터 청구할 수 있다.

(3) 건강보험심사평가원의 심사절차는 ① 전산점검 → ② 심사직원심사 → ③ 심사위원심사 → ④ 전문심사의 순서로 진행된다.

2 요양급여비용 청구 시 필수 기재사항에 대하여 알아본다.

요양기관 또는 대행청구단체는 요양급여비용 명세서에 다음과 같은 사항을 기재하여야 한다.

① 가입자의 성명 및 건강보험증 번호

② 요양급여를 받은 사람의 성명 및 주민등록번호

③ 질병명 또는 부상명

④ 요양 개시 연월일 및 요양 일수

⑤ 요양급여비용의 내용

⑥ 본인부담금 및 비용청구액

⑦ 처방전 내용 등

3 진료비청구심사 · 지급 관련 법규내용을 알아본다.

건강보험심사평가원은 요양급여비용에 대한 심사청구를 받은 날부터 40일(정보통신망을 통하여 통보하는 경우에는 15일) 이내에 심사하여 그 내용이 기재된 요양급여비용 심사결과통보서를 공단 및 해당 요양기관에 각각 송부하여야 하며, 요양급여비용 심사결과통보서를 받은 공단은 지체 없이 요양급여비용 지급명세가 기재된 요양급여비용 지급통보서에 따른 요양급여비용을 해당 요양기관에 지급하여야 한다.

4 요양급여비용 심사청구 시 활용되는 의무기록서식의 종류와 내용에 대하여 알아본다.

5 병원의 의료정보시스템 청구프로그램(OCS)과 의무기록정보시스템을 활용하여 자체 심사 준비를 한다.

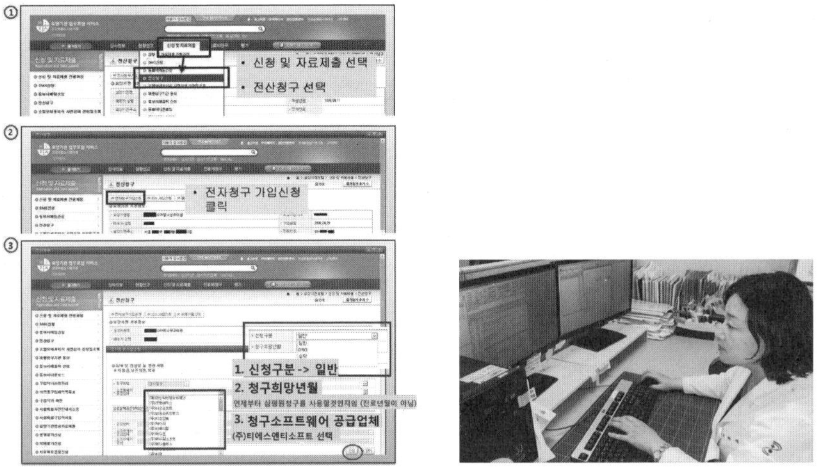

그림 9-3 ▶ 진료비 청구화면 및 보험청구 심사

6 의료정보실에서 생성된 명세서의 진료내역과 의무기록지를 비교하여 자체 심사하며, 건강보험심사평가원의 건강보험 토털서비스에서 심사정보를 활용한다.

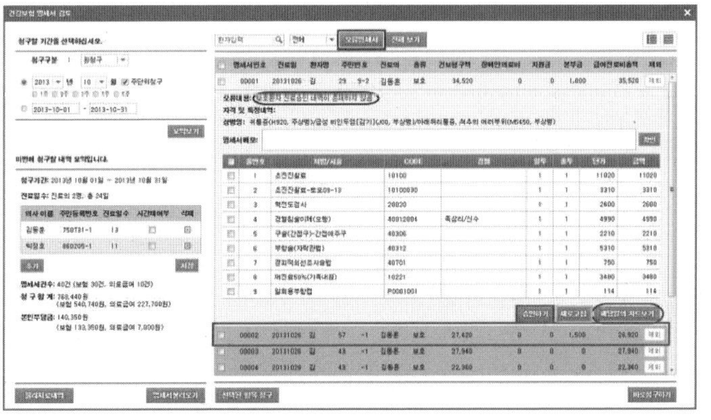

그림 9-4 ▶ 진료비 청구 심사 프로그램

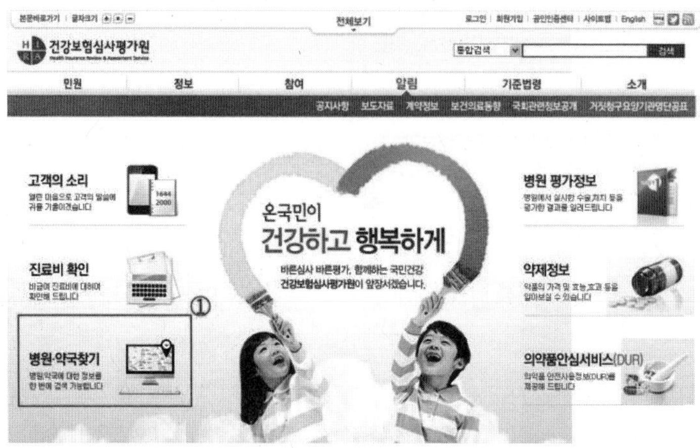

그림 9-5 ▶ 건강보험심사평가원 홈페이지

7 요양급여비용 청구 시 상병명, 상병분류 기호순서에 대하여 알아본다.

(1) 통계청 고시에 의한 “한국표준질병사인분류”의 분류기호를 주상병 – 부상병 – 배제진단순으로 기재하되, 주상병은 반드시 첫 번째 자리(제1단)에만 기재하고, 부상병, 배제진단(추정상병)은 각각 2개 이상인 경우 중요도 순으로 각각 기재한다.

(2) 질병코드는 알파벳과 숫자를 사용하여 표현: 한국표준질병사인분류 8차 개정판(KCD–8) 분류체계에 의한다.

8 심사 시 진료의사의 소견이 필요한 것은 진료과에 의뢰하여 자료를 요청한다.

9 자체 심사가 완료되면 진료과별 심사 조정내역을 과별로 요약 정리한다.

10 자체 심사가 완료되면 발생된 미수 발생액과 청구 차액을 진료과별로 정리하고 집계한다.

11 병원의 진료비 청구심사 직원의 담당분야별(과별) 자체 심사가 완료되면 청구 집계전 인적사항과 기본사항에 착오 또는 오류가 없는지 자체 프로그램에 의하여 확인하고 보완한다.

12 요양급여비용 청구서에 외래 및 입원을 구분하고 분야별 건수 총 진료비/본인부담/청구액 등을 집계하고 마감한다.

⑬ 청구 명세서를 완료 후 내부 결재를 득한 후 요양급여비용 명세서를 정보매체를 통하여 건강보험심사평가원으로 청구한다.

⑭ 대한병원협회 또는 건강보험심사평가원에서 매년 초에 시행하는 건강보험교육(요양급여기준 및 진료행위 수가산정지침 개정에 관한 교육)에 참가하여 건강보험관리의 최신정보를 획득하여 진료비심사 청구에 활용한다.

수행 Tip!

- 보험심사에 대한 병원의 자료수집과 건강보험심사평가원의 심사지침 자료를 수집하여 활용한다.

9-2 심사지급 분석 및 이의신청 · 재심청구

학습 목표

1 | 보험자의 진료비 심사 지급내역을 분석하여 이의신청이나 재심청구, 심사청구를 요청할 수 있다.
2 | 보건복지부의 급여회신, 진료비 심사사례를 관리하고 변경내용을 의료진과 직원들에게 교육할 수 있다.

필요 지식

1. 심사관리 및 이의신청

1) 심사관리

(1) 심사 사후관리

심사 사후관리란 요양급여비용 심사청구에 대하여 심사가 종결되고, 그 결과를 건강보험공단 및 요양기관에 통보한 후 심사가 심사기준에 의하여 정확하게 이루어졌는지를 재점검하여 부당청구 및 지급된 금액이 확인된 경우 이를 환수하고, 점검결과를 추후 심사과정에 반영하는 것을 말하며, 세부업무로는 고액진료건 청구착오 점검, 중복청구건 점검, 소멸시효 완료건 점검, 요양기관현황(변경) 신고에 대한 점검 등이 있다.

(2) 이의신청 및 권리구제

이의신청이란 심사평가원처분에 대한 권리구제 절차로서 요양급여비용 심사 및 요양급여의 적정성에 대한 평가 등에 관한 심사평가원의 처분에 불복하여 법령에서 정한 서식에 의거 처분의 취소나 변경을 신청하는 것이며, 이의신청은 일종의 행정심판으로서 이는 행정기관이 행하는 행정법상의 분쟁해결의 절차이다.

① 이의신청은 요양기관 또는 공단은 심사평가원의 요양급여비용의 심사결과에 이의가 있을 때에는 법 제76조 제3항의 규정에 의하여 처분이 있음을 안 날부터 90일 이내에 문서로 이의신청을 하여야 하며 처분이 있은 날부터 180일이 경과하면 이를 제기하지

못한다. 다만, 정당한 사유에 의하여 그 기간 내에 이의신청을 할 수 없었음을 소명한 때에는 그러하지 아니하다. 아울러, 제8조 제2항의 규정에 의한 새로운 조정사유에 대한 이의신청일 경우에는 조정사유를 통보받은 날로부터 가산한다.

이의신청대상 및 제기기간

이의신청 대상은 요양기관에 통보된 요양급여비용 심사결과통보서의 내용, 요양급여비용의 적정성 평가에 대한 처분에 이의가 있는 경우에 이의신청을 제기할 수 있다.
이의신청 제기기간은 처분이 있음을 안 날부터 90일 이내에 하여야 한다. 처분이 있음을 안 날이란 "요양급여비용 심사결과 통보서" 등이 요양기관에 도달한 날이며, 공단에서 요양기관에 송부하는 "요양급여비용 지급 통보서"와는 상관이 없다. 이의신청을 제기한 날은 이의신청서가 심사평가원에 도달한 날을 말하고 중간의 공휴일은 산입함을 주의하여야 한다.

이 의 신 청 서 국민건강보험법 시행규칙 [별지 제34호서식]

※ 작성방법은 뒤쪽을 참고하시기 바라며, 바탕색이 어두운 난은 신청인이 적지 않습니다.		(앞쪽)	
접수번호	접수일	처리기간	60일

문서번호			진료분야	
요양기관	명칭		기호	
요양급여비용 심사결과 통보서	접수번호	묶음번호	심사차수	통보서 도달일
이의신청	건수 총계		비용 총액	
관련 처분	고지 유무		고지 내용	

번호	명세서 일련번호	수진자 (진료 받은 사람)	진료구분 (입원 · 외래)	이의신청 금액		이의신청 사유 및 내용 (상세히 기술)	첨부서류
				Ⅰ항	Ⅱ항		

「국민건강보험법」 제87조제2항 및 같은 법 시행규칙 제56조에 따라 위와 같이 심사평가원의 처분에 대하여 이의신청합니다.

년 월 일

신청인 성명 (서명 또는 인)

주소

전화번호

건강보험심사평가원 원장 귀하

② 이의신청 후 결과통보는 심사평가원이 제1항의 규정에 의한 이의신청을 받은 때에는 영 제51조의 규정에 의하여 60일 이내에 이의신청 결과를 통보하여야 한다. 단, 부득이한 사정이 있을 경우에는 30일의 범위 안에서 그 기간을 연장할 수 있으며, 기간을 연장한 때에는 결정기간이 만료되기 7일 전까지 이의신청인에게 이를 통지하여야 한다.

③ 이의신청 및 이의신청의 결정서식은 규칙 제43조의 규정에 의한 서식(별지 제34호 및 제35호)에 의한다.

이의신청 결정서 국민건강보험법 시행규칙 [별지 제35호서식]

문서번호		수진자 성명 (진료받은 사람)	
관련 근거			

귀 원(공단)에서 이의신청한 사항에 대한 처리 결과를 아래와 같이 알려 드리며, 이 결정에 대하여 불복할 때에는 이 결정서를 받은 날부터 90일 이내에 보건복지부에 설치되어 있는 건강보험분쟁조정위원회에 심판청구를 할 수 있습니다.

년 월 일

건강보험심사평가원 원장

접수번호 (일련번호)	심사 차수	명 일 련	수 진 자	심사결정금액		결정 내용
				Ⅰ항	Ⅱ항	

(3) 재심청구

재심청구란 요양급여비용의 심사결과에 이의가 있을 때에는 요양급여비용 심사결과 통보서를 받은 날로부터 90일 이내 재심사조정 청구를 할 수 있으며, 신청방법은 서면 또는 웹(Web)으로 신청할 수 있다. 심사평가원은 60일 이내에 재심사조정 결과를 통보한다. 단, 부득이한 경우에는 30일의 범위 안에서 그 기간을 연장할 수 있다. 또한, 재심사조정 청구에 대한 심사평가원의 결정에 불복이 있는 경우 심사평가원에 이의신청을 할 수 있다.

■ 재심조정 청구서(양식)

<table>
<tr><td colspan="7">재심사조정 청구서</td><td>처리기간
30일</td></tr>
<tr><td colspan="2">문서번호</td><td></td><td>진료분야</td><td colspan="4"></td></tr>
<tr><td rowspan="2">요양
기관</td><td>명 칭</td><td></td><td rowspan="4">요양급여
비용
심사결과
통보서</td><td>접수번호</td><td></td><td rowspan="4">첨
부
서
류</td><td rowspan="4">1.
심사결과
통보서
2.
진료기록부
3.
x-ray film
4.
검사결과지
5.
기타</td></tr>
<tr><td>기 호</td><td></td><td>묶음번호</td><td></td></tr>
<tr><td colspan="2">재심사조정
청구건수총계</td><td></td><td>정 산
통보번호</td><td></td></tr>
<tr><td colspan="2">재심사조정
청구비용총액</td><td></td><td>통 보 서
도달일자</td><td></td></tr>
</table>

<table>
<tr><td rowspan="2">순
번</td><td rowspan="2">명세서
일련번호</td><td rowspan="2">수진자</td><td rowspan="2">진료구분
(입원 · 외래)</td><td colspan="2">재심사조정
청구 금액</td><td rowspan="2">재심사조정청구
사유</td><td rowspan="2">첨부서류</td></tr>
<tr><td>I 항</td><td>II 항</td></tr>
<tr><td></td><td></td><td></td><td></td><td></td><td></td><td></td><td></td></tr>
</table>

위와 같이 심사평가원의 처분에 대하여 재심사조정을 청구합니다.

. . .

신청인 : (서명 또는 인)

주 소 :

전화번호 :

건강보험심사평가원장 귀하

(4) 심판청구

심판청구는 이의신청에 대한 결정에 불복이 있는 자는 보건복지부 건강보험분쟁조정위원회에 심사청구를 할 수 있다. 심사청구는 처분이 있는 날로부터 90일 이내에 하여야 하며, 건강보험분쟁조정위원회는 심사청구를 받은 날로부터 60일 이내에 그 결정을 해야 한다. 부득이한 사정이 있는 경우 30일 범위 내에서 연장 가능하다.

<table>
<tr><th colspan="5">심 판 청 구 서</th></tr>
<tr><td rowspan="2">청 구 인</td><td>성 명
(요양기관명)</td><td></td><td>주민등록번호
(요양기관기호)</td><td></td></tr>
<tr><td>주 소</td><td colspan="3">(전화번호 :)</td></tr>
<tr><td>원처분을 행한자
(피청구인)</td><td colspan="4">ㅇ 국민건강보험공단 (OO 지사)
ㅇ 건강보험심사평가원 (OO지원)</td></tr>
<tr><td>청구대상인
처분내용</td><td colspan="4">심사청구 내용을 구체적으로 기재합니다.
(건강보험 자격, 보험료 부과,
명세서접수번호 • 심사차수 • 일련번호, 심사청구금액 등)</td></tr>
<tr><td>처분있음을 안날</td><td colspan="4">요양급여비용 심사 결정일자 / 이의신청결정서 통보일자</td></tr>
<tr><td>심 사 청 구
취지 • 이유</td><td colspan="4">(별지 기재와 같음)

ㅇ 심사청구를 하게 된 법률상 및 사실상의 근거내용 및 처분의 위법 • 부당성을 구체적으로 기재합니다.</td></tr>
<tr><td>처 분 청 의
고지 유무</td><td colspan="2"></td><td>고지내용</td><td></td></tr>
<tr><td>첨 부 서 류
(증 거 물)</td><td colspan="4">1.
1.</td></tr>
<tr><td rowspan="2">요양기관
담당자</td><td>성 명</td><td colspan="3"></td></tr>
<tr><td>전화번호</td><td colspan="3"></td></tr>
<tr><td>근거법조항</td><td colspan="4">국민건강보험법 제77조, 동법시행령 제52조</td></tr>
<tr><td colspan="5">위와 같이 심사청구를 제기합니다.
년 월 일
청구인 (서명 또는 인)

건강보험분쟁조정위원회 귀중</td></tr>
<tr><td colspan="4" rowspan="2">※첨부서류: 청구서부본</td><td>수수료</td></tr>
<tr><td>없 음</td></tr>
</table>

(5) 행정소송

행정소송은 공단 또는 심사평가원의 처분에 이의가 있는 자와 제87조에 따른 이의신청 또는 제88조에 따른 심판청구에 대한 결정에 불복하는 자는「행정소송법」에서 정하는 바에 따라 행정소송을 제기할 수 있다. 권리구제 방법은 다음과 같다.

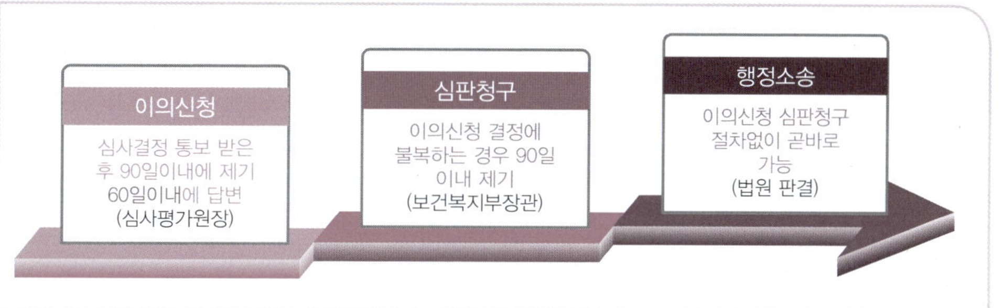

그림 9-6 ▶ 권리구제 방법

2) 요양급여비용 내역 및 진료사실 확인

(1) 요양급여비용 내역의 현지 확인

① 심사평가원의 원장은 제2조 및 제5조의 규정에 의하여 요양기관으로부터 제출받은 자료, 법 시행규칙 제12조의 규정에 의하여 요양기관으로부터 통보받은 요양기관 현황 등 요양급여비용 산정내역에 관한 사항 등에 대한 사실 여부를 확인할 필요가 있다고 인정하는 때에는 소속직원으로 하여금 당해 사항에 대하여 현지 출장하여 확인하게 할 수 있다.

② 제1항의 규정에 의하여 심사평가원의 소속직원이 현지 출장하여 확인을 하는 경우에는 별지 제2호 서식에 의한 요양급여비용 현지확인 통보서와 심사평가원의 소속 직원임을 증명할 수 있는 신분증을 요양기관의 장에게 제시하여야 한다.

(2) 요양급여비용의 진료사실 확인

① 진료기록부 등의 보완자료를 대조하여 심사한 결과 일률적인 진료형태가 나타나는 등 요양급여비용의 진료사실 확인이 필요하다고 인정하는 경우, 가입자 또는 피부양자에게 진료사실을 확인할 수 있다.

3) 요양급여비용 심사결과 통보 및 요양급여비용 지급

(1) 요양급여비용 심사결과 통보

① 심사평가원은 요양급여비용의 심사를 한 경우에는 지체 없이 별지 제3호 서식에 의한

요양급여비용 심사결과 통보서에 다음의 사항을 기재하여 요양기관 및 공단에 통보하여야 한다. 다만 심사결과 조정내역의 설명이 필요한 경우에는 항목별 · 사유별 세부내역을 요양기관에 함께 통보하여야 한다.

- 요양급여비용 심사 청구서에 관한 사항
- 요양급여비용 심사 담당자의 성명 및 전화번호
- 요양급여를 받은 개인별 심사내역

② 심사평가원은 제4조 제3항의 규정에 의한 심사내역에 대한 확인 결과, 새로운 조정사유를 확인한 경우에는 그 내역을 요양기관 및 공단에 통보하여야 한다.

(2) 요양급여비용 지급

① 공단은 심사평가원의 요양급여비용의 심사결과를 통보받은 때에는 지체 없이 지급 전 사전점검 후 요양기관의 금융기관(채신관서 포함) 계좌번호로 요양급여비용을 송금하고 그 내역을 별지 제4호 서식에 의한 요양급여비용 지급 통보서에 의하여 요양기관에 통보하여야 한다. 이 경우, 법 부칙 제10조의 규정에 의한 재정구분 계리기간 동안 지역가입자와 공무원 및 교직원인 직장가입자와 그 피부양자, 근로자 및 사용자인 직장가입자와 그 피부양자의 요양결여비용을 요양급여개시일 현재 자격취득 상태로 구분 계리하여 지급할 수 있다.

② 공단은 제1항의 규정에 의한 지급 전 사전점검 결과 지급불능사항이 있을 경우에는 당해 요양기관이 납득할 수 있도록 항목별 사유별 내역을 요양기관에 통보하여야 한다.

③ 공단이 요양기관에 지급할 요양급여비용은 법 제91조 및 국고금 단수계산법 제1조의 규정에 의하여 요양급여비용 명세서별로 단수 처리한 금액으로 한다.

④ 공단은 다음 각 호의 1에 해당하는 경우에는 그 공제내역을 요양기관에 통보하여야 한다.

(3) 정보통신망에 의한 통보

① 심사평가원은 제2조의 규정에 의한 요양급여비용 청구명세서 접수증 및 제8조의 규정에 의한 요양급여비용 심사결과통보서를, 공단은 제9조의 규정에 의한 요양급여비용 지급 통보서를 전산기록장치에 의한 자기매체 또는 정보통신망에 의하여 요양기관에

통보할 수 있다.

② 심사평가원은 제8조 규정에 의한 요양급여비용 심사결과통보서를 전산 기록장치에 의한 자기매체 또는 정보통신망에 의하여 공단에 통보할 수 있다.

4) 요양급여비용 심사결과 통보서 및 정산심사 내역서

(1) 요양(의료)급여비용 심사결과 통보서

① 요양기관이 청구한 요양(의료)급여비용을 심평원에서 심사한 후 그 내용이 기재된 요양(의료)급여비용 심사결과 통보서를 국민건강보험공단 및 당해 요양기관에 각각 송부한다.

② 세부내역은 수진자 본인 및 보험자가 부담해야 할 심사결정 금액과 수진자별 조정금액, 조정사유 등 심사결과를 기재한다.

(2) 요양(의료)급여비용 정산심사 내역서

요양(의료)급여비용의 심사 · 지급 후 요양기관이 심사결과에 대한 이의를 제기(이의신청 또는 재심사조정청구)하여 정산(환급)이 발생하는 경우 또는 심평원이 사후 점검 후 정산(환수)을 하는 경우 정산결과에 대한 정산심사 내역서를 국민건강보험 공단 및 당해 요양기관에 각각 송부한다. 세부내역은 수진자별 증감금액에 대한 내역을 기재한다.

(3) 심사결과통보서 및 정산심사 내역서 송부방법

정보통신망을 이용한 EDI(전자문서교환방식) 청구기관은 EDI로 송부하고 서면 청구기관은 서면으로 출력하여 우편으로 송부한다.

(4) 자료제공 법적 근거

- 「국민건강보험법 시행규칙」 제13조 제2항
- 「의료급여법 시행규칙」 제21조 제2항
- 요양급여비용 심사 · 지급업무 처리기준 제8조

(5) 진료비 심사조정 코드 및 상세설명 내역

요양기관에서 건강보험심사평가원으로 요양급여비용 청구 후 진료비 심사결과에 대한 통보시 심사조정 코드 및 상세내역은 다음과 같다.

표 9-2 빈도수가 높은 심사조정코드 및 상세내역

조정코드	조정코드 항목	조정코드 상세 설명 내역
A	금액 산정착오 조정 (행위, 약제, 치료재료)	• 행위, 약제, 치료재료에 대한 「급여목록표」, 「약제 및 치료재료의 구입금액에 대한 산정기준」 등에서 정한 금액과 일치하지 않은 금액으로 착오 청구한 경우
B	요양급여기준 적용착오비용 조정	• 고시, 행정해석 등에서 정한 산정지침 및 수가 등 제반기준을 잘못 적용한 경우
C	요양급여기준 범위초과비용 조정, 처방내역 미확인 조제	• 「요양급여의 적용기준 및 방법」 등에서 정한 요양급여기준 범위 및 식약청 허가사항 범위 등을 초과하여 진료한 경우 • 처방전 발행의사에게 약학적으로 의심이 나는 처방내역 등을 확인하지 않고 조제한 경우
D	계산착오금액 조정	• 명세서 상의 각 금액에 대한 합산액 착오
E	비급여 또는 요양급여비용의 100분의 100 본인부담항목 조정	• 비급여 대상 및 100분의 100 본인부담 항목을 청구한 경우
F	구입증빙자료 미제출분 조정	• 약제, 치료재료 등 구입증빙자료 미제출한 경우
G	중복청구비용 조정	• 동일 수진자의 동일 요양급여비용을 2회 이상 중복하여 청구한 경우
H	소멸시효기간이 경과된 요양급여비용 조정	• 「건강보험법」에 의한 소멸시효 기간이 경과된 요양급여비용의 청구

5) 의료기관의 심평원 진료비조정(삭감)분석

심사평가원에서 청구된 진료비에 대해 심사가 이루어지는 과정에서 보건복지부 고시나 심사기준, 약가신고, 재료대 신고, 청구경향에 의해 삭감 처리한 진료비 내역을 확인하는 과정으로 삭감된 진료내역을 분석하여 진료비 관리기준 및 이의신청을 하기 위한 작업이다.

(1) 분석하는 방법

① 요양급여비용 심사결정 금액의 정산 내역서: 삭감금액, 줄번호별 심사조정코드 확인

② 요양급여비용 삭감 금액: Ⅰ항, Ⅱ항 확인

6) 심평원의 요양급여비용 심사관련 사항

(1) 진료비청구 포탈서비스건 14

요양기관이 요양급여비용을 청구할 때 인터넷 망을 통해 심평원에 직접 청구하고 결과를 통보받는 서비스로 심평원이 직접 운영하는 서비스로 업무처리가 신속 · 정확해진다.

■ **서비스 내용**

① 송신(요양급여비용 청구) 및 수신 서비스(접수 중, 심사결과 통보서 등)

② 요양급여비용 송신 전 기본적인 오류 항목점검 및 조회 서비스

③ 심평원 서버를 이용한 '청구오류 사전점검 서비스' 가능

■ **장점**

① 전송 이용료가 무료이다.

② 청구 전 다양한 사전점검으로 심사반송 건수가 감소한다.

③ 전송자료의 암호화를 통한 진료정보를 보호하고 대용량 영상자료 등 심사보완 자료를 편리하게 전송할 수 있다.

(2) 선별집중심사 항목

심사 관리가 필요한 진료항목을 사전에 파악, 선별하여 집중 심사함으로써 부적절한 진료비 지출을 방지하며 진료행태 개선을 통한 의료의 질 향상을 추구한다.

7) 보완청구 및 추가청구 요령

진료비 청구 후 반송 및 진료행위 누락건에 대한 청구요령은 아래와 같다.

(1) 보완청구

① 요양기관에서 요양급여비용을 청구하였으나, 심사평가원에서 심사불능 처리된 건(반

송건)에 대하여는 해당사유를 보완하여 명세서를 재작성하고, 심사 청구서에 첨부하여 다시 청구한다.

② 심사 청구서 및 명세서의 청구 구분란에 보완청구 구분코드("1")를 기재하며, 명세서의 청구 구분란에는 이미 통보된 심사결과 통보서에 기재된 접수번호, 명세서 일련번호, 심사불능 사유코드를 기재한다.

③ 보완청구분은 반드시 원청구분 등과 구분 · 작성하여 청구하여야 한다.

(2) 추가청구

① 요양기관이 요양급여비용을 지급받은 명세서 중 진료내역의 일부가 당초 청구 시 누락되어 누락된 진료내역만을 추가로 청구하는 경우에는 심사청구서 및 명세서의 청구 구분란에는 추가청구 구분코드("2")를 기재하고, 명세서의 청구 구분란에 이미 통보된 원청구서의 접수번호, 명세서 일련번호를 기재하여야 하며, 이 경우 반드시 진료기록부 사본을 첨부하여야 한다.

② 추가청구분은 반드시 원청구분과 구분 · 작성하여 청구하여야 한다.

(3) 분리청구, 추가청구건의 심사불능 시 청구방법

① 당초 분리청구 명세서가 심사불능된 경우, 「분리청구」건으로 청구

당초 청구 명세서의 접수번호 및 명일련은 이전 진료분 접수번호 및 명일련을 기재하고, 해당 심사불능 사유를 보완한다.

② 당초 추가청구 명세서가 심사불능된 경우, 「추가청구」건으로 청구

당초 청구 명세서의 접수번호 및 명일련은 원청구분 접수번호 및 명일련을 기재하고, 해당 심사불능 사유를 보완한다.

8) 진료행위에 대한 누락방지책

건강보험 청구심사 실무와 관련 진료행위에 대한 청구누락 방지책의 사례를 참고하여 사전에 효율적인 관리가 필요하다.

표 9-3 진료행위에 대한 누락방지책

	구분	내용
1	의료진의 진료기록(처방입력)	의무기록(경과기록, 수술기록, 상병 포함)
2	진료항목(행위)별 수가산정기준	산정(적용)기준 및 인정기준, 유권해석 등
3	미수발생액(청구대상액)과 청구차액	청구차액 최소화 필요(청구전 자체조정액)
4	보험교육 및 심사기준(지침)홍보	의료진 및 간호부서, 진료지원부서 등
5	수술 후 처치료 및 간호처치료	기준 및 인정범위, 산정방법 등
6	진찰료(초진 및 재진)산정 및 협진료 관리	산정기준과 지침에 의한 산정
7	산재 및 자동차보험 비대상 질환	승인된 상병 외의 진료비는 건강보험으로 청구
8	보험청구심사 기능의 전문화	보험청구심사 전문요원 양성 필요
9	특정진료재료 관리	처치 및 수술재료, 봉합사 인정기준 등
10	가산(율) 적용대상 관리	공휴일, 야간, 나이, 시간, 식사가산 기준 등
11	심사지급내역분석 사후관리	보완 및 추가청구, 부당한 조정 이의신청,
12	처방입력누락(착오) 방지	행위, 코드, 수량, 일수, 시간, 재료 등
13	응급의료관리료 산정	응급증상(급여) 및 비해당증상(전액본인부담)

자료: S병원 및 B병원 경영진단분석보고서(김회창)

9) 직원 보험교육

(1) 건강보험은 매년 보건복지부에서 건강보험요양급여비용이 개정 고시되고 또한, 심사기준과 지침, 유권해석, 질의회신, 진료분과위원회지침, 심사사례 등이 변경될 수 있으므로 보험심사 관리부서(적정진료팀 또는 보험심사실 등)에서는 변경된 주요 내용을 해당 직종별로 구분하여 보험교육이 필요하다.

(2) 병원에서 건강보험심사평가원으로 심사청구 후 심사지급 내역서를 분석하여 주요사항에 대해서는 해당 진료과 의료진 및 간호부서 등에 교육(또는 공지) 또는 협조요청이 필요하다. 교육 및 공지할 자료는 이해가 쉽게 자료를 요약하여 작성하여야 한다.

(3) 특히 신규약품 및 특정재료가 입고시는 보험심사기준을 미리 파악하여 자료를 정리 후 관련부서에 진료에 참고가 될 수 있도록 통보하여 사전 심사조정(삭감)을 방지하여야 한다.

(4) 대한병원협회 또는 대한의학협회 등에서 새로운 심사기준이 병원에 통보(신설 및 변경)시는 해당부분을 요약 · 정리하여 관련 부서에 알려서 진료에 참고가 되도록 한다.
(5) 건강보험심사평가원 홈페이지의 심사관련 사항 및 유사규모병원의 심사관련 자료를 수집하여 활용하도록 한다.
(6) 상기사항을 참고하여 진료행위에 대한 누락을 방지하고, 심사의 효율성을 제고할 수 있도록 관리가 필요하다.

10) 요양급여의 적정성 평가

(1) 평가 개요

요양급여 적정성 평가제도는 건강보험 가입자에게 제공되는 진찰, 시술, 투약, 검사 등 요양급여에 대하여 의 · 약학적 측면의 타당성과 비용 · 효과적 측면을 평가하여 궁극적으로는 의료의 질 향상을 도모하는 것을 그 목적으로 한다. 또한, 그 결과를 공개함으로써 건강보험 가입자인 국민에게는 요양기관을 선택할 수 있도록 정보를 제공하며, 의료서비스 공급자에게는 질 향상에 필요한 비교 정보 등의 제공을 통해 자발적 노력을 유도하고 평가 결과를 보상과 연계하여 질 향상을 가속화할 수 있는 방법으로 활용하고 있다.

(2) 요양급여의 적정성 평가

행위별 수가제에서는 불필요한 서비스의 과다제공이 우려되고 이는 의료자원의 낭비 및 보험재정의 악화요인을 초래할 수 있다. 따라서 의료의 질 문제를 개선하고 양질의 요양급여가 제공될 수 있도록 2000년 7월 1일부터 「건강보험법」에 의한 요양급여의 적정성 평가를 심사평가원에서 실시하고 있다.

표 9-4 요양급여 적정성 평가 현황

구분(총 37항목)		평가항목(54개 세부항목)
신규 (2)	진료행위 및 약제(1)	① 수혈
	기관단위(1)	② 입원일수
계속 (33)	환자중심(1)	① 환자경험
	급성질환(5)	② 관상동맥우회술, ③ 급성기뇌졸중, ④ 폐렴, ⑤~⑥ 허혈성심장질환(급성심근경색증, 경피적관상동맥중재술)[주1]
	만성질환(4)	⑦ 고혈압, ⑧ 당뇨병, ⑨ 천식, ⑩ 만성폐쇄성질환
	암질환(5)	⑪ 대장암, ⑫ 유방암, ⑬ 폐암, ⑭ 위암, ⑮ 간암 진료결과
	감염질환(1)	⑯ 결핵
	정신건강(2)	⑰ 의료급여 정신과, ⑱ 정신건강, ⑲입원영역 우울증 외래, ⑳ 치매
	진료행위 및 약제(9)	㉑ ~ ㉔ 약제급여(급성장 · 하기도감염 항생제, 주사제, 약품목수, 투약일당약품비), ㉕ 수술의 예방적 항생제 사용(18개 수술)[주2], ㉖ 혈액투석, ㉗ 마취, ㉘ 치과근관치료, ㉙ 수혈
	기관단위(6)	㉚ 요양병원, ㉛ 중환자실, ㉜ 신생아중환자실, ㉝ 병원표준화사망비, ㉞ 위험도표준화재입원비, ㉟ 중소병원
예비 및 연구	예비평가[주3]	신경차단술, 류마티스관절염, ADHD, 의료관련감염

주1) 향후 평가방향 협의 중
주2) 평가대상 수술(19개 → 18개 수술로 변경
– (유지 14종류) 대장수술, 담낭수술, 고관절치환술, 슬관절치환술, 개두술, 자궁적출술, 제왕절개술, 전립선절제술, 유방수술, 척추수술, 견부수술, 후두수술, 허니아수술, 폐절제술
– (신규 4종류) 골절수술, 혈관수술, 갑상선수술, 녹내장수술, 백내장수술
주3) 인력 · 예산 등 평가 수행 여건 고려하여 순차적으로 수행예정으로 점책적 우선순위에 따라 항목 변경 가능

※ 정책적 환경 및 평가 수행 여건 등을 고려하여 대상항목과 추진일정은 일부 변경될 수 있음

(3) 가감지급 사업

가감지급 사업은 적정성 평가결과를 보험급여비용에 연계하여 진료수준에 따른 차등적 진료비 보상체계를 통해, 평가결과가 우수한(낮은) 기관에는 경제적 인센티브(디스 인센티브)를 부여하여 의료서비스 질 향상을 촉진하기 위한 사업이다. 2007년 7월부터 2010년 12월까지 상급종합병원을 대상으로 급성심근경색증 및 제왕절개 분만 2개 항목에 대해 가감지급 시범사업을 실시하였으며, 2011년에는 가감지급 시범사업을 본사업으로 확대하여 사

업대상도 상급종합병원에서 종합병원까지로, 항목도 급성기 뇌졸중을 추가하는 등 총 3항목에 대해, 가감지급률도 ±1%에서 ±2%로 확대하였다. 2012년에는 수술의 예방적 항생제가 가감지급항목으로 추가되고, 고혈압 · 당뇨병의 만성질환 관리에 대한 인센티브제도가 마련되었으며, 2013년에는 외래약제 적정성 평가 3항목을 추가하고 대상을 의원급까지 확대하였으며, 2014년에는 급성심근경색증과 제왕절개 분만이 가감지급 대상에서 제외, 2015년에는 혈액투석이 추가되고, 2021년에는 급성기 뇌졸중, 수술의 예방적 항생제 사용, 외래약제(3항목), 혈액투석, 고혈압, 당뇨병의 총 8개 평가항목에 대해 가감지급 사업을 실시하고 있다(보건복지백서, 2022).

11) 요양기관 현지조사

(1) 현지조사

① 개념

현지조사란 요양기관이 지급받은 요양급여비용 등에 대해 세부진료내역을 근거로 사실관계 및 적법 여부를 확인 · 조사하는 것을 말한다.

② 목적

현지조사의 목적은 요양기관의 건전한 요양급여비용 청구 풍토 조성 및 적정진료 유도와 건강보험 가입자의 수급권 보호 및 건전한 의료공급자 보호 및 불필요한 건강보험재정 누수 방지하는 데 있다.

③ 법적 근거

「국민건강보험법」 제97조(보고와 검사) 및 「국민건강보험법」 제98조(업무정지), 제99조(과징금) 및 시행령 제70조(행정처분기준)와 「국민건강보험법」 제115조(벌칙), 제116조(벌칙), 제119조(과태료) 등에 근거하고 있다.

(2) 현지조사 및 내용

① 현지조사는 요양기관의 진료 및 청구내역이 법령, 각종 고시 등 심사기준에 맞는지, 허위부당 청구한 사실이 없는 지 등에 대해 현지에 출장하여 조사하는 것이다(건강보험법 94조). 내용은 청구한 진료내역의 사실여부, 관계규정 준수 여부, 본인부담금 적법

징수 여부, 민원발생 건수 증가 등이 있다.

② 방법 및 절차는 보건복지부장관이 건강보험심사평가원의 지원을 받아 현지조사를 실시한다. 심사상 문제기관 또는 민원 및 비위사실 제보기관, 2차의 자율시정 통보에도 불구하고 시정하지 않은 기관, 검찰청 등 외부기관에서 조사 의뢰된 기관, 부당청구 상시감시 시스템에 의해 부당청구의 개연성이 높다고 예측된 기관, 공단의 진료내역 통보 등의 과정에서 부당청구협의가 인지되어 조사 의뢰된 요양기관을 대상으로 선정한다. 조사결과에 따라 허위. 부당금액은 환수하고 「건강보험법」에 의한 업무정지 또는 과징금 처분, 「의료법」 등에 의한 면허취소 또는 정지처분과 「형법」에 의한 형사 처벌도 적용한다.

(3) 현지조사 방법

① 현지조사 방법에는 서면조사와 현장조사가 있다.

② 보건복지부 및 건강보험심사평가원의 현지조사 과정은 다음과 같다.

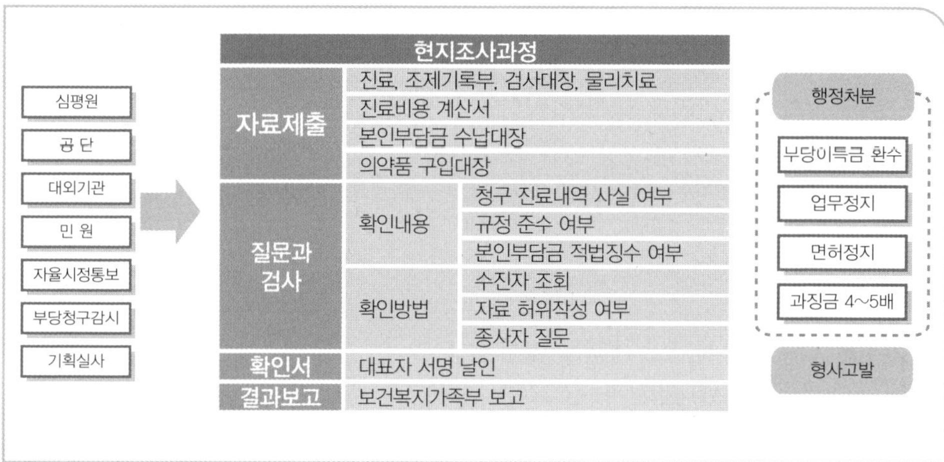

그림 9-7 ▶ 건강보험심사평가원의 현지조사 과정

(4) 행정처분

행정처분에는 부당이득금 환수와 업무정지 및 면허정지, 과징금 징수 등이 있다.

(5) 현지조사유형

현지조사유형에는 정기조사 및 기획조사와 긴급조사. 이행실태 조사가 있다.

수행 내용 및 수행준거 / 심사지급 분석 및 이의신청 · 재심청구

1 요양급여비용 진료비 지급방법에 대하여 알아본다.

(1) 요양급여비용 지급기관은 의료보장의 유형에 따라 상이하며 건강보험은 국민건강보험공단, 의료급여는 시 · 군 · 구청, 자동차보험은 각 자동차보험 손보사, 산재는 근로복지공단으로 나누어져 있다. 의료급여진료비는 건강보험과 동일하게 시 · 군 · 구청에서 국민건강보험공단에 예탁한 진료비에서 지급하고 있으며, 산재보험의 경우에는 요양기관을 관할하는 근로복지공단 지역본부나 지사에서 심사하고 요양기관으로 지급하고 있다. 자동차보험의 경우는 심평원의 심사결과에 따라 각 보험사별로 진료비를 요양기관에 지급하고 있다.

(2) 건강보험의 경우 건강보험심사평가원이 요양급여비용 심사청구를 받은 날부터 40일(정보통신망 경우는 15일) 이내에 심사하여 심사결과통보서를 국민건강보험공단에 통보하면 공단은 지체 없이 요양급여비용 지급명세가 기재된 요양급여비용 지급 통보서에 따른 요양급여비용을 해당 요양기관에 지급하도록 되어 있다.

2 진료비 심사 사후관리에 대하여 알아보고 실행한다.

심사 사후관리란 요양급여비용 심사청구에 대하여 심사가 종결되고, 그 결과를 건강보험공단 및 요양기관에 통보한 후 심사가 심사기준에 의하여 정확하게 이루어졌는지를 재점검하여 진료행위에 대한 누락을 방지하는 데 있다.

3 보완청구 및 추가청구의 개념을 알아본다.

(1) 보완청구란 요양기관에서 요양급여비용을 청구하였으나, 심사평가원에서 심사불능 처리된 건(반송건)에 대하여는 해당사유를 보완하여 명세서를 재작성하여 청구하는 것을 말한다.

(2) 추가청구는 요양기관이 요양급여비용을 지급받은 명세서 중 진료내역의 일부가 당초 청구 시 누락되어 누락된 진료내역만을 추가로 청구하는 것을 말한다. 추가청구 시는 구분코드("2")를 기재하고, 명세서의 청구 구분란에 이미 통보된 원청구서의 접수번호, 명세서 일련번호를 기재하여야 하며, 이 경우 반드시 진료기록부 사본을 첨부하여야 한다.

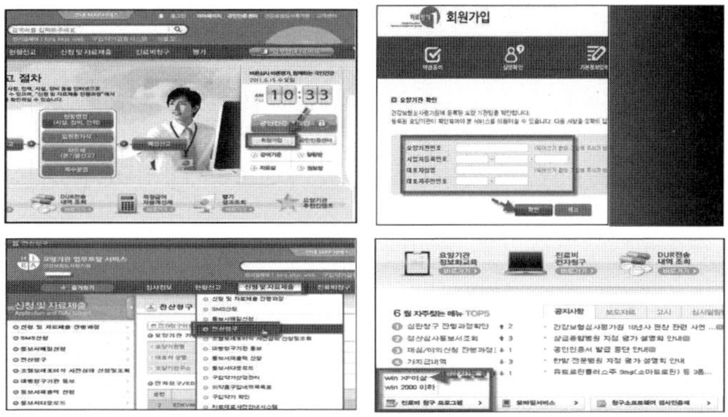

그림 9-8 ▶ 진료비 청구 포털서비스 화면

4 진료비 심사조정에 대한 이의신청 및 결과통보 일정에 대하여 알아본다.

(1) 이의신청은 요양기관 또는 공단은 심사평가원의 요양급여비용의 심사결과에 이의가 있을 때에는 법 제76조 제3항의 규정에 의하여 처분이 있음을 안 날부터 90일 이내에 문서로 이의신청을 하여야 한다.

(2) 이의시청 후 결과통보는 건강보험심사평가원이 제1항의 규정에 의한 이의신청을 받은 때에는 영 제51조의 규정에 의하여 60일 이내에 이의신청 결과를 통보하여야 한다. 단, 부득이한 사정이 있을 경우에는 30일의 범위 안에서 그 기간을 연장할 수 있다.

5 요양급여비용 심사조정 내역서의 빈도 높은 사유별 코드를 알아본다.

표 9-5 요양급여비용 심사(조정)내역 빈도 높은 사유별 코드

코드	내역
A	행위, 약제, 치료재료의 금액 산정착오
B	요양급여비용 산정기준 적용착오
C	요양급여기준 범위 초과 진료, 처방내역 미확인 조제
D	계산착오
E	비급여대상, 요양급여비용의 100분의 100 본인부담 항목 청구
F	증빙자료 미제출
G	중복 청구
H	소멸시효 기간이 경과된 요양급여비용 청구

6 요양급여비용 청구 심사지급에 대한 정산내역을 외래 및 입원 구분하여 분석한다.

7 심사지급 조정 내역서를 분석 후 보완청구 및 이의신청 · 재심청구를 한다.

8 건강보험심사평가원의 요양급여 적정성 평가제도에 대하여 알아본다.

요양급여 적정성 평가제도는 건강보험 가입자에게 제공되는 진찰, 시술, 투약, 검사 등 요양급여에 대하여 의 · 약학적 측면의 타당성과 비용 · 효과적 측면을 평가하여 궁극적으로는 의료의 질 향상을 도모하는 것을 그 목적으로 한다. 또한, 그 결과를 공개함으로써 건강보험 가입자인 국민에게는 요양기관을 선택할 수 있도록 정보를 제공하며, 의료서비스 공급자에게는 질 향상에 필요한 비교 정보 등의 제공을 통해 자발적 노력을 유도하고 평가 결과를 보상과 연계하여 질 향상을 가속화할 수 있는 방법으로 활용하고 있다.

표 9-6 건강보험 심사평가원의 요양급여의 적정성 평가 현황

구분	평가영역
평가영역	고혈압 · 당뇨병 · 천식 · 만성폐쇄성질환 · 대장암 · 위암 · 유방암 · 간암 · 폐암 · 폐렴 · 치매 · 신생아중환자실 · 혈액투석 · 의료급여정신과 · 정신건강입원영역 · 요양병원 · 중소병원 · 중환자실 · 약제급여(6종) · 급성심근경색증 · 관상동맥우회술 · 급성기뇌졸중 · 수술의 예방적 항생제 사용 · 진료량 지표 · 진료결과 · 유소아중이염 항생제, 결핵 · 환자경험, 마취 · 치과근관치료 · 수혈 · 우울증(외래) · 병원표준화사망비 · 위험도표준화재입원비 · 중소병원 등

9 보건복지부장관이 건강보험심사평가원의 지원을 받아 실시하고 있는 현지조사에 대하여 알아본다.

10 보훈진료비 심사개요와 위탁심사 과정에 대해서도 알아보고 수행한다.

(1) "국비진료대상자"라 함은 「국가보훈기본법」 제3조 제3호에 따른 '국가보훈관계 법령(국가보훈대상자에 대한 예우 및 지원과 관련된 법령)'에 의하여 국가가 진료에 소요되는 비용을 부담하는 진료대상자를 말한다.

(2) 위탁병원이란 보훈병원과 원거리에 거주하는 보훈국비환자의 진료편의 및 의료기관의 접근성 향상을 위해 보훈병원과 위탁진료계약을 체결한 병원을 말한다.

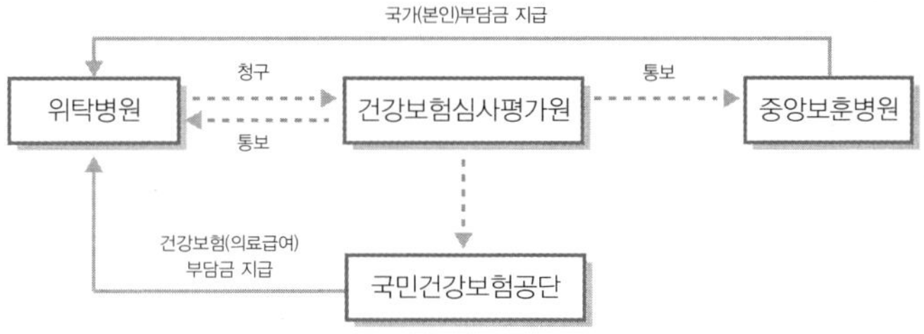

그림 9-9 ▶ 보훈 위탁병원 청구 · 심사 · 지급 업무 흐름도

수행 Tip!

- 건강보험 진료비 청구 심사지급 정산 내역서를 활용한다.

□ 학습 9 자기진단평가서			
담당교수		교과목명	건강보험실무
학번(반)		능력단위명 (능력단위코드) 책무(Duty)	진료비심사청구 (0601020111_16v2)
성 명			
평가일자	202X년 월 일	평가시기	ㅁ 수 업 전
			ㅁ 수 업 후

* 학습자의 자가진단서 평가로서 본 교과목의 능력단위요소별 사전 지식에 대한 문항으로 학습자 확인하는 체크리스트입니다. 진단 문항별로 매우 우수(5), 우수(4), 보통(3), 미흡(2), 매우 미흡(1) 중 하나에 ✓ 표시해 주시기 바랍니다.

[진료비심사 청구하기] 직무능력 평가표						
평가영역	문항	매우 미흡	미흡	보통	우수	매우 우수
학습 9. 진료비 심사 청구하기	1. 나는 요양급여비용의 심사의 법적근거 및 심사기준에 대하여 알 수 있다.	①	②	③	④	⑤
	2. 나는 진료기록부에 의한 상병명을 확인하고 상병기재 순서에 따라 청구할 수 있다.	①	②	③	④	⑤
	3. 나는 급여유형에 따라 진료비가 올바르게 산정되었는지 점검할 수 있다.	①	②	③	④	⑤
	4. 나는 진료비 계산과정에서 산정착오나 누락이 없었는지 검토할 수 있다.	①	②	③	④	⑤
	5. 나는 진료비심사 지급내역을 분석하여 이의신청이나 재심청구, 심사청구를 요청할 수 있다.	①	②	③	④	⑤
	6. 나는 보건복지부의 급여회신, 진료비심사사례를 관리하고 변경내용을 의료진과 직원들에게 교육할 수 있다.	①	②	③	④	⑤
	합계					
○ 교육 수강생 기타 의견						

10장 DRG 수행하기 (0601020111_16v2.10)

10-1 DRG 지불제도

학습 목표

1 | 우리나라에서 시행하고 있는 DRG지불제도에 대하여 알 수 있다.
2 | 행위별수가제와 DRG 지불제도의 장 · 단점을 비교할 수 있다.
3 | DRG의 대상 질병군별 고시된 수가를 적용하여 산정할 수 있다.

필요 지식

1. DRG 지불제도

1) DRG제도의 개념

(1) DRG의 개념

DRG(Diagnosis Related Groups: 진단명기준 포괄수가제)란 미국 예일대학교 연구팀이 개발한 것을 모체로 하여 의료비 상승으로 인한 국가의 재정 부담에 따른 의료비 상승을 억제하기 위하여 개발한 입원환자 중심의 분류체계이다. 즉, 입원환자들을 일정한 기준에 의하여 일정한 수의 환자군으로 분류하는 방법이다. DRG는 진단과 치료가 의학적으로 관련이 있고 재원기간이 유사하여 병원 자원의 소모가 유사한 환자들끼리 무리를 짓는 방법으로 포괄적으로 진료비를 산정하는 포괄수가제라고 할 수 있다. DRG에서는 입원기간 동안 제공된 진료량과 관계없이 어떤 질병의 진료를 위해 입원했었는가에 따라 미리 정해진 일정액을 지불하는 제도로, 건별 지불제도(pay for case system)로 미리 책정된 진료비를 지급하는 전향적산정방법(Prospective Payment System: PPS)인 선불제도로 볼 수 있다.

(2) 추진배경

현행 건강보험 수가제도는 행위별수가제를 근간으로 하며, 동 제도는 의료기관의 진찰, 검사, 처치 등 각각의 진료행위들을 일일이 계산하여 사후적으로 비용을 지불하는 방식이다. 이러한 행위별 수가제는 급격한 진료량 증가와 이에 따른 의료비용 상승 가속화의 요인이 되고 있으며, 그 밖에도 의료서비스 공급형태의 왜곡, 수가관리의 어려움, 의료기관의 경영 효율화 유인장치 미비 등 많은 문제점들이 파생되어 왔다. 이에 보건복지부는 행위별수가제의 문제점을 개선하고 다양한 수가지불제도를 운영하기 위한 방안으로 질병군별 포괄수가제도의 도입을 추진하게 되었다. 이를 위해 1995년 1월에 DRG 지불제도 도입검토협의회를 구성하고, 일부 질병군(DRG)을 대상으로 희망 의료기관에 한하여 1997년부터 질병군별 포괄수가제도 시범사업을 시작하여 2001년까지 제3차 시범사업을 실시하였다. 동 시범사업 실시 및 평가를 통하여 2002년부터 8개 질병군에 대하여 요양기관에서 선택적으로 참여하는 방식으로 본 사업을 실시하였고 2003년 9월 이후에는 정상분만을 제외하여 7개 질병군(수정체수술, 편도선수술, 항문수술, 탈장수술, 맹장수술, 자궁수술, 제왕절개수술)을 선택 적용하였다. 2012년 7월부터는 병원과 의원에 당연 적용하고 있으며 2013년 7월에는 종합병원과 상급종합병원까지 확대 · 시행되고 있다. 한편, 7개 질병군 포괄수가제가 비교적 단순한 수술에 적합한 모형으로 개발되어 중증질환 등 복잡한 수술을 포함하는 전체 질병군으로 확대하기 어렵다는 한계가 있어 이를 극복하기 위해 2009년 4월부터 국민건강보험공단 일산병원에 입원한 환자를 대상으로 신포괄수가 시범사업을 실시하여 2011년 7월부터는 지역거점 공공병원으로 시범사업을 확대 · 실시하고 있다.

(3) DRG 사업

① 시범사업

1997년부터 2001년까지 5년 동안 3회에 걸쳐 총 8개 질병군(질식분만 포함)에 대해서 시범사업을 실시하였다.

② 본 사업

2003년 9월 이후부터 4개 진료과 7개 질병군의 입원환자에 대하여 요양기관이 행위별수가 또는 포괄수가제 중에서 선택하는 방식으로 시행되다가 2012년 7월 1일부터는 병원 및 의원이 당연 적용 시행되고, 2013년 7월 1일부터는 종합병원 및 상급종합병원까지 확대 · 시행되어 전국의 모든 의료기관이 시행되고 있다.

(3) DRG 대상 질병군

대상 질병군은 4개 진료과 7개 질병군으로서 다음과 같이 실시되고 있다.

① 안과: 안과계 질환을 주진단으로 수정체 수술을 받은 자

② 이비인후과: 이비인후과계 질환을 주진단으로 편도와 아데노이드 수술을 받은 자, 기타 다른 수술을 함께 받은 경우는 제외

③ 외과: 소화기계 질환을 주진단으로 항문 및/또는 항문주위 수술을 받은 자, 서혜부 및 대퇴부 탈장수술을 받은 자, 충수절제술을 받은 자

④ 산부인과: 악성종양 제외한

- 여성생식기계 질환을 주진단으로 자궁 또는 자궁부속기 수술을 받은 자
- 분만을 주진단으로 제왕절개 분만한 자

⑤ 수정체 수술, 기타 항문수술, 서혜 및 대퇴부 탈장수술 질병군은 수술을 받고 6시간 미만 관찰 후 귀가 또는 이송하는 경우에도 질병군 대상으로 적용한다. 단, 차상위 본인부담 경감대상자는 제외한다. 혈우병 환자, HIV 감염자는 질병군 적용 대상에서 제외한다. 단, 입원이 30일을 초과한 경우 그 초과진료분은 행위별로 청구한다.

표 10-1 DRG 진료과 및 대상 질병군

진료과(목)	대상질병군	비고
안과	수정체 수술(소절개, 대절개, 양안, 단안)	
이비인후과	편도 및 아데노이드 절제술(연령)	
외과	충수절제술(복잡한 주진단, 복강경)	
	서혜 및 대퇴부 탈장수술(연령, 복강경, 편측, 양측)	
	항문수술(원형자동문합기 이용, 복수, 주요, 기타)	
산부인과	자궁적출 및 기타 자궁 및 자궁부속기 수술(복강경)	악성종양 제외
	제왕절개분만(단태아, 다태아)	질식분만 제외

(4) DRG가 진료형태에 미치는 영향

① DRG 환자가 FFS(행위별수가제) 환자에 비해 건당 재원일수는 짧기 때문에 평균 1일당 진료비가 높게 나타날 수 있음.

② 질병군에 대한 고정금액을 지불받기 때문에 가능하면 재원일수를 줄이려는 진료형태가 나타날 수 있음.

③ DRG 환자가 FFS 환자보다 입원기간이 짧기 때문에 재입원률이 높게 나타날 수 있음.

(5) DRG 적용분야

DRG 적용분야로는 병원관리, 의료이용도 조사, 지불체계, 적정진료보장(QA) 의료의 질 관리(별지 1 의료의 질 향상을 위한 점검표) 등이 있다.

(6) DRG 질병군 분류체계

■ KDRG 분류 구성(분류체계는 7자리)

① 주진단범주(MDC), 질병군(ADRG), 세부질병군(RDRG)의 3부분으로 구성된다.

② 주 진단범주(MDC)

- MDC란 신체부위 또는 질병특성에 따른 질병군의 대분류임
- 환자의 진단명에 따라 진료과별로 A~Z 중 23개 영문자로 구분된 대분류코드
- 신체부위나 질병의 특성에 따른 질병군의 대분류이며, 각 DRG는 하나의 주진단 범주에 속한다.

③ 질병군(ADRG)

수술 · 처치내역 및 세부진단에 따라 678 질병군(ADRG)을 3자리 숫자코드로 중분류된다.

④ 세부질병군(RDRG)

나이와 질병의 심한 정도에 따라 2자리 숫자 코드를 이용하여 1,834개의 세부질병군으로 세분류된다.

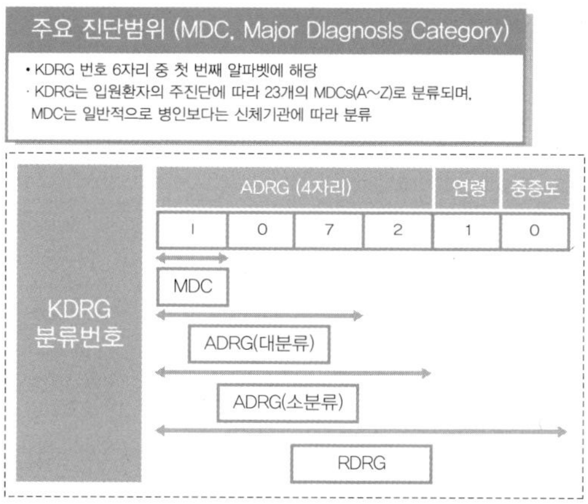

그림 10-1 ▶ KDRG 분류번호

2) 질병군 급여의 일반원칙

(1) 상급종합병원, 종합병원, 병원(요양병원을 포함), 의원(보건의료원을 포함)인 요양기관이 국민건강보험법 시행령 제21조 제3항 제2호 및 국민건강보험 요양급여의 기준에 관한 규칙(요양급여기준) 제8조 제3항에 따라 포괄적인 행위가 적용되는 질병군에 대한 입원진료를 하는 경우에 적용한다.

(2) 가입자 또는 피부양자가 질병군으로 입원진료를 받은 경우에 적용하되, 다음의 각 항목은 질병군 적용에서 제외하고 행위별을 적용한다.

가. 혈우병환자, HIV 감염자

나. 입원일수가 30일을 초과할 경우 31일째 되는 날부터 발생하는 진료분

다. 차상위 본인부담 경감대상자로서 제3호 나목에 해당하는 경우

라. 질병군 진료 이외의 목적으로 입원하여 입원일수가 6일을 초과한 시점에서 예상치 못하게 질병군 수술이 이루어진 경우 입원일로부터 수술시행일 전일까지의 진료분

마. 신생아(생후 4주 이내)가 질병군으로 입원진료를 받는 경우

(3) 제2호 규정에 따른 질병군 입원진료에는 다음의 각 항목을 포함한다.

가. 질병군으로 응급실 · 수술실 등에서 수술을 받고 연속하여 6시간 이상 관찰 후 귀가 또는 이송한 경우

나. 질병군 중 수정체소절개수술 단안, 수정체소절개수술 양안, 수정체대절개수술 단안, 수정체대절개수술 양안, 기타항문수술, 서혜 및 대퇴부탈장수술(장관절제미동반) 단측, 서혜 및 대퇴부탈장수술(장관절제미동반) 양측, 복강경을 이용한 서혜 및 대퇴부탈장수술(장관절제미동반) 단측, 복강경을 이용한 서혜 및 대퇴부탈장수술(장관절제미동반) 양측 질병군으로 수술을 받고 6시간 미만 관찰 후 당일 귀가 또는 이송하는 경우

(4) 질병군 상대가치점수는 다음 각목의 행위 · 약제 및 치료재료를 포함한다.

가. 「행위 급여 · 비급여 목록 및 급여 상대가치점수」에서 정한 행위급여 목록표에 고시된 행위

나. 요양급여기준 제8조 제2항의 규정에 의하여 고시된 약제 급여 목록 및 급여 상한금액표의 약제와 치료재료 급여 · 비급여 목록 및 급여 상한금액표의 치료재료

다. 요양급여기준 별표 2의 비급여대상 중 제6호의 비급여대상을 제외한 행위 · 약제 및 치료재료

라. 「국민건강보험법 시행규칙」 별표 5의 본인이 요양급여비용의 100분의 100을 부담하는 항목 중 제1호 자목에 해당하는 항목을 제외한 행위 · 약제 및 치료재료

마. 다음 항목 중 위 가목 내지 라목에 해당하는 경우

① 요양급여기준 별표 1 제1호마목에서 장관이 정하는 바에 따라 다른 기관에 검사를 위탁하거나 당해 요양기관에 소속되지 아니한 전문성이 뛰어난 의료인을 초빙하거나, 또는 다른 요양기관에서 보유하고 있는 양질의 시설 · 인력 및 장비를 공동 사용하는 경우 소요되는 행위 · 약제 및 치료재료

② 입 · 퇴원 당일에 발생한 행위 · 약제 및 치료재료로써 외래진료 및 퇴원약제 등을 포함하되 다음 항목은 제외한다.

(가) 질병군 입원을 예견하지 못한 상태에서 입원 당일 외래진료를 받은 경우의 원외 처방 약제비

(나) 질병군으로 퇴원 후 질병군과 관계없는 상병으로 퇴원 당일 외래진료를 받는 경우의 원외 처방 약제비

(다) 질병군으로 퇴원 후 질병군 질환과 관계없는 상병으로 퇴원당일 재입원하는 경우의 요양급여비용

③ 요양기관의 요구에 의하여 가입자 등이 외부에서 직접 구입한 약제 및 치료재료

(5) 질병군에 대한 요양급여비용을 산정할 때에는 질병군 점수를 기준으로 제3장의 「질병군별 점수 산정요령」에 의하여 산정된 점수 총합에 「국민건강보험법」 제42조 제3항과 영 제24조 제1항에 따른 점수당 단가를 곱하여 10원 미만을 절사한 금액을 요양급여비용 총액으로 산정한다. 이 경우 위 금액 외에 별도로 산정하는 비용이 있는 경우에는 각각의 산정방식에 의하여 산정된 금액을 합산한다.

(6) 제5호 본문에도 불구하고 질병군별 금액 산정시 점수당 단가는 제3장 제4호의 「질병군 행위 및 약제 · 치료재료 구성비율」에 따른 행위부분 점수와 매년 상한금액 변화를 적용한 약제 · 치료재료 금액을 점수당 단가로 나눈 점수를 합한 점수(소수점 이하 셋째 자리에서 4사5입)에 적용한다.

〈산 식〉

질병군별 금액 = {질병군별 행위 점수 + (약제 치료재료 금액 ÷점수당 단가)}
× 점수당 단가

(7) 제5호에 따라 산정한 요양급여비용의 총액이 영 제24조 제1항 내지 제3항 및 요양급여기준(별표 2 제6호를 제외한다)에 의하여 산정한 총액보다 적고 그 차액이 100만 원을 초과한 경우에는 위 제5호에 따른 금액에 100만 원을 초과하는 금액(10원 미만 절사)을 합한 금액을 요양급여비용 총액으로 산정한다.

(8) 가입자 또는 피부양자가 제1호에 따른 요양기관에서 신고한 일반병실 및 정신과 폐쇄병실의 2인실 내지 5인실을 이용한 경우는 추가비용 계산식에 따른 금액을 추가 산정하고, 상급종합병원의 일반입원실 및 정신과 폐쇄병실의 1인실을 이용하는 경우에는 1인실 이용일수에 해당하는 기본입원료를 제외하고 산정한다.

(9) 영 별표 2 제2호 나목의 보건복지부장관이 정하여 고시하는 입원실을 이용한 경우라 함은 가입자등이 제1호에 따른 요양기관에서 「국민건강보험법」 제43조에 따라 신고한 일반입원실 및 정신과 폐쇄병실의 2인실 내지 5인실을 이용한 경우를 말하며 본인부담액 계산식에 따른 금액을 더하여 본인부담액을 산정한다.

(10) 영 별표 2 제2호 나목에서 "같은 고시에서 정한 금액"이라 함은 제6호 중 100만 원 초과분에 해당하는 금액을 말한다.

(11) (별표 2의2)에 열거한 외과 전문의가 시행한 경우에는 소정점수의 30%에 대한 요양기관 종별가산율을 적용한 금액을 추가 산정한다.

(12) 18~09시 또는 공휴일에 응급진료가 불가피하여 수술을 행한 경우에는 해당 질병군의 야간 · 공휴 소정점수를 추가 산정한다. 이 경우 수술 또는 마취를 시작한 시간을 기준으로 한다.

(13) 질병군 요양급여를 실시하는 요양기관은 질병군 입원환자의 질병군 분류번호와 관련한 주진단 및 기타 진단, 수술명 등은 진료기록부에 근거하여 정확한 코드를 부여하여야 하며, 진단명이 입원 시부터 존재하였는지 여부를 확인할 수 있도록 진료기록부에 기록하고, 의료의 질 향상을 위한 점검표(별지 서식 참조)를 작성하여야 한다.

(14) 입원 중인 환자를 제2부 각 장에 분류된 질병군 중 수정체소절개수술 단안, 수정체소절개수술 양안, 수정체대절개수술 단안, 수정체대절개수술 양안의 진료를 위해 다른 요양기관으로 의뢰하여 질병군 진료를 실시한 경우 해당 요양급여비용은 의뢰받은 요양기관에서 질병군으로 적용한다.

(15) 질병군 진료 시 초음파검사는 요양급여 적용기준 및 방법에 관한 세부사항 제2장 검사료 초음파검사 세부인정기준을 적용하며, 인정기준에 의한 급여대상에 해당되는 경우에는 제2부 각 장에 분류된 질병군 점수 이 외에 제1편 제2부 초음파검사료를 추가 산정한다.

(16) (별표 2의 4)에 열거한 항목에 해당하는 행위 및 치료재료는 요양급여의 적용기준 및 방법에 관한 세부사항을 적용하며, 인정기준에 의한 급여대상에 해당되는 경우에는 제1편 제2부 행위급여 상대가치점수와 약제 및 치료재료의 비용에 대한 결정기준에 의한 금액에 해당 보상률을 곱하여 산정한다.

(17) 요양급여항목 및 본인부담률은 [별표 2의 5]와 같다.

(18) 질병군 진료 시 마취통증의학과 전문의를 초빙하여 마취를 실시한 경우에는 제1편 제2부 제6장 바-2의 마취통증의학과 전문의 초빙료를 추가 산정하며, 제2부 제6장 및 「요양급여의 적용기준 및 방법에 관한 세부사항」의 마취통증의 학과 전문의 초빙료 산정 관련 규정을 적용한다.

(19) 질병군 진료 시 분류번호를 결정하는 주된 수술 이 외에 수술을 실시하는 경우에는 해당수술 소정점수를 추가 산정한다.

(20) 질병군 진료 시 의료질 평가지원금은 분야별 등급별 입원의 소정점수를 질병군 입원일수와 동일하게 추가 산정한다.

(21) 질병군 진료 시 제1편 제2부 제19장 제2절에 따른 응급의료행위를 실시하는 경우에는 제1편에서 정하고 있는 해당 소정점수의 50%를 추가 산정하고, 제1편 제2부 제19장 제2절의 산정지침 3. 내지 5. 및 「요양급여의 적용기준 및 방법에 관한 세부사항」을 적용한다.

(22) 「의료법」 제3조의5에 따라 전문병원으로 지정받은 의료기관에서 질병군 진료 시 제1편 제2부 제1장 산정지침 6.에 따른 전문병원 관리료 등은 가-24-가 전문병원 입원관리료와 가-24-1 전문병원 의료질지원금의 해당 소정점수를 질병군 입원일수에 따라 추가 산정한다.

(23) 질병군 진료 시 감염예방관리활동을 실시하는 경우에는 감염예방관리료를 추가 산정하고 요양급여의 적용기준 및 방법에 관한 세부사항을 적용한다.

표 10-2 2인실 또는 3인실 이용 시 추가비용 및 본인부담액 계산식

구분		내용
추가비용 계산식		(2인실 입원료 − 기본입원료) × 2인실 이용일수 + (3인실 입원료 − 기본입원료) × 이용일수
본인부담액 계산식	상급종합병원	{(2인실 입원료 × 2인실 이용일수) × 50/100} + {(3인실 입원료 × 3인실 이용일수) × 40/100} − {(기본입원료 × 해당 인실별 이용일수) × 20/100}
	종합병원, 병원, 의원	[{(2인실 입원료 × 2인실 이용일수) × 40/100} + {(3인실 입원료 × 3인실 이용일수) × 30/100}] − {(기본입원료 × 해당 인실별 이용일수) × 20/100}

주: "2인실 또는 3인실입원료, 기본입원료"는 제1편의 종별에 따른 입원료(가-2)를 말하며, 입원료관련 가산 또는 감산은 적용하지 아니한다.

3) 질병군 비급여 목록

(1) 요양급여기준 별표 2 비급여대상 제6호에 의한 비급여대상은 질병군 상대가치점수에 포함되지 않는다.

(2) “3”에 따른 비급여목록 중 2. 신의료기술 등의 비급여는 다음 각목이 정하는 바에 따라 일정기간 동안 비급여로 산정할 수 있다.

① 비급여 목록 2. 신의료기술 등의 비급여는 건강보험심사평가원장이 정하는 절차 및 기준 등에 따라 신청하여 지정된 요양기관에서 실시한다.

② “①”에 의한 기관이 비급여 목록 2. 신의료기술 등의 비급여 대상을 실시하는 경우 해당 금액, 비급여 구성항목(소요재료 등), 환자 동의서 등을 작성하여야하며 자료제출 등 세부사항은 건강보험심사평가원장이정하는 바에 따른다.

다빈치로봇수술[시술 시 소요재료포함]: 신의료기술 비급여 행위
• 「복강경을 이용한 자궁적출술(악성종양 제외)」, 「복강경을 이용한 기타 자궁 수술(악성종양 제외)」, 「복강경을 이용한 자궁부속기 수술(악성종양 제외)」 질병군에 적용 • '13.9.12 고시에 의해 건강보험심사평가원장이 정한 절차 및 기준에 따라 지정받은 기관에서 적용

(3) 요양급여기준 별표 2 비급여대상 제6호에 의한 비급여대상 중 보건복지부장관이 정하여 고시하는 비급여대상 행위 및 치료재료는 비급여 목록에 의한다.

4) 질병군 급여목록 · 상대가치점수표 및 적용지침

(1) 안과 적용지침

① 요양기관종별로 연성 인공수정체를 사용하는 경우에는「수정체 소절개수술(유리체 절제술 유무와 무관), 단안」, 「수정체 소절개수술(유리체 절제술 유무와 무관), 양안」, 경성 인공수정체를 사용하는 경우에는「수정체 대절개수술(유리체 절제술 유무와 무관), 단안」, 「수정체 대절개수술(유리체 절제술 유무와 무관), 양안」의 각 질병군 점수를 적용한다.

② 각 질병군은 동 질병군에 해당하는 수술의 종목 수에 불문하고 해당 소정점수를 적용한다. 다만, 인공수정체를 사용하지 않거나, 제2편 제4부[비급여목록] 2.치료재료(1) 조절성 인공수정체를 사용하는 경우에는 해당 질병군 요양급여비용의 총액에서 [별표 2의6] 질병군별 인공수정체 제외 금액표의 해당 금액을 제외하고 산정한다.

표 10-3 안과 질병군별/요양기관종별 적용수가 "예"

질병군 분류번호	질병군 명칭	요양기관 종별	기준 점수	일당 점수	야간·공휴 점수
C05 100	수정체 소절개 수술 (유리체 절제술 유무와 무관), 단안, 심각하거나 중증 혹은 중등도의 합병증이나 동반상병 미동반	상급종합병원	17,046.03	2,373.15	3,840.99
		종합병원	15,141.57	2,109.79	3,693.46
		병원	14,152.84	1,972.90	3,545.64
		의원	12,030.63	1,683.17	3,273.41

(2) 이비인후과 적용지침

① 요양기관종별로 「편도 및 아데노이드 절제술」의 각 질병군 소정점수를 적용한다.

② 각 질병군은 동 질병군에 해당하는 수술의 종목수 및 편측 · 양측수술에 불문하고 해당 소정점수를 적용한다.

표 10-4 이비인후과 질병군별/요양기관종별 적용수가 "예"

질병군 분류번호	질병군 명칭	요양기관 종별	기준 점수	일당 점수	야간·공휴 점수
D1 1110	편도 및 아데노이드 절제술, 연령 0-17, 심각하거나 중증 혹은 중등도의 합병증이나 동반상병 미동반	상급종합병원	21,628.85	3,532.50	2,590.84
		종합병원	17,704.94	2,891.59	2,491.13
		병원	15,841.21	2,587.20	2,491.13
		의원	13,374.02	2,189.14	2,207.89

(3) 외과 적용지침

① 요양기관종별로 「복잡한 주진단에 의한 충수절제술」, 「복잡한 주진단이 없는 충수절제술」, 「복강경을 이용한 복잡한 주진단에 의한 충수절제술」, 「복강경을 이용한 복잡한 주진단이 없는 충수절제술」, 「복강경을 이용한 서혜 및 대퇴부 탈장수술(장관절제 미동반), 단측」, 「서혜 및 대퇴부 탈장 수술(장관절제 미동반), 단측」, 「복강경을 이용한 서혜 및 대퇴부 탈장수술(장관절제 미동반), 양측」, 「서혜 및 대퇴부 탈장수술(장관절제 미동반), 양측」, 「복수

항문 수술」, 「기타 항문 수술」, 「원형자동문합기를 이용한 치핵절제술」, 「주요 항문 수술」의 각 질병군 소정점수를 적용한다.

표 10-5 외과 질병군별/요양기관종별 적용수가 "예"

질병군		요양기관 종별	기준 점수	일당 점수	야간·공휴 점수
분류번호	명칭				
G08100	복잡한 주진단에 의한 충수절제술, 심각한 혹은 중증의 합병증이나 동반상병 미동반	상급종합병원	43,703.14	31,442.99	3,388.95
		종 합 병 원	36,882.78	2,873.78	3,258.58
		병원	31,442.99	2,431.37	3,128.20
		의원	31,442.99	2,431.37	2,887.12

② 신생아가 「복강경을 이용한 서혜 및 대퇴부 탈장수술(장관절제 미동반), 단측」, 「서혜 및 대퇴부 탈장수술(장관절제 미동반), 단측」, 「복강경을 이용한 서혜 및 대퇴부 탈장수술(장관절제 미동반), 양측」, 「서혜 및 대퇴부 탈장수술(장관절제 미동반), 양측」 질병군에 해당할 경우 질병군 점수를 적용하지 아니하며 제1편을 적용한다.

③ 각 질병군은 동 질병군에 해당하는 수술의 종목 수에 불문하고 해당 소정점수를 적용한다.

④ 복강경을 이용한 수술 중 부득이한 사유로 중도에 개복술로 전환하여 수술을 종결한 경우에는 복강경을 이용하지 아니한 질병군에 해당하는 소정점수를 적용하고 복강경 등 내시경하 수술시 보상하는 239,000원(100분의 20에 해당하는 47,800원은 본인부담)의 금액을 추가 산정한다.

(4) 산부인과 적용지침

① 요양기관종별로 「복강경을 이용한 자궁적출술(악성종양 제외)」, 「기타 자궁적출술(악성종양 제외)」, 「복강경을 이용한 기타 자궁수술(악성종양 제외)」, 「기타 자궁 수술(악성종양 제외)」, 「복강경을 이용한 자궁부속기 수술(악성종양 제외)」, 「자궁부속기 수술(악성종양 제외)」, 「제왕절개분만(단태아)」, 「제왕절개분만(다태아)」의 각 질병군 소정점수를 적용한다.

② 위 "1"의 규정에도 불구하고 「복강경을 이용한 기타 자궁 수술(악성종양 제외)」, 「기타 자궁 수술(악성종양 제외)」, 「복강경을 이용한 자궁부속기 수술(악성종양 제외)」, 「자궁

부속기 수술(악성종양 제외)」의 각 질병군에 해당하는 수술을 실시한 경우 해당 질병군의 가산점수를 산정한다. 다만, 절개생검(심부[장기절개생검]-개복에 의한 것, 나-853-나-2), 유착성자궁부속기절제술(자-433)과 난소를 전적출하는 부속기종양적출술([양측]-양성, 자-442-가)은 가산점수를 산정하지 아니한다.

③「제왕절개분만(단태아)」, 「제왕절개분만(다태아)」 질병군 대상 중 출혈로 인해 혈관색전술(기타혈관, 자-664-나), 자궁내 풍선카테터 충전술[자궁용적측정 포함](자-402-3)을 실시한 경우 질병군 점수를 적용하지 아니하며 제1편을 적용한다.

④ 각 질병군은 동 질병군에 해당하는 수술의 종목수 및 편 · 양측 수술에 불문하고 해당 소정점수를 적용한다.

⑤ 복강경을 이용한 수술 중 부득이한 사유로 중도에 개복술로 전환하여 수술을 종결한 경우에는 복강경을 이용하지 아니한 질병군에 해당하는 소정점수를 적용하고 복강경 등 내시경하 수술 시 보상하는 239,000원(100분의 20에 해당하는 47,800원은 본인부담)의 금액을 추가 산정한다.

⑥ 로봇 보조 수술을 실시한 경우 질병군 적용에서 제외하고 제1편을 적용한다.

표 10-6 산부인과 질병군별/요양기관종별 적용수가 "예"

질병군		요양기관 종별	기준 점수	가산 점수	일당 점수	야간 · 공휴 점수
분류 번호	명칭					
N0 4100	복강경을 이용한 자궁적출술 (악성종양 제외), 심각한 혹은 중증의 합병증이나 동반상병 미동반	상급종합병원	62,312.48		3,742.41	5,323.84
		종합병원	53,664.79		3,301.63	5,119.04
		병원	42,173.31		2,553.70	4,914.39
		의원	33,760.34		2,092.83	4,534.90
O0 1600	제왕절개분만 (단태아), 심각하거나 중증 혹은 중등도의 합병증이나 동반상병 미동반	상급종합병원	37,098.23		3,424.97	5,533.37
		종 합 병 원	28,888.63		2,667.13	5,386.13
		병원	23,301.84		2,151.32	5,238.60
		의원	20,054.22		1,854.51	4,765.87

5) 질병군 점수 산정요령

(1) 질병군별 점수는 가입자 등의 입원일수에 따라 다음과 같이 정상군, 하단 및 상단열외군으로 구분하여 산정한다. 이 경우 고정비율과 평균 입원일수, 정상군 하한 및 상한 입원일수는 제3호와 같다.

(2) 18~09시 또는 공휴일에 응급진료가 불가피하여 수술을 행한 경우에는1호의 질병군별 점수에 다음과 같이 해당 질병군의 야간 · 공휴 소정점수를 추가 산정한다. 이 경우 수술 또는 마취를 시작한 시간을 기준으로 한다.

(3) 질병군별 고정비율과 평균 입원일수, 정상군 하한 입원일수 및 정상군 상한 입원일수

6) 진단의 정의 및 분류기호 분류기준

(1) 진단의 정의

건강보험심사평가원 요양기관 업무포털서비스 → 심사정보 → 자료방 →
질병군별포괄수가제(DRG)에 게재되어 있음.

① 주진단(Principal Diagnosis)

환자가 병원에 입원하게 된 주원인에 대하여 입원기간 중의 모든 검사 또는 수술 등을 통하여 확립된 최종 진단이다. 단 진료 개시 후 의료시설을 방문하게 만든 병태와는 관련이 없는 새로운 병태가 발견되고, 이로 인한 자원 소모가 더 클 때에는 새로운 병태를 주진단으로 선정한다.

② 기타진단(Other Diagnosis)

입원기간 중 발생했거나, 입원당시부터 주진단과 함께 가지고 있던 병태로서 다음과 같은 측면에서 환자진료에 영향을 준 주진단 이외의 추가진단을 말한다.

- 임상적 평가(Clinical evaluation)
- 치료적 요법(Therapeutic treatment)
- 진단적 처치(Further evaluation by diagnostic studies, procedure, or consultation)
- 재원기간의 연장(Extended length of hospital stay)

• 간호 및 관찰의 증가(Increased nursing care and/or other monitoring)

(2) 진단 분류기호 부여기준

① 주진단

1. 한 번 입원한 건에 대하여는 하나의 주진단을 부여한다. 둘 이상의 병태가 주진단 정의에 똑같이 부합될 때는 둘 중 어느 진단을 선택하여도 무방하나 하나의 진단만을 주진단으로 부여한다.
2. 비급여대상 질환(「국민건강보험 요양급여의 기준에 관한 규칙」 별표 2 제6호에 해당하는 질환)이 주진단에 해당될 경우는 기타 진단 중 가장 주된 진료를 받은 진단을 주진단으로 선정한다.
3. 진단이 확립되지 아니한 경우 의심되는 진단(의증)을 주진단으로 부여할 수 있다. 입원기간 중 생성된 진단 정보가 없어서 진료 후에도 주진단이 여전히 '의심되는', '의문나는' 등으로 기록되어 있는 경우 의심되는 진단을 확진된 것처럼 부여할 수 있다.

② 기타 진단

1. 확립된 진단만 부여하고 의심되는 진단(의증)은 기타 진단으로 부여하지 아니한다. 기타 진단은 확진된 경우만 부여할 수 있으며, 의심되는 진단(의증)은 부여하지 아니한다. 의심되는 진단(의증)의 경우는 그 진단과 관련되는 증상 및 증후〔XVIII장. 달리 분류되지 않은 증상, 징후와 임상 및 검사의 이상 소견에 해당되는 분류기호〕로 부여하여야 한다.
2. 비급여 대상 질환은 기타 진단으로 부여하지 아니한다.
3. 이번 입원과 관련 없는 이전 병태는 기타진단으로 부여하지 아니한다. 진료기록부의 최종진단명란에 기재되어 있는 진단명은 주진단 이 외에는 일반적으로 모두 기타진단으로 간주할 수 있으나, 그중 과거의 진료 또는 병력에 해당되는 병태로서 이번 입원과 관련 없는 경우는 기타 진단으로 부여하지 아니한다.
4. 전신적인 만성질환은 기타진단으로 부여할 수 있다.
   고혈압, 파킨슨병, 당뇨병 등과 같은 만성질환은 지속적인 임상적 평가, 추가적인 간호 및 관찰이 요구될 수 있으므로 기타 진단으로 부여할 수 있다.

5. 질병진행 과정중의 한 부분으로의 병태는 기타 진단으로 부여하지 아니한다.
   질병의 진행과정에 반드시 수반되는 병태는 기타진단으로 별도 부여하지 아니한다.
6. 비정상적인 검사결과만으로(진료의가 임상적인 의미를 부여하지 않은 경우) 기타 진단으로 부여하지 아니한다.

(3) 입원 시 상병여부(POA) 부여기준

① 정의

POA(Present on Admission)는 환자가 입원 당시에 가지고 있었던 각종 동반 질환 또는 상태(comorbidity)를 말한다. 즉, 외래방문에서 진단받았거나, 병실로 입원하기 전 응급실에서 발생한 상태, 또는 외래 수술 중 발생한 상태 등도 POA에 해당한다. POA의 코드는 아래와 같고, 주진단과 기타진단 모두 부여한다.

Y: 해당 진단이 입원 당시에 존재하였음.

N: 해당 진단이 입원 당시에 존재하지 않았음.

W: 해당 진단이 입원 당시에 존재하였는지를 의료진이 임상적으로 결정할 수 없음.

U: 해당 상태가 입원 당시에 존재하였는지를 결정할 수 있는 기록이 충분하지 못함.

② 부여기준

1. 고혈압, 당뇨병, 천식과 같은 만성질환에 대하여 입원 이전에 진단을 받은 상태 에 대해서는 'Y' 코드를 부여한다.
2. 입원 중에 진단을 받았지만, 입원 당시 존재하였다는 것이 명확한 상태에 대해서는 'Y'를 부여한다.
3. 신생아는 출생 이전까지는 입원으로 간주되지 아니한다. 따라서 출생 시 상태 또는 자궁 내에서 발생한 상태는 모두 입원 당시 존재한 것으로 간주되어 'Y' 코드를 부여한다.
4. 질환의 후유증, 정상 출산, 선천성기형, 외인코드(external causes of injury), 보조코드(supplemental classification)에 해당하 아래 코드에 대하여는 기재하지 아니한다.

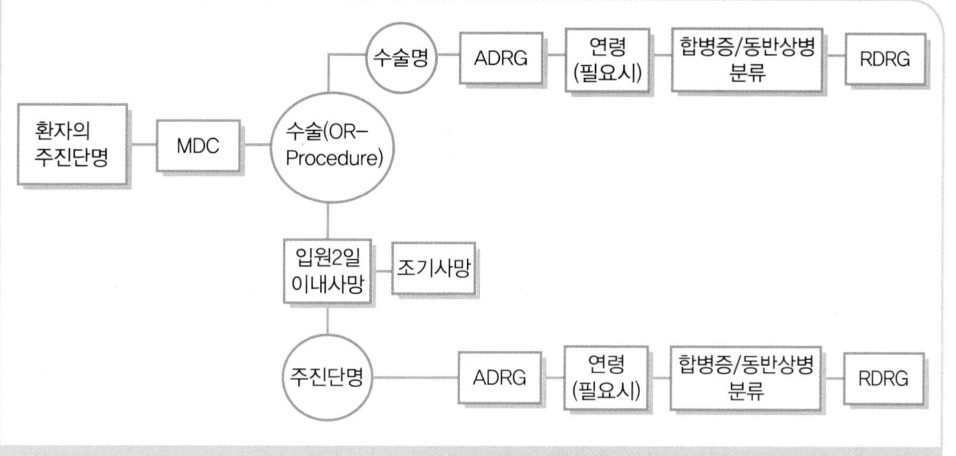

그림 10-2 ▶ KDRG 분류번호 부여 과정

(4) 질병군 범주의 결정 및 분류번호

① 질병군 분류 과정

1. 질병군의 일반적인 분류 과정은 입원환자의 주진단에서 출발한다.
   입원환자의 주진단은 23개의 MDC(Major Diagnostic Category) 중 하나로 분류된다.
2. 환자가 수술을 받았는지 여부에 따라 외과계와 내과계 질병군으로 구분되며, 외과계 질병군은 환자가 받은 수술에 따라서 질병군이 결정되고 내과계 질병군은 주 진단명에 따라서 결정된다.
3. 개복이나 내시경수술(복강경이나 흉강경)의 구분 및 단측과 양측 등의 구분이 필요한 경우에는 부가코드(ADC)를 이용하여 질병군을 결정한다.

〈부가코드의 종류〉

- ADC02 흉강경 시술 ADC03 복강경 시술
- ADC04 양측(Bilateral) ADC05 수정체 소절개수술

2. 신포괄지불제도

(1) 신포괄지불제도

신포괄수가제는 기존의 포괄수가제에 행위별수가제적인 성격을 반영한 혼합모형 지불제도로 입원기간 동안 발생한 입원료, 처치 등 진료에 필요한 기본적인 서비스는 포괄수가로 묶고, 의사의 수술, 시술 등은 행위별 수가로 별도 보상하는 제도를 말한다, 따라서 신포괄제는, 행위별수가제와 기존 7개 질병군 포괄수가제 방식(DRG)을 개선하기 위해 개발된 모델이다.

(2) 실시근거

「보건의료기본법」 제44조 제1항에 따라 정부의 새로운 진료비 지불제도의 시범적용을 위하여 신포괄 모형에 대한 시범사업을 실시한다.

(3) 실시목적 및 도입배경

가. 실시목적

① 신포괄지불제도 시범사업을 통해 신포괄 모형의 환자분류, 포괄수가 수준, 진료비 지불방식 등의 적정성을 파악하여 지불모형으로서의 타당성 및 확대 적용가능성을 검증한다.

② 신포괄지불제도가 의료의 질, 의료공급자의 진료형태, 진료비청구, 심사 및 관리업무 등에 미치는 영향을 평가하고 문제점 및 개선방안을 도모한다.

나. 도입배경

행위별수가제와 포괄수가제의 단점을 보완하면서, 장점을 제공하기 위해 2009년부터 신포괄수가제 시범사업을 도입하였다.

(4) 대상기관 및 질병군

① 시범사업은 2009년 4월부터 국민건강보험공단 일산병원을 대상으로 사업을 실시하여 2011년 7월부터는 지역거점 공공병원 42개 기관(시범요양기관)으로 확대 실시하고 있다. 또한, 2018년부터는 민간병원 일부를 대상으로 시범사업을 실시하고 있다.

② 시범사업에 적용되는 질병군은 559개이며, 연령에 따라 세분하면 665개(665개 연령 세분질병군을 합병증 및 동반상병에 따라 다시 세분하면 1,752개) 질병군을 대상으로 하고 있다.

(5) 시범사업 대상제외자

① 낮병동 입원에 해당하는 자
② 신생아
③ 암환자 중 완화의료를 위해 입원한 자
④ 보훈위탁진료 요양기관의 보훈 국비환자
⑤ 행려환자, 외국인 근로자 및 노숙자
⑥ 의료급여 정신건강의학과 정액 대상자
⑦ 신포괄 지불제도 모형적용에 부적절한 경우(당뇨병, 고혈압환자 중 식이요법을 위해 입원한 자, 암환자 중 완화의료를 위해 입원한 자)
⑧ 혈우병 및 후천성 면역결핍증후군(HIV) 대상 환자

(6) 신포괄지불제도 모형 주요내용

① 요양급여비용(의료급여비용) 산정방법

- 신포괄지불제도 모형에서는 입원일수에 따라 환자군을 구분하여 각 군마다 요양급여비용 산정방식을 달리 적용한다. 환자군은 하단열외군, 정상군, 상단열외군으로 분류하며, 각 환자군은 다음의 원칙에 의거 결정한다. 다만, 질병군의 특성에 따라 해당범위를 일부조정하여 운영할 수 있다.
  - 하단열외군: 해당 질병군별로 입원일수가 하위 5percentile 미만의 환자
  - 정상군: 입원일수가 5~95percentile 사이의 환자
  - 상단열외군: 입원일수가 상위 95percentile을 초과하는 환자
- 신포괄이 적용되는 요양급여비용(의료급여비용)은 다음과 같이 산정한다.
  - 정상군 환자의 요양급여비용
  - 상단열외군 환자의 요양급여비용
  - 하단열외군 환자의 요양급여비용

② 신포괄 요양(의료)급여비용 계산방법

신포괄요양(의료)급여비용 = (기준수가 × 조정계수 +
(환자 입원일수 – 평균입원일수) × 일당수가 × 조정계수) + 비포괄수가

(7) DRG와 신포괄수가제의 차이점(비교)

7개 질병군 포괄수가제는 비교적 단순한 일부 외과수술에만 적용하고 있으나 신포괄수가제는 여기에 4대 중증질환(암 · 뇌 · 심장 · 희귀난치성질환)과 같이 복잡한 질환까지 포함시켜 더 많은 입원환자가 혜택을 받을 수 있게 하고 있다.

구분	7개 질병군 포괄수가제	신포괄수가제
대상 기관	• 7개 질병군 진료가 있는 전체 의료기관 ('13.7.1.부터)	• 국민건강보험 공단일산병원, • 국립중앙의료원, 지역거점공공병원 등 총 68기관
적용 환자	• 7개 질병군 입원환자 • 백내장수술, 편도수술, 맹장수술, 항문수술, 탈장수술, 제왕절개분	• 559개 질병군 입원추가바람환자
장점	• 포괄수가(묶음) • 의료자원의 효율적 사용	• 포괄수가(묶음) + 행위별수가(건당) • 의료자원의 효율적 사용 + 적극적 의료서비스 제공

(8) 신포괄수가 모형 특징

포괄수가와 비포괄수가의 합으로 결정되어 있으며, 건당 기준수가와 입원일수 만큼의 일당수가로 구분되어 있다.

또한, 특수 질환자, 일반환자의 특수서비스, 재원일수가 하위 5percentile 이내 혹은 95percentile이상 일부행위 · 약제 · 치료재료는 예외적으로 행위별수가제로 지급하고 있다. 그리고 병원별 조정계수 적용을 통한 병원 특성을 반영하고 있다.

(9) 요양급여의 범위

신포괄수가제의 요양급여 범위는 다음과 같다.

급여대상 (포괄+비포괄)	• 행위별 수가제의 요양급여 항목 • 대상 질병군 진료에 필요한 비급여 항목 • 초음파 영상진단(유도목적의 초음파 제외)

비급여대상	• 미용, 성형목적 등 기본적 비보험 항목 • 대상 질병군 진료에 필요한 행위별 비급여 항목 일부 • 결정 신청 중인 신의료기술
전액본인부담	• 이송처치료, 가정간호교통비, F-18 FDG 양전자단층촬영

(10) 시범사업 참여 대상기관 및 참여조건

① 개요

급성기 병원 및 종합병원(제외는 상급종합병원 및 보훈병원, 아동병원, 재활병원 등 특수진료 기관 등)이며, 신청 및 지정은 매년 1회이다.

② 참여 조건

- 진료(처방)내역에 대한 입원일자별 자료제출이 가능한 기관
- 의무기록실이 설치되어 있고, 한국표준질병사인분류(KCD)에 의한 질병분류 코딩이 되어 코딩자료 제출이 가능한 기관
- 전자의무기록(EMR) 시스템을 운영하고 있는 기관 등으로 하고 있다.

수행 내용 및 수행준거 / DRG 지불제도

1 DRG 제도의 정의와 추진배경에 대하여 알아본다.

DRG(Diagnosis Related Group)란 입원환자에게 미리 정해진 일정액을 지불하는 제도(진단명 기준 포괄수가제)로서 제공된 의료서비스의 단위당 가격과 서비스의 양에 따라 진료비를 보상해주는 것을 말한다.

2 DRG 제도의 장점과 단점에 대하여 알아본다(제4장 의료수가관리하기에 명시되어 있음).

3 우리나라에서 시행하고 있는 DRG 제도의 대상질병군에 대하여 알 수 있다.

현재는 4개 진료과 7개 질병군{① 안과: 백내장수술(수정체 수술), ② 이비인후과: 편도수술 및 아데노이드 수술, ③ 외과: 항문수술(치질 등), 탈장수술(서혜 및 대퇴부), 맹장수술(충수절제술), ④ 산부인과: 제왕절개분만, 자궁 및 자궁부속기(난소, 난관 등) 수술(악성종양 제외)}을 대상으로 하고 있다.

4 우리나라의 DRG 제도(포괄수가제)의 확대 시행에 대하여 알아본다.

5 우리나라 DRG 제도에서 환자가 전액 부담하는 항목에 대하여 알아본다.

(1) 단순피로 등 일상생활에 지장이 없는 질환, 미용목적, 본인 희망의 건강검진 등 예방진료, 상급병실료 차액, 초음파(보험급여 기준 제외) 등이 있다.

(2) 일상생활에 지장이 없는 질환이나 미용목적, 본인 희망의 건강검진 등 예방진료, 상급병실료 차액, 초음파(보험인정기준 외), 조절성 인공수정체 등 보험이 안 되는 비급여 항목이 따로 정해져 있어서 환자가 별도로 비용을 전액 부담하여야 한다.

6 신포괄수가제의 정의와 시범사업 실시병원에 대하여 알아본다.

7 행위별수가제와 DRG, 신포괄수가제를 비교해본다.

표 10-7 행위별수가제와 DRG, 신포괄수가제 비교

구분	행위별수가제(FFS)	포괄수가제(DRG)	
		포괄수가제	신포괄수가제
정의	제공된 의료서비스의 단위당 가격과 서비스의 양에 따라 진료비를 보상 해주는 제도	입원환자에게 미리 정해진 일정액을 지불하는 제도 (진단명 기준 포괄수가제)	
내용	실제로 제공된 의료서비스 항목 단가 및 제공횟수만큼 진료비 계산 • 총진료비 = 점수당 단가 × Σ 행위별 상대가치점수	질병군별로 사전 정해진 진료건당 진료비 지불	질병군별 사전에 정해진 건당 기준수가 + 사전에 정해진 진료일 당수가 + 행위별 수가(의사행위료, 고가의 약 제 · 치료재료)의 합
지불단위	개개 서비스	진료건당	진료건당 + 개개 서비스 합
지불액결정	치료 후	진단 후	치료 후
시행년도	1979년부터	2002년 현재	2009년 시범사업

8 현재 우리나라에서 시행하고 있는 4개진료과 7개 질병군의 DRG 진료비 청구 명세서가 작성된 내역을 이해한다.

수행 Tip!

• 건강보험심사평가원을 검색하여 DRG 제도에 대하여 자료를 수집 활용한다.

10-2 DRG 청구 명세서 작성

학습 목표

1 | DRG 청구 명세서 작성요령을 알 수 있다.
2 | DRG 청구 명세서를 심사하여 건강보험심사평가원으로 청구할 수 있다.
3 | 심사 지급내역을 분석 후 조정내역에 대하여 이의신청을 할 수 있다.

필요 지식

1. DRG 청구명세서 작성요령

1) 청구방법

질병군 건강보험 요양급여비용의 청구방법은 아래와 같다.

(1) 청구인

질병군 요양급여비용청구인은 당해 요양기관의 대표자(개설자)가 된다.

(2) 작성방법

질병군 요양급여비용을 정보통신망으로 청구하는 경우에는 "질병군 요양급여비용 전자문서 작성요령(별첨 4)"에, 전산매체(디스켓 또는 CD 등)로 청구하는 경우에는 "질병군 요양급여비용 전산매체 작성요령(별첨 5)"에 각각 의하되, 이 요령에서 정하지 않은 세부 작성요령은 건강보험심사평가원장이 정할 수 있다.

(3) 질병군 요양급여비용 청구방법(매체선택)

① 요양기관은 정보통신망 또는 전산매체 중 한 가지의 방법으로 질병군 요양급여비용을 청구한다. 다만, 정보통신망 청구는 제1편 제5조 제2항의 규정에 따라 정보통신망 청구기관으로 인정받은 요양기관에 한한다.

② 요양기관이 청구방법을 변경하고자 하는 경우에는 사전에 "전산청구(포털, EDI, 전산매체) 변경신청서(별지 제1-2호 서식)"를 심사평가원에 제출한다.

(4) 질병군 요양급여비용 심사 청구서 등의 제출

① 요양기관은 질병군 요양급여비용을 청구하고자 하는 때에는 심사 청구서에 명세서와 기타 필요한 서류를 첨부하여 심사평가원에 제출한다.

② 요양기관종별, 소재지별 제출처는 제1편 제2장 제6조의 제4항과 같다.

(5) 질병군 요양급여비용 청구 및 자료제출 시기

① 정보통신망으로 질병군 요양급여비용을 청구하는 경우에는 퇴원일(입원 30일까지를 질병군으로 적용받은 경우는 입원 30일째 되는 날)이 속한 날의 다음 주 월요일부터 청구할 수 있다.

② 전산매체로 질병군 요양급여비용을 청구하는 경우에는 퇴원일(입원30일까지를 질병군으로 적용받은 경우는 입원 30일째 되는 날)이 속한 날의 다음달 초일부터 청구한다.

③ 「국민건강보험법 시행령」 제22조제2항 및 제4항의 규정에도 불구하고 입원기간 내에 본인일부 부담금(동법 시행령 별표 2 제4호에 의한 금액을 제외)이 연간 506만 원을 넘는 경우에는 그 초과금액(본인부담 상한액을 확인할 수 있는 경우에는 그 초과금액)에 대하여는 심사평가원에 청구하여야 한다. 다만, 심사평가원은 정보통신망 또는 전산매체 청구기관의 해당 요양급여비용이 청구되는 즉시 그 내용을 확인하여 건강보험공단에 통보하여야 한다.

(6) 청구의 원칙

① 동일인에 대한 입원일부터 퇴원일(입원 30일까지를 질병군으로 적용받은 경우는 입원 30일째 되는 날)까지의 질병군 요양급여비용은 반드시 한 건의 명세서로 청구하여야 하며, 이를 두 건 이상으로 분리하여 청구하여서는 아니 된다.

② 제1항에도 불구하고 다음 각 호의 경우에는 제1편을 적용한다.

1. 30일을 초과하여 입원진료를 받은 경우 그 초과분
2. 질병군 진료 이외의 목적으로 7일 이상 입원 중 예상치 못하게 질병군 해당 수술을 한 경우 수술을 시행한 날 이전까지의 진료분

2) 심사청구서 및 명세서 작성요령

질병군 건강보험 요양급여비용의 심사청구서 및 명세서 작성요령은 아래와 같다.

(1) 단수 계산

「국민건강보험법」 제91조 및 「국고금관리법」 제47조 제1항의 규정에 따라 심사 청구서와 명세서에 기재하는 금액 중 요양급여비용 총액, 본인일부 부담금, 청구액은 10원 미만의 단수가 있을 때에는 그 단수는 계산하지 아니한다.

(2) 진단명 및 진단분류기호

질병군 요양급여비용청구시 사용하는 진단명과 진단 분류기호는 "한국표준질병사인분류"에 따라 기재하되, 분류번호가 6단위로 분류되어 있는 경우 6단 분류기호까지 기재하고, 분류기호가 3단위, 4단위 또는 5단위까지만 분류된 경우는 3단, 4단, 또는 5단 분류기호, 분류기호란의 앞자리부터 기재한다. 다만, 보건복지부장관이 별도의 기재요령을 정하는 경우에는 그에 의한다.

(3) 진료결과

명세서상의 최종 진료일의 환자 상태를 다음과 같이 구분하여 해당코드를 기재한다.

① 명세서상 최종진료일 당시 입원 중이거나 계속 내원이 예정된 경우: 계속(1)

② 다른 요양기관으로 진료를 의뢰한 경우: 이송(2)

③ 당초 의뢰한 요양기관 또는 1단계 요양기관으로 보낸 경우: 회송(3)

④ 요양기관 내에서 사망이 확인된 경우: 사망(4)

⑤ 제2호 내지 제4호에 해당되지 않은 퇴원 또는 외래 치료종결인 경우: 퇴원 또는 외래 치료종결(9)

(4) 진료과목 코드

진료과목은 실제 진료를 받은 진료과목(병원급이상 요양기관) 또는 주진단명에 해당되는 진료과목(의원급 요양기관)을 "진료과목별 코드(별표 5)"에 따라 기재한다.

(5) 진료코드 등

질병군 요양급여비용 청구 시 사용하는 진료코드, 질병군 번호, 질병군 부가코드는 "코드 세부내역(붙임 8)"에 의한다.

3) 명세서 세부작성요령

(1) 청구 시 유의사항

① 질병군 진료 요양기관은 4개 진료과 7개 질병군에 대하여 반드시 질병군 요양급여비용 청구방법에 의하여 청구한다.

② 심사 청구서 및 명세서는 당해 요양기관 종사자가 직접 작성한다.

③ 심사 청구서 등 전자서명이 필요한 전자문서는 요양기관 대표자(청구인)가 청구내용 및 금액을 확인한 후 지정된 전송항목에 전자서명을 한다.

④ 디스켓으로 청구하는 경우에는 입원진료가 종료된 날 또는 내원당일 퇴원한 날(입원 30일까지를 질병군으로 적용받은 경우는 입원 30일째 되는 날)이 속한 날의 다음달 초일부터 월별로 청구하며, EDI로 청구하는 경우에는 입원진료가 종료된 날 또는 내원당일 퇴원한 날(입원 30일까지를 질병군으로 적용받은 경우는 입원 30일째 되는 날)이 속한 날의 다음주 월요일부터 청구할 수 있다.

⑤ 보훈위탁진료 요양기관은 보훈국비환자 지원범위에 따라 국비질환 진료분과 국비질환 이외의 타질환 진료분의 명세서를 구분하여 청구서를 각각 작성한다.

⑥ 동일인에 대한 입원일부터 퇴원일(입원 30일까지를 질병군으로 적용받은 경우는 입원 30일째 되는 날)까지의 질병군 요양급여비용 명세서는 1건으로 청구하되, 30일을 초과하여 입원진료를 받은 경우 그 초과분은 행위별 수가방식으로 청구한다.

⑦ 요양기관은 심사평가원 요양기관 업무포탈 서비스(http://biz.hira.or.kr/index.jsp → 심사정보 → 자료방 → 자료실 → 질병군별포괄수가(DRG)를 통하여 제공하는 다음의 컴퓨터 프로그램을 다운받아 사용할 수 있다.

- 청구용 프로그램
  - 요양기관의 원무시스템과는 독립적인 DRG 환자관리 프로그램(DRG 번호 결정, 수가계산, 청구자료의 입력 및 조회, 영수증 발급, 청구파일 작성, 정보통신망 송신, 입력자료의 back-up 및 복구 등)

  ※ 프로그램 설치 즉시 사용가능하나 요양기관에서 사용하는 원무시스템과 연결하여 사용할 수 없다.
- 인터페이스용 프로그램
  - DRG 번호를 결정해 주는 분류프로그램(Grouper)
  - 요양기관 원무시스템과의 연결, 수가계산, 청구파일 작성 등 자체적으로 개발이 필요하다(자체 전산개발 또는 프로그램 공급업체에 개발의뢰).

(2) 명세서 작성 시 일반사항

① 수진자 인적사항 등

- 건강보험의 경우 증번호는 " – "을 포함하여 12자리로 기재 하고, 의료급여의 경우 보장시설기호를 기재한다.
- 가입자성명은 건강보험증에 기재된 가입자(세대주)의 성명을 기재한다.
- 수진자의 성명과 주민등록번호는 건강보험증에 기재된 성명, 주민등록번호를 기재하되, 주민등록번호는 생년월일 다음의 " – "은 생략하여 13자리로 기재하고, 수진자의 성명은 한글로 성과 이름을 붙여서 기재하며, 수진자가 가입자 본인인 경우에도 성과 이름을 기재한다.

※ 건강보험증과 주민등록증상의 주민번호가 서로 다른 경우에는 '특정내역(기재)란'에 주민등록상의 주민번호도 동시에 기재한다.

② 진료과목

실제 진료를 받은 진료과목(병원급 이상) 또는 주진단에 해당되는 진료과목(의원급)의 코드를 기재한다.

진료과목
01: 내과, 02: 신경과, 03: 정신건강의학과, 04: 외과, 05: 정형외과, 06: 신경외과, 07: 흉부외과, 08: 성형외과, 09: 마취통증의학과, 10: 산부인과, 11: 소아청소년과, 12: 안과, 13: 이비인후과, 14: 피부과, 15: 비뇨의학과, 16: 영상의학과, 17: 방사선종양학과, 18: 병리과, 19: 진단검사의학과, 20: 결핵과, 21: 재활의학과, 22: 핵의학과, 23: 가정의학과, 24: 응급의학과, 25: 직업환경의학과, 26: 예방의학과

③ 요양개시일

질병군 진료를 위하여 입원(내원) 또는 질병군 수술 적용일(연, 월, 일)을 기재한다.

④ 입원일수

입원한 날부터 퇴원일(입원 30일까지를 질병군으로 적용받은 경우는 입원 30일째 되는 날)까지의 실 일수를 기재하고, 질병군 진료 이외의 목적으로 7일 이상 입원 중 예상치 못하게 질병군 수술을 시행한 경우에는 수술 적용일부터 퇴원일까지의 실일수를 기재한다(내원 당일 퇴원하는 경우는 1일로 기재한다).

⑤ 입원경로

도착경로와 입원경로를 조합하여 기재한다.

1: 계속, 2: 이송, 3: 회송, 4: 사망, 9: 퇴원 또는 외래 치료종결

⑥ 요양일수

해당 질병군으로 진료를 받은 실 일수를 기재하되, 입원(또는 내원)일수에 투약일수를 포함하여 산정한다. 이때 입원일수와 투약일수가 중복될 때에는 1일로 계산한다.

⑦ 진료결과

명세서상 최종 진료일의 환자상태를 구분하여 기재한다.

수행 내용 및 수행준거 / DRG 청구명세서 작성

1 DRG의 질병군 요양급여비용 청구 시기를 알아본다.

정보통신망으로 청구하는 경우에는 퇴원일(입원 30일까지를 질병군으로 적용받은 경우는 입원 30일째 되는 날)이 속한 날의 다음주 월요일부터 청구할 수 있다.

2 DRG의 심사청구서 및 명세서 작성요령에 대하여 알아보고 적용한다.

(1) 단수 계산은 심사청구서와 명세서에 기재하는 금액 중 요양급여비용 총액, 본인일부부담금, 청구액은 10원 미만의 단수가 있을 때에는 그 단수는 계산하지 아니한다.

(2) 진단명 및 진단분류기호는 질병군 요양급여비용청구시 사용하는 진단명과 진단분류기호는 "한국표준질병사인분류"에 따라 기재하되, 분류기호가 6단위로 분류되어 있는 경우 6단 분류기호까지 기재하고, 분류기호가 3단위, 4단위, 또는 5단위 까지만 분류된 경우는 3단, 4단, 또는 5단 분류기호를 기재하며, 분류기호란의 앞자리부터 기재한다.

(3) 진료결과는 입원 중이거나 계속 내원이 예정된 경우: 계속(1), 다른 요양기관으로 진료를 의뢰한 경우: 이송(2), 당초 의뢰한 요양기관으로 보낸 경우: 회송(3), 사망이 확인된 경우: 사망(4), 퇴원 또는 외래 치료종결인 경우(9)로 표기한다.

3 명세서 세부 작성 시 청구 유의사항에 대하여 알아보고 활용한다.

(1) 질병군 진료 요양기관은 4개 진료과 7개 질병군에 대하여 반드시 질병군 요양급여비용 청구방법에 의하여 청구한다.

(2) 요양기관은 심사평가원 요양기관 업무포탈 서비스(http://biz.hira.or.kr/index.jsp → 심사정보 → 자료방 → 자료실 → 질병군별포괄수가(DRG)를 통하여 제공하는 다음의 컴퓨터 프로그램을 다운받아 사용할 수 있다.

4 DRG 진료비 명세서 서식에 4개 진료과 7개 질병군에 대하여 명세서를 작성한다.

수행 Tip!

- 의료기관 종별 DRG 진료비 명세서(질병군별) 작성자료를 수집하여 활용한다.

□ 학습 10 자기진단평가서			
담당교수		교과목명	건강보험실무
학번(반)		능력단위명 (능력단위코드) 책무(Duty)	진료비심사청구 (0601020111_16v2)
성 명			
평가일자	202X년 월 일	평가시기	ㅁ 수 업 전 ㅁ 수 업 후

* 학습자의 자가진단서 평가로서 본 교과목의 능력단위요소별 사전 지식에 대한 문항으로 학습자 확인하는 체크리스트입니다. 진단 문항별로 매우 우수(5), 우수(4), 보통(3), 미흡(2), 매우 미흡(1) 중 하나에 ✓ 표시해 주시기 바랍니다.

[DRG 수행하기] 직무능력 평가표						
평가영역	문항	매우 미흡	미흡	보통	우수	매우 우수
학습 10. DRG 수행하기	1. 나는 우리나라에서 시행하고 있는 DRG 지불제도에 대하여 알 수 있다	①	②	③	④	⑤
	2. 나는 DRG의 대상 질병군별 고시된 수가를 적용하여 산정할 수 있다.	①	②	③	④	⑤
	3. 나는 DRG 청구명세서 작성요령을 알 수 있다.	①	②	③	④	⑤
	4. 나는 DRG 청구명세서를 심사하여 건강보험심사평가원으로 청구할 수 있다.	①	②	③	④	⑤
	5. 나는 DRG 심사 지급내역을 분석 후 조정내역에 대하여 이의신청을 할 수 있다.	①	②	③	④	⑤
	합계					
○ 교육 수강생 기타 의견						

11장 의료급여 수행하기 (060120111_16v2_11)

11-1 의료급여제도

학습 목표

1 | 의료급여제도의 정의 및 목적과 수급권자의 유형에 대하여 알 수 있다.
2 | 의료급여의 의료전달체계에 따라 수급권자의 자격을 관리할 수 있다.

필요 지식

1. 의료급여제도

(1) 의료급여제도의 개념

의료급여제도는 생활유지 능력이 없거나 생활이 어려운 저소득 국민의 의료문제를 국가가 보장하는 공공(적)부조제도로서 건강보험과 함께 국민 의료보장의 중요한 수단이 되는 사회보장제도의 하나이다. 따라서 의료급여는 생활유지 능력이 없거나 생활이 어려운 국민들에게 발생하는 의료문제 즉, 개인의 질병, 부상, 출산 등에 대해 의료서비스(진찰 · 검사, 치료 등)를 제공하는 제도이다.

(2) 목적

생활이 어려운 자에게 의료급여를 실시함으로써 국민보건의 향상과 사회복지의 증진에 이바지함을 목적으로 하고 있으며, 국민기초생활 보장법에서는 생활이 어려운 자에게 필요한 급여를 행하여 이들의 최저생활을 보장하고 자활을 조성하는 것을 목적으로 한다고 명시되어 있다.

(3) 연혁

「의료급여법」의 모태는 「국민기초생활보장법」으로서 1961년 제정된 「생활보호법」으로 볼 수 있으며, 「생활보호법」에 보호내용의 하나로 의료보호가 명기되어 있기 때문이다. 실질적으로 의료보호가 실시된 것은 1977년 「의료보호법」이 제정되어 의료보호가 「생활보호법」에서 분리 · 독립되면서부터이며, 이후 국민건강보험이 실시되고, 「국민기초생활보장법」이 시행됨에 따라 「의료보호법」이 「의료급여법」으로 개정되었다. 주요 연혁은 다음과 같다.

표 11-1 의료급여 주요 연혁

연도	내용
1961.12	생활보호법 제정
1977.12	의료보호법 제정
1978.5~12	의료보호법시행령 및 규칙제정, 의료보호법 개정
1980.1	의료보호법 시행령 및 규칙 개정(1종, 2종, 3종 구분)
1982.7	의료보호법 시행령 개정(3종 대상자를 2종 대상자에 통합)
2000.12	종별가산률 확대(의원 11%, 병원 15%, 종합 18%, 3차 22%)
2001.5	의료보호법 폐지, 의료급여법 전면개정
2005.1	의료급여법 시행령 개정(차상위계층 12세 미만 아동 2종 의료급여 실시)
2010.12	의료급여수가 개정, 등록 희귀난치성질환자 5년간 본인일부부담금 면제
2012.6	의료급여법 및 시행령 일부개정(노숙인1종 자격, 75세 이상 노인 틀니)
2014.1	4대 중증질환 (암, 심장 · 뇌혈관질환, 희귀난치질환)보장 강화
2016.7	치과임플란트 보험급여 적용(만 65세 이상)

(4) 용어의 정의

① "수급권자"라 함은 이 법에 따라 의료급여를 받을 수 있는 자격을 가진 자를 말한다.

② "의료급여기관"이라 함은 수급권자에 대한 진료 · 조제 또는 투약 등을 담당하는 의료기관 및 약국 등을 말한다.

③ "부양의무자"라 함은 수급권자를 부양할 책임이 있는 자로서 수급권자의 1촌의 직계혈족 및 그 배우자를 말한다.

- 수급권자: 「의료급여법」에 의한 의료급여를 받을 수 있는 자격을 가진 사람을 말함

- 수급자: 의료급여를 받고 있는 사람을 말함
- 보장가구: 실제로 의료급여를 받을 가구를 말하며 가구주와 가구원으로 구성
- 부양의무자: 수급권자를 부양할 책임이 있는 자로서 수급권자의 1촌의 직계혈족 및 그 배우자를 말함(즉, 부모, 자녀 및 자녀의 배우자를 말함)
- 의료급여기관: 「의료법」 및 「약사법」 등에서 정하는 의료기관 및 약국 등을 말하며, 의료급여기관은 1차(의원급), 2차(병원, 종합병원급), 3차 기관(보건복지부장관이 지정한 기관)으로 구분하고 있다.

(5) 의료급여 관리사

① 의료급여 관리사는 「의료법」 제2조에 따른 의료인으로서 의료기관에서 2년 이상 근무한 경력을 가진 사람으로 한다.

② 의료급여 관리사는 특별시 · 광역시 · 특별자치시 · 도 · 특별자치도 1명, 시 · 군 · 구: 1명을 배치하되, 보장기관의 수급권자 수, 수급권자의 질환 정도 등을 고려하여 추가 배치할 수 있다.

③ 의료급여 관리사의 업무는 1. 수급권자의 건강관리 능력 향상을 위한 교육 및 상담 2. 의료급여제도 안내 및 의료기관 이용 상담 3. 의사의 의료와 보건지도 및 약사의 복약지도에 대한 수급권자의 이행 여부 모니터링 등 요양방법의 지도 4. 수급권자와 보장시설 등 보건복지자원과의 연계 등을 담당한다.

2. 의료급여 수급권자의 유형 및 운영체계

(1) 수급권자의 유형

수급권자는 법 제3조 제3항에 따라 1종 수급권자와 2종 수급권자로 구분한다.

① 1종 수급권자(대상자)

1. 「의료급여법」 제3조 제1항 제1호 및 제3호부터 제8호까지의 규정에 해당하는 사람 중 다음 각 목의 어느 하나에 해당하는 사람

   가. 다음의 어느 하나에 해당하는 사람만으로 구성된 세대의 구성원

1) 18세 미만인 사람

2) 65세 이상인 사람

3) 「장애인고용촉진 및 직업재활법」에 따른 중증장애인

4) 질병, 부상 또는 그 후유증으로 치료나 요양이 필요한 사람 중에서 근로능력평가를 통하여 특별자치시장 · 특별자치도지사 · 시장. · 군수 · 구청장이 근로능력이 없다고 판정한 사람

5) 세대의 구성원을 양육 · 간병하는 사람 등 근로가 곤란하다고 보건복지부장관이 정하는 사람

6) 임신 중에 있거나 분만 후 6개월 미만의 여자

7) 「병역법」에 의한 병역의무를 이행 중인 사람

가. 「국민기초생활 보장법」 제32조에 따른 보장시설에서 급여를 받고 있는 사람

나. 보건복지부장관이 정하여 고시하는 결핵질환, 희귀난치성질환 또는 중증질환을 가진 사람

2. 「의료급여법」 제3조 제1항 제2호 및 제9호에 해당하는 사람

3. 제2조 제1호에 해당하는 수급권자

4. 제2조 제2호에 해당하는 사람으로서 보건복지부장관이 1종 의료급여가 필요하다고 인정하는 사람

② 2종 수급권자(대상자)

1. 「의료급여법」 제3조 제1항 제1호의 규정에 해당하는 자중 제2항 제1호에 해당하지 아니하는 자

2. 「의료급여법」 제2조 제2호에 해당하는 자로서 보건복지부장관이 2종 의료급여가 필요하다고 인정하는 자

(2) 수급권자 수

2002년도에 142만 명이었던 의료급여 수급권자 수가 건강보험 차상위계층에 대한 의료급여 적용에 따라, 2005년 176만 명, 2006년 183만 명으로 확대되었다. 2008년부터 복지 재원의 합리적 배분을 위해 단계적으로 차상위계층을 건강보험가입자로 전환하였다. 의료급여 수급권자 수는 2021년 말 기준으로 약 151만 명에 이르고 있다.

표 11-2 연도별 의료급여 수급권자 수 추이

(단위: 명, %)

2019년		2020년		2021년	
수급권자	증가율	수급권자	증가율	수급권자	증가율
1,488,846	0.3	1,526,030	2.4	1,516,525	−0.6
1,104,404	2.1	1,136,938	2.9	1,144,397	0.7
384,442	−4.6	389,092	1.2	372,128	−4.6

자료출처: 보건복지백서(2022)

(3) 수급권자의 유형별 선정절차

보건복지부장관이 수급권자의 선정기준, 시 · 도별 수급권자 수를 결정하여 시 · 도지사에게 통보하면, 시 · 도지사는 지역적 특수성을 고려하여 시 · 군 · 구별 수급권자 수를 확정하여 시장 · 군수 · 구청장에게 통보하며 수급권자의 유형별 선정 절차는 다음과 같다.

① 국민기초생활보장 수급권자

기초생활보장 신청(수급권자가 읍 · 면 · 동에 신청) → 행복e음 상담신청 등록(시 · 군 · 구 통합조사관리팀) → 소득 · 재산 조사(시 · 군 · 구 통합조사 관리팀) → 결정(시 · 군 · 구 의료급여사업팀) → 자격상실 사유 발생 시 자격상실 조치(시 · 군 · 구 의료급여사업팀)

② 행려환자

행려환자 치료중인 의료기관이 신청(시 · 군 · 구에 신청) → 행복e음 상담신청 등록(의료급여사업팀) → 심사 및 결정(시 · 군 · 구 의료급여사업팀) → 자격상실 사유 발생 시 자격상실 조치(시 · 군 · 구 의료급여사업팀)

행려환자 신고요령

행려환자 발생 → 시 · 군 · 구 및 경찰관서에서 응급진료 조치 → 경찰관서의 신원파악 및 무연고자 확인 → 주민등록번호가 없으면 행려환자 관리번호 부여(시 · 군구) → 건강이 회복되거나 퇴원 시 의료급여 자격상실 조치(시 · 군 · 구)

③ 타법 의료급여 대상자

1. 이재민, 의사상자, 입양아동, 5 · 18 민주화운동 관련자
2. 국가유공자

3. 중요 무형문화재 보유자
4. 북한이탈주민
5. 노숙인

- 의료급여기관은 수진자 자격확인을 통해 내원한 수급권자의 급여제한 여부를 확인 후 동 사실을 수급권자에 알리고 의료급여 수급권자로 진료할 수 없음을 설명한다. 수진자의 자격조회 화면은 다음과 같다.

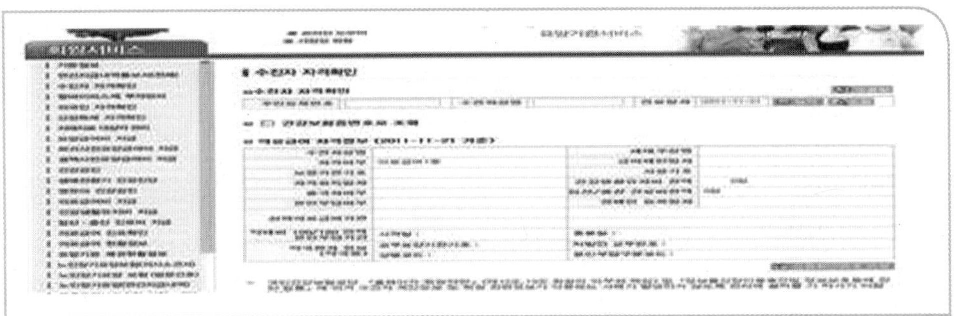

그림 11-1 ▶ 의료급여기관 수진자 자격확인 조회 화면

(4) 급여개시일 및 종별 선정 요령

① 의료급여 개시일

1. 의료급여 수급권자는 원칙적으로 수급자로 결정된 날부터 의료급여를 실시한다.
2. 의료급여 개시일의 적용에서 국민기초수급자(시설수급자, 특례자 포함)는 국민기초수급자로 책정된 날로부터 개시하고, 이재민은 특별재난지역으로 선포된 원인이 된 재해가 발생한 날부터, 의사상자는 의사상 행위를 한 날부터 개시한다.

(5) 의료급여증

① 시장 · 군수 · 구청장은 수급권자에게 의료급여증을 발급하여야 한다. 다만, 부득이한 사유가 있는 경우에는 의료급여증에 갈음하는 의료급여증명서를 발급할 수 있다.

② 의료급여증의 유효기간은 매년 1월 1일부터 12월 31일까지로 한다. 다만, 다른 법령에서 의료급여 기간이 정하여진 경우에는 그 정하여진 기간으로 한다.

③ 제 ①항의 규정에 따라 의료급여증을 발급받은 자가 다음 해에 다시 수급권자로 선정된 경우에는 사용중인 의료급여증에 시장 · 군수 · 구청장의 재사용 확인을 받아 계속

사용할 수 있다.

(6) 의료급여사업의 운영체계

의료급여의 운영체계는 다음과 같이 의료급여 사업기관인 보건복지부와 지방자치단체(시, 군, 구), 국민건강보험공단, 건강보험심사평가원으로 나누어진다.

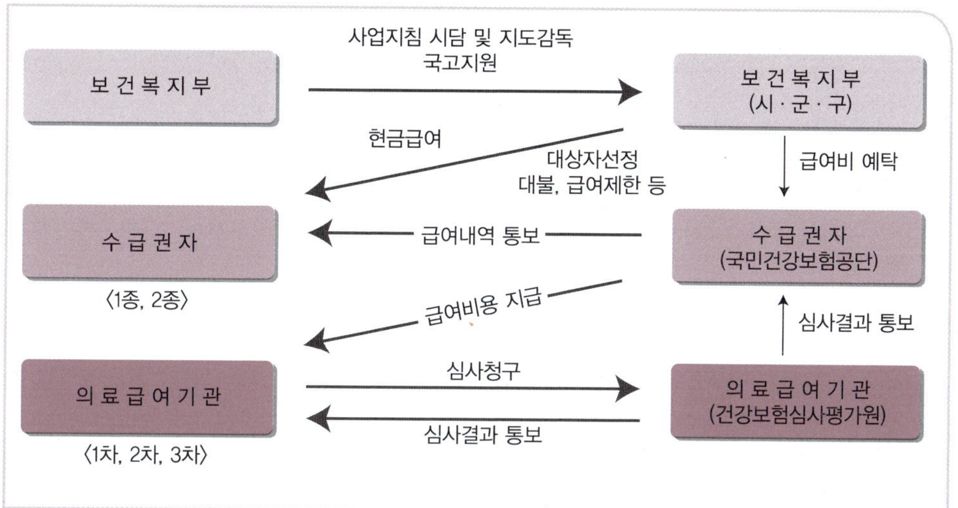

그림 11-2 ▶ 의료급여 관리운영체

① 보장기관

1. 의료급여에 관한 업무는 수급권자의 거주지를 관할하는 특별시장 · 광역시장 · 도지사 · 특별자치도지사와 시장 · 군수 · 구청장을 말한다.
2. 제1항의 규정에 불구하고 주거가 일정하지 아니한 수급권자에 대하여는 그가 실제 거주하는 지역을 관할하는 시장 · 군수 · 구청장이 행한다.

② 업무의 위탁

시장 · 군수 · 구청장의 업무중 수급자의 관리, 급여비용의 심사 · 조정 및 지급업무 등 의료급여에 관한 업무 중 그 일부를 관계 전문기관에 위탁하는 제도이며, 위탁기관 중 진료비심사는 건강보험심사평가원이 담당하고 진료비지급은 국민건강보험공단이 담당하고 있다.

3. 의료급여의 지원범위 및 기준

(1) 급여범위

① 법 제7조 제1항 각 호의 의료급여: 제9조에 따른 비급여대상을 제외한 일체의 것

② 법 제7조 제1항 제2호의 의료급여: 「국민건강보험 요양급여의 기준에 관한 규칙」 제11조의2, 제12조 및 제13조에 따라 요양급여대상으로 결정 또는 조정되어 고시된 것

동 규정에 따른 고시에는 "치료재료급여 · 비급여목록 및 급여상한금액표", "건강보험 행위급여 · 비급여목록표 및 급여상대가치점수", "한약제제급여목록 및 상한금액표", "약제급여목록 및 급여상한금액표"가 있음.

1. 급여범위는 건강보험과 유사(정신과 등 일부 수가체계 상이)하며, 다만, 건강보험에 제외되어 있는 영안실 안치료(3일)는 급여대상이다. 또한, 「장애인복지법」에 의한 등록장애인의 의료보장구는 의료급여기관에서 구입하여 지급하고 상한가를 초과하는 금액은 본인이 부담한다.
2. 입원 병상은 보건복지부 고시 요양급여기준에 준하여 기준 병상에서 하여야 한다.
3. 의료급여기관 이외의 장소에서 분만한 경우 요양급여기준에서 정한 출산비를 지급받을 수 있다.

(2) 급여내용

「의료급여법」 제7조에 의한 수급권자의 질병 · 부상 · 출산 등에 대한 의료급여의 내용은 다음과 같다.

급여내용
1. 진찰 · 검사, 2. 약제 · 치료재료의 지급, 3. 처치 · 수술과 그 밖의 치료, 4. 예방 · 재활, 5. 입원, 6. 간호, 7. 이송과 그 밖의 의료목적의 달성을 위한 조치 등

(3) 요양비

시장 · 군수 · 구청장은 수급권자가 보건복지부령이 정하는 긴급하거나 그 밖의 부득이한 사유로 인하여 의료급여기관과 동일한 기능을 수행하는 기관으로서 보건복지부령이 정하는 기관에서 질병 · 부상 · 출산 등에 대하여 의료급여를 받거나 의료급여기관 외의 장소에서

출산을 한 때에는 그 의료급여에 상당하는 금액을 보건복지부령이 정하는 바에 따라 수급권자에게 요양비로 지급한다.

(4) 임신 · 출산 진료비의 지원

시장 · 군수 · 구청장은 임신한 수급권자가 보건복지부장관이 정하여 고시하는 기준에 해당하는 의료급여기관에서 받는 임신 및 출산과 관련된 진료에 드는 비용을 보건복지부장관이 고시한 비용(단태아 및 다태아 구분)을 지원한다.

(5) 장애인에 대한 특례

시장 · 군수 · 구청장은「장애인복지법」에 따라 등록한 장애인인 수급권자에게 보장구 (補裝具)에 대하여 급여를 실시할 수 있다.

(6) 건강검진

① 「의료급여법」 제14조 "시장 · 군수 · 구청장은 이 법에 의한 수급권자에 대하여 질병의 조기발견과 그에 따른 의료급여를 하기위하여 건강검진을 실시할 수 있다."
② 의료급여 수급권자 대상 건강검진 실시하고 있으며 의료급여 수급권자의 검진비용은 국가와 지자체에서 부담하고 있다.

(7) 건강생활유지비 지원

지원대상은 1종 수급권자로 1인당 매 월 6천 원 지원, 병 · 의원 이용 시 본인부담금을 차감하고 잔액은 정산하여 보장기관에서 다음해에 본인의 생계급여계좌로 지급한다.

(8) 의료급여의 적용기준 및 방법

의료급여의 적용기준 및 방법은「국민건강보험 요양급여의 기준에 관한 규칙」제5조 제2항· 제3항 및 별표 1에 따른다.

(9) 비급여대상

법 제7조 제3항의 규정에 의하여 의료급여대상에서 제외되는 사항은「국민건강보험 요양급여의 기준에 관한 규칙」별표 2에 규정된 비급여 대상으로 한다. 그러나 안치료는 의료급여의 경우에는 건강보험의 비급여와 달리 입원기간 중 의료급여 대상(3일간)에 포함된다.

4. 대지급금제도

(1) 의의

대지급금제도는 2종 의료급여 대상자 중 생계유지가 곤란하여 일시에 과중한 진료비의 부담에 따른 수급자의 어려움을 보호하기 위하여 본인부담비용이 많을 경우 보장기관에서 이를 대신 지불해 주고 나중에 수급권자로부터 회수하는 제도이다.

(2) 대지급 신청

① 수급권자 또는 그 부양의무자가 기금에서 급여비용을 대지급받으려는 경우에는 별지 제19호 서식의 급여비용대지급 신청서를 의료급여를 행한 의료급여기관의 확인을 받아 시장 · 군수 · 구청장에게 제출하여야 한다.

② 급여비용의 대지급 신청을 받은 시장 · 군수 · 구청장은 지체 없이 대지급 여부를 심사 · 결정하고 대지급을 승인한 때에는 급여비용대지급 승인서를 수급권자 또는 그 부양의무자에게 발급하여야 하며, 수급권자 또는 그 부양의무자는 급여비용대지급 승인서를 의료급여를 행한 의료급여 기관에 제출하여야 한다.

③ 급여비용대지급 승인서를 받은 의료급여기관은 시장 · 군수 · 구청장이 급여비용의 대지급을 결정한 금액을 의료급여비용 명세서에 기재하여 심사평가원에 심사 청구를 하여야 한다.

④ 대지급을 승인한 시장 · 군수 · 구청장은 심사평가원으로부터 심사결과를 통보받은 때에는 그 급여비용대지급금을 지체 없이 의료급여 기관에 지급하여야 한다.

(3) 대지급 신청 및 상환방법

① 대지급을 받은 수급권자 또는 그 부양의무자는 대지급금 총액을 상환액 구분에 따라 3월마다 같은 액수로 분할하여 상환하여야 한다.

1. 대지급금액이 10만 원 미만은 3회
2. 대지급금액이 10만 원 이상 30만 원 미만은 8회
3. 대지급금액이 30만 원 이상은 12회

급여비용대지급신청서

의료급여법 시행규칙 [별지 제19호서식]

접수번호		접수일자		처리기간	즉시

신청인	성명		주민등록번호
	주소		전화번호
세대주 성명			주민등록번호
수급권자성명			주민등록번호
주소			
진료기간	년 월 일부터 년 월 일까지(일간)		
의료급여기관명			주소
급여비용	급여비용총액		
	본인부담금		
	현금납부액		
	대지급신청액		

「의료급여법」 제20조 및 같은 법 시행규칙 제27조제1항의 규정에 따라 대지급을 신청하며 대지급금은 보장기관에서 정하는 바에 따라 상환할 것을 약속합니다.

년 월 일

성 명 : (서명 또는 인)
의 료 급 여 기 관 명 :
대 표 자 : ㊞

특별자치시장 · 특별자치도지사 · 시장 · 군수 · 구청장 귀하

유 의 사 항

이 신청서는 수급권자가 2부를 작성하여 진료를 한 의료급여기관의 확인을 받아 해당 특별자치시장 · 특별자치도지사 · 시장 · 군수 · 구청장에게 제출하여야 하고, 특별자치시장 · 특별자치도지사 · 시장 · 군수 · 구청장은 대지급 승인을 할 경우 대지급승인서 1부를 수급권자에게 발급하여야 하며, 수급권자는 대지급승인서를 의료급여기관에게 제출하여야 합니다.

급여비용대지급승인서

「의료급여법 시행규칙」 제27조제2항에 따라 위와 같이 대지급을 승인합니다.

년 월 일

특별자치시장 · 특별자치도지사 · 시장 · 군수 · 구청장 직인

의료급여기관 대표자 귀하

5. 의료급여 절차

(1) 진료체계

의료자원의 효율적 활용과 대형병원으로의 환자 집중현상 방지, 의료급여 기금의 재정안정화를 기하기 위하여 1단계 – 2단계 – 3단계 체계로 운영하고 있다. 따라서 의료급여 수급권자가 의료급여를 받고자 하는 경우에는 먼저 제1차 의료급여기관, 제2차 의료급여기관, 제3차 의료급여기관의 순서로 단계적으로 이용하여야 하며, 반드시 "의료급여의뢰서"(별지 제3호 서식)를 발급받아 단계별로 제출해야 한다. 의료급여의뢰서는 그 발행일로부터 7일 이내(공휴일 제외)에 의료급여기관에 제출하여야 한다.

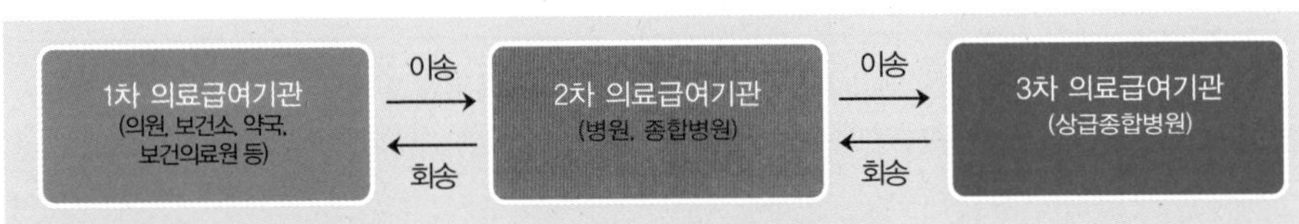

그림 11-3 ▶ 의료급여 진료 체계도

(2) 관리운영 체계

의료급여 업무의 운영 체계는 의료급여 사업기관인 보건복지부와 지방자치단체, 건강보험공단, 건강보험심사평가원으로 나누어 의료급여 수급권자가 의료급여를 원활하게 받을 수 있도록 각각의 역할을 부여하고 있다. 보건복지부는 의료급여 주요 정책 개발 · 결정 및 의료급여사업의 총괄적인 조정 및 지도 감독 업무를 수행하고, 보장기관인 시 · 도는 의료급여기금 관리 · 운영 및 보장기관에 대한 지도 감독 업무를 담당하며, 시 · 군 · 구는 수급권자의 자격 선정과 관리 업무를 수행한다. 이외에 건강보험심사평가원은 진료비 심사 및 급여 적정성 평가를, 국민건강보험공단은 진료비 지급 업무, 수급권자 자격 및 개인별 급여내역의 전산 관리 등을 각각 위탁받아 업무를 수행하고 있다.

(3) 제3차 의료급여기관의 지정

① 제3차 의료급여기관은 「의료법」 제3조의4에 따라 지정된 상급종합병원으로 한다.

② 보건복지부장관은 제1항의 규정에 의하여 제3차 의료급여기관을 지정한 때에는 별지

제10호 서식의 제3차 의료급여기관 지정서를 교부하여야 한다.

③ 보건복지부장관은 법 제28조 제2항의 규정에 의하여 제3차 의료급여기관의 지정을 취소한 때에는 제2항의 규정에 의한 지정서를 지체 없이 회수하여야 한다.

(4) 의료급여기관 유형 및 진료범위 · 절차

① 의료급여기관

1. 「의료법」에 따라 개설된 의료기관
2. 「지역보건법」에 따라 설치된 보건소 · 보건의료원 및 보건지소
3. 「농어촌 등 보건의료를 위한 특별조치법」에 따라 설치된 보건진료소
4. 「약사법」에 따라 등록된 약국 및 같은 법 제91조에 따라 설립된 한국희귀필수의약품센터

② 의료급여기관의 유형

의료급여기관은 다음 각호와 같이 구분하되, 의료급여기관별 진료범위는 보건복지부령으로 정한다.

1 제1차 의료급여기관

가. 「의료법」에 따라 시장 · 군수 · 구청장에게 개설신고를 한 의료기관(의원급)

나. 「지역보건법」에 따라 설치된 보건소 · 보건의료원 및 보건지소

다. 「농어촌 등 보건의료를 위한 특별조치법」에 따라 설치된 보건진료소

라. 「약사법」에 따라 등록된 약국 및 같은 법 제91조에 따라 설립된 한국희귀필수의약품센터

2 제2차 의료급여기관: 「의료법」에 따라 시 · 도지사가 개설허가를 한 의료기관(병원급 이상)

3 제3차 의료급여기관: 제2차 의료급여기관 중에서 보건복지부장관이 지정하는 의료기관

4 의료급여기관에서 제외되는 의료기관

가. 「의료법」 제35조에 따라 개설된 부속의료기관

나. 「의료법」 제66조 또는 「약사법」 제79조 제2항에 따른 면허자격정지처분을 5년 동안에 2회 이상 받은 의료인 또는 약사가 개설 · 운영하는 의료기관 또는 약국

<table>
<tr><td colspan="6">의료급여의뢰서 [별지 제3호서식]</td></tr>
<tr><td></td><td></td><td></td><td></td><td></td><td>(앞쪽)</td></tr>
<tr><td rowspan="4">사용 구분
(해당 항목
[ ]에 √표기)</td><td colspan="5">[ ] 선택의료급여기관 미적용자를 다른 의료급여기관으로 의뢰하는 경우
(「의료급여법 시행규칙」 제3조제3항에 따른 의료급여 진료절차)</td></tr>
<tr><td colspan="5">※ 노숙인진료시설인 경우 추가 표시
[ ] 노숙인진료시설인 제1차/제2차의료급여기관에서 다른 노숙인진료시설인 제2차의료급여기관으로 의뢰
[ ] 노숙인진료시설인 제2차의료급여기관에서 제3차의료급여기관으로 의뢰</td></tr>
<tr><td colspan="5">[ ] 선택의료급여기관에서 다른 의료급여이고나으로 의뢰하는 경우
(「의료급여법 시행규칙」 별표 1 제1호다목에 따른 의료급여 진료절차)</td></tr>
<tr><td colspan="5">[ ] 선택의료급여기관으로부터 의뢰받은 후 다른 의료급여기관으로 재의뢰하는 경우
(「의료급여법 시행규칙」 별표 1 제1호라목에 따른 의료급여 진료절차)</td></tr>
</table>

<table>
<tr><td>보장기관기호</td><td></td><td>보장기관명</td><td colspan="4"></td></tr>
<tr><td>세대주성명</td><td></td><td>생년월일</td><td colspan="4"></td></tr>
<tr><td>수급권자성명</td><td></td><td>주민등록번호</td><td colspan="4"></td></tr>
<tr><td>주소</td><td colspan="6"></td></tr>
<tr><td>상병명</td><td></td><td>상병분류기호</td><td></td><td></td><td></td><td></td></tr>
<tr><td>진료기간</td><td></td><td>진료구분</td><td colspan="4">입원 · 외래</td></tr>
<tr><td>환자상태 및
진료의견</td><td colspan="6"></td></tr>
</table>

<table>
<tr><td colspan="4">「의료급여법」 제7조제2항과 같은 법 시행규칙 제3조제3항 및 별표 1에 따라 위와 같이 의료급여를 의뢰합니다.</td></tr>
<tr><td colspan="4">년 월 일</td></tr>
<tr><td></td><td>의료급여기관 기호 :</td><td></td><td></td></tr>
<tr><td></td><td>소재지 :</td><td></td><td></td></tr>
<tr><td></td><td>대표자 :</td><td></td><td>(인)</td></tr>
<tr><td></td><td>담당의사 :</td><td></td><td>(서명 또는 인)</td></tr>
<tr><td colspan="4">의료급여기관 대표자 귀하</td></tr>
</table>

<table>
<tr><td>첨부서류</td><td>없음</td><td>수수료
없음</td></tr>
</table>

<table>
<tr><td>유 의 사 항</td></tr>
<tr><td>1. 환자상태 및 진료의견란에는 현재 증상, 검사, 투약 등 주요 진료내용을 구체적으로 적고, 여백이 부족하면 뒤쪽을 활용하기 바랍니다.
2. 수급자는 의사의 발급일로부터 7일 이내(공휴일 제외)에 의료급여기관에 제출하여야 합니다.</td></tr>
</table>

다. 법 제28조 또는 법 제29조의 규정에 의한 업무정지 또는 과징금 처분을 5년 동안에 2회 이상 받은 의료기관 또는 약국

라. 법 제28조의 규정에 의한 업무정지처분의 절차가 진행 중이거나 업무정지 처분을 받은 의료급여 기관의 개설자가 개설한 의료기관 또는 약국

③ 의료급여기관별 진료범위

법 제9조 제2항의 규정에 의한 의료급여 기관별 진료범위는 다음 각 호와 같다.

1 제1차 의료급여기관(약국 제외)에서 행할 수 있는 진료의 범위

가. 간단한 외과적 처치 그 밖의 통원치료가 가능한 질병의 진료

나. 장기치료가 필요한 만성질환으로서 입원할 필요가 없는 질병의 진료

다. 질병상태 · 이송거리 및 이송시간을 고려할 때 환자를 다른 의료급여기관으로 이송을 하여서는 환자의 생명에 위험이 초래되는 경우의 입원진료

라. 제1차 의료급여기관에서 입원진료를 받는 것이 수급권자에게 유리하다고 판단하여 보건복지부장관이 정하여 고시하는 입원진료

마. 「지역보건법」에 의한 보건의료원에서의 입원진료

바. 제3조 제4항의 규정에 의하여 제2차 의료급여기관 또는 제3차 의료급여기관으로부터 회송받은 환자의 진료

2 약국에서 행할 수 있는 조제의 범위

가. 처방전에 의한 조제

나. 「약사법」 제23조 제3항 단서의 규정에 의하여 처방전에 의하지 아니한 직접 조제

3 제2차 의료급여기관에서 행할 수 있는 진료의 범위

가. 제3조 제1항 각호의 1에 해당하는 경우의 진료

나. 제3조 제2항의 규정에 의하여 제1차 의료급여기관 또는 다른 제2차 의료급여기관으로부터 의뢰받은 환자의 진료

다. 당해 의료급여 기관에 입원하였던 환자로서 퇴원 후 경과의 관찰이 필요한 환자의 진료

라. 제3조제4항의 규정에 의하여 제3차 의료급여기관으로부터 회송받은 환자의 진료

4 제3차 의료급여기관에서 행할 수 있는 진료의 범위

가. 제3조 제1항 각호의 1에 해당하는 경우의 진료

나. 제3조 제2항의 규정에 의하여 제2차 의료급여기관으로부터 의뢰받은 환자의 진료

다. 당해 의료급여기관에 입원하였던 환자로서 퇴원 후 경과의 관찰이 필요한 환자의 진료

④ 의료급여의 절차

수급권자가 의료급여를 받으려는 경우에는 법 제9조 제2항 제1호에 따른 제1차 의료급여기관에 의료급여를 신청해야 한다. 다만, 다음 각 호 중 제1호부터 제7호까지의 어느 하나에 해당하는 경우에는 같은 항 제2호 또는 제3호에 따른 제2차 의료급여기관 또는 제3차 의료급여기관에 의료급여를 신청할 수 있고, 제8호부터 제13호까지의 어느 하나에 해당하는 경우에는 제2차 의료급여기관에 의료급여를 신청할 수 있다.

1. 「응급의료에 관한 법률」 제2조제1호에 해당하는 응급환자인 경우
2. 분만의 경우
3. 영 제3조 제2항 제1호 라목에 따라 보건복지부장관이 정하여 고시하는 희귀난치성 또는 중증질환을 가진 사람이 의료급여를 받으려는 경우
4. 제2차 의료급여기관 또는 제3차 의료급여기관에서 근무하는 수급권자가 그 근무하는 의료급여 기관에서 의료급여를 받고자 하는 경우
5. 「장애인복지법」 제32조에 따라 등록한 장애인이 「장애인 · 노인 등을 위한 보조기기 지원 및 활용촉진에 관한 법률」 제3조 제2호에 따른 보조기기를 지급받으려는 경우
6. 「장애인복지법」 제32조에 따라 등록한 장애인이 「구강보건법」 제15조의 2에 따른 장애인구강진료센터에서 의료급여를 받으려는 경우
7. 감염병의 확산 등 긴급한 사유가 있어 보건복지부장관이 정하여 고시하는 기준에 따라 의료급여를 받고자 하는 경우
8. 단순물리치료가 아닌 작업치료 · 운동치료 등의 재활치료가 필요하다고 인정되는 사람이 재활의학과에서 의료급여를 받고자 하는 경우
9. 한센병환자가 의료급여를 받으려는 경우
10. 「장애인복지법」 제32조에 따라 등록한 장애인이 의료급여를 받으려는 경우(제6호의 경우는 제외한다.)

11. 「국민건강보험법 시행령」 제45조 제1호에 해당하는 지역의 의료급여수급권자가 의료급여를 받으려는 경우
12. 「국가유공자 등 예우 및 지원에 관한 법률 시행령」 제14조 또는 「보훈보상대상자 지원에 관한 법률 시행령」 제8조에 따른 상이등급을 받은 사람이 의료급여를 받으려는 경우
13. 15세 이하의 아동이 의료급여를 받으려는 경우

(5) 선택의료급여기관 제도

상한일수를 초과하여 의료급여를 받으려는 자 중 중복투약으로 인하여 건강상 위해가 발행할 우려가 있는 자로서 보건복지부장관이 정하여 고시하는 기준에 해당하는 자에 대하여 의료급여를 받을 수 있는 의료급여기관의 선택범위를 차기연도 말까지 제한하는 것을 조건으로 승인하는 제도이다. 의료기관의 중복방문이나 약물오남용 등으로 건강상의 위해가 발생할 위험이 높은 급여상한일수 초과자는 의료급여기관을 어느 한 곳으로 선정하여 이용토록 하고 있다.

가. 선택의료급여기관 이용절차

① 조건부 연장 승인을 받은 자의 외래진료 시 본인부담금

- 1종 수급권자는 본인이 선택한 의료급여기관을 이용하되, 본인부담금 없이 이용(선택의료급여기관에서 외래진료 시 또는 선택의료급여기관에서 처방전을 발급받아 약국에서 조제 받는 경우)
- 2종 수급권자는 현행과 같이 본인부담

② 다른 의료급여기관으로의 진료의뢰

1. 조건부 연장 승인자는 선택의료급여기관 외의 다른 의료급여기관에서 진료가 필요한 경우 선택의료급여기관에서 의료급여 의뢰서를 발급받아 이용하여야 한다.
2. 선택의료급여기관으로부터 진료 의뢰를 받은 기관은 본인부담 구분코드 B005 기재 시 반드시 진료를 의뢰한 선택의료급여기관 기호를 기재토록 한다.
3. 2~3차 기관을 선택의료급여기관으로 이용하고 있는 수급권자가 해당 선택기관에 진료과목이 없거나 다른 1~2차 기관에서 진료하는 것이 더 적합할 경우 의뢰 가능하다.

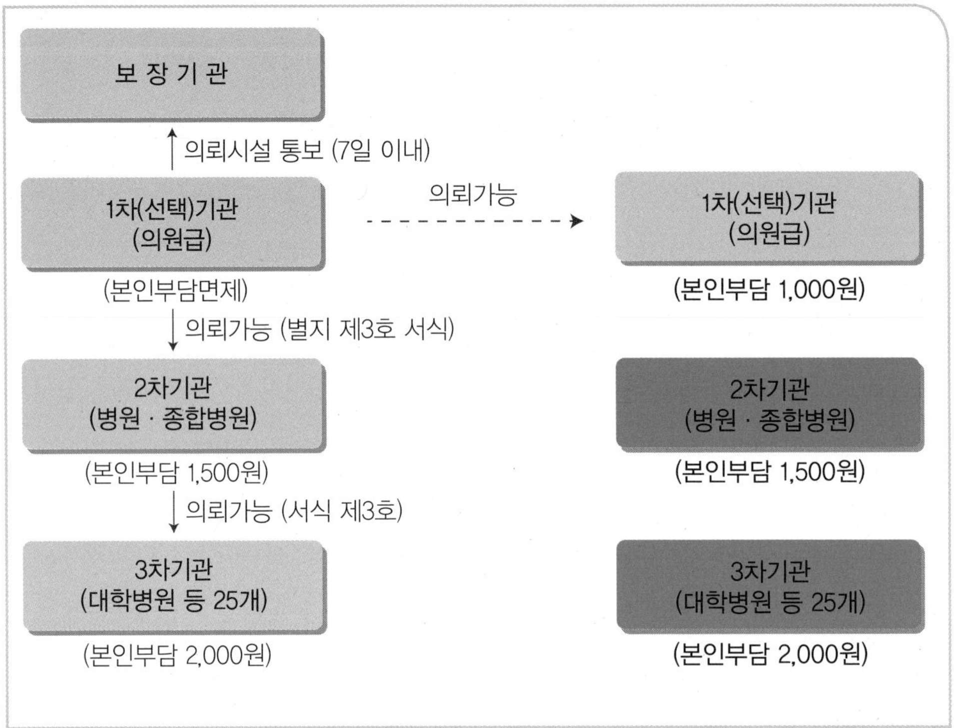

그림 11-4 ▶ 진료의뢰 절차(선택의료급여기관이 1차 의료급여기관인 경우)

③ 진료의뢰 후 다른 의료급여기관의 이용기간

당해 질환이 치료가 종료될 때까지(기간 제한 없음)로 한다.

④ 선택의료급여기관의 변경

1. 조건부 연장 승인자가 다른 시 · 군 · 구로의 전입, 선택의료급여기관의 업무정지 · 폐업한 경우(횟수 제한없음)
2. 선택의료급여기관에서 진료가 곤란한 질환의 발생 등 불가피한 사유가 발생한 경우(1년에 1회에 한함)
3. 읍 · 면 · 동에 선택의료급여기관 (신규 · 변경) 신청서[서식 42] 제출

⑤ 응급상황 발생 등

조건부 연장 승인자가 응급상황이 발생하거나 장애인 보장구를 지급받고자 하는 경우에는 제2차 또는 제3차 의료급여기관을 이용할 수 있으며, 이 경우 본인부담금은 면제한다.

⑥ 보건기관 이용

보건소 등 보건기관에서 외래진료를 받는 경우에는 본인부담 없이 이용가능. 다만, 보건의료원에서 외래진료를 받을 경우에는 본인부담금 부과한다.

⑦ 의료급여 의뢰서 없이 이용하는 경우

의료급여 의뢰서 없이 선택의료급여기관 외의 다른 의료급여기관을 이용하는 경우 진료비 전액을 조건부 연장 승인자가 부담한다.

⑧ 자격변경 시

선택의료급여기관 적용 대상자의 선택의료급여기관 적용기간은 도중에 자격변경이 발생한 경우에도 당초 적용된 때부터 차기년도 말까지이다.

나. 선택의료급여기관별 본인부담 여부

① 1종 수급권자는 제1, 2 선택의료급여기관 이용 시 본인부담 없으나, 제3, 4 선택의료급여기관 이용 시 본인부담 있다.

② 2종 수급권자는 선택의료급여기관 이용시 본인부담 있다.

③ 선택의료급여기관에서 진료의뢰 받아 진료 시 본인부담 있으며, 의뢰서 없이 다른 병의원 이용 시 전액 본인부담으로 한다.

다. 선택의료급여기관 적용 통보서 발부

보장기관은 연장 승인 신청자가 선택의료급여기관 적용 대상자에 해당한 것을 안 때에는 행복e음에 등록한 후 즉시 유선 등의 방법으로 해당 수급권자에게 적용사실을 통지하고 14일 이내에 "선택의료급여기관 적용 통보서[서식 43]"를 등기우편으로 발송한다.

수행 내용 및 수행준거 / 의료급여제도

1 국민기초생활제도와 의료급여제도에 대하여 알아본다.

(1) 국민기초생활보장 제도는 가족이나 스스로의 힘으로 생계를 유지할 능력이 없는 최저생계비 이하의 절대 빈곤층 국민에게 생계, 교육, 의료, 주거 등의 급여를 통해 기본적 생활을 국가가 보장해 주고, 근로능력이 있는 자에게는 체계적인 자활지원 서비스를 제공하여 자활 · 자립을 지원해 주는 제도이다.

(2) 의료급여제도는 생활유지능력이 없거나 경제능력을 상실한 사람들을 대상으로 정부가 의료서비스를 제공하는 공공부조제도로, 저소득층의 의료보장을 통한 건강증진과 복지 향상을 목적으로 하는 사회보장제도의 하나이다.

2 3차 의료급여기관과 이용방법 및 제출서류에 대하여 알아본다.

(1) 3차 의료급여기관은 「의료법」 제3조의 4에 따라 보건복지부장관이 지정한 상급종합병원을 말한다.

(2) 3차 의료급여기관에서 진료를 받아야 할 경우는 2차 의료급여기관에서 발급한 '의료급여의뢰서'를 지참하여야 한다.

3 의료급여 수급권자 중 1종 수급권자와 2종 수급권자의 유형에 대해서 알아본다.

(1) 수급권자

구분	대상
1종 수급권자	① 국민기초생활보장 수급자 근로무능력가구, 107개 희귀난치성질환자가 속한 가구, 시설수급자 ② 타법령 적용자 이재민, 의상자 및 의사자의 유족, 입양아동(18세미만), 국가유공자, 중요무형문화재 보유자, 북한이탈주민, 5 · 18 민주화운동 관련자, 노숙인 ③ 행려환자
2종 수급권자	국민기초생활보장 대상자 중 1종 수급대상이 아닌 가구

4 의료급여의 보장기관 및 업무의 위탁을 알아보고 관련 업무를 수행한다.

(1) 보장기관은 수급권자의 거주지를 관할하는 특별시장 · 광역시장 · 도지사 · 특별자치도지사와 시장 · 군수 · 구청장을 말한다.

(2) 업무의 위탁은 의료급여에 관한 업무 중 그 일부를 관계 전문기관에 위탁하는 제도이며, 위탁기관 중 진료비 심사는 건강보험심사평가원이 담당하고 진료비지급은 국민건강보험공단이 담당하고 있다.

5 의료급여의 관리운영체계에 대하여 알아본다.

의료급여업무의 운영체계는 의료급여 사업기관인 보건복지부와 지방자치단체, 건강보험공단, 건강보험심사평가원으로 나누어 의료급여 수급권자가 원활한 의료급여를 받을 수 있도록 각각의 역할을 부여하고 있다. 보건복지부는 의료급여 주요 정책 개발 · 결정 및 의료급여사업의 총괄적인 조정 및 지도감독 업무를 수행하고, 시 · 도는 의료급여기금 관리 · 운영 및 보장기관에 대한 지도감독 업무를 담당하고 있다. 보장기관인 시 · 군 · 구는 수급권자의 자격선정과 관리업무를 수행한다. 이외에 건강보험심사평가원은 진료비 심사 및 급여 적정성 평가를, 국민건강보험공단은 진료비 지급업무, 수급권자 자격 및 개인별 급여내역의 전산관리 등을 각각 위탁받아 업무를 수행하고 있다.

6 의료급여의 진료체계에 따라 수급권자의 자격을 관리한다.

의료급여 수급권자는 「의료급여법 시행규칙」 제3조의 규정에 따라, 제1차 의료급여기관 → 제2차 의료급여기관 → 제3차 의료급여기관에서 단계적으로 진료를 받을 수 있다. 제1차 의료급여기관은「의료법」에 따라 시장 · 군수 · 구청장에게 개설 신고한 의료기관, 보건소 · 보건의료원 및 보건지소, 약국이 포함되며, 제2차 의료급여기관은「의료법」에 따라 시 · 도지사가 개설 허가한 의료기관이다. 아울러, 제3차 의료급여기관은 제2차 의료급여기관 중에서 보건복지부장관이 지정하는 의료기관이다. 응급환자 및 분만 등의 경우는 진료체계 관계없이 의료기관을 이용할 수 있다. 의료급여 절차에 의하지 않고(의료급여의뢰서 없이) 의료급여기관을 이용한 경우에는 진료비 전액을 본인이 부담해야 한다.

7 의료급여환자의 대지급금제도에 대하여 알아보고 대상자를 신청한다.

(1) 대지급금제도는 2종 의료급여대상자 중 생계유지가 곤란하여 일시에 과중한 진료비의 부담에 따른 수급자의 어려움을 보호하기 위하여 본인부담비용이 많을 경우 보장기관에서 이를 대신 지불해 주고 나중에 수급권자로부터 회수하는 제도이다.

(2) 금액은 의료급여비용 총 부담액을 기준으로 본인부담 진료비가 20만 원을 초과하는 경우 20만 원은 본인이 부담하고 초과하는 금액에 대하여 수급권자 본인 또는 부양의무자의 신청과 보장기관의 승인에 의해 대지급금이 이루어진다. 따라서 의료급여기관에서는 의료급여 수급권자의 퇴원시 본인부담 진료비가 부족한 경우에는 환자나 보호자가 서명한 대지급금 신청서를 받아 의료보장기관으로 대지급금 승인을 신청하여 미수 진료비 발생을 예방할 수 있다.

8 의료급여 수급권자의 지원범위 및 급여기준에 따라 관리하고 업무를 수행한다.

수행 Tip!

• 의료급여 실무편람 자료를 활용하여 업무에 활용한다.

11-2 의료급여관리 및 수가기준

학습목표

1 | 의료급여의 자격관리 전산시스템에 의해 자격을 관리할 수 있다.
2 | 의료급여의 종별 가산율과 수급권자의 본인부담금을 관리할 수 있다.

필요 지식

1. 의료급여 관리

(1) 소멸시효

다음 각 호의 권리는 3년간 행사하지 아니하면 소멸시효가 완성된다.

① 의료급여를 받을 권리, ② 급여비용을 받을 권리, ③ 대지급금을 상환받을 권리

(2) 의료급여의 개시일

수급권자에 대한 의료급여는 제4조 제3항의 규정에 의하여 수급권자로 선정된 날부터 개시한다. 다만, 제2조 제1호의 규정에 해당하는 무연고자는 행정기관이 응급진료를 받게 한 날부터, 법 제3조 제1항 제3호의 규정에 해당하는 의상자 또는 의사자의 유족은 의상자 또는 의사자가 다른 사람의 생명 · 신체 또는 재산을 구하다가 신체의 부상을 입거나 사망한 날부터 개시한다.

(3) 급여의 제한

시장 · 군수 · 구청장은 수급권자가 다음 각 호의 1에 해당하는 경우에는 이 법에 의한 의료급여를 행하지 아니한다. 다만, 보건복지부장관이 의료급여의 필요가 있다고 인정하는 경우에는 그러하지 아니한다.

① 수급권자가 자신의 고의 또는 중대한 과실로 인한 범죄행위에 기인하거나 고의로 사고를 발생시켜 제7조의 규정에 의한 의료급여가 필요하게 된 경우

② 수급권자가 정당한 이유 없이 이 법의 규정이나 의료급여기관의 진료에 관한 지시에

따르지 아니한 경우

(4) 구상권

① 시장 · 군수 · 구청장은 제3자의 행위로 인하여 수급권자에게 의료급여를 한 때에는 그 급여비용의 범위 안에서 제3자에 대한 손해배상 청구의 권리를 얻는다.

② 제1항의 경우 의료급여를 받은 자가 제3자로부터 이미 손해배상을 받은 때에는 시장 · 군수 · 구청장은 그 배상액의 한도 안에서 의료급여를 하지 아니한다.

(5) 서류의 보존

① 의료급여기관은 의료급여가 끝난 날부터 5년간 보건복지부령이 정하는 바에 따라 제11조의 규정에 의한 급여비용의 청구에 관한 서류를 보존하여야 한다.

② 제1항의 규정에 불구하고 약국 등 보건복지부령이 정하는 의료급여기관은 처방전을 급여비용을 청구한 날부터 3년간 보존하여야 한다.

(6) 전산시스템 활용

① 사회복지통합관리망을 통한 업무처리

1. (정의) 사회복지통합관리망(이하 "행복e음"이라 함)은 각종 사회복지 급여 및 서비스지원 대상자의 자격 및 이력에 관한 정보를 통합관리하고, 지방자치단체의 복지업무 처리를 지원하기 위한 정보시스템
2. (의료급여 업무 활용) 의료급여 수급자 선정 및 자격관리 업무, 본인부담면제 · 선택의료급여기관, 중증환자등록, 의료급여 제한 등이 있다.

② 의료급여 종합정보지원시스템을 통한 업무처리

1. (정의) 의료급여 종합정보지원시스템(이하 "DW"이라 함)은 의료급여 자격관리 시스템」을 통하여 축적된 자료를 바탕으로 수급자별, 질환별, 병의원별 의료이용 행태 및 건강생활 유지비 사용현황 등 각종 의료급여 정보를 사용자(보건복지부, 보장기관, 국민건강보험공단)에게 제공하는 시스템
2. (업무 활용) 자격, 급여일수 등 의료급여 자격관리시스템 등록정보 열람 · 확인, 연장 승인 신청서, 동일성분 의약품 중복투약 사실 통지서 등 업무추진에 필요한 각종 서식 출력 활용

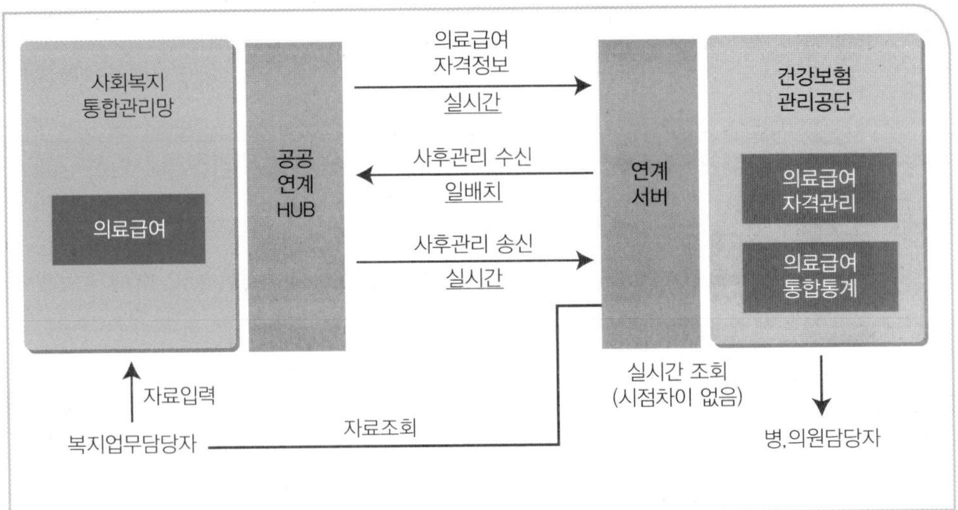

그림 11-8 ▶ 의료급여 자격관리 전산시스템

(7) 의료급여의 본인부담 및 본인부담금 보상금제도

① 의료급여 수급자 진료비 본인부담금

의료급여는 수급권자에게 국가 재정으로 질병이나 부상, 출산 등에 대한 진찰, 검사, 약제 · 치료 재료의 지급, 처치 · 수술과 그 밖의 치료, 예방 · 재활, 입원, 간호, 이송, 기타 의료 목적 달성을 위한 조치를 제공한다. 국가는 법령에서 정한 수급권자의 법정 본인 부담금을 제외한 금액의 전액을 지원하는데, 법정 본인부담금은 수급권자의 종별(1종 · 2종) 구분에 따라 다르게 적용 된다.

이와 함께 수급권자들의 부담을 완화하기 위해 대지급금제도, 본인부담보상제, 본인부담상한제 등을 운영하고 있다. 대지급금제도는 2종 수급권자에 한해서 적용되며, 진료비의 15%를 부담하는 2종 수급권자가 최저생계비 이하의 계층임을 고려하여 입원진료 시 본인부담금이 20만 원 이상인 경우 20만 원 초과분은 의료급여 기금에서 대지급하여 주고 무이자로 분할 상환하는 제도이다. 이를 통해 수급권자들의 국가에 대한 의타심을 배제시키고 자활 의지를 고취시키도록 하고 있다.

② 본인부담 보상제는 일정 기간 동안 본인부담금이 법령이 정한 금액을 초과하는 경우 초과 금액의 50%를 되돌려 주는 제도이다. 1종 수급권자는 매 30일간 2만 원, 2종 수급권자는 매 30일간 20만 원 초과 여부가 적용 기준이 된다. 본인부담상한제는 일정

기간 동안 본인부담금이 법령이 정한 금액을 초과할 경우 초과 금액의 전부를 되돌려 주는 제도로, 1종 수급권자는 매 30일간 5만 원, 2종 수급권자는 매 6개월간 60만 원을 초과할 경우 초과금의 전액을 사후에 보상한다.

표 11-3 의료급여 수급자 진료비 본인부담금

구분		본인부담금
1종	외래	• 보건소 · 보건지소및 보건진료소에서 진료하는 경우: 없음 • 1차 의료급여기관 1,000원 • 2차 의료급여기관 1,500원 • 3차 의료급여기관 2,000원 • PET, MRI, CT 등: 급여비용의 5%
	입원	• 무료
	약국	• 500원
2종	외래	• 보건소 · 보건지소및 보건진료소에서 진료하는 경우: 없음 • 1차 의료급여기관 1,000원 • 2차 의료급여기관 급여비용의 15% • 3차 의료급여기관 급여비용의 15% • PET, MRI, CT 등: 급여비용의 15%
	입원	• 의료급여기관의 입원 진료: 급여비용의 10%
	약국	• 500원

가. 본인부담

급여비용은 그 전부 또는 일부를 의료급여 기금에서 부담하지만, 일부를 부담하는 경우 그 나머지 비용은 본인이 부담한다. 이 본인부담금은 의료급여기관의 청구에 의하여 수급권자가 의료급여기관에 지급한다. 1종과 2종 수급권자에 대한 의료급여기관 및 의료급여의 내용에 따른 본인부담금은 다음과 같다.

(1) 1종 수급권자의 본인부담금

① 입원진료 시 본인부담금: 없음

② 외래진료 시 의료급여기관 및 의료급여의 내용에 따른 본인부담금

③ 1종 수급권자 중 본인부담금 면제자

- 사유발생 시 당연 적용: 18세 미만인 자, 행려환자, 등록 희귀난치성질환자, 선택 의료급여기관 적용자
- 신청에 의한 적용(외래진료 본인일부부담 면제 신청서 제출 시): 20세 미만 재학

자, 임산부, 가정간호 대상자, 장기이식환자(2007년 7월부터 1종 수급권자에게 매월 6,000원의 건강생활 유지비를 지원하면서 외래진료 시 본인부담금을 납부하도록 하고, 중복투약 등으로 건강에 위험이 있는 수급권자를 대상으로 병의원을 한 군데 지정하여 의료이용을 할 수 있도록 하는 선택병의원 제도를 도입함)

(2) 2종 수급권자의 본인부담금

① 입원진료 시 본인부담금

- 급여비용의 10%(다만, 약제는 구입금액의 10%)
- 자연분만한 산모와 6세 미만의 아동: 본인부담금 면제

② 암 등 중증질환자 본인부담금 경감(5% 적용), 다만 약제는 구입금액의 5%

③ 외래진료 시 의료급여기관 및 의료급여의 내용에 따른 본인부담금

- 1 · 2종 수급권자의 보건기관(보건소, 보건지소, 보건진료소) 본인부담금–본인부담금 없음

(3) 수급권자가 전액부담(100분의 100)하는 경우

① 의료급여 절차에 의하지 아니하고 의료급여기관을 이용한 경우

② 다음의 경우에 보건복지부장관이 정하여 고시하는 기금부담 급여비용의 상한금액을 초과하는 비용

- 의료급여의 필요성이 의학적으로 인정되는 약제 · 치료재료로서 그 약제 · 치료재료의 상한금액이 대체 가능한 약제 · 치료재료의 상한금액의 2배 이상인 경우
- 「국민건강보험법 시행규칙」 별표 5 제1호 나목(2)에 해당하는 약제 · 치료재료의 경우

③ 「국민건강보험법 시행규칙」 별표5 제1호 다목부터 아목에 해당하는 경우 또는 항목의 비용

④ 수급권자(무연고자 제외)가 입원 시 발생하는 식대 중 보건복지부장관이 정하는 비용

⑤ 상한일수를 초과하여 의료급여를 받은 경우, 그 초과일수에 대한 급여비용

⑥ 경구투여가 가능함에도 불구하고 보건복지부장관이 고시하는 진통 · 진양 · 수렴 · 소염제인 외용제제를 처방 · 조제받은 경우, 그 외용제제 비용

나. 본인부담금 보상금 제도

① 의료급여 기관에 지급한 본인부담금이 1종의 경우 매 30일간 2만 원, 2종의 경우 20만 원을 초과 시 시장 · 군수 · 구청장을 그 초과금액의 절반을 수급권자에게 보상한다.

② 보상제를 선적용한 후에도 본인부담금이 일정 수준(상한 기준)을 초과한 경우 본인부담금 상한제를 적용, 그 초과금액 전부를 보상(입원진료비 외에 외래진료비 · 약제비도 포함, 다만 2천 원 미만인 경우는 수급권자가 부담)

다. 의료급여 수급권자 본인부담 산정특례제도 및 본인부담 인허 적용

① 의료급여 수급권자가 본인부담 산정특례(암, 희귀난치성질환, 중증화상, 결핵, 치매 등) 대상자일 경우는 의료급여 산정특례 등록(지원) 신청서(별지 20호 서식)에 신청하여 해당 시 · 군 · 구청에 신청하여 승인을 받아야 한다.

② 의료급여 수급권자가 만 65세 이상 노인틀니 및 치과임플란트를 할 경우 대상자는 사전에 서식을 활용(별지 21호 서식, 22호 서식) 해당 시 · 군 · 구청에 신청하여 승인을 받아야 한다.

2. 의료급여 수가 적용기준

(1) 급여비용 산정

① 의료급여기관의 급여비용 산정은 「국민건강보험법 시행령」 제21조 제2항 및 제3항, 「국민건강보험 요양급여의 기준에 관한 규칙」 제8조 제2항 및 제4항의 규정에 의하여 고시한 "건강보험 행위 급여 · 비급여 목록표 및 급여 상대가치점수"에 국민건강보험법 제42조 제4항의 규정에 의하여 고시한 "건강보험 요양급여비용의 내역"의 단가를 곱한 금액과 「국민건강보험법 시행령」 제22조에 따라 결정된 금액을 합하여 산정한다. 다만, 제2조부터 제14조의2에서 정하는 급여비용의 산정에 대하여는 그러하지 아니한다.

② 「의료급여법 시행규칙」 제20조 제2항의 의료급여비용 청구방법 및 심사 청구서 · 명세서 서식 작성요령은 별표 1에 의한다.

(2) 의료급여기관 종별가산율

① 상대가치점수 제1편 제1부 행위 급여 일반원칙에 의하여 적용되는 의료급여기관 종별에 따른 가산비율은 다음 각 호와 같이 적용한다. 다만, 조산원, 보건소, 보건지소, 보건진료소, 약국 및 정신건강의학과 정액진료비, 혈액투석 정액수가를 산정하는 경우에는 종별가산율을 적용하지 아니한다.

의료급여기관 종별가산율
1. 「의료급여법」 제9조 제2항 제3호에 따른 다음 각목에 해당되는 의료급여기관은 22% 가. 제3차 의료급여기관으로 지정된 종합병원 나. 제3차 의료급여기관으로 지정된 종합병원과 동일 구내에 설치되어 있는 치과대학부속치과병원 2. 제1호에 해당되지 아니하는 종합병원, 치과대학부속치과병원, 한의과대학부족한방병원, 허가병 상수가 30병상 이상으로 한방 6개과가 설치되어 있는 한의과대학부속 한방병원 및 국립병원 한방 진료부는 18% 3. 제1호 또는 제2호에 해당되지 아니하는 병원, 치과병원, 한방병원, 요양병원, 정신병원은 15% 4. 의원, 치과의원, 한의원, 보건의료원은 11%

② 제1항의 규정에도 불구하고 제1항 제2호의 종별가산율을 적용받는 종합병원이 「의료법」 제3조의3의 기준에 부적합한 경우에는 3월 이내의 범위 내에서 기간을 정하여 시정하도록 하고 동 시정기간 내에 시정하지 아니한 경우에는 시정기간 만료 익일부터는 제1항 제3호의 규정에 의한 종별가산율을 산정한다.

(3) 진찰료 등

① 진찰료(약국의 경우에는 조제료, 약국관리료, 기본조제기술료, 복약지도료를 말한다)의 경우에는 상대가치점수 제1부 일반원칙 "Ⅲ. 차등수가"는 적용하지 아니한다.

② 상대가치점수 제1편 제2부 제1장 기본진료료(산정지침) "5. 의료질평가지원금, 6. 전문병원 관리료 등(전문병원 관리료 · 전문병원 의료질지원금)"은 의료급여비용의 산정에 적용하지 아니한다.

③ 규칙 제19조 별표 1의2 다목의 단서 중 보건복지부 장관이 정하여 고시하는 응급의료취약지란 「응급의료 취약지 지정 고시」 제2조의 "의료취약지"와 같다.

(4) 입원진료 범위

① 제1차 의료급여기관(보건의료원 제외)에서는 입원진료비용을 산정할 수 없다. 다만,

「의료급여법 시행규칙」 제16조 제1호 라목에 의한 다음 각 호의 경우는 입원진료비용을 산정할 수 있다.

1. 분만 및 수술을 동반하는 경우
2. 정신질환, 한센병환자의 치료, 골절로 인하여 입원치료가 불가피한 경우
3. 입원진료 중 의료급여수급권자로 자격이 변동된 경우
4. 말기암환자에 대한 입원 진료가 필요한 경우

② 입원은 진료상 필요하다고 인정되는 경우에 적절한 기간에 한하며, 단순한 통원불편 간병인력 부재 등의 사유로 입원지시를 하여서는 아니 된다.

(5) 검체검사 위탁기준 중 급여비용 청구 · 심사 및 지급절차

"상대가치점수(부록)검체검사 위탁에 관한 기준" 중 급여비용 청구 · 심사 및 지급절차는 다음 각 호와 같다.

1. 검체검사를 의뢰한 기관은 검사의뢰 내역과 수탁검사기관의 의료급여기관기호를 의료급여비용명세서 "진료내역"란에 기재하고, 검사위탁비용을 별표 1 "의료급여비용 청구방법 및 심사청구서 · 명세서 서식 작성요령"의 관련규정에 따라 건강보험심사평가원에 청구한다.
2. 심사평가원은 상병명 및 진료내역과 관련이 없는 검사를 실시한 경우에는 검사의뢰기관의 급여비용에서 심사조정 한다.
3. 급여비용지급기관은 해당 급여비용을 검사의뢰기관에 지급한다.

(6) 혈액투석수가

① 만성신부전증환자가 외래에서 혈액투석 시에는 1회당 정액수가(점수)에 국민건강보험법 제45조 제4항의 규정에 의하여 고시한 "건강보험 요양급여비용의 내역"의 유형별 분류에 따른 점수당 단가를 곱한 금액과 상대가치점수 제1편 제2부 제9장 처치 및 수술료 등 [투석 중 혈액투석[1회당](코드 O7020)]의 "주"의 1과 2의 금액을 합하여 산정한다. 다만, 「약사법」 제23조 제4항에 해당되지 아니하여 처방전을 발행하여 진료한 경우에는 제1조에 의한다.

② 외래 1회당 혈액투석 정액수가에는 진찰료, 혈액투석수기료, 재료대, 투석액, 필수경구약제 및 Erythropoietin제제 등 투석당일 투여된 약제 및 검사료 등을 포함한다. 다

만, 혈액투석을 위한 정맥 내 카테타 삽입술 비용은 별도로 산정할 수 있다.

③ 혈액투석을 받는 만성신부전증 환자가 동일날 다른 상병으로 다른 진료 과목의 전문의에게 진료를 받는 경우, 이에 대한 급여비용은 제1조의 규정에 의하여 별도로 산정한다.

(7) 정신질환 수가 기준

① 한국표준질병사인분류항목 중 정신 및 행동장애(F00-F99)와 뇌전증(G40, G41)에 해당하는 질병(정신질환)으로 정신건강의학과 전문의료급여기관(병원 및 종합병원급의 정신건강의학과 포함)에서 입원 진료한 경우에는 1일당 정액수가로 산정하며, 환자상태에 따라 적절한 진료를 행하여 치료기간을 단축시키도록 노력하여야 한다.

② 정신질환에 대한 정액수가는 환자 진료에 필요한 진찰료, 입원료, 투약료, 주사료, 검사료 등을 포함한다. 다만, 정액수가에 포함되지 않는 다음 각 호의 경우 제1조에 따라 별도로 산정할 수 있다.

1. 입원 기간 중 약품비, 퇴원 투약비용, 마약류 관리료
2. 입원환자 안전관리료
3. 식대
4. 정신요법료
5. 감염병의 확산 등에 따른 긴급한 사유로 보건복지부장관이 한시적으로 인정하는 항목에 대한 비용

③ 의료인 등 인력 확보수준에 따른 정신건강의학과 입원료 차등제 적용 기준은 별표 4와 같다.

(8) 정신질환 외래수가 등

① 정신건강의학과 전문의료급여기관에서 한국표준질병사인분류항목 중 정신질환에 대한 외래진료 시 급여비용은 제1조에 따라 산정하며 약제는 직접 조제 · 투여하여야 한다. 이 경우 개인 정신치료 및 가족치료 산정기준은 다음 각 호와 같다.

1. 개인정신치료는 같은 날 동시에 산정할 수 없으며, 각각의 개인정신치료를 합하여 주 2회 이내만 산정할 수 있다.
2. 가족치료(개인가족치료, 집단가족치료)는 각각 주 1회만 산정할 수 있다.

3. 개인정신치료 및 가족치료는 1일 2회 이상 실시한 경우에도 1회만 산정할 수 있다.

② 정신질환자 외래투약 시에는 환자상태 및 병력 등에 따라 그 투약기간을 적절하게 처방하도록 하여야 하며, 환자의 치료가 투약만으로 가능하다고 판단될 때에는 환자의 불편을 최소화할 수 있도록 1회 내원 시 기준처방일수(15일 이상)을 준수하여야 한다.

(9) 정신질환 입원 및 낮병동 수가 등

정신질환에 대한 입원수가는 1일당 정액수가로 정신건강의학과 전문의가 상근하는 경우에 산정하며, 별표 4에서 정한 정신건강의학과의사, 정신건강의학과 간호사 및 정신건강전문요원 인력 확보수준에 따른 차등제를 적용하여 산정하되, 「의료급여법」 제9조 제2항 제1호에 따른 제1차 의료급여기관은 기관등급을 최고 G4까지 산정하며, 기관등급 G1은 「의료급여법」 제9조 제2항 제3호에 따른 제3차 의료급여기관에 한하여 산정한다. 다만, 별지 제18호 서식에 따른 의료급여 정신건강의학과 입원료 차등제 산정현황 통보서를 매분기 마지막 월 20일까지 제출하지 않은 의료급여기관인 경우 기관등급 G5로 산정한다.

(10) 식대

① 식대는 보건복지부 고시에 따라 산정한다.

② 식대 세부산정기준은 「요양급여의 적용기준 및 방법에 관한 세부사항」 Ⅰ.행위 제17장 입원환자 식대 제2호 가.(1).(2), 나.(1).(2), 다, 라. 및 제4호를 준용한다.

③ 입원환자 식대의 영양사 · 조리사 인력산정기준은 「요양급여의 적용기준 및 방법에 관한 세부사항」 Ⅰ.행위 제17장 입원환자 식대 인력 산정기준 가, 나.(1), 다.(1)를 준용한다.

(11) 안치료

영안실 안치료는 1일 3,750원으로 하되, 영안실 안치기간은 3일 이내로 한다. 환자측의 귀책사유로 안치기간이 3일을 초과하는 경우에는 초과일분의 안치료는 그 보호자가 부담한다.

(12) 왕진료

① 제15조 제1항 제3호에 따라 왕진을 실시한 경우 왕진료는 「요양급여의 적용기준 및 방법에 관한 세부사항」 중 왕진료 진료수가 산정방법 제1호에 따라 산정한다.

② 제15조 제1항 제5호에 따른 촉탁의 진료만으로는 적절한 진료가 곤란한 경우에는 제

15조 제2항에 따라 왕진을 신청할 수 있으며, 이 경우라도 같은 조 제1항에 따른 비용을 산정할 수 있다. 다만, 촉탁의와 왕진의 진료과목이 동일한 경우에는 산정할 수 없다.

(13) 입원병상기준

수급권자에 대한 입원진료는 「국민건강보험 요양급여의 기준에 관한규칙」 별표 2 중 제4호 가목에 의한 병상에서 하여야 하며, 의료급여기관이 환자진료상 필요로 하여 수급권자를 일반병상보다 우수한 상급병상에 입원시킨 경우 병상 간의 입원료 차액은 별도 산정하지 아니한다.

(14) 식대 중 본인일부부담

"수급권자가 입원시 발생하는 식대 중 보건복지부장관이 정하는 비용"은 제12조의 규정에 따른 식대의 100분의 20에 해당하는 금액으로 하되, 암 환자 등 보건복지부장관이 고시하는 중증질환자의 경우에는 제12조에 따른 식대의 100분의 5에 해당하는 금액으로 하고, 자연분만 및 6세 미만의 아동의 입원진료의 경우에는 식대 본인부담금을 면제한다.

▶ 수행 내용 및 수행준거 / 의료급여 관리 및 수가기준

1 의료급여 수급권자의 외래 및 입원 본인부담금(률)에 대하여 알아보고 적용한다.

표 11-4 의료급여 수급권자의 본인부담(수준)

구분		1차 (의원)	2차 (병원, 종합병원)	3차 (지정병원)	약국	특수장비 (PET,MRI,CT)
1종	입원	없음	없음	없음	–	없음
	외래	1,000원	1,500원	2,000원	500원	5%
2종	입원	10%	10%	10%	–	10%
	외래	1,000원	15%	15%	500원	15%

* 보건복지부장관이 고시하는 경증질환으로 종합병원 이상급 기관에서 원외처방전을 발급받아 약국에서 조제받는 경우급여비용의 3%임.

※ 본인부담금은 급여청구분에 대한 것이며, 비급여 청구분은 전액 본인이 부담해야 함.

2 의료급여의 수가 운영체계와 행위료 가산율에 대하여 알아보고 적용해본다.

의료급여 수가는 건강보험행위별 수가를 준용하여 산정(단, 정신질환 및 혈액투석 외래 수가는 건강보험과 달리 정액수가로 운영)하고, 요양기관 종별 가산율에 다소간의 차이를 두고 있다.

표 11-5 의료급여의 요양기관 종별가산율

구분	3차 의료급여기관	종합병원	병원	의원
의료급여가산율	22%	18%	15%	11%
건강보험가산율	30%	25%	20%	15%

3 의료급여 수급권자의 급여제한사유에 대하여 자격을 관리한다.

(1) 수급권자가 자신의 고의 또는 중대한 과실로 인한 범죄행위에 기인하거나 고의로 사고를 발생시켜 제7조의 규정에 의한 의료급여가 필요하게 된 경우

(2) 수급권자가 정당한 이유 없이 이 법의 규정이나 의료급여기관의 진료에 관한 지시에 따르지 아니한 경우 등이 있다.

4 의료급여 수급권자 중 혈액투석 및 정신질환에 해당될 경우 다음 수가를 적용한다.

(1) 혈액투석 수가는 고시된 1회 투석당 정액수가(투석행위료 및 재료대 포함)를 적용한다.

(2) 정신질환 수가는 외래 및 입원의 경우 고시된 1일당 정액수가를 적용한다.

(3) 정신질환으로 낮병동 산정 대상에 해당될 경우도 1일당 정액수가를 적용한다.

5 의료급여수급권자의 주요 개정고시 내용에 대하여 알아보고 실무에 반영하여 수행한다.

수행 Tip!

• 보건복지부 및 건강보험심사평가원 홈페이지를 검색하여 의료급여의 고시사항 자료를 활용한다.

11-3 의료급여 진료비 심사청구

학습 목표

1 | 의료급여비용의 청구방법에 의해 청구명세서를 작성할 수 있다.
2 | 요양급여기준 및 진료행위료 산정기준에 의해 심사하여 청구할 수 있다.
3 | 의료급여 심사지급 내역을 분석 후 이의신청 및 재심청구를 할 수 있다.

필요 지식

1. 진료비 청구·심사·지급체계

(1) 급여비용의 청구와 지급

① 의료급여기관은 제10조의 규정에 따라 의료급여기금에서 부담하는 급여비용의 지급을 시장 · 군수 · 구청장에게 청구할 수 있다. 이 경우 제2항의 규정에 의한 심사청구는 이를 시장 · 군수 · 구청장에 대한 급여비용의 청구로 본다.

② 제1항의 규정에 의한 급여비용의 청구를 하고자 하는 의료급여기관은 급여비용 심사기관에 급여비용의 심사 청구를 하여야 하며, 심사청구를 받은 급여비용 심사기관은 이를 심사한 후 지체 없이 그 내용을 시장 · 군수 · 구청장 및 의료급여기관에 알려야 한다.

③ 제2항의 규정에 따라 심사의 내용을 통보받은 시장 · 군수 · 구청장은 지체 없이 그 내용에 따라 급여비용을 의료급여기관에 지급하여야 한다.

(2) 급여비용의 심사청구

① 법 제11조 제2항의 규정에 의하여 의료급여기관이 급여비용의 심사청구를 하고자 하는 때에는 의료급여비용 심사 청구서에 의료급여를 받은 자에 대한 의료급여비용 명세서를 첨부하여「국민건강보험법」제55조의 규정에 의한 건강보험심사평가원에 제출

하여야 한다.

② 의료급여기관은 제1항에 따른 의료급여비용 명세서에 다음 각 호의 사항을 기재하여야 한다.

의료급여비용 명세서에 기재사항
1. 세대주 성명, 2. 의료급여를 받은 자의 성명, 주민등록번호 및 보장기관 기호, 3. 질병 또는 부상명, 4. 진료개시일 및 의료급여일수, 5. 의료급여비용의 내용, 6. 본인부담금 및 비용청구액, 7. 처방전 내용 등

③ 제1항의 규정에 의한 급여비용의 심사청구 방법, 의료급여비용 심사 청구서 및 의료급여비용 명세서의 서식 · 작성요령 그 밖의 급여비용심사 청구에 필요한 사항은 보건복지부장관이 정하여 고시한다.

(3) 급여비용의 심사 · 지급

① 심사평가원은 제20조의 규정에 의하여 급여비용의 심사청구를 받은 때에는 그 심사청구내용이 법 제7조 제2항 및 제3항의 규정에 의한 의료급여의 기준 및 의료수가기준에 적합한지를 심사한다. 이 경우 심사평가원의 원장은 제20조 또는 법 제32조 제4항의 규정에 의하여 제출받은 자료에 대한 사실 여부를 확인할 필요가 있다고 인정하는 때에는 소속직원으로 하여금 현지 출장하여 확인을 하게 할 수 있다.

② 심사평가원의 원장은 제20조의 규정에 의하여 급여비용의 심사청구를 받은 때에는 그로부터 40일(제22조의 규정에 의한 전자문서 교환방식에 의한 경우에는 15일) 이내에 심사하여 그 내용이 기재된 의료급여비용 심사결과 통보서를 시장 · 군수 · 구청장, 공단 및 그 의료급여기관에 지체 없이 송부하여야 한다. 이 경우 심사기간을 산정함에 있어서 해당 의료급여기관에 대하여 심사에 필요한 자료를 요청한 경우 등 특별한 사유가 있는 경우에는 그에 소요되는 기간을 제외한다.

(4) 급여비용의 가감지급

「의료급여법」 제11조 및 시행규칙 제23조에 의한 의료급여의 적정 여부 평가결과에 따른 급여비용의 가산 또는 감액지급의 금액은 평가대상 의료급여기관의 전년도 심사결정 의료급여기금(이하 "기금"이라 한다) 부담액의 100분의 10의 범위 안에서 보건복지부장관이 정하여 고시한 기준에 의하여 산정한 금액으로 한다.

2. 의료급여비용 청구방법 및 심사 청구서 · 명세서 서식 작성요령

1) 일반원칙

(1) 「의료급여비용 청구방법 및 심사 청구서 · 명세서 서식 작성요령」에서 규정하지 않은 사항에 대하여는 「국민건강보험법령」에 의한 요양급여비용 청구방법 및 심사 청구서 · 명세서 서식 작성요령을 준용한다.

(2) 의료급여비용 청구 시 수가코드는 「건강보험 행위 급여 · 비급여 목록표 및 급여 상대가치점수와 요양급여비용 작성요령의 "(붙임 3) 진료코드"에 따라 기재하며, 추가로 코드가 시달된 경우는 그 코드를 기재한다.

2) 의료급여비용 청구방법

(1) 〔청구인〕

의료급여비용은 해당 의료급여기관의 대표자(개설자)가 청구한다.

(2) 〔의료급여비용 청구 및 자료제출 매체의 선택〕

의료급여기관은 요양급여비용 작성요령 제5조에 따라 「요양급여비용 청구방법, 심사 청구서 · 명세서 서식 및 작성요령」 제5조에 따라 의료급여비용 청구 및 자료제출 매체를 선택하여 의료급여비용을 청구하되, 「의료급여수가의 기준 및 일반기준」 제9조부터 제11조의 정신질환 정액수가를 청구하고자 하는 경우에는 반드시 전산매체 또는 정보통신망으로 청구하여야 한다.

(3) 〔청구주기〕

급여비용의 청구는 건강보험과 연계 심사가 가능하도록 요양급여비용과 동일한 진료월의 진료분을 함께 청구한다.

(4) 〔청구처〕

① 급여비용을 청구하고자 하는 의료급여기관은 "의료급여비용 심사 청구서와 "의료급여비용 명세서", 기타 필요한 서류를 첨부하여 건강보험심사평가원에 청구한다.

② 상급종합병원, 상급종합병원에 설치된 치과대학부속치과병원 및 한의과대학부속한방병원의 급여비용은 심사평가원 본원으로, 종합병원, 상급종합병원에 설치된

경우를 제외한 치과대학 부속 치과병원 및 한의과대학부속한방병원, 병원,치과병원, 한방병원, 요양병원, 정신병원, 의원, 치과의원, 한의원, 보건기관, 조산원, 약국 및 한국희귀 필수의약품센터의 급여비용은 지역권별로 심사평가원 지원으로 청구한다.

■ **종합병원, 병원, 치과병원, 요양병원, 정신병원, 의원, 치과의원, 한의원, 보건의료원, 보건기관, 조산원, 약국 및 한국희귀필수의약품센터의 소재지역권별 청구처**

지역	청구처
서울	건강보험심사평가원 서울지원
부산, 제주	건강보험심사평가원 부산지원
대구, 경북	건강보험심사평가원 대구지원
광주, 전남	건강보험심사평가원 광주지원
대전, 충북, 충남, 세종	건강보험심사평가원 대전지원
경기남부	건강보험심사평가원 수원지원
울산, 경남	건강보험심사평가원 창원지원
경기북부, 강원	건강보험심사평가원 의정부지원
전북	건강보험심사평가원 전주지원
인천	건강보험심사평가원 인천지원

주1): 상급종합병원에 설치된 치과대학부속치과병원 및 한의과대학부속한방병원은 심사평가원 본원으로 청구함

(5) 〔사본의 보관〕

청구인은 청구서와 명세서의 사본을 「의료급여법 시행규칙」 제11조 제1항에서 정한 바에 따라 보관하여야 한다.

(6) 〔청구서와 명세서의 구분〕

① 청구서는 진료분, 진료분야, 입원과 외래, 처방조제와 직접조제로 각각 구분하여 기재 청구하며, 이 경우 제1차 의료급여기관에서의 외래진료, 조제투약, 제2차 또는 제3차 의료급여기관에서의 입원, 외래진료나 제1차 의료급여기관에서의 입원진료 여부를 청구서의 해당란에 표시(∨)하여야 한다.

② 제①항에 의한 제3차 의료급여기관 및 종합병원의 진료분야 구분은 요양급여비용 작성요령 제12조 제2항과 같다.

③ 명세서의 구분 작성은 요양급여비용 작성요령 제7조의2에 따라 분리 · 작성한다.

다만, 외래 진료 시 야간 내원 등으로 인해 익일까지 연속하여 진료(6시간 미만)가 이루어진 경우 방문일자는 공단에서 전송받은 진료확인번호의 진료일자로 한다.

(7) 〔기타 사항〕

기타 일반사항은 요양급여비용 작성요령에서 정한 해당사항에 따라 기재 · 작성한다.

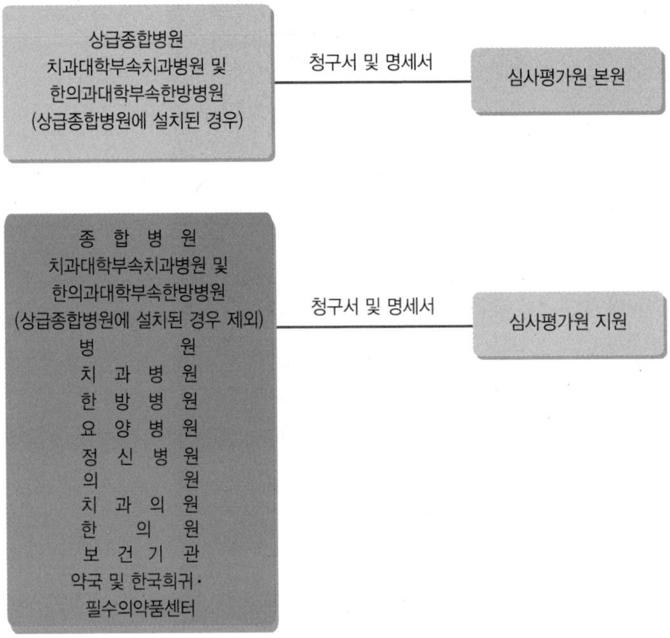

그림 11-9 ▶ 의료급여비용 청구체계

3. 의료급여비용청구서 작성요령

(1) 〔접수번호〕

※란은 심사평가원이 기재한다.

(2) 〔의료급여기관 기호 및 명칭〕

의료급여기관 기호 및 명칭은 국민건강보험법의 규정에 의한 요양기관기호 및 명칭을 기재한다.

(3) 〔진료구분〕

첨부되는 명세서의 1차 의료급여 또는 2차 의료급여 해당 여부에 따라 청구서 해당란에 1차 또는 2차 의료급여 여부를 표시(∨)한다.

(4) 〔건수〕

청구서의 구분별 건수는 첨부된 명세서의 건수와 같아야 한다.

(5) 〔10원 미만의 절사〕

청구서의 청구액, 본인일부 부담금 란에는 10원 미만을 절사한 금액을 기재하고 ⑬ 청구액 ⑮ 본인일부 부담금 ⑯ 장애인의료비란은 매 명세서상의 청구액, 본인일부 부담금, 장애인의료비를 각각 합계한 금액을 기재하며 ⑭ 의료급여비용총액란은 ⑬ 청구액 ⑮ 본인일부부담금 ⑯ 장애인의료비의 합계액을 기재하되, 매 명세서상의 대지급금을 합계한 금액은 ⑬ 청구액에 포함되어 있으므로 합계하지 아니한다.

(6) 〔수취인〕

청구서 수취인은 심사평가원장으로 한다.

4. 의료급여비용명세서 작성요령

1) 공통사항

(1) 〔보장기관〕

의료급여를 받은 수급권자의 관할 시 · 군 · 구 기호와 명칭을 기재하여야 한다.

(2) 〔의료급여기관〕

기호 및 명칭은 국민건강보험법의 규정에 의한 요양기관기호 및 명칭을 기재하여야 한다.

(3) [종별구분]

1종수급권자는 1, 2종 수급권자는 2, 행려환자(일정한 거소가 없는 자로 행정기관이 응급진료를 받게 한 경우 경찰관서로부터 무연고자임을 확인받아 시장 · 군수 · 구청장이 수급권자로 인정한 자를 말한다)는 4, 노숙인 등은 N(다만, 디스켓의 경우에는 10으로 기재한다), 2종 수급권자중 장애인 2차의료급여는 6, 2종 수급권자 중 장애인 1차의료급여는 8로 정확히 기재하여야 한다.

(4) 〔보훈 등 구분〕

보훈위탁진료 의료급여기관의 의료급여수급권자 중 보훈 국비환자인 경우에는 '4'를 기재하여야 한다.

(5) 〔보장시설 및 노숙인시설 기호〕

보장시설에 입소해 있는 수급권자 또는 노숙인 의료급여 수급권자가 의료급여를 받는 경우에는 보장시설기호란에 보장기관이 부여한 보장시설기호 또는 노숙인시설기호를 기재한다.

(6) 〔세대주 및 수진자〕

① 의료급여증에 기재된 성명과 주민등록번호를 기재하며, 주민등록번호 등 인적사항을 알 수 없는 경우에는 별도로 부여된 의료급여 관리번호를 다음과 같이 기재한다.

■ 행려환자인 경우(주민등록번호가 확인된 자 포함)

• 관리번호 구성

						–							
출생연도		자료구분	보장기관기호				성별	발생연도		일련번호			

• 출생년도(2자리): 출생년도 마지막 2자리를 기재

• 자료구분(1자리): 3

• 보장기관기호(3자리): 해당 시 · 군 · 구 행정동 부호 앞 3자리를 기재

• 성별(1자리)

1800년대 및 1900년대 출생(남: 1, 여: 2) 2000년대 출생(남: 3, 여: 4)

• 발생년도(2자리): 발생년도 마지막 2자리를 기재

2000년 발생 → 00, 2007년 발생 → 07

• 일련번호(4자리): 보장기관에서 중복되지 않도록 일련번호를 부여 (예시)

6	0	3	3	0	0	–	1	0	7	0	0	0	7
1960년생		자료구분	종로구 행정동 부호				남성	2007년 발생		일련번호			

• 서울 종로구(3000000)에서 2007년도 7번째 발생한 행려환자(1960.03.30일생, 남

자)의 경우

■ **보장시설입소자가 아닌자로서 주민등록번호 불명자인 경우**

• 관리번호 구성

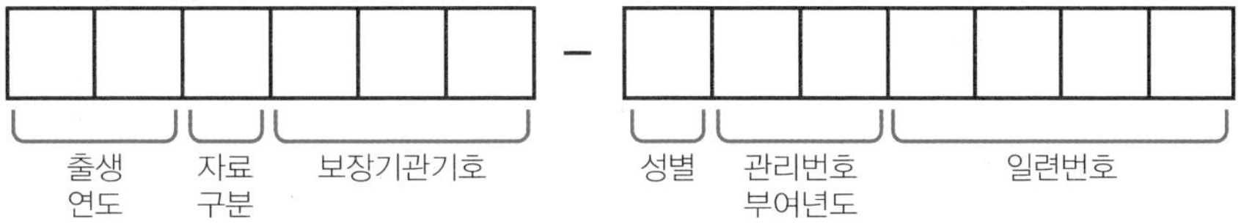

• 출생년도(2자리): 출생년도 마지막 2자리를 기재

• 자료구분(1자리): 4

• 보장기관기호(3자리): 해당 시 · 군 · 구 행정동 부호 앞 3자리를 기재

• 성별(1자리)

■ **보장시설입소자 또는 노숙인시설 중 주민등록번호 불명자인 경우**

• 관리번호 구성

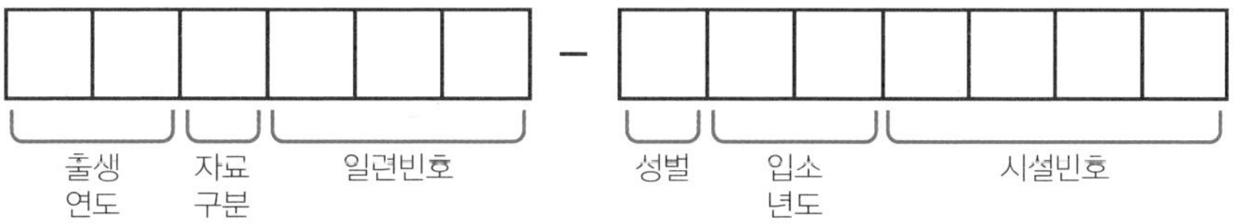

• 출생년도(2자리): 출생년도 마지막 2자리를 기재

• 자료구분(1자리): 5

• 일련번호(3자리): 보장기관에서 중복되지 않도록 일련번호를 부여

• 성별(1자리)

② 「국민기초생활보장법」 제5조의2(외국인에 대한 특례)에 의한 외국인 배우자의 경우 주민등록번호란에 「출입국관리법」에서 정하는 외국인등록번호(13자리)를 기재한다.

③ 신생아가 수급권자가 될 경우에는 "수진자 성명"란에 "산모이름"과 신생아임을 구분할 수 있도록 "아기"를 함께 쓰거나 이름을 쓰고 주민등록번호란에는 앞부분의 "생년월일"과 뒷 부분의 남 · 여 구분(3 또는 4)만 기재한다. 다만, 쌍태아의 경우에는 주민등록번호의 끝자리에 첫째 아이는 "1", 둘째 아이는 "2"를 기재한다.

(예시) 2004년 1월 1일 출산한 남아의 경우

세대주 성명	홍길동	주민등록번호
수급권자 성명	이은영아기 또는 홍철수	040101-3

(7) 〔특정기호〕

의료급여수가 기준 제17조에 해당하는 만성질환자에 대하여는 아래 일련번호 1~12까지의 특정기호를 기재하고, 중증난치질환자 중 인체면역결핍바이러스질환자와 영 [별표 1] 제2호 다목 및 기준 제23조의 규정에 의하여 본인이 부담할 비용을 면제 받는 경우에는 일련번호 13~15까지의 특정기호를 기재하며, 제17조의6에 해당하는 고위험 임신부 진료의 경우 일련번호 16의 특정기호를 기재하고, 영 [별표 1] 제2호 다목에 해당하는 제왕절개분만 입원진료의 경우 일련번호 17의 특정기호를 기재하고, 영 [별표 1] 제2호 자목에 해당하는 임신부 외래진료의 경우 일련번호 18의 특정기호를 기재하고, 영 [별표 1] 제2호 차목에 해당하는 조산아 및 저체중 출생아 외래진료의 경우 일련번호 19의 특정기호를 기재하고, 영 [별표 1] 제2호 타목1)의 보건복지부장관이 고시하는 정신질환에 대한 외래진료의 경우 일련번호 20의 특정기호를 기재하고, 보건복지부장관이 고시하는 뇌사자(공여자) 장기이식에 대한 진료의 경우 일련번호 21의 특정기호를 기재하고, 영 [별표1] 제2호 하목에 해당하는 치매질환 진료를 받은 경우에는 일련번호 22~23의 특정기호를 기재하고, 영 [별표 1] 제2호 거목에 해당하는 6세 이상 15세 이하 아동에 대한 입원진료의 경우에는 일련번호 24의 특정기호를 기재하고, 보건복지부 장관이 정하는 난임진료를 하는 경우 일련번호 25의 특정기호를 기재하며, 영[별표1]제1호아목 및 제2호러목에 해당하는 확진검사의 경우에는 일련번호 26의 특정기호를 기재하며, 영[별표1]제3호다목에 해당하는 승인을 얻지 않은 사람에 대한 의료급여의 경우에는 일련번호 27의 특정기호만을 단독기재하고, 영 [별표 1] 제2호 머목 및 버목에 해당하는 1세 미만인 수급권자에 대한 외래진료의 경우에는 일련번호 28을 기재하고, 영 [별표 1] 제1호 자목 및 제2호 서목에 해당하는 잠복결핵 치료를 받은 경우에는 일련번호 29의 특정기호를 기재한다. 또한, 중증질환자 중 암환자, 중증화상환자에게 해당 중증질환(합병증 포함)으로 진료한 경우 및 뇌혈관질환자, 심장질환자, 중증외상환자에게 산정특례 적용기간 동안 진료한 경우에는 건강보험의 「본인일부부담금 산정특례에 관한 기준」 [별표 3] "중증질환자 산정특례대상"에 따른 특정기호를 기재하고, 희귀질환자 및 중증난치질환자가 해당 희귀질환 및 중증난치질환으로 진료한 경우 건강보험의 「본인일부부담금 산정특례에 관한 기준」 [별표 4] "희귀질환자 산정특례대상" 및 [별표 4의2] "중증난치질환자 산정특례대상"에 따른 특정기호를 기재하고, 제17조의2 제4항에 해당하는 결핵질환자의 경우 「본인일부부담금 산정특례에 관한 기준」 [별표 5]의 특정기호를 기재하고, 가정간호 대상자는 [별표 1] "가정간호 산정특례대상"에 따른 특정기호를 기재하며, 제17조의7에 해당하는 경우 [별표 6] "약국 요양급여비용 총액의 본인부담률 산정특례대상"에 따른 특정기호를 기재한다.

(8) 〔본인부담구분〕

영 별표 제1호 다목 및 규칙 제19조의4에 따라 의료급여기금에서 급여비용의 전부 또는 일부를 부담하는 경우 일련번호 1~19까지, 24~25 또는 27~28까지의 본인부담구분 코드를 기재하고, 영 [별표 1] 제2호 자목 및 차목의 경우 일련번호 29~30호까지의 본인부담 구분코드를 기재하고, 규칙 제8조의3에 따라 2종 수급권자 중 선택의료급여기관을 이용하는 경우에는 일련번호 20~25 또는 27~28까지의 본인부담 구분코드를 기재하며, 선택의료급여기관 적용 대상자 중 의료급여 수가기준 제15조 제1항 제5호에 따라 시설내 처방료가 발생한 경우 일련번호 26의 본인부담구분 코드를 기재하고, 영 [별표 1] 제2호 타목2)의 1)(F20-29)외의 정신질환 관련 진료를 받은 경우에는 일련번호 31의 본인부담 구분코드를 기재하고, 영 [별표 1] 제2호 하목의 치매질환으로 진료받은 경우에는 일련번호 32의 본인부담코드를 기재하고, 영 [별표 1] 제3호 다목에 해당하는 승인을 얻지 않은 사람이 의료급여를 받고자 하는 경우에는 일련번호 33의 본인부담 구분코드를 기재하고, 영 [별표 1] 제2호 머목 및 버목에 해당하는 1세 미만 수급권자 중 제17조에 해당하는 만성질환자에 대해서는 일련번호 34의 본인부담 구분코드를 기재하고, 영 [별표 1] 제1호 자목 및 제2호 서목에 해당하는 잠복결핵 치료를 받은 경우에는 일련번호 35의 본인부담 구분코드를 기재, 원외 처방전을 발행하는 경우 처방전의 「조제 시 참고사항」란에 해당 본인부담 구분코드를 반드시 기재하여야 한다.

(9) 〔진료확인번호〕

「선택의료급여기관 적용 대상자 및 이용 절차 등에 관한 규정」 제3조 제4항에 따라 공단에서 전송받은 확인번호의 개수를 "진료확인번호"란에 기재하여야 한다.

(10) 〔특정내역〕

의료급여수급권자가 외래에서 의사 진찰없이 예약된 검사만을 실시한 경우 그 해당 내역을 별도 명세서로 작성하여 명일련 단위 특정내역 구분코드 MT001(상해외인)란에 "H"를 기재토록 하며 내원일수에 "0"을 기재하고, 잠복결핵 치료 중 타상병을 동시에 진료하는 경우 잠복결핵 관련 진료 내역을 별도 명세서로 작성하여 명일련 단위 특정내역 구분코드 MT065(명세서 분리유형)란에 "B"를 기재하며 입 · 내원일수는 진료를 받은 실 일수를 기재한다.

(11) 〔직접조제〕

의료급여 수급권자가 외래진료 당일 「약사법」 제23조 제4항에 따라 처방전 발행 없이 원내에서 직접 조제 · 투약하는 경우 직접조제 횟수를 "직접조제"란에 기재하여야 한다.

(12) 〔본인부담금 발생횟수〕

의료급여 수급권자가 외래진료 시 1일 2회 이상 진찰을 한 경우 본인부담금 발생횟수를 기재하되, 의료급여비용 총액 1이 발생하지 않은 진료내역의 본인부담금 발생횟수는 기재하지 아니한다.

(13) 〔등록번호〕

의료급여 수가기준 제17조의2 제5항에 따른 뇌혈관질환자, 심장질환자, 중증외상환자를 제외한 중증질환자, 희귀질환자, 중증난치질환자 또는 결핵질환자를 진료한 경우 및 제17조의3 제2항과 제5항에 따라 틀니 및 치과임플란트에 대한 의료급여를 시행한 경우(틀니의 유상 유지관리 기간은 제외)에는 등록번호를 기재한다.

2). 서식 및 작성방법

가. 서식

서식	서식명	서식번호	비고
별지 제4호	의료급여비용명세서(의과입원)	GI02	의과용
별지 제4-1호	의료급여비용명세서(의과입원)	GI02	의과용
별지 제5호	의료급여비용명세서(의과외래일자별)	GI03	의과용
별지 제6호	의료급여비용명세서(치과입원)	GI04	치과용
별지 제7호	의료급여비용명세서(치과외래 일자별)	GI05	치과용
별지 제14호	의료급여비용명세서(한방입원)	GI012	한방용
별지 제15호	의료급여비용명세서(한방외래 일자별)	GI013	한방용
별지 제16호	의료급여비용명세서(약국직접조제)	GI20	약국용
별지 제17호	의료급여비용명세서(약국처방조제)	GI21	약국용

나. 명세서 항목별 작성방법

(1) 〔의료급여 생애전환기 검진 실시 당일 진찰료〕

의료급여 생애전환기 검진 실시 당일 별도의 질환에 대한 진찰이 이루어진 경우에는 진찰료 산정코드 세 번째 자리에 4로 기재한다.

(2) 〔회송료〕

1. 진찰료 ④ 응급 및 회송료란의(I)란에기재(응급의료관리료를 함께 산정하는 경우 금액을 합하여 기재한다)하되, 상대가치점수 및 요양급여비용 작성요령에 의하여 산정한다.

(3) 〔식대〕

① 식대는 실제로 행하여진 경우에 한하여 의료급여수가기준 제1장 제12조에서 정한 금액에 급식일수를 곱하여 2항 10목(기본식대)란 [서면으로 청구하는 경우, 2. 입원료 ⑦ 식대란(치과는 ② 식대란, 한방은 ④ 식대란)]에 기재한다.

② 입원환자 식대는 의료급여기관에 입원한 환자에게 의사처방에 의하여 식사를 제공한 경우에 1일 3식 이내(산모식은 1일 4식 이내)로 산정하고, 일반분유 및 특수분유는 1일당으로 산정한다.

③ 입원환자 식대코드는 보건복지부에서 고시한 코드를 기재한다.

(4) 〔안치료〕

수급권자가 의료급여기관에서 입원진료 중 사망한 경우나 외래에서 6시간 이내에 사망한 경우는 의료급여수가기준 제1장 제14조에서 정한 금액(코드: AT100)을 3일 이내로 산정한다.

(5) 〔만성질환관리료〕

의료급여비용명세서 "진찰료-⑦ 만성질환관리료"의 (1)란에 기재하되, 상대가치점수 및 요양급여비용 작성요령에 의하여 산정한다.

(6) 〔처방전〕

의료급여기관에서 처방전을 발행한 경우 처방전 총 발급횟수를 기재한다.

(7) 〔정신요법료〕

정신질환 정액수가에는 정신요법료 등이 포함되어 있는 포괄수가이므로 동 항목을 산정할 수 없으며, 정신질환이외 상병으로 치료 도중 정신건강의학과에 의뢰하여 정신요법을 실시한 경우에 한하여 상대가치점수 제8장에서 정한 정신요법료를 산정할 수 있다.

(8) 〔요양병원 정액수가 등〕

요양병원 정액수가는 의료급여비용명세서 "제L항 장기요양란 제1목"의 (I)란에 기재하되, 상대가치점수 및 요양급여비용 작성요령에 의하여 산정한다.

(9) 〔혈액투석수가 및 요양병원 정액수가〕

(가) 〔혈액투석 외래 정액수가 기재방법〕

의료급여 수가기준 제1장 제7조의 혈액투석 외래 정액수가(O9991)는 의료급여비용 명세서 제Z항의 "혈액투석 정액"란에 기재한다.

(나) 〔혈액투석 정액수가 이외 행위별 분리청구〕

의료급여 혈액투석정액 외래진료 당일 동일진료과목 의사가 혈액투석을 위한 정맥 내 카테터 삽입술 또는 혈관중재시술 등을 실시한 경우 및 만성신부전 관련 합병증이 아닌 다른 상병으로 진료를 실시한 경우 별도의 행위별수가로 명세서를 분리하여 청구한다.

(10) 〔위탁검사〕

해당 의료급여기관에서 검사시설 및 능력이 없어 검사를 다른 의료급여기관 또는 검사기관에 의뢰한 경우는 의료급여수가기준 제1장 제6조에 의해 산정토록 하며, 상대가치점수 제2장 제1절 검체검사료 각 분류항목 금액 및 별도 산정 가능한 재료대 금액을 합산한 금액은 명세서 9.검사료 ③ 위탁검사(Ⅰ)란에 위탁의뢰 검사수와 함께 기재하고, 위탁검사관리료(검사료 각 분류항목의 10%에 상당하는 금액)는 명세서 9.검사료 ② 검체검사관리(Ⅰ)란에 기재하여 청구한다. 이 경우 검사료 각 분류항목은 의료급여기관 종별가산율을 적용하지 아니한다.

(11) 〔CT, MRI 및 PET〕

전산화단층영상진단, 자기공명영상진단 및 양전자방출단층 촬영은 상대가치점수 제3장 제2절 방사선특수영상진단료, 제3절 핵의학영상진단 및 골밀도 검사료 분류 항목을 참고하여 "S. CT의 (Ⅱ)란, "S. MRI"의 (Ⅱ)란, "S. PET" (Ⅱ)란에 각각에 기재하되, 조영제 및 재료대 등은 (Ⅰ)란에 기재하며 해당란(분류란, 횟수란 등)에는 촬영부위, 필름 매수, 재료대 등 그 내역을 명기한다.

(12) 〔기타 청구사항〕

① 상기 사항 이외의 기본진료료, 검사료, 영상진단 및 방사선치료료, 투약 및 처방·조제료, 주사료, 마취료, 이학요법료, 처치 및 수술료 등 캐스트료, 혈액 및 혈액성 분제제의 수가, 특정치료 재료대, 100분의100 본인부담, 비급여는 '요양급여비용 작성요령'에 따라 작성한다.

② 처방전을 발행한 경우 명세서상 추가기재사항(처방전 발급번호와 처방일수,처방 내역)은 "요양급여비용 작성요령"에 따라 산정한다.

③ 일련번호는 매 명세서마다 순서대로 기재한다.

(13) 〔소계〕

소계는 (Ⅰ), (Ⅱ)란별로 각각의 합계 금액을 기재한다.

(14) 〔가산율 및 금액〕

"가산율"란에는 의료급여기관의 해당 가산율을 기재하고, 가산금액은 진료행위 (Ⅱ)란의 소계금액에 의료급여기관 종별가산율을 곱한 금액으로 기재하되, "원" 미만은 4사5입한다.

(15) 〔수급권자의료급여비용총액〕

(Ⅰ)란 (약제상한차액 제외)과 (Ⅱ)란의 소계와 가산금액을 합한 총 금액에서 10원 미만을 절사한 금액을 기재하되, 100분의 100 본인부담 및 비급여를 제외한 총 금액을 기재한다.

(16) 〔의료급여비용총액〕

기본진료료, 약제 등 의료급여기관 종별가산율이 적용되지 않는 의료급여비용, 의료급여기관 종별가산율이 적용되는 진료행위료와 가산금액을 모두 합하여 총 금액에서 10원 미만 절사한 금액을 기재하되, 100분의 100 본인부담 및 비급여를 제외한 총금액을 기재한다.

(17) 〔본인일부 부담금〕

본인일부 부담금은 제4장 의료급여 본인일부 부담금 작성요령에 의하여 기재하며 보훈위탁진료 의료급여기관의 보훈 국비환자의 경우에는 '0'으로 기재한다.

(18) 〔장애인의료비〕

① 2종 수급권자 중 장애인이 제2차, 제3차 의료급여 기관에서 외래진료를 받는 경우에는 추나요법 비용을 제외한 제5장 의료급여 본인일부 부담금 작성요령에 의한 본인일부 부담금을 장애인의료비란에 기재하고, 제1차, 제2차 및 제3차 의료급여기관에서 입원진료를 받는 경우에는 식대, 추나요법, 상급종합병원, 종합병원, 병원, 한방병원, 요양병원 및 정신병원에서 이용한 일반병상 중 2~3인실 입원료를 제외한 제5장 의료급여 본인일부 부담금 작성요령에 의한 본인일부 부담금을 장애인의료비란에 기재한다.

② 2종 수급권자 중 장애인이 제1차 의료급여기관(약국제외) 외래진료(종별구분: 8) 시에는 처방전 발행과 관계없이 750원을 장애인의료비란에 기재한다.

(19) 〔대지급금〕

2종 수급권자의 입원진료 후 의료급여수가기준 제1장 "의료급여수가의 기준 및 그 계산방법"에 의한 급여비용 중 본인일부 부담금이 20만 원을 초과하는 경우 「의료급여법 시행규칙」 제27조 제7항에 의거하여 그 초과하는 금액의 일부 또는 전부를 수급권자 또는 그 부양의무자가 대지급금을 신청하여 시장 · 군수 · 구청장으로부터 승인받은 경우 그 금액을 대지급금란에 기재한다.

(20) 〔청구액〕

① 급여비용 총액에서 본인일부 부담금을 공제한 금액을 기재한다.

② 2종 수급권자 중 장애인 2차 의료급여(종별구분: 6) 해당건의 청구액은 급여비용 총액에서 장애인의료비를 공제한 금액을 기재한다.

③ 2종 수급권자 중 장애인 1차 의료급여(종별구분: 8) 해당건의 청구액은 급여비용 총액에서 본인일부 부담금과 장애인의료비를 공제한 금액을 기재한다.

④ 2종 수급권자의 입원진료 후 대지급금이 발생된 경우에는 급여비용 총액에서 실제 본인이 납부한 본인일부 부담금을 공제한 금액을 기재한다.

(21) 〔진료비총액〕

의료급여비용 총액과 의료급여 100분의 100 본인부담금 총액을 합하여 기재하되, 10원 미만 절사한 금액을 기재한다. 다만, 보훈위탁진료 의료급여기관의 보훈국비환자 진료분인 경우 비급여와 의료급여비용(100분의 100 본인부담금 총액, 보훈 등 100분의 100 본인부담 포함)을 모두 합한 총 금액을 기재하되, 10원 미만 절사한 금액을 기재한다.

(22) 〔보훈청구액〕

보훈위탁진료 의료급여기관의 보훈 국비환자 진료분인 경우 진료비 총액에서 본인일부 부담금, 청구액 및 의료급여 100분의 100 본인부담금 총액을 제외한 금액을 기재한다.

(23) 〔단수처리〕

급여비용 청구 및 지급 시 「국고금관리법」 제47조 제1항을 준용하여 10원 미만의 단수는 계산하지 아니한다.

(24) 〔의료급여 100분의 100 본인부담 총액〕

의료급여 100분의 100 본인부담금을 합하여 기재하되, 10원 미만 절사한 금액을 기재한다.

(25) 〔의료급여비용 총액2〕

의료급여비용 총액1과 의료급여 100분의 100 본인부담금 총액을 합하여 기재하되, 10원 미만 절사한 금액을 기재한다.

(26) [보훈 본인일부부담금]

보훈위탁진료 요양기관의 보훈 국비환자 명세서의 경우 「국가보훈대상자 의료지원에 관한 규칙」에 따른 보훈 등 100분의 100 본인부담액과 비급여를 합한 금액의 해당 본인일부 부담금을 기재하되, 10원 미만 절사한 금액을 기재한다.

다. 공통사항

(1) 〔입원일수〕

당월의 재원일수를 기재한다.

(2) 〔의료급여비용총액1〕

의료급여기간에 따른 의료급여비용총액1을 기재하되, 100분의100 본인부담 및 비급여를 제외한 총금액을 기재한다.

(3) 〔본인일부부담금〕

본인일부부담금은 제5장 의료급여 본인일부 부담금 작성요령에 의하여 기재하며 보훈위탁진료 의료급여기관의 보훈 국비환자의 경우에는 「국가보훈대상자 의료지원에 관한 규칙」에 따른 본인일부 부담금을 기재한다.

(4) 〔장애인의료비〕

① 2종 수급권자 중 장애인이 제2차, 제3차 의료급여기관에서 외래진료를 받는 경우 제5장 의료급여 본인일부 부담금 작성요령에 의한 본인일부 부담금을 장애인의료비란에 기재하되, 제1차, 제2차 및 제3차 의료급여기관에서 입원진료를 받는 경우에는 식대를 제외한 제5장 의료급여 본인일부 미만 절사한 부담금 작성요령에 의한 본인 일부부담금을 장애인의료비란에 기재한다.

② 2종 수급권자 중 장애인이 제1차 의료급여기관(약국 제외)에서 외래진료(종별구분: 8)를 한 경우에는 처방전 발행과 관계없이 750원을 장애인의료비란에 기재한다.

(5) 〔대지급금〕

2종수급권자의 입원진료 비용(의료급여수가기준 및 그 계산방법에 의한 급여비용에 한함)중 본인일부 부담금이 20만 원을 초과하여 수급권자 또는 그 부양 의무자가 「의료급여법 시행규칙」 제27조 제7항에 의거 그 초과하는 금액의 일부 또는 전부를 대불

받은 경우 "대지급금"란에 기재한다.

(6) 〔청구액〕

① 의료급여비용 총액1에서 본인일부 부담금을 공제한 금액을 기재한다.

② 2종 수급권자 중 장애인 2차 의료급여(종별구분: 6) 해당건의 청구액은 의료급여비용 총액1에서 장애인의료비를 공제한 금액을 기재한다.

③ 2종수급권자 중 장애인 1차의료급여(종별구분: 8) 해당건의 청구액은 의료급여비용 총액1에서 본인일부 부담금과 장애인의료비를 공제한 금액을 기재한다.

④ 2종 수급권자가 본인일부 부담금을 대불한 경우 의료급여비용 총액1에서 실제 본인이 납부한 본인일부 부담금을 공제한 금액을 기재한다.

(7) 〔단수처리〕

급여비용 청구 및 지급 시 「국고금관리법」 제47조 제1항을 준용하여 10원 미만의 단수는 계산하지 아니한다.

(8) 〔약제 처방내역 기재생략〕

의료급여 정액수가(혈액투석 제외)에 해당되는 외래 진료 시 처방전 발행에 의해 의약품을 약국에서 조제 · 투약하도록 한 경우 처방전 발급기관은 명세서상 약제처방내역 기재 또는 처방전 첨부를 생략하여 청구하되, 반드시 조제기록부 등에 해당 약제처방내역을 처방일자별로 기재 · 보관하여야 한다.

(9) 〔특정항목〕

상대가치점수 제1부 Ⅰ. 일반기준 제8호 다항에 따른 보건복지부장관이 인정하는 항목을 산정하는 경우 구분코드를 기재한다.

(10) 〔의료급여비용〕

의료급여비용란에는 "특정항목"란에 기재하는 항목에 해당하는 의료급여비용을 합하여 산정한다.

5. 의료급여 본인일부 부담금 작성요령

1) 1, 2차 의료급여 공통

2) 기타사항

(1) 〔청구권 소멸시효〕

의료급여에 소요된 비용은 「의료급여법」 제31조에 의거 진료가 종료된 후 3년 이내에 청구하지 않으면 그 권리가 소멸된다.

(2) 〔추가청구〕

의료급여비용 심사결과 통보 후 부분 누락에 대한 추가 청구분이 발생한 의료급여기관에서는 누락 부분에 대한 청구서 및 명세서를 작성하여 심사평가원에 청구한다. 이때 기 청구분의 명세서 사본 및 해당 진료기록부 사본을 첨부하여야 한다.

▶ 수행 내용 및 수행준거/ 의료급여 진료비 심사청구

1 의료급여비용의 청구방법에 의하여 청구서를 작성한다.

2 의료급여비용 청구서 작성요령에 대하여 알아본다.

(1) 의료급여비용 청구서 작성 시는 먼저 ① 〔접수번호〕, ② 〔의료급여기관 기호 및 명칭〕, ③ 〔진료구분〕, ④ 〔건수〕, ⑤ 〔10원 미만의 절사〕, ⑥ 〔수취인〕 등을 확인 점검한다.

(2) 소계는 (Ⅰ), (Ⅱ)란별로 각각의 합계 금액을 기재한다.

(3) 가산율 및 금액은 가산율란에는 의료급여기관의 해당 가산율을 기재하고, 가산금액은 진료행위 (Ⅱ)란의 소계금액에 의료급여기관 종별가산율을 곱한 금액으로 기재하되, "원" 미만은 4사5입한다.

3 의료급여비용 명세서에 기재사항에 대하여 알아본다.

기재사항에는 ① 세대주 성명, ② 의료급여를 받은 자의 성명, 주민등록번호 및 보장기관 기호, ③ 질병 또는 부상명, ④ 진료개시일 및 의료급여일수, ⑤ 의료급여비용의 내용,

⑥ 본인부담금 및 비용청구액, ⑦ 처방전 내용 등이 있다.

4 요양급여기준 및 진료수가산정지침에 의해 청구비용(명세서)을 자체 심사한다.

(1) 건강보험 요양급여비용 및 건강보험심사평가원의 심사기준, 약제 · 치료재료 인정기준 등을 참고한다.

(2) 건강보험심사평가원의 진료비청구 포털서비스(MCPoS)를 활용한다.

- 청구오류 수정(통보)대상 항목은 ▲보장기관기호 착오 ▲상병기호 착오 ▲요양개시일, 조제투약일 누락 및 착오 ▲수진자성명 또는 주민번호 착오 ▲요양일수 착오 ▲처방전 교부번호 착오 ▲상병과 성별 상이 ▲입원개시일 착오 ▲청구명세서 구분 불일치 ▲의료급여 정신과 정액 정신질환 이외 상병기재 등 ▲조제투약일 '처방전사용기간' 초과(약국) ▲사망자 진료 후 청구 ▲'처방전 발행기관 기호' 누락 및 착오(약국) ▲의료급여 진료 확인번호(서면은 진료 확인번호 개수) 기재 누락 또는 착오 ▲주민번호 착오 등이다.

5 의료급여 청구 미수금 발생액과 청구차액(자체조정액)에 대한 자료를 정리하여 관리와 청구업무 개선에 활용한다.

청구 미수금 발생액	심사조정액	청구액	차액 조정내역	비고

6 의료급여 요양급여비용 명세서를 건강보험심사평가원에 정보통신망으로 접수한다.

7 의료급여 진료비지급 심사내역서를 분석하여 보완 및 추가청구와 조정분에 대한 이의신청을 한다.

8 의료급여에 관한 요양급여기준 및 심사기준 최신정보 자료를 수집하여 심사청구 업무에 활용한다.

보건복지부 고시사항 및 대한병원협회(보험국), 건강보험심사평가원의 심사기준자료를 수집한다.

수행 Tip!

- 건강보험심사평가원을 검색하여 의료급여 명세서작성 및 심사기준에 대한 자료를 수집 활용한다.

□ 학습 11 자기진단평가서			
담당교수		교과목명	건강보험실무
학번(반)		능력단위명 (능력단위코드) 책무(Duty)	진료비심사청구 (0601020111_16v2)
성 명			
평가일자	202X년 월 일	평가시기	▫ 수 업 전 ▫ 수 업 후

※ 학습자의 자가진단서 평가로서 본 교과목의 능력단위요소별 사전 지식에 대한 문항으로 학습자 확인하는 체크리스트입니다. 진단 문항별로 매우 우수(5), 우수(4), 보통(3), 미흡(2), 매우 미흡(1) 중 하나에 ✓ 표시해 주시기 바랍니다.

[의료급여 수행하기] 직무능력 평가표						
평가영역	문항	매우 미흡	미흡	보통	우수	매우 우수
학습 11. 의료급여 수행하기	1. 나는 의료급여제도의 정의 및 목적과 수급권자의 유형에 대하여 알 수 있다.	①	②	③	④	⑤
	2. 나는 의료급여의 의료전달체계에 따라 수급권자의 자격을 관리할 수 있다.	①	②	③	④	⑤
	3. 나는 의료급여의 종별 가산율과 수급권자의 본인부담금을 관리할 수 있다.	①	②	③	④	⑤
	4. 나는 의료급여비용의 청구방법에 의해 청구명세서를 작성할 수 있다.	①	②	③	④	⑤
	5. 나는 요양급여기준 및 진료행위료 산정기준에 의해 심사하여 청구할 수 있다.	①	②	③	④	⑤
	합계					
○ 교육 수강생 기타 의견						

건강보험실무 예상문제

1 건강보험제도 및 보험급여

001 다음 중 건강보험 사업을 관장하는 자는?

① 대통령 ② 보건복지부장관
③ 건강보험심사 평가원장 ④ 국무총리

002 다음 중 건강보험법에 명시한 요양급여의 주체는 누구인가?

① 보험자 ② 가입자 ③ 보건복지부 ④ 요양기관

003 다음 중 건강보험에서 요양급여를 행하는 곳은?

① 보험자 ② 가입자 ③ 보건복지부 ④ 요양기관

004 건강보험 급여의 종류 중 현물급여에 해당되는 것은?

① 요양급여 ② 요양비
③ 장애인보장구급여비 ④ 임신 · 출산 진료비

005 다음 중 국민건강보험법(제76조)에 명시된 직장가입자가 근로자인 경우 보수월액 보료 부담에 관한 설명 중 바른 것은?

① 직장가입자 50%, 사업주 20%, 국가 30%
② 직장가입자 50%, 사업주 30%, 국가 20%.
③ 직장가입자 30%, 사업주 50%, 국가 20%
④ 직장가입자 50%, 사업주 50%

006 다음 중 요양급여에 해당하는 것은?

가. 진찰, 약제지급 나. 처치, 수술
다. 간호, 이송 라. 입원

① 가 ② 나, 다 ③ 나, 다, 라 ④ 가, 나, 다, 라

007 다음 중 법정급여와 부가급여를 구분 시 법정급여가 아닌 것은?

① 요양급여
② 임신 · 출산진료비/상병수당
③ 건강검진
④ 요양비

008 다음 중 건강보험 가입자의 자격상실 일자가 잘못 되어진 사항은?

① 자동차보험회사가 지불 보증한 날
② 사망한 날의 다음날
③ 의료급여 대상자가 된 날
④ 국적을 잃은 날의 다음날

009 우리나라의 건강보험의 특성이 아닌 것은?

① 임의가입
② 능력에 따른 보험료의 차등부과
③ 보험급여의 균등한 혜택
④ 보험료 납부의 의무성

010 우리나라에서 실시하고 있는 국가건강검진 종류가 아닌 것은?

① 청소년 건강검진
② 일반건강검진
③ 암검진
④ 영유아검진

011 다음 중 국민건강보험법상 직장가입자 보험료 산정은?

① 보험료율을 곱하여 얻은 금액
② 부과표준소득액
③ 등급구분액
④ 표준보수월액

012 다음 중 요양급여 신청 당시 건강보험증을 제출하지 못하는 경우 요양급여 신청일로부터 며칠 이내에 보험증을 제시해야 하는가?

① 3일 ② 7일 ③ 14일 ④ 15일

013 건강보험 본인부담 상한액은 소득분위를 현재 몇 분위까지로 구분(분류)하여 차등 적용하고 있는가?

① 1~3분위 ② 1~5분위 ③ 1~7분위 ④ 1~10분위

014 고액 · 중증질환자의 과다한 진료비 지출로 인한 가계의 경제적 부담을 덜기 위하여 건강보험 본인부담금이 일정액을 초과하였을 경우 그 초과한 금액을 공단이 부담하여 가계의 안정을 도모하기 위한 제도는?

① 진료비 본인부담 환급금
② 본인부담 상한제
③ 본인일부부담금 산정특례제도
④ 초과진료비 지불제

015 다음 중 국민건강보험공단의 업무와 관련이 적은 것은?

① 가입자 및 피부양자 자격관리
② 요양급여의 적정성평가
③ 보험급여비용의 지급
④ 보험료징수 및 부과

016 건강보험심사평가원의 업무가 아닌 것은?

① 요양급여의 적정성 평가 ② 심사기준 및 평가기준의 개발
③ 요양급여비용의 심사 ④ 보험급여 비용의 지급

017 다음 중 국민건강보험법상 구상권을 행사할 수 있는 것은?

① 고의의 사고를 발생시킬 때
② 고의 또는 중대한 과실로 요양기관의 요양에 관한 지시에 따르지 아니한 때
③ 대통령이 정하는 기간 이상 보험료를 체납한 지역 가입자
④ 제3자 가해로 인해 요양급여 사유가 발생한 때

018 제3자 행위로 건강보험급여 사유가 생겨 가입자 또는 피부양자에게 보험급여를 한 경우 손해배상을 청구 권리(구상권)를 할 수 있는 기관은?

① 건강보험심사평가원 ② 국민건강보험공단
③ 관할 경찰서 ④ 관할 보건소

019 다음 중 제3자 행위로 인해 가입자에게 요양급여를 한 경우 그 요양급여비용의 한도 내에서 제3자에 대한 손해배상청구의 권리를 가진 자는?

① 가해자 ② 요양급여 수급자 ③ 보험자 ④ 요양기관

020 다음 중 건강보험 가입자 등에게 징수할 수 없는 것은?

① 상급병실료차액 ② 진단서 발급료
③ 입원보증금 ④ 본인부담요양급여비용

021 다음 중 요양급여 관계 서류의 보존기간이 잘못된 것은?

① 요양급여비용 심사청구 및 명세서 – 5년
② 요양급여비용 계산서 부본 – 2년
③ 본인부담금 수납대장 – 5년
④ 약제 및 치료재료 구입 증빙서류 – 5년

022 다음 중 전 국민 건강보험의 시행 일자는?

① 1977년 7월1일 ② 1989년 7월 1일
③ 2000년 7월 1일 ④ 2008년 7월 1일

2 요양기관 · 의료전달체계 · 본인부담 · 산정특례

023 다음 중 건강보험 요양기관이 아닌 것은?

① 한국희귀필수의약품센터 ② 조산원 ③ 침술원 ④ 보건진료소

024 요양기관은 시설 · 장비 및 인력 등에 대한 현황의 변경이 있을 때는 그 변경된 날부터 (　) 이내에 보건복지부령으로 정하는 바에 따라 (　)으로 신고하여야 한다.

① 10일/ 보건복지부　　② 15일/ 건강보험심사평가원
③ 20일/ 국민건강보험공단　　④ 30일/ 관할 보건소(시, 군, 구청)

025 다음 중 종합병원이 의료법에 규정된 시설, 인력기준에 미달하여 시정기간 내에 시정을 하지 않은 경우에 해당하는 것은?

① 입원료 종별 가산율 등을 '병원'의 기준에 의해 적용 받는다.
② 입원료만 '병원'으로 적용받는다.
③ '병원'으로 종별 가산율을 적용받는다.
④ 일정기간 더 유예를 준다.

026 상급종합병원 지정기준 및 평가에 대한 설명 중 옳지 않은 것은?

① 교육기능은 전문의의 수련 및 자격인정 등에 관한 규정에 의거 레지던트의 수련병원으로 지정을 받아야 한다.
② 진료기능은 필수진료과목 7과목을 포함하여 15개 이상의 진료과목을 갖추어야 한다.
③ 의료서비스수준은 법 제58조의3 제4항에 따른 의료기관인증 또는 조건부 인증을 받아야 한다.
④ 상급종합병원으로 지정받은 종합병원은 3년마다 평가를 실시하여 재지정하거나 지정을 취소할 수 있다.

027 전문병원의 지정기준 및 평가에 대한 설명 중 옳지 않은 것은?

① 병원급 의료기관중에서 특정진료과목이나 특정질환 등에 대하여 난이도가 높은 의료행위를 하는 병원을 전문병원으로 지정할 수 있다.
② 특정질환별 · 진료과목별 환자의 구성비율 등이 기준에 해당하여야 한다.
③ 보건복지부령으로 정하는 수 이상의 진료과목을 갖추고 각 진료과목마다 전속하는 전문의가 있어야 한다.
④ 전문병원으로 지정받은 의료기관에 대하여 2년마다 평가를 실시하여 재지정할 수 있다.

028 다음 중 「의료법」 제3조에 따른 종합병원 및 상급종합병원은 일반병상을 총 병상의 (　) 이상 확보해야 하는가?

① 2분의 1　　② 3분의 2　　③ 5분의 4　　④ 4분의 3

029 다음 중 의료전달체계를 실시하는 목적으로 거리가 먼 것은?

① 환자후송체계를 확립하여 의료의 효율성을 도모한다.
② 대형병원(상급종합병원)의 환자 이용 집중현상을 방지한다.
③ 환자의 질병상태에 따라 적절한 서비스를 제공하는 데 있다.
④ 보건의료분야의 제한된 자원을 최대로 이용하는 데 있다.

030 다음 중 의료전달체계를 시행 하는 것은?

① 건강보험/자동차보험수급자　② 의료급여/산재보험수급자
③ 산재보험/자동차보험수급자　④ 건강보험/의료급여 수급자

031 다음 중 건강보험환자가 상급종합병원에서 보험급여로 1단계 진료를 받을 수 없는 경우는?

① 안과, 이비인후과, 피부과의 진료
② 분만, 응급 진료
③ 상급종합병원 근무자가 당해 기관에서 받는 진료
④ 치과, 가정의학과진료

032 상급종합병원에서 1단계 요양급여를 받을 수 있는 경우가 아닌 것은?

① 분만, 응급환자진료　② 가정의학과 및 치과진료
③ 안과 및 피부과진료　④ 혈우병환자 진료

033 요양급여절차에서 1단계 진료 후 2단계 요양급여를 받고자 하는 때에 제출하여야 할 서류가 아닌 것은?

① 진단서　② 건강진단결과서
③ 건강검진결과서　④ 요양급여의뢰서

034 의료전달체계와 관련 상급종합병원에서 1단계 요양급여를 받을 수 있는 경우가 아닌 것은?

① 치과, 가정의학과
② 상급종합병원 근무자가 당해 기관에서 받는 진료, 혈우병환자
③ 응급환자, 분만
④ 외과, 비뇨의학과

035 건강보험환자의 본인부담에 대한 설명 중 옳지 않은 것은?

① 입원한 환자의 고가특수의료장비(CT, MRI, PET)는 요양기관 종별 입원진료비 본인부담률을 적용한다.
② 1년간 환자가 부담한 총액(비급여진료비 제외)이 본인부담 상한금액을 초과한 경우 건강보험공단에서 전액 부담한다.
③ 상급종합병원에서 외래 진료를 받을 경우(일반환자)는 산정방식은 진찰료총액+(요양급여비용 총액−진찰료총액)×60/100이다.
④ 6세 미만의 소아환자의 입원진료비는 급여비용의 10%를 본인부담하고, 식대는 50% 부담한다.

036 건강보험 진료비 본인부담 중 임산부를 제외한 병원의 동 지역 일반환자 외래 진료비 본인부담율은 ( )이며, 종합병원의 동지역 일반환자 외래 진료비 본인부담율은 ( )이다.

① 40%, 50% ② 30%, 50% ③ 30%, 40% ④ 40%, 60%

037 상급종합병원에서 건강보험으로 입원한 환자가 고가특수의료장비인 CT 또는 MRI의 보험적용기준에 해당되어 촬영을 받은 경우 본인일부 부담률은?

① CT 또는 MRI 비용 총액의 20%
② CT 비용 총액의 20%, MRI 비용 총액의 30%
③ CT 또는 MRI 비용 총액의 30%
④ CT 또는 MRI 비용 총액의 60%

038 건강보험환자의 자연분만 또는 제왕절개술 분만의 경우 입원기간 중 보험급여 부분 진료비 본인부담(비급여 제외)에 대한 설명 중 옳지 않은 것은?

① 자연분만 시 진료비는 식대를 제외한 진료비는 본인부담금을 면제(전액 공단이 부담)한다.
② 제왕절개술 분만 시 진료비는 식대를 제외한 진료비 본인부담은 5%이다.
③ 식대는 자연분만 또는 제왕절개술 분만 시 50%를 부담한다.
④ 자연분만 또는 제왕절개술 분만의 진료비(식대제외) 본인부담은 각 100분의 5를 부담한다.

039 건강보험 요양급여비용의 전액 본인부담(100분의 100)을 하는 경우가 아닌 것은?

① 요양급여 수급절차에 따르지 아니하고 요양기관을 이용한 경우
② 응급의료수가기준에서 정한 응급의료관리료 산정대상이 아닌 환자의 응급의료관리료
③ 가입자 또는 피부양자가 보험료체납으로 급여제한을 받은 기간에 요양기관을 이용한 경우
④ 건강보험증이 없는 해외교민이 종합병원 또는 상급종합병원을 이용한 경우

040 상급종합병원(임산부를 제외한 모든 지역 일반환자)의 외래 진료 시 건강보험 요양급여비용 본인부담액 산정방식은?

① 요양급여비용 총액×40/100
② 요양급여비용 총액×50/100
③ 진찰료총액+(요양급여비용 총액−진찰료총액)×60/100
④ 요양급여비용 총액×60/100

041 다음 중 만 15세 이하 아동의 입원 요양급여 본인부담률(식대 제외)은?

① 3% ② 5% ③ 10% ④ 20%

042 건강보험 진료비 본인부담(률) 적용에 대한 설명 중 옳지 않은 것은?

① 65세 이상 가입자 및 피부양자의 경우 의원 외래진료비(요양급여비용 총액)가 15,000원 미만의 경우 1,500원 본인부담
② 15세 이하 아동의 입원진료비는 급여비용의 15% 본인부담
③ 병원의 경우(동지역 일반환자) 외래진료비 본인부담은 요양급여비용 총액×40/100
④ 종합병원의 경우(동지역 일반환자) 외래진료비 본인부담은 요양급여비용 총액×50/100

043 건강보험수급자의 입원 시 제왕절개술분만의 본인부담(률)은?

① 보험급여 진료비의 20%와 식대 10%
② 보험급여 진료비의 10%와 식대 20%
③ 보험급여 진료비의 5%와 식대 50%
④ 보험급여 진료비의 면제와 식대 50%

044 국민건강보험공단에 등록된 산정특례에 대한 본인일부부담금 적용 중 옳은 것은?

① 희귀난치성 질환은 입원 및 외래 진료비 본인부담률은 3년간 15% 적용
② 심장 및 뇌혈관 수술은 입원 진료비 본인부담률은 30일간 10% 적용
③ 등록된 암은 입원 및 외래 진료비 본인부담률은 5년간 5% 적용
④ 등록 중증화상환자는 입원 및 외래 진료비 본인부담률은 1년간 10% 적용

045 다음 중 국민건강보험공단에 등록된 산정특례 환자인 암환자의 본인일부부담은?

① 5% ② 10% ③ 20% ④ 30%

046 다음 중 본인부담 면제 대상에 해당되지 않는 것은?

① 정상분만 ② 신생아 입원료
③ 혈액투석 ④ 의료급여 1종 환자 입원진료비용

047 건강보험수급자의 본인일부 부담금 산정특례 적용 중 희귀질환 및 중증난치성질환자의 경우 5년간 요양급여비용 총액의 본인부담률(식대 제외) 적용이 바른 것은?

① 5% ② 7%
③ 10% ④ 15%

048 건강보험 본인일부 부담금 산정특례에 관한 적용기준 중 옳지 않은 것은?

① 등록암환자는 등록일로부터 5년간 외래 또는 입원진료 시 요양급여비용 총액의 100분의 5 본인일부 부담
② 희귀난치성질환자는 등록일로부터 5년간 외래 또는 입원진료 시 요양급여비용 총액의 100분의 10 본인일부 부담
③ 미등록 암환자 외래진료 시 요양급여비용 총액의 100분의 30 본인일부 부담
④ 심장질환자 및 뇌혈관질환자가 수술 입원기간 30일 동안 요양급여비용총액의 100분의 5 본인일부부담

049 건강보험의 본인일부 부담금 산정특례 중 연결이 잘못된 것은?

① 뇌혈관수술 입원환자 30일간-5%
② 등록 암환자-5%
③ 희귀난치성 질환자-15%
④ 미등록 암환자 해당상병 진료받은 당일-외래20%

050 등록 희귀난치성 질환자가 입원 및 외래 진료 시 본인부담금은?

① 5% ② 10% ③ 20% ④ 30%

051 우리나라의 건강보험에서 채택하고 있는 요양급여비용 진료비 지불방식은?

① 상한지급제 ② 제3자 지불제 ③ 전액지불제 ④ 선불지급제

052 만 65세 이상 건강보험환자가 치과에서 임플란트 시술 시 본인부담율은?

① 5% ② 10% ③ 20% ④ 30%

053 건강보험수급자가 종합병원(상급종합병원 제외)의 2인실에 입원할 경우 본인부담율은 (   )이고, 3인실에 입원할 경우 (   )이다.

① 10%/20% ② 20/30% ③ 30%/40% ④ 40%/30%

3 의료수가 및 비급여, 신의료기술신청

054 다음 중 요양급여의 상대가치점수는 (   )를 고려하여 산정한 요양급여의 가치를 각 항목 간에 상대적 점수로 나타낸 것이다. (   )에 적당한 내용은?

① 업무량, 자원의양 ② 소요시간, 비용
③ 업무량, 자원의양, 위험도 ④ 소요시간, 비용, 난이도

055 급여에 소요되는 시간, 노력과 업무량 · 인력 · 시설 · 장비 등 자원의 양과 요양급여의 위험도를 고려하여 산정하는 것은?

① 환산지수 ② 상대가치점수 ③ 종별가산율 ④ 진찰료

056 우리나라에서 시행하고 있는 건강보험 진료비 지불제(체계)가 아닌 것은?

① 진료비 총액제 ② 행위별수가제
③ 포괄수가제 및 신포괄수가제 ④ 요양병원 일당 정액제

057 진료에 소요된 약제, 재료, 진료행위의 하나 하나마다 일정한 값을 정하여 요양급여비용을 계산하는 수가 적용 제도는?

① 진료행위별 수가제 ② 포괄수가제(DRG)
③ 총액수가제 ④ 점수제

058 보험급여가 적용되는 약제 및 치료재료의 비용은 상한금액의 범위 안에서 어떻게 산정하는가?

① 요양기관의 실구입가의 종별가산율 적용
② 요양기관의 실구입가
③ 요양기관의 실구입가와 관리비용 1% 추가적용
④ 보건복지부 고시수가

059 진료행위별 수가제(Fee-for-Service Systems)의 장점이 아닌 것은?

① 양질의 의료서비스 제공
② 신의료기술 및 신약개발에 기여
③ 과잉진료방지와 의약품 오 · 남용 억제
④ 의료의 연구개발에 동기부여

060 우리나라에서 시행 중인 진단명기준 포괄수가제(DRG)의 장점이 아닌 것은?

① 의료비 절감효과
② 진료비 청구 및 심사의 간소화
③ 새로운 의료기술의 개발이나 임상연구 분야의 발전
④ 과잉진료방지와 의약품 오 · 남용 억제

061 요양급여비용 산정기준에서 의료행위료의 행위별수가 산정방식은?

① 보험유형별 고시 수가 × 점수당 단가
② 보험급여항목별 수가 × 종별가산율
③ 행위별 상대가치점수 × 점수당 단가
④ 행위별 상대가치점수 × 종별가산율

062 다음 의료수가고시에 관한 연결이 잘못되어 있는 것은?

① 건강보험수가 – 보건복지부 고시
② 산재수가 – 고용노동부 고시
③ 자동차보험 수가 – 국토교통부 고시
④ 일반수가 – 시, 도지사 허가

063 다음 국민건강보험수가 적용에 관한 설명 중 맞지 않는 것은?

① 국민건강보험료 체납자에게 국민건강보험 급여 적용
② 국민건강보험증을 제시하지 못한 환자에게 국민건강보험공단에 자격 확인 후 국민건강 보험 급여적용
③ 국민건강보험 자격 상실자에게 국민건강보험수가 100분의 100 본인 부담 적용
④ 수급절차를 거치지 않은 국민건강보험환자에게 국민건강보험수가 100분의 100 본인 부담 적용

064 다음 중 국민건강보험법에 의하여 요양급여비용은 국민건강보험공단 이사장과 의약계 대표와 계약으로 결정하게 되어 있다. 이 계약기간은?

① 1년 ② 2년 ③ 3년 ④ 4년

065 다음 중 DRG 대상 질병군 중 현재 실시하지 않는 질병군은?

① 편도 및 아데노이드수술 ② 수정체 수술
③ 충수절제술, 서혜헤르니아수술 ④ 질식분만

066 우리나라에서 현재 실시하고 있는 DRG(Diagnosis Related Group)의 대상 진료과 및 질병군이 아닌 것은?

① 안과–수정체(백내장)수술
② 이비인후과–편도 및 아데노이드 절제술
③ 외과–위암 수술
④ 산부인과– 자궁 및 자궁부속기 수술(악성종양제외)

067 우리나라에서 실시하고 있는 DRG(Diagnosis Related Groups)의 대상 진료과 및 질병군은?

① 2개 진료과 3개 질병군 ② 3개 진료과 5개 질병군
③ 4개 진료과 7개 질병군 ④ 5개 진료과 9개 질병군

068 다음 중 부과급여에 해당되는 것은?

① 요양급여 ② 건강검진
③ 임신 · 출산진료비 ④ 요양비

069 다음 중 신의료기술 평가대상은 (　)이 평가되지 아니한 의료기술로서 보건북지부 장관이 평가가 필요하다고 인정한 의료기술을 말한다.

① 일반성 · 특수성 ② 효과성 · 안전성 ③ 효율성 · 기술성 ④ 안전성 · 유효성

070 다음 항목 중 건강보험 비급여 항목이 아닌 것은?

① 친자확인 진단, 단순 코골음
② 미용목적 성형수술 후유증치료
③ 식대, 컴퓨터단층촬영(CT)
④ 제증명발급수수료, 안경대체 위한 시력교정술

071 다음 중 비급여 대상에 포함되지 않는 것은?

① 단순한 피로 ② 다모, 주근깨 ③ 발기부전 ④ 처방 · 조제

072 다음 질환 중 비급여 대상인 것은?

① 파상풍혈청주사 ② 알코올중독증
③ 마약중독증 ④ 질병이 있는 포경수술

073 다음 중 건강보험 비급여 대상이 아닌 것은?

① 2~3인실 입원료 ② 미용목적 성형술 휴유증치료
③ 보조기 ④ 한방첩약

074 다음 중 보험급여 대상 품목이 아닌 것은?

① 항응고제 ② BCG 예방주사 ③ 항생제 ④ 항암제

075 다음 중 건강보험에서 비급여 대상은?

① MRI ② 식대 ③ 보조기 ④ CT

076 다음 중 건강보험의 비급여대상인 것은?

① 마약중독증, 종합검진, 체외인공수정 ② 파상풍혈청주사, 건강검진
③ 식대, 쇄석기(ESWL) ④ CT, MRI, PET

077 다음 중 건강보험 비급여 대상에 포함되지 않는 것은?

① 체외인공수정, 단순 코골음
② 진단서 발급료, 친자 확인을 위한 진단
③ 마약중독자의 치료보호에 소요되는 비용
④ 식대, 체외 충격파 쇄석술(ESWL)

078 다음 중 건강보험에서 비급여대상이 아닌 것은?

① 체외 충격파 쇄석술(ESWL) ② 단순 코골음
③ 마약중독자의 치료보호에 소요되는 비용 ④ 친자 확인을 위한 진단

079 다음 중 신 의료기술 등 결정에 대한 신청권자가 아닌 것은?

① 의약단체 ② 수입업자 ③ 심사평가원 ④ 요양기관

080 다음 중 신의료기술 등에 대한 급여 또는 비급여 결정 시 그 결과는 어떻게 조치하는가?

① 고시 ② 심사지침 ③ 유권해석 ④ 시행규칙

081 신의료기술의 신청 중 행위 · 치료재료의 요양급여 신청(요양기관, 의약관련 단체, 제조업자 · 수입업자)은 (　　) 이내에 보건복지부장관에게 신청하고 요양급여대상 여부의 결정은 정당한 사유가 없는 한 (　　) 이내에 요양급여대상 또는 비급여대상의 해당여부를 결정하여 고시해야 한다.

① 60일/60일 ② 50일/90일 ③ 3일/90일 ④ 30일/100일

4 급여기준 · 종별가산율 및 차등수가

082 요양기관 종별 가산율 적용에 대한 설명 중 옳지 않은 것은?

① 상급종합병원에 설치된 특수전문병원 30% 가산
② 상급종합병원에 설치된 경우를 제외한 치과대학부속 치과병원 30% 가산
③ 병원, 요양병원, 치과병원, 한방병원 20% 가산
④ 의원, 치과의원, 한의원, 보건의료원은 15% 가산, 약국 및 보건소는 가산율 적용 안됨

083 다음 중 종별 가산율이 적용되지 않는 요양기관은?

① 치과병원 ② 한의원
③ 보건소 ④ 상급종합병원에 설치된 특수전문병원

084 다음은 종합병원에 적응되는 수가유형별 행위료 가산율이다. 옳지 않은 것은?

① 의료급여 – 18% ② 건강보험 – 25%
③ 산재보험 – 37% ④ 자동차보험 – 35%

085 다음 중 요양기관 종별 가산율이 적용되지 않는 항목 중 틀린 것은?

① 자궁소파수술 ② 바이러스 혈청검사
③ 마취과 전문의 초빙료 ④ 혈액성분제제

086 3차 의료급여기관의 종별 가산율은?

① 45% ② 37% ③ 22% ④ 20%

087 다음 중 상급종합병원을 제외한 종합병원의 건강보험 종별 가산율은?

① 15% ② 25% ③ 20% ④ 30%

088 종합병원(상급종합병원 제외)의 보험유형별 적용되는 행위료가산율 중 옳지 않은 것은?

① 건강보험 : 25% ② 의료급여: 21%
③ 산재보험: 37% ④ 자동차보험: 37%

089 요양기관 종별가산율 25%를 가산할 수 있는 요양기관은?

① 상급종합병원에 설치된 치과대학 부속병원
② 상급종합병원에 설치된 특수전문병원
③ 상급종합병원에 설치된 경우를 제외한 치과대학부속 치과병원
④ 보건복지부 지정 전문병원

090 다음 중 요양기관 종별 가산율을 적용하지 않는 곳은?

① 상급종합병원으로 인정받은 종합병원　② 상급종합병원에 설치된 특수 전문 병원
③ 조산원, 보건소, 보건지소, 보건진료소　④ 상급종합병원을 제외한 종합병원

091 건강보험에서 요양기관 종별가산율을 적용하지 아니한 경우 중 틀린 것은?

① 약국 및 한국희귀필수의약품센터
② 조산원, 보건소, 보건지소, 보건진료소
③ 사업장부속요양기관
④ 요양병원

092 다음 중 요양기관 종별 가산율이 적용되지 않는 요양기관은?

① 요양병원　② 한의원　③ 조산원　④ 치과의원

093 다음 중 요양기관 종별 가산율이 30%에 해당하지 않는 것은?

① 상급종합병원
② 상급종합병원에 설치된 치과대학부속 치과병원
③ 한방병원
④ 상급종합병원에 설치된 특수전문병원

094 다음 중 요양기관 종별 가산율을 적용할 수 있는 항목은?

① 바이러스 혈청검사　② C-Arm형 영상증폭장치 이용료
③ 충수절제술　④ 전혈 및 혈액성분제제

095 건강보험에 있어서 종별가산율 적용이 틀린 것은?

① 종합병원-25%
② 요양병원-20%
③ 상급종합병원에 설치된 치과대학부속 치과병원-25%
④ 치과의원- 15%

096 다음 중 요양기관 종별 가산율을 산정할 수 있는 항목은?

① 주사 수기료
② 정밀 지속적 점적주입 시 사용한 Infusion pump
③ 진찰료
④ 적출물 처리비용

097 건강보험에 있어서 종별가산율 적용이 틀린 것은?

① 종합병원 25%
② 한방병원 20%
③ 상급종합병원 30%
④ 한의원 10%

098 건강보험의 요양기관 종별 가산율을 적용 할 수 없는 항목 중 틀린 것은?

① 가정간호 기본방문료
② Infusion Pump 사용료
③ 영상저장 및 전송시스템(Full PACS)을 이용한 처리비용
④ 심전도검사(EKG)

099 다음 중 차등수가를 적용하는 요양기관이 아닌 곳은?

① 한의원
② 보건의료원
③ 약국
④ 치과병원

100 다음 중 치과의원과 약국에서 의사 및 약사 1인당 1일 진찰 및 조제건수에 따라 차등수가가 적용되는데 틀린 것은?

① 75건 이하 – 100%
② 75건 초과 100건까지 – 90%
③ 100건 초과 150건까지 – 80%
④ 150건 초과 – 50%

5 진료행위료(진찰료, 입원료, 기타기본진료료, 검사료, 방사선료)

101 다음 중 건강보험의 요양급여 행위료 분류항목(가~차) 중 틀린 것은?

① (가)항–진찰료.(나)항–검사료
② (다)항–방사선료.(라)항–투약 및 의약품관리료
③ (마)항–주사료.(바)항–마취료
④ (사)항–수술.처치료.(차)항–정신요법료

102 건강보험의 요양급여 행위료 분류항목 중 잘못된 것은?

① (가)항–기본진료료(진찰료, 입원료 등) (나)항– 검사료
② (다)항–방사선료 (라)항– 투약 및 의약품관리료
③ (마)항–마취료 (바)항–정신법료
④ (사)항–이학요법료 (자)–처치 및 수술료

103 진찰료 산정기준에 관한 설명 중 관계가 먼 것은?

① 초진환자란 해당상병으로 동일 의료기관에서 동일 진료과목 의사에게 진료받은 경험이 없는 환자

② 평일 18시(토요일 13)~익일 09시 또는 관공서 공휴일에 초,재진 진찰료 중 기본진찰료 소정점수의 30% 가산
③ 의원급 및 병원급(종합병원 이상 제외) 요양관기관에서 만 8세 미만의 소아에 대하여 20시~익일 07시에는 진찰료 중 기본진찰료(초진 또는 재진) 소정점수의 100% 가산
④ 토요일 09시 후~13시 전의 진료시에는 의원급 요양기관에 한하여 기본진찰료(초진) 소정점수의 30% 별도 산정

104 다음 중 A씨는 고혈압으로 B종합병원의 내과에서 계속 치료중이다. 예정 내원 일에 동일 의사에게 위궤양으로 인한 진료를 동시에 받았다면 진찰료의 산정은?

① 위궤양은 계속 진료 중인 고혈압과 별개의 상병이므로 재진료 1회, 초진료 1회 각각 산정한다.
② 동일 진료과목이나 전문분야가 다르므로 재진료 1회, 초진료 1회를 산정하다.
③ 고혈압 진료 중 위궤양이 발생하여 진찰하였으므로 진찰료는 1회만 산정한다.
④ 2개의 질환으로 재진료를 2회 산정한다.

105 다음 중 토요일 16시에 환자에게 실시한 행위 중 가산이 되는 항목은?

① 진찰료　② 마취료　③ 방사선 촬영료　④ 수술료

106 다음 진찰료에 대한 설명으로 틀린 것은?

① 진찰료는 기본 진찰료와 외래 관리료를 합산하여 산정한다.
② 동일한 의사가 2가지 상병을 진찰한 경우에는 1회만 산정한다.
③ 공휴일에는 진찰료 중 기본 진찰료에 100%를 가산한다.
④ 하루에 2개과의 진료를 받는 경우에 진찰료는 각기 1회씩 산정한다.

107 건강보험에서 진찰료산정 중 평일18시(토요일 13시)~익일 09시 또는 공휴일에 진찰 시는 기본진찰료 소정점수의 (　)를 가산한다.

① 30%　② 20%　③ 15%　④ 10%

108 의원급 및 병원급(종합병원 이상은 제외) 요양기관에서 만 6세 미만의 소아에 대하여 20시~익일 07시에는 진찰료(초진 또는 재진) 중 기본 진찰료 소정점수의 몇 %를 가산하는가?

① 20%　② 30%　③ 50%　④ 100%

109 토요일 09시 후~13시 전의 초진 또는 재진 진료 시에 의원급 요양기관(보건의료원 포함)에 한하여 기본진찰료(초진) 소정점수의 (　)를 별도 산정하는가?

① 30%　② 20%　③ 15%　④ 10%

110 다음 중 평일 진찰료에 야간 가산을 적용할 수 있는 경우는?

① 19:10에 병원에 도착하여 19:30에 진료를 받은 경우
② 17:40에 병원에 도착하여 18:20에 진료를 받은 경우
③ 15:10에 병원에 도착하여 15:40에 진료를 받은 경우
④ 08:30에 병원에 도착하여 09:05에 진료를 받은 경우

111 다음 중 2개 이상 진료과목과 전문의가 상근하는 요양기관에서 각각 다른 질병을 진료하였을 때 1, 2 상병의 진찰료 산정은?

① 초진, 재진 ② 초진, 초진 ③ 재진, 재진 ④ 초진, 산정 못함

112 다음 중 야간 또는 공휴일에 초진 또는 재진을 행한 경우에는 기본진찰료 소정점수의 몇 %를 가산하는가?

① 20% ② 30% ③ 40% ④ 50%

113 다음 중 진찰료 산정에 관한 설명 중 틀린 것은?

① 초진환자란 해당상병으로 동일 의료기관의 동일 진료과목 의사에게 진료 받은 경험이 없는 환자
② 동일한 상병에 대하여 2인 이상의 의사가 동일한 날에 진찰한 경우 진찰료는 2회 산정한다.
③ 해당상병의 치료가 종결된 후 동일상병으로 30일 이내 내원한 경우에는 재진료를 산정한다.
④ 요양기관 사정에 의하여 진료당일 검사, 방사선 진단 등을 실시하지 못한 경우 검사를 실시한 당일의 진찰료는 산정하지 않는다.

114 다음 진찰료에 대한 설명으로 틀린 것은?

① 진찰료는 기본 진찰료와 외래 관리료를 합산하여 산정한다.
② 동일한 의사가 2가지 상병을 진찰한 경우에는 1회만 산정한다.
③ 공휴일에는 진찰료 중 기본 진찰료에 100%를 가산한다.
④ 하루에 2개과의 진료를 받는 경우에 진찰료는 각기 1회씩 산정한다.

115 급여비용 산정지침 진찰료 설명 중 옳지 않은 것은?

① 동일 의사가 동시에 2가지 이상의 상병에 대하여 진찰을 한 경우에는 진찰료를 1회 산정한다.
② 동일한 상병에 대하여 2인 이상의 의사가 동일한 날에 진찰을 한 경우에는 진찰료를 1회 산정한다.
③ 소화기내과, 호흡기내과, 순환기내과에서 동일한 날에 진찰을 한 경우에는 진찰료를 각각 산정할 수 있다.
④ 하나의 상병에 대한 진료를 계속 중에 다른 상병이 발생하여 동일 의사가 동시에 진찰을 한 경우에는 진찰료를 2회 산정한다.

116 다음 중 환자가 직접 내원하지 아니하고 보호자가 내원하여 상담한 후 약제 또는 처방전을 수령하는 경우에는 재진 진찰료의 (   )%를 산정한다.

① 30% ② 50% ③ 80% ④ 100%

117 다음은 재진료를 산정하여야 하는 경우 중 옳지 않은 것은?

① 산전 진찰을 받은 임산부가 당해 기관에서 분만을 위하여 내원한 경우
② 위궤양 환자가 9. 1일 30일간의 투약을 받은 후 10. 2일에 재 내원한 경우
③ 9. 20일 상기도염으로 내원했던 환자가 10. 13일 감기로 재 내원한 경우
④ 타 기관에서 산전 진찰을 받은 임산부가 분만을 위하여 당해기관에 처음 내원한 경우

118 다음 중 해당상병의 치료가 종결된 후 동일상병이 재발하여 며칠 이내에 내원한 경우에 재진 환자로 보는가?

① 10일 ② 30일 ③ 60일 ④ 90일

119 다음 중 진찰료 산정 시 Infusion Pump의 산정 방법은?

① 평일 20시~익일 09시 ② 평일 18시~익일 09시
③ 토요일 14시~익일 09시 ④ 토요일 15시~익일 08시

120 다음 중 평일 야간 진찰료 진료시간대는 몇 시부터 몇 시까지인가?

① 18시~09시 ② 19시~09시 ③ 20시~09시 ④ 20시~08시

121 다음 중 입원료 산정에 관한 설명으로 맞지 않는 것은?

① 1일이라 함은 12시(정오부터 다음날 12시 (정오)까지를 의미한다.
② 0~6시 사이에 입원하거나, 18~24시 사이에 퇴원한 경우에는 입원료 소정점수의 50%를 별도 산정한다.
③ 6~12시 사이에 입원하거나, 12~18시 사이에 퇴원한 경우에는 동기간의 입원료는 별도 산정하지 아니한다.
④ 입원과 퇴원이 같은 날에 이루어진 경우에는 전체 입원 시간이 8시간 이상인 경우에 한하여 1일의 입원료를 산정한다.

122 입원료 산정에 관한 설명 중 잘못된 것은?

① 내과질환자, 만8세 미만의 소아환자, 만 70세 이상의 모든 암환자는 소정입원료의 30%를 가산한다.
② 1일이라 함은 12시(정오)부터 다음날 12시(정오)까지를 의미한다.
③ 0~6시 사이에 입원하거나 18~24시시 사이에 퇴원한 경우 입원료 소정점수의 50%를 별도 산정한다.
④ 입원과 퇴원이 같은 날에 이루어진 경우에는 전체입원시간이 6시간 이상인 경우에 한하여 1일의 입원료를 산정한다.

123 입원료 산정방법 설명 중 관계가 먼 것은?

① 1일이라 함은 12시(정오)부터 다음날 12(정오)까지 의미
② 6~12사이 입원하거나 12~18시 사이 퇴원 경우 입원료 가산 없음
③ 입원 1일째부터 15일까지 해당입원료 100%산정, 입원16일째부터 30일째까지 90% 산정, 31일째부터 85% 산정
④ 0시~06 사이 입원 또는 18시~24시 사이 퇴원 경우 입원료 소정점수의 30% 별도 산정

124 다음 중 1일의 입원료를 산정할 수 없는 경우는?

① 분만 후 3시간 만에 귀가한 경우
② 응급실에서 6시간 이상 처치 수술을 받고 당일 귀가한 경우
③ 19:00에 응급실로 내원하여 익일 3:00에 귀가한 경우
④ 20:00에 내원하여 일주일간 입원한 경우 입원 초일의 입원료

125 다음 중 소정 입원료의 30%를 가산할 수 없는 경우는?

① 내과질환자 ② 정신질환자
③ 만 8세 미만의 소아환자 ④ 만 70세 이상의 노인환자

126 다음 중 1일의 입원료 또는 낮 병동 입원료를 산정할 수 있는 내용이 아닌 것은?

① 분만 후 당일 귀가 또는 이송된 경우
② 응급실에서 응급처치를 받고 6시간이 지난 후 타 기관으로 이송된 경우
③ 정신과 '낮 병동'에서 5시간 이상 진료를 받고 귀가한 경우
④ 수술실에서 수술을 받고 6시간 이상 관찰 후 당일 귀가한 경우

127 입원료산정기준 중 0~6시 사이에 입원하거나, 18~24시 사이에 퇴원 경우는 입원료 소정수가의 (　)를 별도 산정한다.

① 20% ② 30% ③ 50% ④ 100%

128 건강보험에서 질병이 있는 신생아를 보육기에서 진료한 경우 보육기의 진료비 산정은?

① 1회만 산정 ② 1일당 산정 ③ 주 2회 산정 ④ 2일당 1회 산정

129 입원환자의 입원료의 차등수가는 무엇에 따라 적용되는가?

① 의사 수 ② 간호인력확보 수준
③ 중환자 수 ④ 응급환자 수

130 입원환자의 입원료의 차등제는 무엇에 따라 적용되는가?

① 간호인력 확보수준(간호사 수) ② 병상 수(특수병상 보유 수)
③ 응급환자 비율 및 중환자 수 ④ 전문 진료과목 설치 수

131 요양병원 종별 가산율 적용기준에 대한 설명 중 바른 것은?

① 의원, 치과의원, 한의원, 보건의료원은 10% 가산
② 병원, 요양병원, 치과병원, 한방병원 15% 가산
③ 상급종합병원에 설치된 한의과대학 부속 한방병원 30% 가산
④ 상급종합병원에 설치된 경우를 제외한 치과대학부속 치과병원 20% 가산

132 다음 중 건강보험환자의 입원료는 체감된다. 입원료의 15% 체감률이 적용되는 시기는?

① 16일째부터 ② 31일째부터 ③ 46일째부터 ④ 61일째부터

133 건강보험의 입원료 산정 기준과 체감제 적용에 있어서 입원료는 입원 1~15일까지 100%, 16~30일까지는 ( ), 31일 이상은 ( )를 산정한다.

① 90%, 85% ② 90%, 80% ③ 85%, 80% ④ 80%, 70%

134 다음 중 입원 중인 환자에 대하여 해당 진료전문과 이외의 타진료전문과에서 다른 상병의 진찰을 행한 경우에 산정할 수 있는 것은?

① 초진 진찰료 ② 재진 진찰료 ③ 협의 진찰료 ④ 기본 진찰료

135 입원중인 환자의 특별한 문제에 대한 평가 및 관리를 위하여 그 환자의 주치가가 아닌 다른 진료과목 의사의 견해나 조언을 위하여 협의진찰료는 병원, 한방병원, 치과병원의 경우 입원기간 중 30일에 ( )이내 산정할 수 있다.

① 5회 ② 3회 ③ 2회 ④ 1회

136 상급종합병원(종합병원 제외)의 경우 협의진찰료는 입원기간 30일에 몇 회까지 산정할 수 있는가?

① 1회 ② 3회 ③ 5회 ④ 7회

137 종합병원(상급종합병원 제외)의 경우 협의진찰료를 산정할 수 있는 기간은?

① 입원기간 중 30일에 5회 이내 ② 입원기간 중 30일에 3회 이내
③ 입원기간 중 30일에 2회 이내 ④ 입원기간 중 30일에 1회 산정

138 건강보험에서 "응급의료관리료" 산정 대상질환이 아닌 것은?

① 심한탈수, 구토 ② 심계항진
③ 소아경련, 38도이상 소아고열 ④ 두통, 염좌

139 응급의료관리료 및 응급의료처치료 산정기준 중 틀린 것은?

① 응급의료관리료는 응급증상해당시 초일에 한하여 산정한다.
② 응급의료에 관한 법률에 의한 응급의료관리료 산정대상 응급환자에게 응급의료수가기준 중 "응급처치료는"는 해당항목을 실시한 경우 소정점수의 30%를 가산한다.

③ 응급의료관리료는 진찰료와 함께 산정한다.
④ 응급의료관리료는 응급증상 및 비해당 시 전액(100:100)본인이 부담한다.

140 다음 중 고혈압, 당뇨병 환자 등의 만성질환 관리료를 산정할 수 있는 요양기관 종별은?

① 의원 ② 병원 ③ 종합병원 ④ 상급종합병원

141 다음 중 만성질환 관리료 산정방법과 거리가 먼 것은?

① 고혈압, 당뇨병 등의 만성질환
② 교육, 상담 등 진료기록부에 기록, 보관
③ 월 2회 이내 청구
④ 65세 이상 노인 환자

142 건강보험에서 격리병실 사용 입원료 산정대상이 아닌 것은?

① 면역억제환자
② 전염력이 강한 전염성 환자
③ 3도이상 36% 범위 이상 화상환자
④ 알콜리즘 환자

143 격리실 입원료 산정에 해당하는 내용이다. 틀린 항목은?

① 격리실 입원료와 일반입원료는 각각 동시에 산정할 수 있다.
② 면역이 억제된 환자를 보호하기 위하여 일반 환자와 격리하여 치료한 경우 산정
③ 3도 이상으로 36% 범위 이상의 화상환자를 격리하여 치료한 경우 산정할 수 있다.
④ 전염력이 강한 전염성 환자를 일반환자와 격리하여 치료한 경우 산정할 수 있다.

144 다음 중 격리실 입원료를 산정할 수 없는 것은?

① 면역이 억제된 환자를 보호하기 위해 격리한 경우
② 일반 환자를 보호하기 위해 전염력이 강한 전염성 환자를 격리한 경우
③ 3도 이상 36% 범위 이상의 화상 환자를 진료에 반드시 필요하여 격리한 경우
④ 렙토스피라증에 감염된 환자를 격리하여 치료한 경우

145 건강보험의 격리실 입원료 산정대상이 아닌 것은?

① 면역이 억제된 환자
② 만 70세 이상의 악성종양 환자
③ 전염력이 강한 감염성 환자
④ 3도 이상 36% 범위 이상의 화상환자

146 낮병동 입원료 산정대상이 아닌 것은?

① 분만 후 당일 귀가
② 응급실, 수술실 등에서 처치, 수술 등을 6시간 이상 관찰 후 당일귀가
③ 정신과의 낮병동에서 6시간 이상 진료를 받고 당일 귀가
④ 응급처치 후 당일 귀가

147 다음 중 보육기(가-12)에 의하여 보육되는 경우 입원료 산정은?

① 질병이 있는 신생아를 보육기에서 진료한 경우 1일당 산정
② 영아에게 사용 시 산정
③ 모든 입원 환자에게 산정
④ 1주 단위로 산정

148 감염예방관리료는 의료관련 감염 등 효율적인 감염예방 및 관리 프로그램 운영을 위하여 감염관리실리 설치되고 감염예방 · 관리 활동을 실시하는 경우에 입원환자 입원 (　) 1회 산정한다.

① 1일당　② 2일당　③ 3일당　④ 1주일

149 환자안전법에 따라 병원 내 환자안전위원회를 설치 · 운영하고, 환자안전 전담인력을 둬 입원환자를 대상으로 병동 내 안전사고를 예방하도록 하는 등 전반적인 환자안전활동을 강화할 경우 산정할 수 있는 수가는?

① 환자안전 수칙료　② 환자안전 예방료
③ 외래환자 안전관리료　④ 입원환자 안전관리료

150 환자에게 제공하는 의료서비스 수준을 측정하여 양질의 의료서비스를 제공하는 우수한 의료기관에 대해 경제적으로 보상하는 제도는?

① 의료질관리료　② 환자안전관리료　③ 의료평가지원금　④ 적정진료지원금

151 중증응급환자 또는 중증응급의심환자를 중앙응급의료센터, 권역응급의료센터, 권역외상센터, 소아전문응급의료센터, 지역응급의료센터 응급실에서 전문의가 직접 진료한 경우에 산정할 수 있는 것은?

① 중증응급환자 관찰료　② 응급진료전문의 진찰료
③ 응급환자 진료구역 관찰료　④ 응급의료관리료

152 증응급환자 또는 중증응급 의심환자가 「응급의료에 관한 법률 시행규칙」에 의한 중앙응급의료센터, 권역응급의료센터, 소아전문응급의료센터, 지역응급의료센터의 응급환자 진료구역 병상을 배정받아 진료 받은 경우 1회에 한하여 산정할 수 있는 것은?

① 중증응급환자 관찰료　② 응급진료전문의 진찰료
③ 응급환자 진료구역 관찰료　④ 응급의료관리료

153 상급종합병원 및 종합병원에 한하여 평가결과에 따라 3개 분야별(환자안전 · 의료질 공공성 · 의료전달체계 및 지원활동분야/교육수련분야/연구개발 분야) 최종 등급에 해당하는 소정점수를 산정하는 것은?

① 의료질관리료　② 환자안전관리료
③ 의료질평가지원금　④ 적정진료지원금

154 가정간호 기본 방문료는 평일 18시(토요일 13시)~익일 9시 또는 공휴일에 가정방문을 실시한 경우에는 소정점수의 (　　)를 가산하는가?

① 10%　② 20%　③ 30%　④ 50%

155 가정간호 기본 방문료 산정에 대한 설명중, 옳지 않은 것은?

① 의사 또는 한의사의 진단과 처방에 따라 가정전문간호사가 가정간호를 한 경우에 산정한다.
② 환자의 가정을 방문하여 검사에 필요한 검체를 채취하여 검사한 경우는 검체채취 및 검체운반 등 비용은 별도 산정하지 아니한다.
③ 연간 회수에 관계없이 가정간호를 계속 받을 수 있다.
④ 평일 18시(토요일 13시)~익일 09시 또는 공휴일 실시 경우 소정점수의 50%를 가산한다.

156 가정간호 기본방문료는 1일당으로 산정하되 연 (　　)를 초과하여 가정간호를 받은 경우에는 가정간호 기본방문료를 포함하여 환자본인이 전액(100분의 100)부담한다.

① 50회　② 70회　③ 96회　④ 120회

157 검사료 산정 시 검사에 사용된 약제 및 재료대 중 별도 산정할 수 없는 재료(약제)는?

① 인체에 주입된 약제
② 부하시험 시 사용된 약제
③ 내시경검사 시 사용된 슬라이드필름 및 사진현상료
④ 1회용 주사침 및 주사기

158 다음 중 검사에 소요된 재료를 산정하는 항목은?

① 심전도 판독지　② 검체 용기
③ 내시경 슬라이드 필름　④ 1회용 주사기

159 다음 중 '편측'이라는 표기가 없는 나-671(굴절 및 조절 검사)를 양안에 대해 실시하였다. 이 경우의 수가산정은?

① 소정수가　② 소정수가 200%　③ 소정수가 150%　④ 소정수가 130%

160 다음 중 검사 시 별도로 비용을 산정할 수 없는 항목은?

① 항생제 피부 반응검사
② 내시경검사 시 사용된 컬러 프린터 인화지
③ 부하시험 시 사용된 약제
④ 안기능검사 시 사용된 형광물질

161 검사에 소요된 재료를 산정 할 수 있는 항목은?

① 심전도 판독지
② 검체용기
③ 안기능 시 사용된 필름, 형광물질, 사진현상 및 인화료
④ 1회용 주사기

162 내시경 검사를 만 1세 미만 소아는 소정점수의 50%를 가산하고, 만 1세 이상 만 6세 미만의 소아는 소정점수의 몇 %를 가산하는가?

① 10% ② 20% ③ 30% ④ 50%

163 병리조직검사를 당해 요양기관에 상근하는 병리과 전문의가 외부 슬라이드를 판독하고 판독소견서를 작성 · 비치한 경우에는 소정점수의 몇 %를 산정하는가?

① 10% ② 20% ③ 30% ④ 50%

164 검사료 산정지침 중 진단검사의학과 전문의가 판독하고 판독소견서를 작성, 비치한 경우는 소정점수의 몇 %를 가산할 수 있는가?

① 10% ② 20% ③ 30% ④ 50%

165 대한진단검사의학회에서 실시하는 종합검증분야 검사실 신임제도의 인증을 받은 요양기관에 상근하는 진단검사의학과 전문의가 당해 요양기관 입원환자의 검사에 대하여 정도관리를 실시하고 결과에 대한 종합적인 검증 및 판독보고서를 작성한 경우에 입원기간 중 1회에 한하여 산정할 수 있는 것은?

① 임상병리검사 종합검증료 ② 검사관리료
③ 수탁검사료 ④ 진단의학검사관리료

166 천자(Centesis)를 만 1세 미만 소아는 소정점수의 50%를 가산하고, 만 1세 이상 만 6세 미만 소아에게 실시하였을 경우 소정검사료의 (　　)를 가산 산정한다.

① 10% ② 20% ③ 30% ④ 50%

167 천자를 치료목적(약물주입 또는 지속적인 배액)으로 실시한 경우에는 분류항목 소정점수의 몇 %를 가산하는가?

① 10% ② 20% ③ 30% ④ 50%

168 초음파검사의 보험급여 시 만 1세 미만의 소아에 대하여는 소정점수의 50%를, 만 1세 이상 만 6세 미만의 소아에 대하여는 소정점수의 몇 %를 가산하는가?

① 10% ② 20% ③ 30% ④ 50%

169 다음 중 간기능 검사(LFT)가 아닌 것은?

① AST(GOT), ALT(GPT) ② Total Protein
③ LDH, Albumin ④ Hb, Hct

170 다음 중 종양지표 검사 중 상호관련이 적은 것은?

① CEA: 직장, 결장, 췌장암 ② CA-125: 유방암
③ PSA: 전립선암 ④ AFP: 간암

171 다음 중 종양지표 검사 중 상호관련이 적은 것은?

① CA-19-9: 위장관암, 췌장암 ② CA-125: 난소암
③ AFP: 간암 ④ PSA: 갑상선암

172 다음 중 전해질 검사는?

① Na, K ,CL, Ca ② T_3, T_4, TSH
③ HBsAg, HBsAb ④ VDRL, TPHA

173 다음 중 기능검사가 아닌 것은?

① EKG, EMG ② EEG ③ PFT ④ CT/MRI/PET

174 다음의 요양급여 행위분류 중 "마" 항목에 해당하는 항목은?

① L, F, T검사 ② Chest-PA
③ 점적주사 500ML/IV ④ Dressing

175 다음 중 혈액학검사(CBC)가 아닌 것은?

① Hb(혈색소), Hct(헤마토크리트)
② RBC(적혈구), WBC(백혈구)
③ Platelet(혈소판), ESR(적혈구침강속도)
④ T_3, T_4, TSH(갑상선)

176 다음 중 검사와 관련질환과의 관계가 먼 것은?

① CK-MB, CPK: 심근경색 ② FBS, HbAic: 당뇨
③ VDRL: 매독 ④ T_3, T_4, TSH: 췌장질환

177 TSH, Free T_3, Free T_4는 무슨 검사인가?

① 간기능검사 ② 갑상선기능검사 ③ 심장기능검사 ④ 종양지표검사

178 다음 중 췌장염 감별진단에 시행되는 검사는?

① HBsAg ② SGOT ③ VDRL ④ Amylase

179 영상진단 및 방사선치료에 사용된 약제 및 재료대 중 별도 산정할 수 없는 것은?

① 조영제 ② 현상액
③ 맥관조영용 카테터 ④ 방사선동위원소

180 자연현상을 나타낼 수 없는 장기(Organ)를 나타내게 검사를 시행하여 장기의 형태, 크기, 위치, 운동상태 및 병변은 물론 그 기능을 관찰하는 데 사용되는 약물은?

① 조영제 ② 현상액
③ 맥관조영용 카테터 ④ 방사선동위원소

181 다음 중 방사선필름 현상료(현상액 및 정착액 비용 등)의 산정기준은?

① 별도 산정할 수 있다. ② 별도 산정할 수 없다.
③ 소정 방사선 수가의 50% 산정 ④ 소정 방사선 수가의 100% 산정

182 방사선 단순영상진단료 산정 중 당해 요양기관에 상근하는 영상의학과 전문의가 판독을 하고 판독소견서를 작성한 경우에는 소정점수의 (　)를 가산한다.

① 10% ② 20% ③ 30% ④ 50%

183 다음 중 만 6세 미만의 소아에 대하여 방사선 단순영상진단을 한 경우에는 소정 금액의 (　)를 가산하고, 특수영산진단료는 (　) 가산한다.

① 15%/20% ② 20%/30% ③ 15%/ 30% ④ 20% 40%

184 만 1세 이상 만 6세 미만 소아환자에게 방사선치료를 시행한 경우 소정수가의 몇 %를 가산하는가?

① 10% ② 30% ③ 20% ④ 50%

185 다음 중 입원환자에게 입원 기간 중 투약한 경우에 산정하는 조제복약 지도료 (라-2)는 (　) 수가이다.

① 1회당 ② 1일당 ③ 3일당 ④ 3회당

186 퇴원환자 조제료 산정에서 내복약은 1회당 만 1세 미만의 소아에 대하여는 소정점수의 50%를, 만 1세 이상 만 6세 미만의 소아에 대하여는 소정점수의 몇 %를 가산하는가?

① 10% ② 20% ③ 30% ④ 50%

187 다음 중 퇴원환자 조제료는 언제부터 산정하는가?

① 외래진료 당일 ② 입원 당일 ③ 퇴원일 ④ 퇴원 익일

188 다음 중 약제투약 시 산정할 수 있는 처방 조제료의 경우 처방 조제료에 50%를 가산하여 수가를 산정할 수 있는 약제 종류는?

① 제제약 ② 조제약
③ 국내 보험 등재약 ④ 수입 의약품

189 일반적으로 1일에 피하 또는 근육 내 주사 시 산정 가능한 주사 수기료의 횟수는?

① 외래 1일 1회 /입원 1일 1회
② 외래 1일 1회 / 입원 1일 2회
③ 외래 1일 2회 / 입원 1일 2회
④ 외래 1일 2회 /입원 1일 1회

190 다음 중 마-5(점적주사)는 ① 100ml 미만 ② 100ml~500ml ③ 501ml~1000ml로 나누어 산정할 수 있다. 이 경우 ①~③ 경우 수기료 산정 방법은?

① 1병당 산정한다.
② 1일당 산정한다.
③ 1회당으로 산정한다.
④ 입원 기간당으로 산정한다.

191 만 1세 미만의 소아에 대하여는 주사료 소정점수의 ( )를, 만 1세 이상 만 6세 미만의 소아에 대하여는 주사료 소정점수의 ( )를 가산한다.

① 10%, 20%
② 20%, 10%
③ 20%, 30%
④ 50%, 30%

192 다음 항목 중 잘못 설명된 항목은?

① 점적주사 수기료는 병당 계산한다.
② 정맥내 주사는 입원환자의 경우 1일 2회만 인정한다.
③ 근육내 주사는 응급을 요하는 경우에는 횟수에 제한이 없다.
④ 근육내 주사는 입원은 1일 2회 이내만 산정한다.

193 다음 중 피하 또는 근육 내 주사료 산정방법과 관련된 내용으로 틀린 것은?

① 외래는 1일 1회
② 응급을 요하는 경우 주사 횟수에 제한 없이 산정
③ 입원은 1일 2회
④ 6세미만 소아 20% 가산

194 주사료 산정기준에 대한 설명 중 맞지 않는 것은?

① 정맥내 일시주사(마-2)는 외래는 1일당, 입원은 횟수대로 산정한다.
② 근육 내 주사(마-)는 입원은 1일 2회 이내만 산정한다.
③ 점적주사(마-5)는 1병당 산정한다.
④ 만 1세 미만 소아에 대하여 주사료 소정점수의 50%를, 만 1세 이상 만 6세 미만의 소아에 대하여는 주사료 소정점수의 30%를 가산한다.

195 주사료 중 정맥 내 점적주사료(마-5)의 수기료는 어떻게 산정하는가?

① 1병 또는 포장단위당
② 외래는 1일1회, 입원은 1일 2회
③ 외래 및 입원 1일당
④ 외래 1일 2회, 입원 1일 3회 이내

196 다음 중 Infusion Pump의 산정 방법은?

① 기기 수 불문하고 1일당 ② 기기당 1일 1회
③ 1일 2기기 ④ 기기당 사용기간당 1회

6 진료행위료(마취료, 이학요법료, 정신요법료, 처치 및 수술료, 식대)

197 건강보험에서 마취료 가산율 적용이 틀린 것은?

① 신생아 마취 100%(병원) ② 만 70세 이상 20%
③ 만 1세 이상 6세 미만 소아 마취 30%(병원) ④ 야간(18~익일 09시)마취 50%

198 병원의 경우에는 마취료 소정점수의 ( )를 가산하며, 만 1세 미만의 소아의 경우에는 마취료 소정점수의 ( )%를, 만 1세 이상 만 6세 미만의 소아 또는 만 70세 이상의 노인의 경우에는 마취료 소정점수의 ( )를 가산한다.

① 70%/50%/20% ② 100%/50%/30% ③ 50%/30%/20% ④ 50%/20%/10%

199 다음 중 마취 시 1시간을 초과하여 마취관리를 지속시킨 경우에는 매 ( )분 증가할 때마다 산정한다.

① 5분 ② 10분 ③ 15분 ④ 20분

200 마취 및 수술 또는 캐스트를 18~09시 또는 공휴일에 실시 경우 소정점수의 몇 %를 가산하는가?

① 20% ② 30% ③ 50% ④ 70%

201 공휴일에 만 6세 미만 소아환자에 대해 마취를 시행한 경우 마취료 산정방법은?

① 소정마취료 × 1.5 ② (소정마취료×1.3) × 1.5
③ 소정마취료 × (1+0.3+0.5) ④ 소정마취료 × 1.3

202 이학요법료의 기본물리치료료 산정 중 표충열치료, 한냉치료, 경피적전기신경자극치료, 간섭파전류치료는 1일 2회 이상 실시한 경우에도 외래는 1일 1회, 입원은 1일 ( )만 산정한다.

① 1회 ② 2회 ③ 3회 ④ 4회

203 정신요법료 산정지침 중 "정신의학적 사회사업"은 누가 실시한 경우 산정할 수 있는가?

① 간호사 ② 전공의 ③ 사회복지사 ④ 특수전문치료사

204 정신건강의학과에서 상근하는 전문가로 인정되지 않는 자는?

① 정신간호사 ② 간호사 ③ 정신사회복지사 ④ 사회복지사

205 정신건강의학과 전문의 지도하에 정신건강의학과 전공의 1, 2년 차가 실시한 경우에 산정할 수 없는 정신요법료는?

① 약물이용면담(아–5) ② 가족치료(아–3)
③ 전기충격요법(아–7) ④ 지속적수면요법(아–8)

206 건강보험의 처치 및 수술료 산정 중 (　) 또는 공휴일에 처치 및 수술을 행한 경우에는 소정수가의(　)를 가산한다.

① 18시~09시, 50% ② 18시~10시, 50%
③ 13시~20시, 70% ④ 17시~08시, 80%

207 수술 후 처치료는 어느 날부터 1일당으로 산정할 수 있는가?

① 수술 당일 ② 수술 익일 ③ 수술 후 2일째 ④ 수술 후 3일째

208 일반처치 및 수술후 처치, 피부과처치, 화상처치는 (　)당 산정하고 응급의료관리료는 (　)에 한하여 산정한다.

① 1회당/매일 ② 1일당/초일 ③ 2일당/초일 ④ 3일당/1일당

209 다음 중 일반처치 및 수술후 처치료는 1일당으로 산정하는 처치료가 아닌 것은?

① 단순처치, 염증성처치, 자연배액 감시처치
② 장루처치, 흡입배농(배액)처치, 좌욕, 체위변경처치
③ 회음부간호, 통목욕간호, 창상목욕간호처치
④ 도뇨(Nelaton)

210 처치 및 수술료 산정에 대한 기준 설명 중 관계가 먼 것은?

① 수술 후 처치료는 수술 후 당일부터 1일당으로 산정한다.
② 동일 피부 절개 하에 2가지 이상 수술을 동시에 시술한 경우 주된 수술은 소정점수에 의하여 산정하고 제2의 수술부터(부수된 수술)는 해당수술 소정점수의 50%[종합병원(상급종합병원 포함)은 70%]를 산정한다.
③ 18~09시 또는 공휴일에 응급진료가 불가피하여 처치 및 수술을 행한 경우에는 소정점수의 50%를 가산한다.
④ 응급의료에 관한 법률에 의한 응급의료관리료 산정대상 응급환자에게 응급의료수가기준 중 "응급처치료는"는 해당항목을 실시한 경우 소정점수의 50%를 가산한다.

211 화상처치 시 별도로 산정할 수 있는 재료는?

① 반창고 ② 거즈, 붕대 ③ 1회용주사기 ④ 탈지면

212 일반처치 또는 수술 후 처치, 피부과처치, 화상처치, 위세척 시 사용된 생리식염수는 총 사용량이 얼마 이상인 경우 산정할 수 있는가?

① 100ml ② 200ml ③ 300ml ④ 500ml

213 종합병원(상급종합병원 포함)의 경우 동일 피부절개하에 2가지 이상 수술을 동시에 시술한 경우 주된 수술은 소정금액에 의하여 100% 산정하고, 제2의(부수된 수술) 수술부터는 해당수술 소정금액의 ( )를 산정한다.

① 20% ② 50% ③ 70% ④ 100%

214 입원 중인 만 1세 미만 소아에게 처치 및 수술을 행한 경우에는 해당 항목 소정점수의 ( )를 가산하고, 만1세 이상 만 6세 미만 소아에게 처치 및 수술을 행한 경우에는 해당항목 소정점수의 ( )를 가산한다.

① 20%/10% ② 30%/20% ③ 50%/30% ④ 100%/50%

215 「응급의료에 관한 법률」에 의한 응급의료관리료 산정대상 응급환자에게 응급의료수가기준액표 (나) "응급처치료"의 해당항목을 실시한 경우에는 소정점수의 ( )를 가산한다.

① 20% ② 50% ③ 70% ④ 100%

216 캐스트에 사용되는 재료대 중 소정 캐스트료에 포함되어 별도로 산정할 수 없는 재료는?

① Cast Bandage ② Cast heel
③ Stockinet ④ 고정용 신축성붕대

217 만 1세 이상 만 6세 미만 소아에게 캐스트를 실시한 경우 소정점수의 몇%를 가산하는가?

① 10% ② 20% ③ 30% ④ 50%

218 진료재료대는 치료재료급여 목록 및 상한금액표에 의한 상환금액 범위 내에서 요양기관의 ( )로 한다.

① 실구입가 ② 협약가 ③ 정액고시가 ④ 가중평균가

219 건강보험에서 진료재료대 중 별도 산정이 되는 품목이 아닌 것은?

① 혈액백, 목발(보조기) ② 카테타, 필름
③ 플레이트(Plate), 스크류(Screw) ④ 캐스트 힐, 헤모백(Hemo bag)

220 건강보험의 진료재료대 산정 중 별도 산정할 수 없는 품목은?

① 카테타(Catheter), 필름,Electrode
② 반창고, 3-way, KMnO4, Cast Wire
③ 플레이트(Plate), 스크류(Screw)
④ Cast heel, 헤모백(Hemo bag), Endo-Tube

221 다음 중 혈액 수가 산정 방법은?

① 지역별, 종별 의료기관에 따라 수가가 다르다.
② 지역별에 따라 수가가 다르다.
③ 종별, 지역별에 관계없이 동일하다.
④ 지역에 관계없이 종별로만 수가가 다르다.

222 입원환자의 식대는 1식당 산정하되, 1일 3식 이내만 산정하고, 산모식은 1일 (　　) 이내로 산정할 수 있으며, 분유는 (　　)으로 산정한다.

① 4식/1일당　② 4식/1식당　③ 3식/1일당　④ 5식/3일당

223 입원환자의 식대산정기준(지침)에서 식사가산 항목에 포함되지 않는 것은?

① 상근 영양사 수　② 병상 수　③ 상근 조리사 수　④ 직영

224 건강보험에서 식사(식대) 가산 경우가 아닌 것은?

① 영양사 가산　② 조리사 가산　③ 직영 가산　④ 선택식 가산

225 모든 입원환자의 식대 본인부담률은 (　　)를 부담하며, 본인부담 면제대상인 신생아를 제외한 만 6세 미만 입원 아동의 본인부담률은 (　　)를 적용한다.

① 20%/ 5%　② 20%/10%　③ 30%/20%　④ 50%/10%

226 건강보험의 야간진료 시 야간 가산율이 적용되지 않는 항목 중 틀린 것은?

① 재료대　② 물리치료료　③ 캐스트료　④ 주사료

227 다음 중에서 건강보험의 가산율 적용이 가장 높은 것은?

① 야간(18시~익일 09시) 또는 공휴일의 처치 및 수술료
② 만 6세 미만의 소아 또는 만 70세 이상의 노인 마취료
③ 만 6세 미만의 소아에 대한 방사선 특수영상진단료
④ 만 6세 미만의 소아 캐스트료

228 건강보험에서 행위별 가산율 적용이 틀린 것은?

① 만 6세 미만 소아 방사선 단순 영상진단료 15%
② 만 1세 이상 6세 미만 소아 캐스트료 50%
③ 만 1세 이상 6세 미만 소아 마취료 30%(병원)
④ 만 1세 이상 만 6세 미만 소아의 방사선치료료 30%

229 다음의 항목 중 건강보험 진료비 산정 중 가산율이 가장 적은 것은?

① 20시~익일 09시 또는 공휴일 처치 및 수술료
② 만 6세 미만의 소아 캐스트료

③ 만 6세 미만의 특수영상진단료
④ 신생아 마취료

230 다음 중에서 건강보험의 가산율 적용이 가장 낮은 것은?

① 야간(18시~익일 09시) 또는 공휴일의 처치 및 수술료
② 만 6세 미만의 소아 또는 만 70세 이상의 노인 마취료
③ 만 6세 미만의 소아에 대한 방사선 특수영상진단료
④ 만 6세 미만의 소아 캐스트료

231 다음의 건강보험 진료비산정 중 가산율이 가장 적은 것은?

① 야간의 처치 및 수술료
② 신생아 마취료
③ 만 6세 미만 소아 천자
④ 만 6세 미만 소아 특수 영상진단료

232 다음 중에서 건강보험 진료행위의 가산율 적용이 가장 높은 것은?

① 야간(18시~익일 09시) 또는 공휴일의 처치 및 수술료
② 신생아 마취료
③ 만 6세 미만의 소아 방사선 특수영상진단료
④ 만 6세 미만의 소아 캐스트료

233 다음 중 야간진료 시 야간 가산율이 적용되지 않는 항목은?

① 수술료 ② 주사료 ③ 캐스트료 ④ 마취료

234 건강보험의 진료비 산정기준 중 틀린 것은?

① 평일 18시(토요일 13시)~익일 09시 또는 공휴일 진찰료는 기본진찰료 소정점수의 30%를 가산한다.
② 외용약 또는 주사제를 내복약과 복합으로 조제한 경우에는 외용약의 조제일수에 의한다.
③ 응급의료관리료와 진찰료는 함께 산정할 수 있다.
④ 일반처치 또는 수술 후 처치, 위세척 시에 사용된 생리식염수는 총 사용량이 500ml 이상인 경우는 별도 산정할 수 있다.

7 진료비명세서 작성

235 건강보험 요양급여비용의 심사청구서 제출처가 옳지 않은 것은?

① 상급종합병원: 건강보험심사평가원 본원
② 종합병원: 건강보험심사평가원 본원
③ 한방병원: 건강보험심사평가원 본원
④ 병원: 건강보험심사평가원 지원

236 다음 중 요양급여비용 명세서 작성 시(I)란에 기재하여야 하는 것은?

① 진찰료, 입원료, 약재료 및 치료재료대　② 검사료, 영상진단 및 방사선치료료료
③ 이학요법료, 정신요법료, 마취행위료　④ 처치 및 수술료, 캐스트료

237 요양급여 명세서 작성 시 (II)란에 기재하여야 할 항목이 아닌 것은?

① 진찰료, 입원료　② 검사료, 영상진단료
③ 처치료, 수술료　④ 주사료, 마취료

238 요양급여비용 명세서 작성 시 (II)란에 산정하여야 할 항목 중 틀린 것은?

① 검사료, 이학요법료　② 진찰료, 입원료
③ 조제료, 주사수기료　④ 처치 및 수술료, 마취료

239 다음 중 요양급여비용(진료비 명세서) 청구 시 필수 기재사항이 아닌 것은?

① 가입자 성명 및 보험증번호　② 가입자의 주소, 혈액형
③ 수진자 주민번호, 요양급여 개시일　④ 상병명, 상병코드

240 요양급여비용 명세서 작성 시 처방전 교부번호란의 기재방법은?

① 교부일자순　② 교부번호순　③ 일련번호순　④ 점검번호순

241 요양급여비용 명세서 작성 시 진료결과란의 표기 중 잘 못 기재된 것은?

① 계속-(1)　② 이송-(2)　③ 사망-(3)　④ 회송-(3)

242 진료비청구 중 입원진료비는 퇴원일이 속한 날의 다음주 (　)부터 청구할 수 있으며, 외래진료비(약국 포함)는 내원일이 속한 날의 다음달 초일부터 (　)로 청구하거나, 내원일이 속한 다음주 월요일부터 주단위로 구분하여 청구할 수 있다.

① 월요일/월별　② 화요일/월1회　③ 수요일/월2회　④ 목요일/월3회

243 장기입원환자의 경우는 입원 며칠을 초과한 경우 월단위로 분할 청구할 수 있는가?

① 10일　② 20일　③ 30일　④ 50일

244 한국표준질병 사인 분류 중 상해외인 기재 시 사용되는 분류기호가 아닌 것은?

① X　② Y　③ V　④ Z

245 요양급여명 세서 작성 시 진료재료 (I)란에 산정하여야 하는 것은?

① 수술료　② 약제료　③ 검사료　④ 방사선 촬영료

246 요양급여비용 명세서 작성 시 (I)란에 산정하여야 할 항목 중 틀린 것은?

① 진찰료, 입원료　② 약품, 검사재료
③ 필름료, 수술재료　④ 검사료, 수술료, 주사수기료

247 건강보험에서 야간 또는 공휴일에 시행한 진료행위 중 행위료 가산율이 적용되지 않는 것은?

① 검사료 ② 처치 및 수술료 ③ 마취료 ④ 캐스트료

248 건강보험에서 요양급여행위 분류 중 "다" 항목에 해당하는 진료행위는?

① EKG ② Dressing
③ Chest-PA ④ H/S 500ML/IV(주사)

249 다음의 항목 중 요양급여비용 명세서 작성 시 분류가 다른 검사항목은?

① TSH, Biopsy ② Gastroscopy, Amylase
③ UGI, Chest-PA ④ HbA1c, EKG

250 다음 중 건강보험 요양급여비용 명세서 작성 시 행위료 분류 중 다른 항목은?

① HBsAg, HBsAb ② EKG, EEG
③ Chest-PA, Mammography ④ SGOT, SGPT

251 요양급여비용 명세서 작성 시 상병명을 기재할 때 가장 거리가 먼 항목은?

① Impression(imp) ② Rule OUT(R/O)
③ Chief Complaints(C/C) ④ Final Diagnosis

8 진료비 심사청구

252 요양급여비용 청구 시 상병명 기재는 통계청 고시에 의한 "한국표준질병사인분류"의 분류기호에 의해 상병기재순위는 ( )순으로 기재한다.

① 주상병- 부상병- 배제진단 순 ② 부상병-추정상병-주상병
③ 추정상병-부상병-주상병 ④ 주상병-추정상병-부상병

253 다음 중 요양기관에서 정보통신에 의한 전자문서교환방식(EDI)으로 요양급여비용의 심사청구를 받은 심사평가원은 며칠 이내에 심사해서 통보해야 하는가?

① 7일 ② 15일 ③ 40일 ④ 30일

254 요양급여비용 청구 후 심사지급에 대한 심사조정코드와 내용이 잘못 연결된 것은?

① A: 금액산정착오 조정/ B: 요양급여기준 적용착오비용 조정
② C: 요양급여기준 범위초과비용 조정/D: 계산착오금액 조정
③ E: 비급여 또는 요양급여비용의 100분의 100 본인부담 항목조정
④ F: 중복청구비용 조정/G: 구입증빙자료 미제출분 조정

255 요양급여비용의 "심사조정코드"가 잘못 연결된 항목은?

① A: 산정착오
② B: 요양급여기준 적용착오
③ D: 중복청구
④ F: 증빙자료 미제출

256 진료비 심사내역 통보 중 요양급여비용 심사조정코드가 잘못 연결된 것은?

① A: 산정착오
② C: 요양급여기준 범위초과
③ E: 비급여대상
④ G: 계산착오

257 요양급여비용의 심사결과에 대한 이의신청은 심사결과 통보서를 받은 날로부터 (　) 이내에 문서로 이의신청을 하여야 하며, 심사평가원은 이의신청을 받은 날부터 (　) 이내에 결과를 통보하여야 한다. 다만, 부득이한 사정이 있는 경우에는 (　)의 범위 안에서 그 기간을 연장할 수 있다. 순서대로 맞는 것은?

① 90일,60일,30일　② 90일,30일,10일　③ 60일,30일,20일　④ 60일,30일,10일

258 요양기관에서 요양급여비용을 청구하였으나 심사평가원에서 심사불능 처리로 지급불능 등으로 반송건에 대하여 해당사유를 기재하여 명세서를 재작성하여 청구하는 것을 (　)청구라고하고, 요양기관이 요양급여비용을 지급받은 명세서 중 진료내역의 일부가 당초청구에서 누락되어 청구하는 것을 (　)청구라고 한다.

① 재청구/보완청구
② 재청구/누락청구
③ 보완청구/추가청구
④ 추가청구/재청구

259 진료비청구 후 반송되어 자료를 보완하여 청구하는 것을 (　)라고 하며, 진료비 청구 후 누락되어 청구하는 것을 (　) 청구라고 한다.

① 추가청구/보완청구
② 보완청구/추가청구
③ 보완청구/정기청구
④ 재청구/보완청구

260 요양급여비용청구 중 진료내역의 일부가 당월청구에서 누락되었을 때의 청구는?

① 누락청구　② 추가청구　③ 재청구　④ 보완청구

261 다음 중 심사결과에 대한 요양기관의 이의신청은 심사결과 통지서 도착일로부터 며칠 이내에 해야 하는가?

① 15일　② 30일　③ 60일　④ 90일

262 다음 (　) 안의 숫자가 순서대로 바르게 기술된 것은?

> 심사평가원은 이의 신청을 받은 날부터 ( ) 일 이내에 결정을 하여야 한다. 다만 부득이한 사정이 있는 경우에는 ( ) 일의 범위 안에서 그 기간을 연장할 수 있다.

① 60, 30　② 60, 60　③ 90, 30　④ 90, 60

263 요양급여비용 심사지급에서 국민건강보험공단은 심사평가원의 요양급여비용의 심사결과를 통보받은 때에는 (　　) 지급 전 사전점검 후 요양기관의 금융기관(채신관서 포함) 계좌번호로 요양급여비용을 송금하여야 한다.

① 심사 후 7일 이내　　② 심사 후 10일 이내
③ 심사 후 15일 이내　　④ 지체 없이

264 입원하여 진단, 치료, 퇴원까지 행하여진 진료과정에 대한 요약하는 문서로서 의무기록 맨 앞에 철하며, 또 다른 이름으로는 “Face Sheet” 또는 “Summary Sheet”라 하는 것은?

① 입퇴원기록지(Admission Discharge Record)
② 퇴원요약지(Discharge Summary Sheet)
③ 병력기록지(Medical History)
④ 경과기록지(Progress Notes)

265 환자 병력은 의사가 임시진단명(Diagnostic Impression)을 내기 위하여 필요한 정보를 활용(환자, 보호자, 동반자)기록하는 문서이며, 입원 후 24시간 이내 작성하는 것이 원칙이며, 수술이 예정된 환자는 수술 전에 작성하여야 하는 의무기록지로서 주요기록 내용은 주소(C/c), 현재 질병상태(PI), 과거 병력(PHX), 개인력(PH), 가족력(FH) 등을 기록한 의무기록지는?

① 입퇴원기록지(Admission Discharge Record)
② 퇴원요악지(Discharge Summary Sheet)
③ 병력기록지(Medical History)
④ 경과기록지(Progress Notes)

266 주치의는 자기 전문분야가 아닌 영역에 문제가 발생되거나 의심이 갈 때 보다 정확한 진단이나 치료를 위해 그 분야 전문의에게 진단 의뢰하는 경우에 기록하는 서식은?

① 병력기록지(Medical History)
② 협의진단기록지(Consultation Report)
③ 의사기록지(Doctors Order Sheet)
④ 경과기록지(Progress Notes)

267 T.P.R Sheet라고 하며, 환자의 체온(Temperature), 맥박(Pulse), 호흡(Respiration)을 측정하는 기록지는?

① 병력기록지(Medical History)
② 그라프기록지(graphic record)
③ 의사기록지(Doctors Order Sheet)
④ 경과기록지(Progress Notes)

268 의료의 질적 수준향상 및 비용부담의 적정화 도모 등을 위해 건강보험 요양급여 적정성 평가를 시행하는 기관은?

① 국민건강보험공단 ② 의료의 질 평가위원회
③ 대한병원협회 ④ 건강보험심사평가원

269 다음 중 건강보험심사평가원에서 실시하고 있는 요양급여 적정성 평가의 항목(진료영역별 평가)이 아닌 것은?

① 제1급 및 2급, 3급, 4급의 법정감염병
② 고혈압, 당뇨병, 천식, 만성폐쇄성질환, 혈액투석
③ 급성기뇌졸중, 폐렴, 관상동맥우회술, 허혈성심질환
④ 대장암, 유방암, 폐암, 위암, 항생제처방률, 제왕절개분만

270 보건복지부의 요양기관 현지조사결과 부당청구기관에 대한 국민건강보험법에 의한 행정처분(대물처분)에 해당되지 않는 것은?

① 업무정지 처분 ② 과징금 처분
③ 부당이득금 환수 ④ 의사면허취소 처분

예상문제 정답

번호	정답	번호	정답	번호	정답	번호	정답	번호	정답	번호	정답	번호	정답
1	②	41	②	81	④	121	④	161	③	201	③	241	③
2	①	42	②	82	②	122	①	162	③	202	②	242	①
3	④	43	③	83	③	123	④	163	②	203	③	243	③
4	①	44	③	84	④	124	④	164	①	204	②	244	④
5	④	45	①	85	①	125	④	165	①	205	①	245	②
6	④	46	③	86	③	126	③	166	③	206	①	246	④
7	②	47	③	87	②	127	③	167	③	207	②	247	①
8	①	48	③	88	②	128	②	168	③	208	②	248	③
9	①	49	③	89	③	129	②	169	④	209	④	249	③
10	①	50	②	90	③	130	①	170	②	210	①	250	③
11	④	51	②	91	④	131	③	171	④	211	②	251	③
12	③	52	④	92	③	132	②	172	①	212	④	252	①
13	④	53	④	93	③	133	①	173	④	213	③	253	②
14	②	54	③	94	③	134	③	174	③	214	③	254	④
15	②	55	②	95	③	135	③	175	④	215	②	255	③
16	④	56	①	96	①	136	③	176	④	216	③	256	④
17	④	57	①	97	④	137	②	177	②	217	③	257	①
18	②	58	②	98	④	138	④	178	④	218	①	258	③
19	③	59	③	99	④	139	②	179	②	219	①	259	②
20	③	60	③	100	③	140	①	180	①	220	②	260	②
21	②	61	③	101	④	141	③	181	②	221	③	261	④
22	②	62	④	102	③	142	④	182	①	222	①	262	①
23	③	63	③	103	③	143	①	183	①	223	②	263	④
24	②	64	①	104	③	144	④	184	②	224	④	264	①
25	③	65	④	105	①	145	②	185	②	225	④	265	①
26	②	66	③	106	③	146	④	186	③	226	③	266	②
27	④	67	③	107	①	147	①	187	④	227	①	267	②
28	③	68	③	108	④	148	①	188	①	228	②	268	④
29	③	69	④	109	①	149	④	189	②	229	③	269	①
30	④	70	③	110	①	150	③	190	①	230	③	270	④
31	①	71	④	111	②	151	②	191	④	231	④		
32	③	72	③	112	②	152	③	192	②	232	②		
33	①	73	①	113	②	153	③	193	④	233	②		
34	④	74	③	114	③	154	④	194	①	234	②		
35	①	75	③	115	④	155	③	195	①	235	②		
36	①	76	①	116	②	156	③	196	②	236	①		
37	④	77	④	117	④	157	④	197	②	237	①		
38	④	78	①	118	②	158	③	198	②	238	②		
39	④	79	③	119	②	159	①	199	③	239	②		
40	③	80	①	120	①	160	①	200	③	240	①		

참고문헌

❖ 서적 및 연구보고서

1. 직업능력개발원/교육부(2014). NCS 병원경영기획 및 원무관리 직업능력개발원/교육부
2. 대한병원협회(2023). 건강보험 요양급여비용. 대한병원협회
3. 김회창(2014). 최신 의료보험실무. 장솔출판사
4. 김회창(2022). (제4판) NCS 기반 건강보험실무. 보문각
5. 김회창(2020). (제3판) NCS 기반 건강보험심사청구. 보문각
6. 김회창(2020). 국민건강보험론. 보문각
7. 김회창(2021). 국민건강보험이론과 실제. 보문각
8. 김회창(2017). NCS기반 건강보험관리. 장솔출판사
9. 김회창(2020). NCS 기반 병원경영기획. 장솔출판사
10. 김회창(2021). (제2판) 병원경영평가. 보문각
11. 김회창(2021). 병원경영기획과. 보문각
12. 김회창(2022). 병 · 의원 경영전략. 보문각
13. 김회창(2018). 건강검진관리. 보문각
14. 김회창(2022). (제4판) 공중보건학. 보문각
15. 김회창(2023). (제3판) 의료의 질 관리. 보문각
16. 김회창(2023). (제4판) NCS 기반 원무관리. 보문각
17. 김회창(2021). (제3판) 원무관리실무. 보문각
18. 김회창(2022). (제3판) 산재보험 및 자동차보험관리. 보문각
19. 김회창(2022). (제2판) 노인장기요양보험관리. 보문각
20. 김회창 외 28인(2019). 병원행정사/건강보험사. 보문각
21. 김회창(2004). 종합건강진단을 통한 암발견 수진자의 특성분석
22. 이수연(2020). 건강보험심사관리(1.2.3.4). 한국보험심사평가사협회
23. 보건복지부(2022). 요양급여의 적용기준 및 방법에 관한 세부사항. 보건복지부
24. 건강보험심사평가원(2022). DRG 제도. 건강보험심사평가원
25. 김회창, 임배만(2012~2013). 병원경영진단 및 컨설팅 보고서. HM&Company
26. 김회창, 임배만(2012). B병원 · G병원 컨설팅. 교육지원사업보고서. HM&Company
27. 김회창, 임배만(2013). S병원 및 J병원 컨설팅. 교육지원사업보고서
28. 홍준현(2012). 의무기록정보관리학. 고문사
29. 오송자 외(2008). 의학약어와 해설. 현문사

30. 이한기, 김한겸 외 6인(2014). 최신병리학. 수문사
31. 건강보험심사평가원(2020~2022). 건강보험 심사기준(지침). 건강보험심사평가원
32. 보건복지부(2023). 건강보험 행위급여 및 급여 상대가치점수. 보건복지부
33. 보건복지부(2022). 요양급여비용 청구방법, 명세서서식 및 작성요령. 보건복지부
34. 건강보험심사평가원(2022). 건강보험 적정성평가. 건강보험심사평가원
35. 법제처(2023). 국민건강보험법, 국민건강보험법시행령 및 시행규칙. 법제처
36. 통계청, 대한의무기록협회(2019). 한국표준질병.사인분류. 통계청
37. 대한병원행정관리자협회(2020). 원무.보험관리. 대한병원행정관리자협회
38. 김회창(2011). 진료비수익 및 미수금관리와 보험청구, 심사관리. 대한병원협회
39. 보건복지부(2022). 2021년 보건복지백서. 보건복지부
40. 보건복지부(2022). 2021년 보건복지통계연보. 보건복지부
41. 국민건강보험공단(2022). 2021 건강보험통계연보. 국민건강보험공단
42. 보건복지부(2023). 의료급여수가의 기준 및 일반기준. 보건복지부
43. 국토교통부(2023). 자동차보험진료수가 심사업무처리에 관한 규정. 국토교통부
44. 보건복지부(2023). 국민건강보험 요양급여 기준에 관한 규칙. 보건복지부

[사이트]

1. 보건복지부: http://www.mw.go.kr
2. 국민건강보험공단: http://www.nhis.or.kr
3. 건강보험심사평가원: http://www.hira.or.kr
4. 대한병원협회: http://www.kha.or.kr
5. 한국직업능력개발원: http://www.krivet.re.kr
6. 국가직무능력표준: www.ncs.go.kr
7. 서울아산병원: http://www.amc.seoul.kr
8. 의료기관평가인증원: http://www.koiha.or.kr
9. 응급의료포털: E-Gen: www.e-gen.or.kr
10. 네이버 지식 IN: www.naver.com
11. 다음 http://www.daum.net

▣ 저자약력 ▣

김 회 창(金 會 昌)

■ **학력**

- 한양대학교 행정대학원 의료행정학과(병원행정 전공)졸업
- 대구한의대학교 일반대학원 보건학과(보건학 전공)졸업/보건학박사
- (연수)미국 시카고 Governors University(Health care과정)

■ **경력**

- 한림대의료원 한강성심병원 보험심사계장, 강동성심병원 보험심사과장
- 서울아산병원 보험과장, 원무차장, 건강증진센터 운영팀(부)장
- 보령아산병원 관리부장, 다보스병원 행정원장, 강원삼성병원 행정원장
- 동원대학교 보건의료행정과 교수 역임

■ **연구논문**

- 병원의 의료보험 교육실태에 관한 조사연구
- 종합병원 원무관리의 효율적 운영방안
- 종합건강진단을 통한 암 발견 수진자의 특성분석 연구
- 건강진단관리 교과목개설 필요성에 관한 조사연구
- 진료비심사청구관리의 효율적 운영방안 외 5편
- 건강보험 수급자격관리 및 진료행위 청구누락 방지방안 외 5편

■ **연구보고서**

- 중소병원 2개 기관 컨설팅 및 교육지원사업 보고서(2011년, 보건복지부 주관)
- 중소병원 3개 기관 컨설팅 및 교육지원사업 보고서(2012년, 보건복지부 주관)
- 종합병원 경영진단 및 컨설팅 보고서(2010~2013년 6개 기관, HM & Company)
- NCS 학습모듈개발 병원행정/병원경영기획(2013, 한국직업능력개발원)
- 강원도 지방의료원 발전방안 연구/강원도 의료원 경영진단보고서(2014, 한국보건산업진흥원)
- 산재병원 경영정상화를 위한 개선방안(2014, 고용노동부/HM & Company)
- 지방거점공공병원 운영진단연구보고서(2016년, 보건복지부 주관/HM & Company)
- 강원도 지방의료원 경영진단과 발전방안보고서(2020년, 강원도보건의료지원단)

■ **저서**

건강보험청구실무(2017. 보문각), 의료보험실무(2014. 장솔), 공중보건학(제4판, 2022. 보문각), 병원경영실무(2014. 보문각), 건강보험심사청구(제3판, 2020. 보문각), NCS 병원경영기획(제3판, 2017. 장솔), 전략적 병원경영(2015. 장솔), 건강진단관리(2015. 보문각), 실무중심 원무관리(제2판, 2020. 보문각), 병원경영평가(제2판, 2021. 보문각), 병원경영학(2020. 현학사), 건강보험관리(2017. 장솔), 건강보험론(2017. 메디시언), 병원행정사(2019. 보문각), 의료의 질 관리(제3판, 2023. 보문각), 산재보험 및 자동차보험관리(제2판, 2022. 보문각), 건강검진관리(2018. 보문각), 건강보험실무 교육 동영상(2020. 에스에이치이러닝), 국민건강보험론(2019. 보문각), 병원경영과 기획(2020. 보문각), 건강보험이론과 실제(2021. 보문각), 노인장기요양보험관리(2022. 보문각), 병 · 의원경영전략(2022. 보문각), NCS 건강보험실무(제5판, 2023. 보문각), NCS 원무관리(제4판, 2023. 보문각) 외 다수

■ **자격 및 면허**

병원행정사, 병원경영진단사, 보험심사평가사 1급, 사회복지사, 요양보호사, 안경사, 병원코디네이터 등

■ **E-mail** : hck0407@hanmail.net